感谢国家自然科学基金（81660258，81570452，81660088）和宁夏科技领军创新人才项目（2016）的资助，感谢宁夏医科大学病理学与病理生理学重点学科、重点实验室及优势学科群的资助

同型半胱氨酸与妊娠相关疾病和胎儿出生缺陷基础及临床

主　编　张慧萍

副主编　姜怡邓　杨晓玲　郝银菊　熊建团

编　委（按姓氏汉语拼音排序）

车双双　邓　梅　丁　宁　高婷婷

郝银菊　惠淑宁　姜怡邓　李　凡

李　南　李淑强　马胜超　马晓莉

马燕琼　毛彩艳　吴　凯　谢　琳

熊建团　徐灵博　杨安宁　杨松昊

杨晓玲　张慧萍　赵清国

科学出版社

北　京

内 容 简 介

本书共分三篇，主要内容包括概论、同型半胱氨酸与妊娠相关疾病、同型半胱氨酸与胎儿出生缺陷。在主要阐述了同型半胱氨酸与妊娠相关疾病和胎儿出生缺陷基本知识的基础上，结合本领域国内外最新科研成果，本书系统总结介绍了同型半胱氨酸引起妊娠相关疾病及胎儿出生缺陷的机制、本领域的前沿进展和最新研究方法、技术。本书的特色是较全面地介绍了同型半胱氨酸与妊娠相关疾病和胎儿出生缺陷的基础知识和临床实践，是一本基础医学与临床医学相结合的图书，可为致力于产前诊断的研究人员提供帮助，拓宽他们的思维。

图书在版编目（CIP）数据

同型半胱氨酸与妊娠相关疾病和胎儿出生缺陷基础及临床 / 张慧萍主编. —北京：科学出版社，2017.6

ISBN 978-7-03-052929-9

Ⅰ.①同… Ⅱ.①张… Ⅲ.①半胱氨酸–影响–妊娠病–研究 ②半胱氨酸–影响–先天性畸形–胎儿疾病–研究 Ⅳ.①R714.25 ②R714.5

中国版本图书馆 CIP 数据核字（2017）第 115192 号

责任编辑：王 颖 / 责任校对：郭瑞芝
责任印制：徐晓晨 / 封面设计：陈 敬

科学出版社出版
北京东黄城根北街 16 号
邮政编码：100717
http://www.sciencep.com
北京凌奇印刷有限责任公司印刷
科学出版社发行 各地新华书店经销
*
2017 年 6 月第 一 版 开本：787×1092 1/16
2021 年 1 月第 二 次印刷 印张：23
字数：540 000

定价：188.00 元

前　　言

妊娠期高血压疾病是妊娠与血压升高并存的一组妊娠相关的疾病，伴有全身多器官损害，严重者出现胎盘早剥以及心、肾功能衰竭，不仅影响母婴健康，还是孕产妇和围产儿死亡率升高的主要原因。同型半胱氨酸（Hcy）是多种疾病的危险因素，妊娠期妇女血液中 Hcy 水平较孕前显著降低，并于孕中期达到最低，而妊娠期高血压疾病患者血清 Hcy 水平约为正常孕妇的 1.7～1.8 倍，子痫前期、子痫患者血清 Hcy 水平较妊娠期高血患者和正常晚孕妇女显著升高，伴有 Hcy 水平升高的妊娠期高血压疾病患者生产的新生儿血液中 Hcy 水平也显著升高；重度妊高征患者血清 Hcy 水平明显高于轻度妊高征；而轻型妊娠高血压疾病组与正常妊娠组相比无显著性差异，表明妊娠期高血压疾病患者血清 Hcy 水平与病情呈正相关关系。妊娠期孕产妇血浆中 Hcy 水平过高，易诱发妊娠高血压综合征、子痫前期等妊娠并发症，不仅对自身危害很大，而且易造成子代围生期风险（如胎儿宫内发育迟缓、流产、胎盘早剥、早产等），影响胎儿出生后生长发育状况，因此，Hcy 与胎儿出生缺陷也有一定联系。Hcy 是一种含硫氨基酸，参与甲硫氨酸循环，循环过程需要维生素 B_{12}、叶酸及维生素 B_6 等物质的参与。因此，本文通过阐述同型半胱氨酸与妊娠相关疾病和胎儿出生缺陷基本知识的基础上，结合本领域国内外最新科研成果，系统总结介绍了当前同型半胱氨酸与妊娠相关疾病和胎儿出生缺陷的前沿进展和最新研究方法和临床检测手段。

本书编写人员具有多年临床工作和科研、教学经验，但因水平和时间有限，编写中难免存在不足，诚请诸位读者和专家不吝赐教和指正。

编　者

2017 年 4 月

目　　录

第一篇　概　　论

第二篇　同型半胱氨酸与妊娠相关疾病

第三篇 同型半胱氨酸与胎儿出生缺陷

第一篇　概　　论

第一章　高同型半胱氨酸血症及其代谢

第一节　同型半胱氨酸及其代谢

一、同型半胱氨酸的研究历史

1931 年，科学家文森特·杜·维格诺德（Vincent du Vigneaud）首次从膀胱结石中分离得到同型半胱氨酸（homocysteine，Hcy）。1955 年，维格诺德获诺贝尔化学奖，他的研究方向为有机硫化合物及其代谢，主要包括含硫氨基酸及其激素。由于他对生物化学中重要含硫化合物的研究，特别是第一次合成了多肽激素而获奖。1962 年美国的 Gerritsen 和 Waisman 在一名 1 岁先天性智力障碍儿童发生致死性肺栓塞的病例中发现 Hcy 尿症，两年后人们认识到 Hcy 尿症的发生是由于胱硫醚-β-合成酶缺陷导致的，并且这些患者易患血栓性疾病，后来人们又发现严重的细胞内维生素 B_{12} 代谢障碍及亚甲基四氢叶酸还原酶缺陷均可引起与 Hcy 尿症相似的临床症状。但是 Hcy 理论的真正奠基人并不是维格诺德，而是美国哈佛大学的病理学家 Kimer S. McCully，其在 1969 年首次提出 Hcy 可能是脑血管疾病的危险因素。McCully 在翻阅医院历史资料时发现一个奇特的病例，一名 8 岁男孩的死因是动脉粥样硬化（atherosclerosis，AS）造成的颈动脉狭窄，同时也注意到这个男孩尿中含有大量 Hcy。McCully 在 1969 年向外界公布了他的研究成果：造成心脑血管疾病的真正原因不是脂质代谢紊乱，而是血中 Hcy 含量过高。1976 年，Wicken 通过流行病学调查提出 Hcy 是心血管疾病的独立危险因子。遗憾的是，McCully 的理论被忽略了整整 26 年，McCully 本人也因哈佛大学不允许他以哈佛的名义发表“异端邪说”而辞去了麻州总医院和哈佛大学的职务。在哈佛公共卫生学院对 8 万人跟踪研究 14 年得出的结论证明了 McCully 的理论之后，以 1995 年 McCully 阐述 Hcy 的理论专著《心脏革命》一书的出版和第一届 Hcy 国际学术会议的召开为标志，Hcy 理论被医学界正式接受。近年来循证医学研究表明高同型半胱氨酸血症（hyperhomocysteinemia，HHcy）不仅是心脑血管疾病的独立危险因素，也与其他多种疾病有关，如阿尔茨海默病、认知功能减退、类风湿关节炎、骨质疏松症等。

二、同型半胱氨酸的分子结构

Hcy 的分子式为 $C_3H_7NO_2S$，结构式为 $HSCH_2(NH_2)COOH$，分子量为 121.15。Hcy 可溶于稀无机酸和碱性溶液，易溶于水（0.011g/100ml，25℃），难溶于乙醇，不溶于氯仿和醚。Hcy 为含硫 α-氨基酸之一，遇硝普盐（nitroprusside）呈紫色（因—SH 而显色），存在于多种蛋白质、谷胱甘肽中，与 Ag^+，Hg^{2+}，Cu^{2+}等金属离子形成不溶性硫醇盐（mercaptide）。即 R-S-M′，R-S-M″-S-R（M′为 1 价金属离子、M″为 2 价金属离子）。Hcy 与半胱氨酸（cysteine，Cy）的分子结构极为相似，区别仅在于碳链上多了一个甲基。血浆中 Cy 与 Hcy 均存在两种形式，即还原型和氧化型 Hcy，还原型含硫基，而氧化型含二硫基。半胱氨酸、同型半胱氨酸、蛋氨酸化学结构如图 1-1 所示。

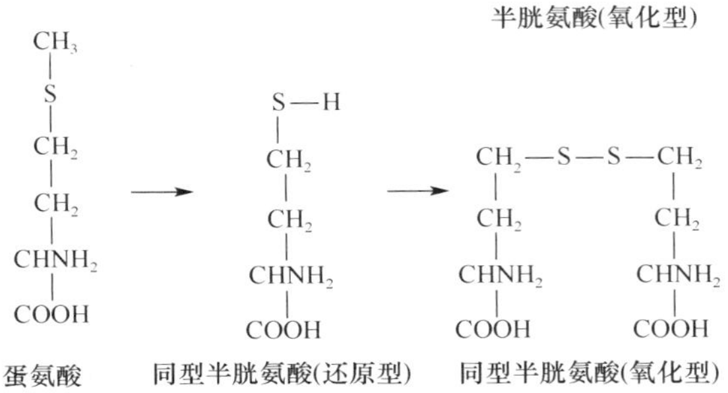

半胱氨酸(氧化型)

$CH_3—S—CH_2—CH_2—CHNH_2—COOH$ → $HS—CH_2—CH_2—CHNH_2—COOH$ → $HOOC—CHNH_2—CH_2—CH_2—S—S—CH_2—CH_2—CHNH_2—COOH$

蛋氨酸　　同型半胱氨酸(还原型)　　同型半胱氨酸(氧化型)

图 1-1　半胱氨酸、同型半胱氨酸、蛋氨酸化学结构

三、同型半胱氨酸的生物学特点

Hcy 本身并不参与蛋白质合成，且食物中仅含有微量 Hcy，也没有特异的 DNA 序列对其进行编码，包含有 Hcy 的蛋白质会自行降解，所以 Hcy 不参与蛋白质合成。甲硫氨酸转变是体内 Hcy 的唯一来源，甲硫氨酸是一种人体必需氨基酸，人体内不能合成，必须由食物供给。富含甲硫氨酸的食物包括肉类、蛋类、奶类、花生和小麦等。

（一）同型半胱氨酸的存在形式

Hcy 主要存在于细胞中，正常人每天产生 15～20mmol/L 的 Hcy，大部分在细胞内代谢分解，约有 1.5mmol/L Hcy 释放到血浆中。

血浆中 Hcy 有 4 种存在形式：70%～90%的 Hcy 以蛋白结合形式存在；其余 3 种形式为：①Hcy 二聚体（双硫同型胱氨酸）；②以二硫键相连的 Hcy-半胱氨酸；③游离型 Hcy。以上四种形式称为总 Hcy（tHcy），通常所说的血浆 Hcy 水平是指总的 Hcy 含量。tHcy 又可分为还原型 Hcy 及氧化型 Hcy，还原型 Hcy 中游离的巯基活性很高，容易氧化，从而形成二硫化物；氧化型以二硫化物或与蛋白质共价结合的形式存在。血浆中 Hcy 的主要存在形式是氧化型，还原型仅占 1%左右，测定 tHcy 时需用还原剂将氧化型 Hcy 还原为还原型，然后测定的 Hcy 即为 tHcy。Hcy 的存在形式如图 1-2 所示。

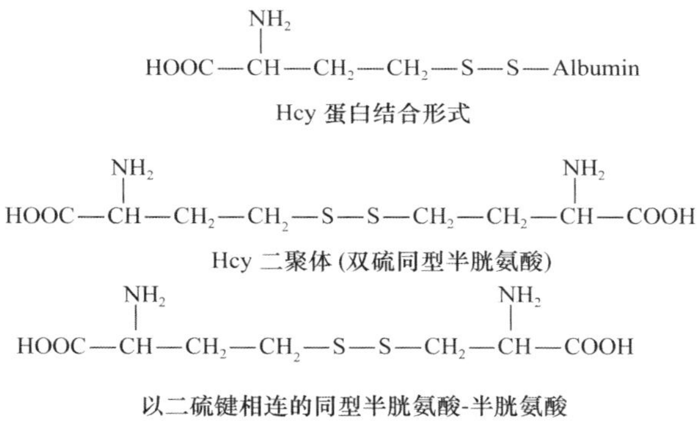

$HOOC—CH(NH_2)—CH_2—CH_2—S—S—Albumin$

Hcy 蛋白结合形式

$HOOC—CH(NH_2)—CH_2—CH_2—S—S—CH_2—CH_2—CH(NH_2)—COOH$

Hcy 二聚体 (双硫同型半胱氨酸)

$HOOC—CH(NH_2)—CH_2—CH_2—S—S—CH_2—CH(NH_2)—COOH$

以二硫键相连的同型半胱氨酸-半胱氨酸

图 1-2　Hcy 的存在形式

（二）同型半胱氨酸的生成-关键酶和维生素

Hcy 代谢的第一步是从饮食中摄取的蛋氨酸，由三磷腺苷催化形成 S-腺苷-L-蛋氨酸（S-adenosyl-L-methionine，SAM），SAM 为许多转甲基反应提供甲基。SAM 在甲基转移酶作用下去甲基后生成 S-腺苷-L-Hcy（S-adenosyl-L-homocysteine，SAH），SAH 在 S-腺苷 Hcy 水解酶（S-adenosyl-L-homocysteine hydrolase，SAHH）催化下水解为腺苷和 Hcy。

1. 关键酶

（1）SAM，亦叫做 S-腺苷甲硫氨酸，化学名为（3S）-5′-[（3-Amino-3-carboxylatopropyl）methylsulphonio]-5′-deoxyadenosine；分子式为 C15H22N6O5S。由 Cantoni 于 1951 年发现，SAM 带有一个活化甲基基团，是一种转甲基反应的辅酶，存在于所有真核细胞中。人体内大部分的甲基化反应及半数的蛋氨酸代谢在肝脏中进行，因此肝脏是 SAM 产生和利用最重要的器官，SAM 参与体内多种生化反应，目前已知 SAM 具有转甲基、转丙胺基及转硫基等作用，同时也是半胱氨酸牛磺酸谷胱甘肽（glutathione，GSH）辅酶 A 等物质的作用底物或前体，其主要的生物学作用有：①SAM 是体内最重要的甲基供体，已发现 SAM 为 35 种甲基转移反应提供甲基，如细胞膜磷脂的甲基化有利于 Na^+-H^+ 转运活性及胆汁排泄、恢复膜的流动性，甲基化作用可灭活雌激素及儿茶酚胺，防止雌激素对胆汁的胆盐成分造成不良影响，恢复肝脏细胞 Na^+-K^+-ATP 酶活性；②SAM 能够通过转硫基反应生成高半胱氨酸，并分解代谢成半胱氨酸，再生成 S-腺苷蛋氨酸。在哺乳动物体内，三磷酸腺苷（adenosine triphosphate，ATP）与蛋氨酸在蛋氨酸腺苷转移酶（methionine adenosyltransferase，MAT）的催化下生成 SAM。目前已知的哺乳动物有 3 种：MATⅠ、MATⅡ、MATⅢ，其中 MATⅠ和 MATⅢ是 MATⅠA 基因的产物，而 MATⅡ是 MAT2A 基因的产物。

（2）甘氨酸-N-甲基转移酶 SAM 通过甘氨酸-N-甲基转移酶（the glycine N- methyltransferase，GNMT）来完成其药理作用，肝脏中含量最高的甲基转移酶即为 GNMT，是蛋氨酸代谢的一个重要酶，SAM 在 GNMT 的催化下生成 SAH，并最终生成谷胱甘肽等一系列重要分子，参与体内多种生物学反应。研究发现，GNMT 缺乏时血浆中 SAM 的含量会增高数倍。Wang 等的研究表明 GNMT 能够提高叶酸的水平，并能够增加叶酸依赖的 SAH 的表达，但其机制尚未阐明。

2. 维生素　维生素 B_6 是 β-胱硫醚合成酶和 γ-胱硫醚裂解酶的辅酶，体内维生素 B_6 缺乏，会导致这两种酶的合成障碍；维生素 B_{12} 是 N_5-CH_3-FH_4 转甲基酶的辅酶，而 N_5-甲基四氢叶酸是体内甲基的间接供体，两者的缺乏使 N_5-CH_3-FH_4 的甲基无法转移，阻碍蛋氨酸的再生成，同时造成 Hcy 的蓄积。Hcy 的生成过程如图 1-3 所示。

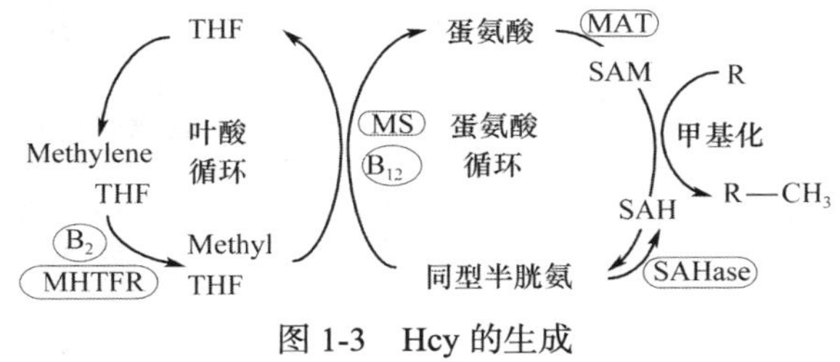

图 1-3　Hcy 的生成

四、同型半胱氨酸的代谢途径

（一）同型半胱氨酸的各条代谢途径

Hcy 在体内的代谢途径共有五种：转甲基途经，包括以 N_5-甲基四氢叶酸为甲基的供体、以甜菜碱为甲基的供体两条途径；转硫途经，直接释放到细胞外液；重金属离子存在下，自身氧化。Hcy 在体内代谢过程，如图 1-4 所示。

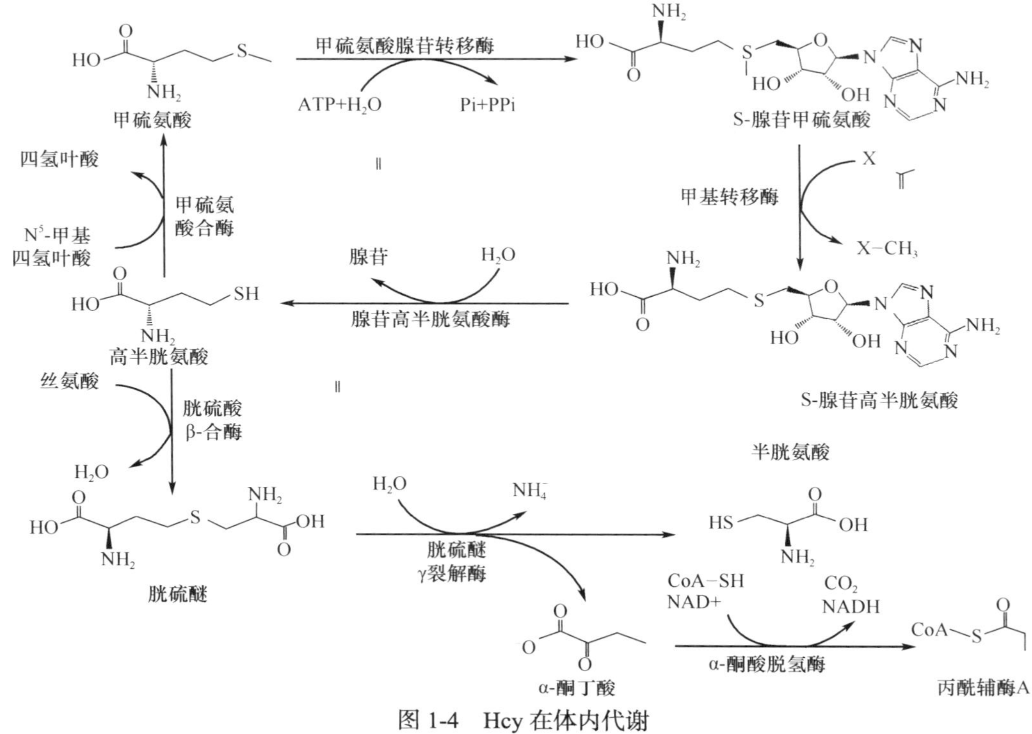

图 1-4　Hcy 在体内代谢

1. Hcy 的转甲基途经　Hcy 可发生甲基化重新生成蛋氨酸，有两种转甲基途径。分别由 N_5-甲基四氢叶酸和甜菜碱提供甲基。

（1）以 N_5-甲基四氢叶酸为甲基供体在甲硫氨酸合成酶（methionine synthase，MS）及其辅酶甲基钴胺素（维生素 B_{12} 的一种形式）的催化下为 Hcy 提供一个甲基生成蛋氨酸，体内任何组织均可发生这一过程。N_5,N_{10}-甲基四氢叶酸还原酶（methylenetetrahydrofolate reductase，MTHFR）催化四氢叶酸产生 N_5-甲基四氢叶酸。

（2）以甜菜碱为甲基供体 Hcy 在甜菜碱-Hcy 甲基转移酶（betaine-homocysteine methyltransferase，BHMT）的催化下生成二甲基甘氨酸及蛋氨酸。这一途径又被称为甲基化的替代途径，此过程仅可在肝进行。

2. Hcy 的转硫途经　Hcy 和丝氨酸在胱硫醚-β-合成酶（cystathionine-β-synthase，CBS）催化下，以维生素 B_6 为辅因子，不可逆结合硫基，生成胱硫醚。胱硫醚-γ-裂解酶催化胱硫醚水解生成半胱氨酸、α-酮丁酸及氨，胱硫醚-γ-裂解酶是一种维生素 B_6 依赖的酶。新生成的半胱氨酸与蛋白质结合，或转换成水和硫酸排入尿中，这一方式占人体排出甲硫氨酸的 70%。半胱氨酸也可与 Hcy 结合形成二硫化物半胱氨酸-Hcy。

3. Hcy 直接释放到细胞外液　细胞内 Hcy 浓度受到精确调控，过剩的 Hcy 被转运到血浆中参加循环。这部分与血浆 Hcy 浓度密切相关。释放到细胞外 Hcy 的增加反映了其生成和代谢紊乱。有研究表明，蛋氨酸的浓度可以影响 Hcy 的释放，在低浓度时，细胞释放受到蛋氨酸合成酶的影响；而高浓度时，细胞释放则受到胱硫醚合成酶的影响。

4. Hcy 在重金属离子存在下的自身氧化　Tyagi 等研究发现，Hcy 在过度金属离子（Fe^{3+} 或 Ca^{2+}）的存在下易发生自身氧化，生成多种强氧化产物如超氧化物、过氧化氢和羟自由基等，产生氧化应激反应。

（二）Hcy 代谢的调节

1. 转甲基和转硫基途径的相互调节 Hcy 在体内的转甲基和转硫基途径并不是独立的，而是在一定的调节机制下相互协调和相互制约。其机制有两种，即 SAM 对 MTHFR 有抑制作用，而对 CBS 有激活作用。CBS 和 MTHFR 分别是 Hcy 转硫基和转甲基过程的重要酶，所以 SAM 可通过改变上述两个酶的活性来调节 Hcy 的两条代谢途径；SAM 在协调两条代谢途径的同时，它本身也受一定机制的调节。SAM 是一个活泼的甲基供体，据统计体内有 50 多种物质需要 SAM 供给甲基。在肌酸的合成过程中，SAM 通过 GNMT 的催化将甲基转给甘氨酸生成肌酸，而 GNMT 的活性也受 N_5-甲基四氢叶酸的抑制。当 SAM 的浓度增加，MTHFR 的活性就会受抑制，N_5-甲基四氢叶酸浓度减少，Hcy 的再甲基化过程受到抑制。此时 N_5-甲基四氢叶酸对 GNMT 的抑制减弱，GNMT 活性增高，从而使 SAM 的浓度降低。SAM 浓度的增加，还可使 CBS 活性升高，转硫基途径增强。反之，Hcy 再甲基化途径升高，转硫基途径受到抑制。通过 SAM 浓度的改变调节 Hcy 的代谢平衡。

2. Hcy 到细胞外液的调节 释放到细胞外液是处理细胞内 Hcy 的途径之一，该过程与细胞内蛋氨酸的浓度有关，其释放受蛋氨酸合成酶（methionine synthase，MS）活性和 CBS 活性的影响。蛋氨酸处于低浓度时，MS 影响 Hcy 的释放；高浓度时，CBS 影响 Hcy 排出。维生素 B_6（vitamin B_6）、维生素 B_{12}（vitamin B_{12}）和叶酸参与 Hcy 的代谢。维生素 B_6、维生素 B_{12} 分别是 CBS、γ-胱硫醚酶和 MS 的辅酶成分，而叶酸还原生成四氢叶酸在体内携带一碳单位，生成 N_5-甲基四氢叶酸。Hcy 再甲基化的甲基供体之一是 N_5-甲基四氢叶酸，它由 N_5,N_{10}-亚甲基四氢叶酸在 N_5,N_{10}-亚甲基四氢叶酸还原酶催化下生成。体内 N_5,N_{10}-亚甲基四氢叶酸有两个来源：①是丝氨酸与四氢叶酸在丝氨酸甲基转移酶催化下生成，以及甘氨酸与四氢叶酸在甘氨酸裂解酶的作用下生成；②是通过氧化还原反应由 N_{10}-甲酰四氢叶酸、N_5-亚氨甲基四氢叶酸和 N_5,N_{10}-次甲基四氢叶酸转变而来。

（三）半胱氨酸的分解

半胱氨酸的分解是在厌氧条件下，通过脱硫氢酶的作用分解成丙酮酸、硫化氢和氨，或是通过转氨基作用，经由中间产物 β-巯基丙酮酸分解成为丙酮酸和硫黄。在氧化条件下，氧化成半胱氨酸亚硫酸后，可经转氨基作用分解成为丙酮酸与亚硫酸，以及由脱羧基作用分解成为亚牛磺酸及牛磺酸等。此外，半胱氨酸是不稳定的化合物，容易氧化还原，与胱氨酸相互转换。还可与有毒的芳香族化合物缩合成硫醚氨酸（mercapturic acid）而起解毒作用。

五、Hcy 的检测方法

最早用于检测 Hcy 的方法是氨基酸分析法，Ueland 等测定血清中 Hcy，随着检测技术的不断改进，目前常用的检测方法主要包括以下几种：

（一）高效液相色谱法（high performance liquid chromatography，HPLC）

1987 年 Stabler 首先报道了气相色谱——质谱法测定 Hcy，该法可同时测定半胱氨酸、胱硫醚、蛋氨酸和甲基甘氨酸等多种物质。虽然该法特异性好、灵敏度高，但由于仪器价格昂贵而不能推广。HPLC 是目前比较成熟且推广使用的方法，不足之处是样品处理、层析条件、样品检测及定量的诸多变异，使其难以标准化。Fiskertrand 等首先于 1993 年用全自动高效液相色谱法对血浆和尿液的 Hcy 和硫醇物进行测定。HPLC 根据衍生方式（柱前或柱后衍生）、检测方法（荧光、电化学）可分为多种。应用 HPLC 准确测定 Hcy 需要优良的设备、高超的技术经验和适当的时间，另外选择和制备内部质控也相当重要。

目前多采用柱前衍生化荧光检测技术。因为 Hcy 在血液中以多种形式存在，所以标本的收集和处理就比较重要。所采集的抗凝血液应立即分离出血浆，进行后续检测。Pastore 等提出的衍生化方法较为简单，该法的衍生化过程全部在高效液相自动加样器内进行。首先将含有二甲基亚砜、硼氢化钠和氢氧化钠的溶液，含有 EDTA 和二巯基苏糖醇的溶液，以及 1-辛醇，盐酸溶液共同加入标本中，室温下混匀 1 分钟后，加入含有衍生化试剂 bromobimane 的缓冲液，混匀 1 分钟后加样。色谱柱采用 150mm×4.6mm 的反相 C18 柱，进样前用 pH3.6 的硝酸铵和甲酸铵缓冲液平衡，然后用乙腈进行梯度洗脱。半胱氨酸和 Hcy 的保留时间分别为 3.76 分钟和 4.14 分钟。此方法灵敏度高，最低检测限可达 50nmol/L，在其线性范围内相关系统 $\gamma>0.99$；批内不精密度为 3.3%，批间不精密度为 4.9%（n=10）；分离效果好，不仅能分析血液中的多种含硫氨基酸，还能对尿液标本进行测定。但是，由于 bromobimane 衍生化的产物较多，会产生较多的杂峰。故目前也有不少研究人员使用特异性高的 SBD-F 作为衍生化试剂，但这种试剂见光不稳定，需要避光操作，因此也增加了操作的复杂性。不过，也有研究人员使用其他试剂进行柱后衍生化，紫外检测方法，但其操作较为复杂。

（二）荧光偏振免疫检测（fluorescence polarization immunoassay，FPIA）法

荧光偏振免疫检测法反应原理为：正常人血浆中 Hcy 约有 1%以还原型存在，70%与白蛋白结合，30%形成小分子二硫化物。血浆标本在含二硫苏糖醇的预处理液作用下与 Hcy、混合的二硫化物及蛋白结合型等均被还原成游离 Hcy 形式（tHcy）：tHcy 在 SAH 水解酶和过量腺苷存在下，被转换成 SAH；预稀释的 SAH 混合物、抗-SAH 单克隆抗体及标记的荧光 S-腺苷-L-半胱氨酸示踪物一同孵育，仪器自动检测偏振光的改变，即可测出标本总 Hcy 水平。此方法快捷、操作简单、自动化程度高，可减少人为误差，具有良好的准确度与精密度，适合大多数临床实验室应用。

（三）酶转换免疫测定法

酶转换免疫测定法需要将 Hcy 先转化为 S-腺苷 Hcy，然后加入辣根过氧化物酶标记的单克隆抗体，最后加入辣根过氧化物酶的底物，并在 450nm 处检测。加入蛋氨酸与半胱氨酸对检测结果均无影响，无交叉反应。这种方法的检测结果与高效液相的检测结果比较，相关系数为 0.986；经过 Bland-Altman Plot 方法比较的差异值小于±2s。

（四）同位素法

同位素法是由 Refsum 等在 1985 年建立的方法。该方法通过 ^{14}C 标记的腺苷与 Hcy 缩合后，经色谱分离，液体闪烁计数放射强度来测 Hcy 浓度。该方法灵敏度高，特异性强，但操作繁琐且有放射污染，未能推广使用。

（五）酶免疫分析法（EIA）

酶免疫分析法是临床上测定 Hcy 水平的常用方法，其特点是操作比较方便、快捷，重复性

好，方法稳定可靠。缺点是大部分还是由手工操作，比较耗时。基本分析原理：先使用酶将血样中所有形式的 Hcy 转变成 S-腺苷-L-Hcy，然后加入酶标的抗 S-腺苷-L-Hcy 的单克隆或多克隆抗体，采用竞争结合的原理，将不同水平的标准品与酶标抗体竞争结合，然后以显色试剂和终止试剂分别进行显色和终止，制作出 Hcy 浓度与显色强度的标准曲线。样品也按相同步骤处理，在标准曲线上就可以查出其 Hcy 的浓度。

（六）离子色谱法

离子色谱法主要用于实验研究，临床上较少使用。基本分析原理是色谱分析的一种，主要是其固定相采用离子交换物质，根据其对不同离子的吸附力不同可将 Hcy 与其他物质分开进行测定。

（七）毛细电泳法

毛细电泳法主要用于实验研究，有在临床使用的报道。其特点与色谱方法相似，缺点有操作比较复杂、试验耗时较长和试验数据变异比较大。基本分析原理：先使用还原剂使血样中所有形式的 Hcy 转变成还原形式，然后与荧光试剂进行衍生生成 Hcy-荧光物质复合物，将衍生后的样品进行毛细电泳分析。将样品放置于 10kV 左右的高压电场中，因为各种物质所带电荷不同，其等电点也不相同，因此其在电场中的迁移速度也就不同，根据这一原理可将 Hcy 与样品中的其他物质分开，再以荧光检测器检测 Hcy-荧光物质复合物的荧光强度，将其与标准品/内标的比值进行比较和计算，就可以测定总 Hcy 的水平。

六、Hcy 的临床意义

目前，对 Hcy 的致病机制已经有了较为深入的研究。研究表明，如果体内 Hcy 代谢紊乱，浓度升高，就会形成 Hcy 巯基内酯，与低密度脂蛋白形成复合体，随后被巨噬细胞吞噬，形成堆积动脉粥样硬化斑块上的泡沫细胞。而且，Hcy 还可自发氧化，形成超氧化物和过氧化氢，这些产物会导致内皮细胞的损伤和低密度脂蛋白的氧化，并可造成血管平滑肌持续性的收缩，引起缺氧，从而加速动脉粥样硬化的过程。

不仅如此，Hcy 自发形成的巯基内酯化合物，还可以和反式视黄酸共同引起血小板的凝集，与此同时，Hcy 巯基内酯还可引起血栓素（TXB_2）以及 PGF1αR 的形成，这样就会促进血凝块的形成，从而引起临床上常见的梗死性疾病。这在动物实验中也得到了验证。

当然，Hcy 还可通过其他一些途径诱发心血管疾病。它可诱导血管平滑肌细胞中新的 mRNA 的形成，使动脉壁平滑肌细胞增殖，并造成动脉内皮细胞的脱落，加速粥样硬化的过程。另外，由于 S-腺苷 Hcy 是依赖 S-腺苷蛋氨酸的甲基化反应潜在的抑制物，所以 Hcy 浓度的升高，会影响体内许多物质的甲基化过程，从而影响机体的正常代谢。

Hcy 是一种与半胱氨酸同系的四碳含硫氨基酸，在细胞内由蛋氨酸代谢脱去甲基后形成，是蛋氨酸分解代谢的重要中间产物，体内的 Hcy 在蛋氨酸合成酶作用下，以叶酸和维生素 B_{12} 为辅酶因子发生甲基化，再合成蛋氨酸，一旦机体内缺乏叶酸，可导致蛋氨酸循环受阻，造成 Hcy 水平的升高。由于 Hcy 具有细胞毒性、基因毒性和神经毒性，可造成细胞增殖性改变，如上皮不典型增生、鳞状上皮增生等，近年国内外学者已关注 Hcy 在恶性肿瘤发病机制的作用。Hcy 是一种含硫氨基酸，主要来源是蛋氨酸代谢过程中去甲基后所生成的中间产物之一，蛋氨酸在三磷酸腺苷参与下先形成 S-腺苷蛋氨酸，S-腺苷蛋氨酸在甲基转移酶作用下变成 S-腺苷

Hcy，脱去腺苷后即变成 Hcy。肝脏和肾脏是其主要代谢器官。方玉才等对肝硬化及肝癌患者检测 Hcy 的研究显示，肝硬化和肝癌组血浆 Hcy 水平明显升高，肝硬化患者随着 Child-Pugh 分级的升高而递增，而且肝癌组与肝硬化组各级之间比较差异非常明显。在部分肝癌患者的随访中同样证实 Hcy 在血中浓度随肝细胞损伤的加重而升高，说明 Hcy 是反映肝细胞损伤程度较为敏感的生化指标之一。原发性肝癌组患者血清 Hcy 水平比对照组显著增高。同时，在诊疗观察中发现，在肝功能检查中，血清 Hcy 随血清谷草转氨酶、谷丙转氨酶、谷氨酰转肽酶水平的升高而升高，说明随着肝细胞损伤的逐渐加重，其对 Hcy 的代谢能力逐渐减弱，引起血液中 Hcy 浓度增高。另外，肝癌晚期患者由于超氧化物合成增加，酶基因突变等原因导致肝细胞进一步损伤，Hcy 代谢能力明显减弱，引起血中 Hcy 浓度明显升高。近年研究发现，高 Hcy 与恶性肿瘤密切相关，血清 Hcy 水平升高显著增加女性宫颈癌发生的危险性，血浆 Hcy 水平最高的 3/4 患者与血浆 Hcy 水平最低的 1/4 患者相比，宫颈癌发生的危险性增加 2～3 倍。血浆 Hcy 水平在结直肠癌、乳腺癌、肝癌、肾癌、膀胱癌、胃癌、卵巢癌等恶性肿瘤患者中显著升高，血浆 Hcy 的水平升高在恶性肿瘤中可能具有普遍性。总之，Hcy 水平在原发性肝癌患者中随着肝损伤的程度逐渐加重而升高，因此，血清 Hcy 可以作为反映原发性肝癌患者肝损伤的敏感生化指标，对原发性肝癌的诊疗、病情观察及预后判断具有临床意义。

目前普遍认为妊娠期妇女中 Hcy 水平较孕前显著降低，并于孕中期达到最低。1995 年 Dekker 等首次报道妊娠高血压疾病患者血清 Hcy 水平明显高于正常对照孕妇。随后研究发现妊娠高血压疾病患者血清 Hcy 水平约为正常孕妇的 1.7～1.8 倍，并且发生子痫前期的孕妇 Hcy 水平在早孕期已经高于血压正常的孕妇。一项涉及 25 项研究和 3649 例孕妇的 Meta 分析认为，在子痫前期发生前，患者的血清 Hcy 浓度已较正常孕妇略有升高；但是否血清 Hcy 的水平越高先兆子痫发生的可能性越大，目前尚未得到一致结果。妊娠高血压患者在发病后的 Hcy 水平在发生前就可能出现 Hcy 的升高，这对于妊娠高血压疾病的早期发现及预防有一定的临床意义。

研究表明子痫前期、子痫患者血清 Hcy 水平较妊娠期高血患者和正常晚孕妇女显著升高，重度妊高征患者血清 Hcy 水平明显高于轻度妊高征；而轻型妊娠高血压疾病组与正常妊娠组相比无显著性差异，也就是说妊娠期高血压疾病患者血清 Hcy 水平与病情呈正相关关系。

早发型重度子痫前期患者血清 Hcy 显著高于晚发型重度子痫前期组及正常妊娠组；另有研究发现血浆 D-二聚体与血浆 Hcy 存在相关性。早发型患者血清中 Hcy 浓度、D-二聚体的显著升高可能与晚发型不同这一特点，提示早发型与晚发型重度子痫前期可能存在不同的病因或发病机制。故动态监测两者的水平对早发型患者病情观察和预后判断有一定的临床意义。

第二节 高同型半胱氨酸血症的影响因素

一、高同型半胱氨酸血症的定义及诊断标准

正常空腹状态下，血浆 tHcy 浓度为 5～15μmol/L，遗传或获得性因素使得血浆 tHcy 浓度持续高于正常值，即称为高同型半胱氨酸血症（hyperhomocysteinemia，HHcy）。根据美国心脏协会（AHA）和 Kang 等推荐，将 HHcy 按血浆 Hcy 升高水平的不同分为轻、中、重三种程度：轻度 HHcy：tHcy16～30 μmol/L；中度 HHcy：tHcy31～100 μmol/L；重度 HHcy：tHcy＞100 μmol/L。研究报道，轻、中度 HHcy 可见于 5%～10%的健康成人以及 20%～40%的中风、心梗或静脉血栓栓塞病人；重度 HHcy 比较少见，主要见于参与叶酸和维生素 B_{12} 代谢的酶遗传缺陷的患者。正常人群 Hcy 浓度见表 1-1。

表 1-1　空腹血浆或血清 Hcy 正常值上限

人群	服用叶酸	未服用叶酸
儿童（<15 岁）	8μmol/L	10μmol/L
成人（15～65 岁）	12μmol/L	15μmol/L
老年人（>65 岁）	16μmol/L	20μmol/L
孕妇	8μmol/L	10μmol/L

近年来大量临床研究和流行病学调查证实，HHcy 是导致心脑血管疾病新的、独立的危险因子。1969 年，Mccully 从遗传性 Hcy 尿症死亡儿童尸检中发现，其体循环内存在广泛的动脉血栓形成及动脉粥样硬化的病理表现，由此提出 HHcy 可导致动脉粥样硬化性血管性疾病的假说。此后，各国学者对 Hcy 与心脑血管疾病的相关关系做了大量研究。

二、高同型半胱氨酸血症的病因

（一）遗传因素

Hcy 代谢的某些关键酶，如 CBS、MTHFR，由于遗传因素导致基因缺陷，酶活性降低，可导致 Hcy 代谢障碍，从而产生 HHcy。

1. CBS 基因变异　CBS 定位于胞浆，由四个相同的亚基构成同源四聚体，相对分子量为 63kDa，是一种磷酸吡哆醛（PLP）依赖的酶，CBS 活性中心由第 37 位的谷氨酸（Glu）到第 413 位精氨酸（Arg）的多肽构成，该序列高度保守。当 CBS 缺乏或者突变时，其活性可能降低或丧失，从而影响血浆 Hcy 浓度。人 CBS 基因定位于 21 号染色体靠近端粒的位置（21q22.3），CBS 基因突变有多种，不同地理和种族间各种突变的频率有差异。Aras 报道携带等位基因 699T 的个体（不论是纯合子或是杂合子个体）蛋氨酸负荷和 Hcy 水平高于 C/C 基因型的个体。Kruger 等报道 99C-T、1080T-C 突变有提高叶酸水平降低 tHcy 作用。他们的研究同时也发现位于密码子第三位上这两种多态性位点有较强的连锁不平衡（linkage disequilibrium），推断它们可能与 CBS 中其他未被发现的突变有关。Liver 分析了 CBS 基因的 699C-T、1080C-T 多态性和-5697GT 短连续片断（STR）后发现，这两个单核苷酸多态性与 STR 的连锁不平衡很高，但是认为任何一种多态性都与 Hcy 浓度升高不相关。CBS 基因有一个 68bp 的插入多态性 844ins68，Tsai 报道 68bp 插入的个体蛋氨酸负荷后 Hcy 水平较低。Zhang 也报道 cb844ins68 可能是血栓性疾病的保护因素。然而，silate 对不同基因型和补充叶酸降低 Hcy 治疗研究后认为 CBS 844ins68 并不影响血浆 tHcy 的浓度和饮食补充叶酸的作用。CBS 非编码区 DNA 序列的突变会降低 CBS 的表达而提高血浆 Hcy 的浓度。CBS 基因中有一个 31bp 的 VNTR（variable number tanden repeat）。第一个 VNTR 从外显子距离 5′末端的第 12 个碱基开始，一直延续到内含子 13 的第 19 个碱基。VNTR 的重复数一般在 15～20 之间。Yang 研究发现，在他们的研究对象中 17/17 是最普遍的一个基因型。其他两种基因型 16/17 和 17/18 相对于 17/17 基因型具有显著低的 Hcy 水平。提示 16、18 重复单倍体可能与一种上调 CBS 基因转录的调节性因素具有连锁不平衡现象。Liveres 研究也发现 CBS 的酶活性随着 31bp 单元重复数的上升而下降。

2. ms 基因变异　ms 基因定位于染色体 lq43，靠近长臂端粒区。人 ms cDNA 含有一个开放阅读框，由 3798 个核苷酸组成。1 个 4kb 的外显子，位于长开放阅读框架开始部位的 428 和 429 残基。编码长度为 1265 个氨基酸的多肽链，编码蛋白的分子量为 140kDa。对 ms 基因的初步结构及功能研究发现，bp2727-3547 部位可能与 MSα 螺旋、β 片状结构密切相关，且此部位可能含编码腺苷甲硫氨酸及辅因子钴胺素（维生素 B_{12}）的结合区，可能突变位置常发生在 3′端，影响 MS 的信息转录、催化性能或蛋白的稳定性。与 MS 相关的遗传疾病被分为两类①cb1E：表现为 MS 所必需的还原系统的缺陷；②cb1G：由于 MS 主酶的缺陷，表现为钴胺素与 MS 结合区的基因缺失。在 cb1G 中存在三种基因突变，分别为 C2758G、A2756G 和 BP2640-2642，三者的突变均可造成 MS 酶的缺陷。有研究显示，cb1G 病人的 ms 基因突变是 3804C→T、468G→A 及 2926A→2928T 的缺失，具体哪一个特定的突变位点与酶的活性关系密切，目前还尚未作出定论。

3. 蛋氨酸合成酶还原酶变异 蛋氨酸合成酶还原酶(methionine synthase reductase，MTRR) 的作用是保持 MS 辅酶的活化形式-甲基钴胺素适当的水平，以维持 MS 活性，从而保证 Hcy 再甲基化的顺利进行。研究报道，当缺乏 MTRR 时，猪的 MS 活性为 0，因此 MTRR 对于维持 Hcy 在无毒性水平有重要作用。人 MTRR 基因位于 5 号染色体短臂（5p15.31），该基因包含 15 个外显子，14 个内含子。Gaugan 报道 MTRR66AA 基因型的个体 tHcy 水平较高。认为 A66G 突变会显著影响血浆 tHcy 的水平。并且 66AA 基因型提高血浆 Hcy 的作用独立于维生素 B_{12}、血浆叶酸及维生素 B_6 水平。

4. MTHFR 变异 MTHFR 是一种黄素依赖酶。黄素腺苷二核苷酸（FAD）是它的辅酶。MTHFR 由两个相同的 77kDa 亚基组成，N 端为催化区，C 端为调节区。MTHFR 能将 N_5,N_{10}-亚甲基四氢叶酸还原成 N_5-甲基四氢叶酸，后者是 Hcy 甲基化的甲基供体。MTHFR 基因有两种较为常见的突变：677C-T 和 1298A-C。这两种突变的分布有一定的地理和人种差别。一些研究认为 MTHFR 基因突变与血浆 tHcy 浓度升高和心血管疾病有关。有研究报道 MTHFR TT 基因型的个体比 MTHFR CT 和 mthfr CC 基因型的个体 Hcy 水平高。现研究的实验结果与 Andreassi 的研究结果相一致。Fodinger 报道 MTHFR 677T 等位基因是 tHcy 水平独立的预测因素。Livers 报道 MTHFR 1298A-C 对禁食和蛋氨酸负荷后 Hcy 的水平无影响。Meisel 认为 MTHFR 等位基因变异体（677C、677T、1298A、1298C）对血浆 Hcy 水平无显著影响。

5. 胸腺苷合酶变异 胸腺苷合酶（thymidylate synthase，TS）催化脱氧尿苷酸转甲基成为胸苷酸，甲基供体是 N_5,N_{10}-亚甲基四氢叶酸。所以 TS 会与 MTHFR 竞争叶酸，间接参与 Hcy 的代谢。TS 的基因含有 5′端一个 28bp 串联的重复多态性片段。Trinh 研究报道新加坡的华人 TS 3/3 基因型与血浆低叶酸（在饮食缺乏叶酸的个体中）和血浆高 Hcy 相关，而且这种多态性与 MTHFR C677T 基因突变对血浆和叶酸浓度的影响不相关。

6. 钴胺素转运蛋白变异 钴胺素转运蛋白（transcoholamin，TC）是血浆中的一种转运蛋白，是维生素 B_{12} 在循环系统中的载体，也可以把钴胺素转运到细胞内。维生素 B_{12} 是 MS 的辅酶，所以 TC 功能变化会影响维生素 B_{12} 的转运从而影响 MS 的功能。Lievers 研究了几种 TC 基因的突变发现 P259R 突变与血浆 Hcy 浓度有关，259PP 纯合子血浆 Hcy 浓度低于 259RR 和 259PR 的个体，推断 259PP 个体对于提高维生素 B_{12} 水平来降低血浆 tHcy 的治疗较敏感。

7. 谷氨酸羧基肽酶Ⅱ变异 食物中摄取的叶酸含量是决定血液中叶酸水平的主要因素。食物中的叶酸是多谷氨酰叶酸（polyglutamylated folates），它们会在多聚谷氨酸羧肽酶（FGCP）的作用下被消化成为单谷氨酞酰叶酸。FGCP 位于小肠刷状缘细胞上，是 GCPⅡ基因表达的产物。Devlin 在健康高加索人群中发现了 GCPⅡ的 H475Y 多态性，认为等位基因 H475Y 突变会影响对食物中叶酸的吸收，导致血中叶酸水平降低，从而继发 HHcy。Lievers 研究发现 1561TT 基因型的空腹和蛋氨酸负荷后血浆 Hcy 水平都较低。而 1561CT 与 1561CC 基因型个体的 Hcy 水平相比没有显著性，认为 1561CT 多态性显著提高了红细胞和血浆叶酸水平。Fodinger 分析了 120 名晚期肾脏疾病病例的还原性叶酸载体 GCP *Ⅱ*156lC-T 和（RFC1）80G-A 多态性后发现 GCP *Ⅱ*1561C-T 是红细胞叶酸水平的预测因素，但这两种突变对晚期肾脏疾病患者的 tHcy

都不起主要影响作用。

8. Hcy 硫基内酯酶变异　Hcy 的代谢产物 Hcy 硫基内酯（Hcy thiolactonase）可以通过修饰蛋白质的赖氨酸残基而影响蛋白质，这可能是 Hcy 相关的心血管疾病的基础之一。Hcy 硫基内酯酶（HTase）是一种高密度脂蛋白竞争物，可以水解硫基内酯生成 Hcy。HTase 是多态性基因 PONl 的一种产物，它也与器官磷酸酯合成酶的解毒作用和心血管疾病有关。PONl 多态性会影响 PONl 的解毒活性。Jakubowski 研究发现，HTase 的高活性与等位基因 R192 和 L55 相关，低活性与等位基因 M55 和 Q192 相关。这种相关性在黑人中较在白人中更普遍。高活性 HTase 在保护蛋白质防止其被 Hcy 氧化方面较低活性 HTase 更有效。并认为，HTase 的多态性可能与 Hcy 相关的心血管疾病有关。

（二）营养因素及饮食习惯

Hcy 代谢过程所需的辅因子叶酸维生素 B_6 和维生素 B_{12} 会影响 Hcy 代谢关键酶的活性，从而调控 Hcy 的代谢转化。如果这些因素发生障碍也可以导致 HHcy，Remacha 等的研究结果显示 B 族维生素不足的现象在 HHcy 和血栓栓塞患者中普遍存在，这些患者体内维生素的吸收障碍，可能是导致 HHcy 的原因，其治疗应从肠外补充维生素为主。某些不健康的饮食习惯也会引起血浆 Hcy 浓度升高，例如大量饮酒，可引起维生素的肠吸收功能障碍，肝脏摄入减少，加之随尿液排出量的增加，导致叶酸、维生素 B_{12} 和磷酸吡哆醛缺乏，最终引起 HHcy；长期饮酒还可引起肝细胞蛋氨酸合成酶活性下降，从而造成 HHcy。吸烟者由于倾向于吃叶酸含量不足的水果和蔬菜，引起体内叶酸缺乏，吸烟也可影响维生素及叶酸的吸收，从而使 Hcy 浓度升高；甚至被动吸烟的人群血浆 Hcy 水平也显著升高。此外，遗传因素可能影响饮酒和吸烟对血浆 Hcy 含量的影响程度。大量饮用咖啡也可影响维生素及叶酸吸收，也可引起 Hcy 浓度升高。饮食中蛋氨酸含量过高可引起 Hcy 浓度升高，有报道认为高动物蛋白、低植物蛋白饮食可能是 HHcy 的危险因素之一。

（三）年龄与性别

研究发现，Hcy 随年龄增长而升高，这是由于体内维生素 B_6、维生素 B_{12} 停留时间与年龄呈负相关，同时也与老年人的 Hcy 代谢相关的一些酶活性降低、激素的改变及肾功能减退有关系。女性血浆 Hcy 浓度低于男性，且男性的 HHcy 的患病率也明显高于女性，这与性激素对蛋氨酸代谢的影响、男性骨骼肌发达及男性肌酐浓度较高有关。女性绝经后血浆 Hcy 浓度高于绝经前，提示 Hcy 与雌激素水平变化有关。雌激素可以降低 Hcy 水平，可能与 Hcy 甲基转移酶和甜菜碱 Hcy 转换酶的活性不同有关。

（四）疾病与药物

甲状腺功能减退、肾功能衰竭、严重硬皮病、严重贫血及恶性肿瘤等疾病以及应用一氧化氮、氨甲蝶呤、抗癫痫药、烟酸、利尿药等药物可致血浆 Hcy 水平升高。肾脏在 Hcy 的清除中发挥了关键的作用，正常人每天产生约 15～20mmol 的 Hcy，其中大部分在细胞内分解代谢，只有约 1.5mmol 的 Hcy 释放到血浆中，通过肾脏的摄取和代谢，使血浆中 70%的 Hcy 得到清除。另外，Hcy 代谢有关的酶如甲基转移酶、胱硫醚 β 合成酶、MTHFR 等均存在于肾组织内。肾功能受损时，这些酶缺乏或活性丧失均可导致代谢通道受阻，致血中 Hcy 累积。

高 Hcy 产生的常见原因及百分比见表 1-2。

表 1-2　高 Hcy 产生的原因及百分比

产生原因	百分比
不健康的生活方式（不良嗜好、缺乏锻炼等）	轻中度升高 15%
营养（维生素 B_6、维生素 B_{12}、叶酸缺乏症）	轻中度升高 40%
MTHFR、甲硫氨基酸合成酶、β-胱硫醚合成酶三种关键酶基因的多态性（遗传缺陷或基因突变——基因碱基突变或插入缺失）引起的酶缺陷或活性下降导致 Hcy 升高	中度升高 40%
β-胱硫醚合成酶遗传严重缺陷	重度升高 1%～2%

三、高同型半胱氨酸血症的致病机制

（一）诱导内皮细胞损伤、刺激平滑肌细胞增殖

高 Hcy 通过磷脂酰肌醇-3-激酶及其下游的磷酸肌醇依赖性蛋白激酶和蛋白激酶 B 的异常调节，诱导血管内皮细胞功能障碍。干扰新生蛋白二硫键的形成，激活血管内皮细胞内质网应激反应，引起 c-jun 氨基末端激酶（JNK）活化，导致血管内皮细胞凋亡。上调 Fas 基因，改变 Bcl-2 及 Bax 的比率，促使细胞向凋亡方向发展，引起内皮细胞结构和功能的损伤。Hcy 还可扰乱体内铜的动态平衡，限制重要分子如细胞色素 C 氧化酶和铜相伴蛋白 COX17 对铜的利用，从而导致内皮细胞的损伤和线粒体功能障碍。高 Hcy 上调 fos 癌基因表达，增加动脉平滑肌细胞 DNA 合成，诱导细胞由静止期进入细胞周期，增厚管壁，降低血管舒张功能，促进线粒体内 Ca^{2+}释放和细胞外 Ca^{2+}内流，促进平滑肌细胞增殖。Luo 等研究认为，高 Hcy 通过细胞外信号调节激酶通路，诱导血管平滑肌细胞的迁移和增殖，促进动脉粥样硬化的发生和发展。进一步研究表明，Hcy 可影响血管壁细胞基质金属蛋白酶（MMPs）的分泌。Lee 等发现高 Hcy 可通过激活鼠巨噬细胞 ERK 信号转导途径，明显上调 MMP-9 的表达，从而引起细胞外基质降解增加，并促进血管平滑肌细胞增殖和迁移，导致血管内膜增厚和血管重构。

（二）参与免疫炎症反应

C-反应蛋白（C-reactiveprotein，CRP）是第一个由 Tilleff 等首先发现的机体急性期反应蛋白，普遍认为它是一种非常敏感的炎症组织损伤标记物，由于 CRP 可使链球菌肺炎患者的体细胞黏多糖沉淀而得名。其相对分子量约为 120×10^3，由 5 个（每个含 206 个氨基酸）相同单体以非共价键构成，可由炎性因子如白细胞介素-1、白细胞介素-6、TNF-α 等刺激 dnnovo 肝细胞和上皮细胞合成。CRP 在早期粥样硬化斑块中沉积，表明 CRP 与早期粥样硬化斑块形成存在病理上的密切联系。CRP 具有调节单核细胞聚集作用，是补体激动剂，与膜攻击复合物共同存在于早期动脉粥样硬化病变内。血中 CRP 可调节巨噬细摄取低密度脂蛋白（low-densitylipoprotein，LDL），然后转化为泡沫细胞。可以推断 Hcy 引起体内 CRP 升高并参与了 AS 的发生和发展，而且发挥了十分重要的作用。

白细胞介素-6（interleukin-6，IL-6）是一种急性反应蛋白，由单核-巨噬细胞、T 淋巴细胞、成纤维细胞、肌细胞、内皮细胞等产生，与 CRP、肿瘤坏死因子、白细胞介素 1、趋化因子等并称前炎症细胞因子，可介导应激和炎症反应。其与血浆中的变化具有平行关系。

白细胞介素-8（interleukin-8，IL-8）也是机体的一种重要炎症因子，对炎症细胞具有明显的趋化和功能活化作用，目前已知白细胞介素-8 参与了多种疾病的发展和组织损伤，如银屑病、

类风湿性关节炎、肾小球肾炎等。HHcy 大鼠血浆中 IL-8 明显升高，IL-8 在动脉粥样硬化病变早期炎症反应环节起重要作用。

单核细胞趋化蛋白-1（monocytechemotacticprotein1，MCP-1）又称单核细胞趋化和激活因子（monoctyechemotacticandactivatingfactor，MCAF），属于 C-C 亚族（β 亚族）成员。MCP-1 最初是在神经胶质瘤细胞系、人髓样单核细胞系 THP-1 以及 LPS 或 PHA 刺激的人 PBMC 培养上清中发现。目前已知，单核细胞、巨噬细胞、内皮细胞、成纤维细胞、平滑肌细胞等在 PHA、PolyI-C、LPS、IL-1、PDGF、IFN-γ、EGF 等刺激下均可被诱导分泌 MCP-1。人 MCP-1 基因定位于第 17 对染色体。MCP-1 前体有 99 个氨基酸，切除 23 个氨基酸先导序列后形成 76 个氨基酸的成熟分子，为碱性蛋白。在氨基酸水平上，MCP-1 与另外两种单核细胞趋化蛋白 MCP-2（HC14）和 MCP-3（NC28）分别有 62%和 72%同源性，与 C-X-C 亚族中 IL-8 有 24%同源性。MCP-1 对单核细胞具有趋化活性，激活单核细胞和巨噬细胞，使其胞浆内 Ca^{2+}浓度升高，产生和释放超氧阴离子，上调细胞因子和细胞黏附分子的产生。细胞黏附分子（celladhesionmolecules，CAM）是近年研究较多的位于细胞膜表面的大分子跨膜糖蛋白，是细胞之间及细胞与细胞外基质之间的一类黏附物质的总和。它们通过介导细胞与细胞间，细胞与细胞外基质间的相互粘连，在维护正常组织的稳定、血栓的形成以及肿瘤的转移、介导炎性细胞的迁移、等过程中起重要的作用。大多数细胞都能表达多种细胞黏附分子。目前发现的 50 余种细胞黏附分子，根据其结构和功能可分为整合素家族、钙黏附素家族选择素家族、免疫球蛋白超家族、透明质酸受体类（CD44）以及其他细胞黏附分子，而每一大类又可以进一步分成许多亚型。最近在动脉粥样硬化发病中研究的细胞黏附分子主要有细胞间黏附分子-1（intercellularadhesionmolecule-1，ICAM-1，CD54）、血管细胞黏附分子-1（vascularcella-dhesionmolecule-1，VCAM-1）、E 选择素（E-selection）和 P 选择素（P-selection）等。ICAM-1 是 Rothlein 等于 1986 年在研究淋巴细胞黏附时发现的分子量为（76～114）$\times10^3$ 的跨膜单链糖蛋白。VCAM-1 在 1989 年首次被鉴定并且克隆成功，该蛋白相对分子量约为 110×10^3。有研究表明，VCAM-1 选择性地促进单核细胞的黏附。ICAM-1 和 VCAM-1 同属免疫球蛋白超家族。二者在结构上均含有免疫球蛋白样胞外功能区、1 个跨膜区和 1 个胞质功能区，且都表达在内皮细胞及其他类型的细胞上，当受到炎性细胞因子的刺激后，它们在许多类型细胞上的表达可迅速上调。1975 年 Carswell 等发现接种 BCG 的小鼠注射 LPS 后，血清中含有一种能杀伤某些肿瘤细胞或使体内肿瘤组织发生出血坏死的因子，称为肿瘤坏死因子（tumornecrosisfactor，TNF）。1985 年 Shalaby 把巨噬细胞产生的 TNF 命名为 TNF-α，把 T 淋巴细胞产生的淋巴毒素（lymphotoxin，LT）命名为 TNF-β。TNF-α 又称恶质素。

TNF-α 是一种单核因子，主要由单核细胞和巨噬细胞产生，LPS 是较强的刺激剂。IFN-γ、GM-CSF、M-CSF 对单核细胞/巨噬细胞产生 TNF-α 有刺激作用，而 PGE 则有抑制作用。前单核细胞系 U937、前髓细胞系 HL-60 在 PMA 刺激下可产生较高水平的 TNF-α。T 细胞杂交瘤、T 淋巴细胞、T 淋巴样细胞系以及 NK 细胞等在 PMA 刺激下也可分泌 TNF-α、PMA、SAC 抗 IgM 可刺激正常 B 细胞产生 TNF-α。此外，LAK、中性粒细胞、星状细胞、平滑肌细胞、内皮细胞亦可产生 TNF-α。TNF-β 是一种淋巴因子，抗原和丝裂原均可刺激 T 淋巴细胞分泌 TNF-β。PMA 刺激 RPMI1788B 淋巴母细胞可分泌高水平 TNF-β。人 TNF-α 前体由 233 个氨基酸残基组成，含 76 个氨基酸残基的信号肽，切除信号肽后成熟型 TNF-α 为 157 氨基酸残基，非糖基化，第 69 位和 101 位两个半胱氨酸形成分子内二硫键。TNF 作用于血管内皮细胞，损伤内皮细胞或导致血管功能紊乱，使血管损伤和血栓形成 TNF 也可促进 c-myc 和 c-fos 等与细胞增殖密切相关原癌基因的表达，引起细胞周期由 G0 期向 G1 期转变。核因子-κB（NF-κB），基因转录过程是由转录因子的调节蛋白所控制的。这些转录因子在细胞信息传递中起着非常重要的作用。它们的结构中含有特异性区域，即 DNA 结合区域，能与靶基因调节区域（即启动子和增强子）上的特定 DNA 序列结合。根据其 DNA 结合区域的不同，转录因子被分为不同家族。NF-KB 是其中的一种，它最早是因调节小鼠 B 淋巴细胞的 K 轻链而被认识的。随后，在不同的细胞中发现了几种不同的 NF-κB 蛋白。NF-κB 的家族成员［如 RelA（或 p65）和 NF-κB1（或 p50）］组成纯合二聚体或杂合二聚体。在未受刺激的细胞中，由于 IκB-α 能阻止 NF-κB 进入细胞核，因此 NF-κB 在胞浆中是处于失活状态的；细胞受到刺激后，蛋白激酶使 IκB 磷酸化，再被泛素化蛋白小体降解，NF-KB 得以进入细胞核与靶基因上的特异调节区域结合。

NF-κB 能引起一系列基因的表达增加，这些基因的产物则参与免疫反应和炎症。受 NF-κB 调节的基因包括促炎症性细胞因子（包括 TNF-α、IL-1、IL-2、IL-6、IL-12），趋化因子，黏附分子（包括细胞间黏附分子-1、血管细胞黏附分子-1、E-选择素或凝固前组织因子），免疫识别受体和急性期反应蛋白（包括 α_1-酸性蛋白、C-反应蛋白、β_2-微球蛋白）的基因。NF-κB 亦调节诱导性 NO 合成酶基因的表达。反过来，由 NF-κB 调节的产物，如 IL-1β 和 TNF-α 又能激活 NF-κB。这意味着存在着一个能放大且延续炎症反应的复杂的调节环路。NF-κB 并不是调节这些炎症和免疫基因的唯一转录因子，但它与其他转录因子如活化蛋白-1（activate protein 1，AP-1）共同起着中心调节作用。

（三）凝血、脂质代谢功能异常

Hcy 抑制蛋白激酶 C 及其活化的辅助因子，即血栓调节蛋白的活性，减少对Ⅷa、Ⅴa 和凝血酶的灭活。Hcy 所产生的过氧化氢干扰内皮细胞表面硫酸乙酰肝素的合成，使抗凝血酶和内皮细胞表面硫酸乙酰肝素的结合能力下降，抗凝活性降低，破坏机体凝血和纤溶之间的平衡。高 Hcy 及其衍生物可增加血小板黏附，促进血小板衍生生长因子生成，激活Ⅴ、Ⅹ、Ⅻ因子，使机体处于血栓前状态。Hcy 导致氧化应激过程中产生的活性氧，能损伤氧化 LDL、生物膜，从而削弱胆固醇、HDL 的功能，促使单核巨噬细胞吞噬脂质向泡沫细胞转变，从而导致脂质条纹病变和纤维斑块的形成。ox-LDL 在内皮细胞紊乱和 AS 形成中起了至关重要的作用。Hcy 可促进脂质沉积于血管壁，改变动脉壁糖蛋白分子纤维化结构，促进纤维斑块钙化。Hcy 巯基内脂与 LDL 结合成集合体 Hcy-LDL，该集合体更易被巨噬细胞吞噬，加速动脉粥样硬化斑块的形成。

（四）抑制 H_2S 生成

H_2S 是一种血管弛缓剂，生理水平的 H_2S 作为一种强抗氧化剂和血管舒张因子，可抑制内皮细胞血管紧张素转换酶的活性。高 Hcy 抑制胱硫醚 γ 裂解酶活性，干扰转硫化途径，减少内源性 H_2S 的生成，血管紧张素转换酶的活性增强，血管紧张素Ⅱ生成增多，血管收缩，血压上升。这种由高 Hcy 导致的 H_2S 水平的改变可影响脑血管生理功能和脑血流动力学异常，加速脑血管疾病的进程。

四、高同型半胱氨酸血症的流行病学特征

在佛明翰心脏研究的原始队列人群（年龄 67～96 岁）中，Selhub 等发现 19%的人 Hcy 水平＞16.4μmol/L，Nygard 等在排除了糖尿病、高血压、心血管及脑血管疾病患者后，对总计 16176 人（男性 7591 人，女性 8585 人；年龄范围 40～67 岁）的人群中，血浆 tHcy 水平进行了分析，结果发现在 12356 名 40～42 岁人群中，血浆 tHcy 的几何均数为 10.0μmol/L，其中男性为

10.8μmol/L（5918 人），女性为 9.1μmol/L（6348 人），在 3318 名 65～67 岁人群中，血浆 tHcy 的几何均数为 11.65μmol/L，男性为 12.3μmol/L（1386 人），女性为 11.0μmol/L（1932 人），男性显著高于女性，并随着年龄增长而升高。此外，在各年龄组中均发现血浆 tHcy 水平还与吸烟成显著正相关，尤其与吸烟女性成强相关。Selhub 等从 NHANESⅢ（Third National Health and Nutrition Examination Survey Ⅲ）研究中确定了 tHcy 水平的人群参考值，发现 40～59 岁以及 60 岁以上，HHcy（＞11.4μmol/L）的患病率，男性分别为 28.6%和 43.2%，女性分别为 21.1%和 46.5%。Janson 等报道，65 岁以上人群血浆 tHcy 的评价水平为 13.2μmol/L（95%可信区间：12.4～14.0μmol/L；范围 5.0～48.9μmol/L），其中男性为 15.0μmol/L，女性为 12.3μmol/L，按照 NHANESⅢ的参考值标准（tHcy≥16.0μmol/L）发现，65 岁以上人群 HHcy 的患病率约 69.8%，其中男性为 76.2%，女性为 66.4%，HHcy 在高年龄组中更为普遍。王薇等对北京 1168 名 35～64 岁人群的调查发现，血浆 tHcy 几何均数为 13.8μmol/L，其中男性为 15.4μmol/L，女性为 12.2μmol/L，男性高于女性（$P<0.001$）；血浆 tHcy 分布存在着城乡差异，农村男性（18.0 μmol/L）是城市男性（12.0μmol/L）的 1.5 倍（$P<0.001$），农村女性（12.9μmol/L）是城市女性（9.6μmol/L）的 1.3 倍（$P<0.001$）。标准化后，农村人群 HHcy（tHcy≥16μmol/L）患病率是（35.3%）是城市患病率（9.5%）的 3.7 倍（$P<0.01$）。调整城乡构成的差异后，HHcy 患病率为 15.3%，其中轻度 HHcy（16μmol/L≤tHcy≤30μmol/L）为 65.7%（199/303）（表 1-3）。郝凌等近期发表在 Journal of Nutrition 的文章报道，中国一般人群中 HHcy（tHcy≥16μmol/L）的患病率为 17.4%（男性：25.6%，女性：9.6%），其中北方地区为 28%，而南方地区则为 7%，存在有显著的南低北高的区域性差异。高 Hcy 的诊断标准见表 1-3。

表 1-3　高 Hcy 的诊断标准

作者	Selhub	Selhub	Janson	Selhub	王薇
观察年龄	40～59	60 以上	65 以上	67～96	35～64
标准（μmol/L）	＞11.4	＞11.4	＞16	＞16.4	≥16
患病率（%）	28.6/21.1 男/女	43.2/46.5 男/女	69.8 76.3/66.3	19.0	15.3

五、高同型半胱氨酸血症的治疗

HHcy 是心脑血管疾病的危险因素之一，可引起广泛而严重的身体危害，因此早期预防、诊断和治疗具有重要意义。目前研究证实降低血浆 tHcy 水平在延缓动脉粥样硬化的发生和改善预后方面取得肯定作用。HHcy 的防治可以从促进 Hcy 的代谢、抑制 Hcy 的生成、对抗 Hcy 的作用三方面来进行，其中临床试验已证实增补叶酸、维生素 B_{12} 和维生素 B_6 可以降低血浆 Hcy 水平，而且也是临床上最常用、最经济和最有效的治疗方法。

（一）抑制 Hcy 的生成

Hcy 是蛋氨酸和半胱氨酸代谢过程中一个重要的中间产物，因此可以通过限制蛋氨酸的摄入来减少半胱氨酸生成。动物蛋白质中含有大量的蛋氨酸，而随着饮食结构的改变，人摄取的食物越来越丰富，且食物中蛋氨酸的含量也日益增加，在发达国家成人日均摄入量高达 29g，已经超过蛋氨酸在体内的代谢量，目前推荐成人每日摄入蛋氨酸含量约为 0.9g。另外可以应用 S-腺苷 Hcy 水解酶的抑制剂抑制 Hcy 的生成，以降低 Hcy 的水平。

（二）促进 Hcy 的代谢

Hcy 的形成最初来自蛋氨酸，通过腺苷转移酶，与 ATP 反应生成 S-腺苷蛋氨酸，再经甲基转移酶作用，转甲基给甲基接受物质，其本身再脱腺苷成为 Hcy。Hcy 主要有三种代谢途径，第一种途径：由维生素 B_6依赖的 CBS 催化，Hcy 通过该转硫途径转变为半胱氨酸；第二种途径：甜菜碱作为甲基供体，Hcy 被 BHMT 再甲基化转变成蛋氨酸；第三种途径：甲基四氢叶酸作为底物，由蛋氨酸合酶催化成蛋氨酸，维生素 B_{12}是该酶的辅酶，甲基四氢叶酸形成需要维生素 B_2依赖的 MTHFR 催化。因而维生素 B_6、维生素 B_{12}、叶酸缺乏、甜菜碱及 Hcy 代谢途径中涉及代谢酶的缺陷或突变都是导致 Hcy 水平升高的主要原因。因此叶酸、维生素 B_6、维生素 B_{12}和甜菜碱等常被用于降低 Hcy。甜菜碱虽然可降低空腹 Hcy 12%～20%，但其和胆碱均对血脂有负面影响。目前已知降低 Hcy 最安全有效的方法是补充叶酸，可合并或不合并使用维生素 B_6或维生素 B_{12}。

1. 维生素 B_6、维生素 B_{12} 有学者认为，单独使用维生素 B_6、维生素 B_{12}降低血浆 Hcy 水平的作用并不明显，只有同时应用叶酸时才能明显降低血浆 Hcy 水平。Anderson 等用高蛋氨酸负荷建造的兔 HHcy 模型，将其随机分成叶酸（20μg/kg）、维生素 B_6（30mg/kg）、维生素 B_{12}（80mg/kg）和安慰剂对照组，治疗 8 周，结果显示叶酸组兔血浆 Hcy 浓度显著被降低，而维生素 B_6、维生素 B_{12}组与对照组的 Hcy 浓度并没有显著性差异。对尿中 Hcy 水平升高的孤独症孩子 Kauzna 等补充 B 族维生素治疗的研究结果也支持上述结论。因此，目前临床中多联合使用维生素 B_6、维生素 B_{12}和叶酸治疗因维生素缺乏所致的 HHcy 患者。Bibi 等在临床研究中发现，平均动脉压升高、早产、蛋白尿、胎儿出生体重低等现象，相继伴随 HHcy 的妊娠期女性出现，联合补充叶酸、维生素 B_6、维生素 B_{12}可显著降低血浆 Hcy 水平从而避免出现以上体征。但也有研究显示，单用维生素 B_6能有效降低血浆 Hcy 水平。全球第一项大规模具有前瞻性、随机、双盲干预 Hcy 的循证医学研究“挪威维生素研究（NorwegianVitamin Trial，NORVIT）”已于 2005 年完成，NORVIT 由 35 个医疗中心组成，将过去 7 天内发生心脑血管病的 3749 例患者随机分成 4 组：单用维生素 B_6（40mg/d）、单用叶酸（0.8mg/d）、两药合用以及安慰剂组，随访 3.5 年，该大型研究结果显示：不论是单用叶酸、单用维生素 B_6，还是两药合用，均可使患者血浆 Hcy 水平下降 30%左右。

Hcy 代谢途中所需酶的辅助因子可以由 B 族维生素补充，其可有效降低血浆 Hcy 水平，但是治疗 HHcy 仍存在问题：对于因饮食不当及不良习惯导致的维生素缺乏所致的 HHcy，更适于补充 B 族维生素来治疗，但对遗传所致的 HHcy 治疗效果仍存在争议；低剂量维生素本身具有血管内皮保护功能，可能与降低 Hcy 水平无关；而长期大量服用维生素可导致神经变性等严重副作用。并且使用维生素治疗 HHcy 能否改善心脑血管疾病预后仍有争议，挪威维生素研究显示虽然单用维生素 B_6、单用叶酸以及两药合用均可明显降低患者的血浆 Hcy 水平，但与安慰剂组相比较，主要复合终点并没有显著性差异。另一大规模具有前瞻性、随机、双盲、多中心试验干预血浆 Hcy 水平以减少脑血管病发生的维生素干预预防卒中研究（vitamin intervention for stroke prevention，VISP）也显示脑卒中后降低血浆 Hcy 浓度并没有有效减少卒中复发的风险。但同时结果显示：基线 Hcy 水平和预后水平呈负相关，提示使用 B 组维生素预防 HHcy，可以改善心脑血管的发生及预后。

2. 甜菜碱 作为甲基供体的甜菜碱参与 Hcy 的再甲基化途径。Steenge 等把轻度 HHcy 患者随机分成 3 组，分别给予每组叶酸 800μg/d、甜菜碱 6g/d、和安慰剂 6g/d，治疗 6 周后发现叶酸组空腹血浆 Hcy 降低了 2.7μmol/L；甜菜碱组空腹血浆 Hcy 降低了 1.8μmol/L；甜菜碱组在蛋氨酸负荷 6 小时后 Hcy 降低了 40%，并使血浆 Hcy 浓度 24 小时处于较低水平；蛋氨酸负荷后的叶酸组血浆 Hcy 水平无影响。结果提示：在降空腹血浆 Hcy 水平方面甜菜碱效果不如叶酸，但在蛋氨酸负荷后，其疗效明显优于叶酸。而空腹 HHcy 和蛋氨酸负荷后 HHcy 都是诱发心血管病的危险因素。Sledzinski 等分别研究了 10 位体重指数正常的健康人和 16 位减肥手术后的患者发现：16 位减肥手术后伴有 HHcy 者的甜菜碱浓度偏低，分别给两组都补充甜菜碱、叶酸和维生素 B_{12}，结果显示补充维生素组的患者对血浆 Hcy 浓度无明显影响，而补充甜菜碱组的患者 Hcy 的浓度显著降低，提示患者减肥手术后由于甜菜碱缺乏可能导致其 HHcy。

3. 叶酸

（1）叶酸降低 HHcy 的剂量参考：美国医学研究所推荐每日补充叶酸的最大耐受剂量小于 1000μg，在此剂量范围内不会加重因维生素 B_{12} 缺乏所致的神经系统症状。一项涉及 2596 个受试者的 meta 分析，分析了不同剂量的叶酸以及合用维生素 B_6 和维生素 B_{12} 对血浆 Hcy 水平的影响。先以性别标准化，再以治疗前 tHcy 水平 12μmol/L 和血浆叶酸浓度 12nmol/L 为前提，分析结果显示：叶酸每日剂量为 0.2mg、0.4mg、0.8mg、2.0mg 和 5.0mg 时，Hcy 浓度下降 13%、20%、23%、23%和 25%；同时加服维生素 B_{12}（400μg/day）可使 Hcy 进一步下降 7%，而加服维生素 B_6 似乎没有明显增强叶酸而降低 Hcy 的作用。研究者认为，每日服用 0.8mg 叶酸降低 Hcy 的作用可能最明显，而 0.2mg/d 和 0.4mg/d 叶酸可分别达到最大效果的 60%和 90%。Wald DS 等的一项随机对照临床研究同样表明：每日服用 0.2mg、0.4mg、0.8mg、1.0mg 叶酸剂量组中，0.8mg/d 叶酸剂量降低 Hcy 的疗效最佳。

（2）食疗维生素降低血浆 Hcy 水平：叶酸和维生素 B_6、维生素 B_{12} 在食物中分布广泛，在动物性和植物性食物中叶酸和维生素 B_6 含量丰富，尤其绿色蔬菜中叶酸含量更高，而维生素 B_{12} 主要在动物性食物中含量丰富。人体叶酸、维生素 B_6 和维生素 B_{12} 的推荐摄入量分别为 400μg/d、1.2μg/d 和 2.0μg/d。由于有相当一部分人群叶酸和维生素 B_{12} 摄入不足，达不到目前参考推荐摄入量，因此发生 HHcy 的几率越来越高，发病人群越广泛。Kang 等首先报道了维生素营养状况与血浆 Hcy 的关系，认为血浆叶酸与 Hcy 浓度呈负相关。膳食摄入或组织储存一定量的叶酸、维生素 B_6 和维生素 B_{12}，可以控制机体 Hcy 水平的升高，而叶酸摄入小于 400μg/d 时，则血浆 Hcy 水平就会升高。Hur 等通过对 4928 名（男性 2495；女性 2433）12～19 岁人群研究表明：摄入全谷类食物可以使该人群血清和红细胞内的叶酸水平升高，同时男性人群中 Hcy 水平降低。Scorsctto 等对 93 名女性采用队列研究，结果表明：强化膳食面粉中的叶酸能够有效降低血浆 Hcy 水平。Samman 等采用随机双盲给 32 名男性予以水果和蔬菜饮食 15 周后，结果发现血浆叶酸浓度明显上升，而血浆 Hcy 浓度则显著下降，两者相比有显著性差异，血浆叶酸浓度与 Hcy 水平呈负相关。另外，一些抗氧化维生素（如维生素 A、维生素 C 和维生素 E）的摄入减少同样促使血浆 Hcy 水平升高，Esfahani 等通过对 MEDLINE 和 EMBASE 上的相关文献进行系统分析后认为，摄入富含蔬菜膳食和水果的人群，血清抗氧化维生素（维生素 C/β-胡萝卜素）含量显著升高，而血浆 Hcy 水平降低。亦有学者认为维生素 E 与血浆 Hcy 水平呈负相关，其主要原因是由于维生素 E 的抗氧化作用保护了叶酸的消耗，从而降低血浆 Hcy 水平。Sevgi Yardim-Akaydin 等认为，尽管抗氧化维生素（维生素 C、维生素 E 和维生素 A/β-胡萝卜素）与 Hcy 呈负相关，但是膳食补充这些维生素并不能降低血浆 Hcy 水平。

（3）补充叶酸对心脑血管事件的影响

1）整体人群补充叶酸可以显著降低脑卒中发生：自 1998 年起，加拿大和美国采取了在食品中强制添加叶酸的重大公共卫生举措，数据表明：叶酸强化后在北美地区评价血浆叶酸水平从 11nmol/L 升至 23nmol/L，平均 Hcy 水平降至 8～10μmol/L。

美国疾病控制中心 Yang Q 等观察加拿大和美国自 1998 年用面粉强制补充叶酸后，观察 1999～2002 年两国脑卒中死亡率的变化，同时观察作为对照的未进行强制补充叶酸的威尔士和英国的脑卒中死亡率。结果表明：强化补充叶酸后，美国人群（多种族）平均血浆叶酸水平明显上升，血浆 Hcy 水平也显著下降，其每年卒中致死率自 1990～1997 年的每年下降 0.3%加速至每年下降 2.9%；加拿大人群每年脑卒中致死率自 1990～1997 年的每年下降 1.0%加速至每年下降 5.4%；而英国和威尔士未有明显下降。同样，与 Casas JP 等方法类似，Yang Q 等根据各性别和种族人群 Hcy 下降值和前瞻性研究结果的观察，预测了各人群中可能脑卒中的下降值，其预测值和实际所观察到的脑卒中改善值十分接近。

该研究表明，整体人群中补充叶酸降低 Hcy 可有效降低脑卒中发生，Hcy 作为一个可干预的危险因素，其变化值可预测脑卒中的下降，其下降幅度与前瞻性研究观察到的结果一致。

2）补充叶酸对颈动脉内膜中膜厚度（intima-media thickness，CIMT）影响：越来越多的研究显示，与 MI 比较，CIMT 是心脑血管事件危险性的独立预测指标，其与脑卒中有更强的关联。目前该指标不仅被用于评估整体心血管危险的水平，还被用于监测各种干预措施的疗效。

Potter K 等把 2008 年以前发表的考察补充叶酸对 CIMT 影响的随机对照临床研究纳入并进行荟萃分析，结果表明：补充叶酸可明显降低 CIMT；2009 年 Hodis HN 等发表的一项随机双盲的临床研究，纳入 40～89 岁受试者 506 名，随机接受安慰剂或复合 B 族维生素（叶酸、维生素 B_6、维生素 B_{12}）治疗 3.1 年。结果表明：B 族维生素组的 Hcy 显著下降，同时在基线 Hcy ≥9.1μmol/L 人群中，B 族维生素治疗延缓 CIMT 进展的疗效显著，而在 Hcy＜9.1μmol/L 组没有观察到显著疗效。

我们纳入所有已发表的考察补充叶酸对 CIMT 疗效的随机对照临床研究并进行了荟萃分析，结果证实：补充叶酸可显著降低 CIMT 发生发展，尤其在心血管疾病高危人群或慢性肾病人群中疗效更佳，但在健康人群未见明显疗效。同时 CIMT 的下降与 Hcy 下降呈正相关。

3）补充叶酸对心脑血管事件（cardiovascular disease，CVD）复合终点影响：严重肾病患者和终末肾衰（eGFR≤30ml/min），具有极高的 Hcy 和 CVD 发生率，因而其是研究 Hcy 假设的最佳人群。我们对一项随机对照临床研究进行了荟萃分析结果表明：在该人群中补充叶酸可明显降低 CVD 复合终点事件的 15%；尤其在未强化叶酸、叶酸干预周期较长以及 Hcy 下降较多人群中疗效更佳，为在该人群补充叶酸降低 CVD 复合终点事件的因果推断中提供了时效、量效的证据支持。

4）补充叶酸对血管功能的影响：叶酸治疗对 NO 的生物利用度有显著的效果，其可能是因为改善了 AS 病人的血管内皮功能。近来有一项双盲交叉试验，用高剂量的叶酸（10mg/d）改善患者血管内皮功能，其不依赖于改变陈旧性心肌梗死病人的血浆 Hcy 水平（包括 tHcy、还原型的 Hcy 或者氧化型的 Hcy），结果支持之前所得出的结论，叶酸及其循环代谢产物 5-MTHF 对人类血管具有直接作用，而不依赖于改变无论是还原型还是氧化型的血浆 Hcy 水平。事实上，5-MTHF 与 BH_4 的化学结构类似，有证据表明降低 BH_4 生物利用度可以逆转血管内皮功能障碍。此外，临床试验还显示，5-MTHF 的功能并不依赖于 Hcy 水平的改变，而内皮功能的改善取决于 5-MTHF 清除过氧化物的能力，并且 5-MTHF 可以增加血管中 BH_4 的生物利用度，以改善 eNOS 二聚体的形成、活动及耦合，从而明显改善 AS 患者的血管功能。基于这些结论，进一步对叶酸进行研究。提前 7 周给计划行冠脉搭桥术（coronary artery bypass grafting，CABG），患者口服叶酸（0.4mg/d 或 5mg/d），结果显示可以改善桥血管的收缩反应（无论是胸廓内动脉还是大隐静脉），其降低了血管内过氧化物的生成，从而改善 eNOS 的耦合。而且在近期的实验研究中也显示，在缺血/再灌注模型中高剂量的叶酸可以通过改善心肌的还原-氧化状态拯救心肌细胞。然而，在人类血管中，叶酸的最大获益剂量非常低，只有 0.4mg/d，即使加大剂量也不能进一步改善血管功能。

5）同时降压、补充叶酸降低 Hcy，对降低心脑血管事件具有协同作用：由于心血管危险因素是其发生的基础，因而针对心血管危险因素采取的治疗方案一定会起到事半功倍的效果。HOPE-2 研究纳入患者中多数无脑卒中史，大多数患者服用降压药物，其中＞65%的患者合并使用血管紧张素转换酶抑制剂（angiotensin-converting enzyme inhibitors，ACEI）类药物，两组Hcy在终点时差值为3.2mol/L，叶酸等干预组脑卒中风险明显下降25%，初步证实：即使在以降压药治疗为基础，再采取降低Hcy疗法，患者仍可进一步获益，而单纯考虑血压是不充分的；WAFACS研究证实：ACEI类药物和补充叶酸可协同降低患者心脑血管事件风险。

上述结果表明高血压患者在使用ACEI类降压药的基础上辅用叶酸降低Hcy，可以使患者获益更加充分。

（4）补充叶酸对心脑血管疾病治疗的阴性效果及可能原因

1）叶酸治疗对心血管疾病的阴性效果：近几年中，在冠心病风险的治疗疗效中叶酸受到了质疑，检验长期给予叶酸、维生素B_{12}以及维生素B_6治疗以降低心血管风险的大型随机临床试验NORVIT、VISP以及VISPHOPE-2，提供了令人失望的结果。VISP试验是一个大型随机临床试验，开始于1996年，在反复发作中风，冠脉事件以及死亡中比较高剂量和低剂量降低Hcy治疗的疗效。VISP试验纳入了3680名无脑梗残疾的患者，随机分为两组：高剂量组（5mg维生素B_6、0.4mg维生素B_{12}和2.5mg叶酸）和低剂量组（200μg维生素B_6、6μg维生素B_{12}和20μg叶酸）降低Hcy治疗。在两年的随访期内，没有达到降低Hcy治疗的预期效果。这是第一个未能证明应用维生素降Hcy治疗疗效的大型临床试验，但其中并未包括安慰剂治疗的对照组。因此，从中可以得出一个假说，低剂量的治疗已获得最大的获益，增加剂量不会额外获益。

NORVIT研究网检验了对于存在近期心肌梗死的3749名患者予以叶酸（800μg/d），维生素B_6（40mg/d）和维生素B_{12}（400μg/d）的临床转归，随访3.5年。结果显示：降低Hcy治疗对于患者的生存率并无影响。尽管如此，此研究也存在许多干扰研究结果的因素。首先NORVIT试验所记录的事件主要集中在梗死后的第一年，这段时期，他汀类药物不能提供足够的保护作用。此外，在给予降低Hcy治疗的同时给予相关药物（如他汀类或ACEI），可能会掩盖了较小但是有可能存在的降低Hcy治疗的疗效。从另一个角度而言，在人群中这项研究未进行肿瘤风险的统计，也可能是其导致试验失败的原因。

HOPE-2试验中，对于患有血管疾病或糖尿病的5522个患者予叶酸（2.5mg/d）维生素B_6（50mg/d）以及维生素B_{12}（1mg/d）以评估降低心血管风险的程度，随访5年。尽管试验显示可明显降低中风的风险，可未能证实可以降低心血管的相关风险或心血管病的死亡率。同时它的入选标准并没有包含研究人群中叶酸的基础水平，且对于非叶酸强化区域的人群的统计学意义非常低。因此，该项试验也未能证明降低Hcy治疗可以影响心血管风险。

2）降Hcy治疗无效的原因：解释HOPE-2所得出的阴性结果的一个可能原因是基于5-MTHF对于人类血管壁的行为。根据之前的研究结果：冠心病病人给予400μg/d的叶酸治疗对于血管壁具有保护作用，不仅降低了内皮的氧化状态，改善了内皮的功能，并可以改善大血管的弹性。加大剂量无明显的额外获益。但是如果给予富含叶酸的食物或面粉的加强治疗，仍然可以得到额外获益。然而，这种治疗对于那些富含叶酸饮食的区域就不可能达到改善血管功能并同时降低心血管风险的疗效，因为高剂量的叶酸治疗只能增加循环中叶酸的量，而不能使患者的获益更加充分。虽然这一结论是：降低Hcy对于血管没有额外的获益，但是否对心肌有远期的效果仍然是一个问题。近来有证据显示：在那些缺血和再灌注实验模型中高剂量的叶酸可以产生有益的效果。这种心脏保护效果可能取决于高能量磷酸盐的保护、心肌氧化的改善以及eNOS的耦合，从而防止心肌细胞的死亡。因此对于人类心肌影响的临床研究中需要有更多针对于降低Hcy的治疗。

另一个可能的机制是基于Hcy到甲基化的循环过程：叶酸包括Hcy再甲基化生成的甲硫氨酸，循环升高SAM并降低SAH水平，细胞内所有再甲基化的反应被这个过程所调节。因此给予叶酸以降低 Hcy，同时加强了甲基化旁路，得到了多种结果。第一，增加了精氨酸残基的甲基化把 ADMA 水平提高了，通过抑制或解耦合 eNOS 临床试验的结果明显受到影响。再者，细胞甲基化的能力被改变，影响了基因的表达。通过影响粥样硬化的基因原运动区的超甲基化，上调原 AS 分子的宽度的表达。另一个可能的机制是叶酸是腺苷合成的一个重要因子，从而促进细胞增生导致了 AS 的恶化。

所有以上的机制都只解释了部分临床试验中降低 Hcy 治疗却未提示有阳性结果的原因，如 VISP、NORVIT 或 HOPE-2，甚至其他的未能改善心血管风险的临床试验，需要我们进一步探索可能更加有效的降低 Hcy 的治疗方法，将精力集中于增加 Hcy 的肾脏排泄或降低非对称二甲基精氨酸的水平，探索其可能具有的潜在疗效。此外，也应该发展其他升高细胞内 5-MTHF 水平，以最大程度调节细胞内 Hcy 代谢。

（三）对抗 Hcy 的作用

机体本身具有维持自身稳态旳强大的能力，具有不同生物学效应和作用的物质彼此相互作用，维持机体的动态平衡。蛋氨酸代谢中的多种物质，如 Hcy、S-腺苷蛋氨酸、牛磺酸、S-腺苷 Hcy、谷胱甘肽、硫化氢、金属硫蛋白等，分别具有不同的生物功能，但彼此之间又通过相互作用共同维持着动态的平衡。如 S-腺苷蛋氨酸及 S-腺苷 Hcy 可激活胱硫醚-β-合成酶，并抑制甲基四氢叶酸还原酶活性，从而促进 Hcy 生成；反之牛磺酸、硫化氢、金属硫蛋白、谷胱甘肽等则通过抑制 Hcy 诱导的氧化应激、内质网应激等机制来对抗 Hcy 的损伤作用。

1. 牛磺酸 牛磺酸是一种广谱的心血管细胞保护剂，属于 Hcy 代谢的终末产物之一，具有平衡血管活性物质生成释放、维持细胞膜稳定、抑制脂质过氧化损伤等多种生物学效应。有研究者在高蛋氨酸负荷的大鼠模型上发现，外源性补充牛磺酸可以抑制 Hcy 诱导的内质网应激和氧化应激，但不能降低血浆 Hcy 水平。Zuni 等把 3 个月大小的新西兰雄性白兔随机分成 3 组：a 组：正常饮食组；b 组：正常饮食且在食料中添加 5%花生油、1%蛋氨酸及 0.5%的胆固醇；c 组：正常饮食且在食料中添加 5%花生油、1%蛋氨酸、0.5%胆固醇及 2.5%牛磺酸。喂食 4 周后分别测 3 组的白兔血浆 Hcy、蛋氨酸、牛磺酸等浓度。结果提示：牛磺酸可明显降低血浆蛋氨酸水平，且可以完全抑制 tHcy 水平的升高，因此补充牛磺酸可能抑制 HHcy。

2. 硫化氢 硫化氢作为 Hcy 代谢的另一终产物，被认为是继一氧化碳和 NO 后的又一新的心血管气体保护因子，其具有抑制肺血管重塑、舒张血管平滑肌、抑制血管平滑肌增殖及舒张血管、心肌收缩力等多种保护心血管的生物学效应。硫化氢也可通过抑制 Hcy 诱导的内质网应激及氧化应激作用来拮抗 Hcy 所致的心血管损伤。

（四）其他实验性药物

其他实验性药物治疗 HHcy 包括：昔伐他汀和阿伐他汀等他汀类药物；雌激素；青霉胺；血管活性肽，如 C-型利钠尿肽、生长抑素；抗氧化剂，如 N-乙酰半胱氨酸等。关于这些药物均有研究报道，但疗效尚不确切，且缺乏大规模的临床试验支持，并存在发生副作用、费用过高等问题。

在治疗 HHcy 及改善其诱导的心脑血管疾病发生的风险性方面目前尚没有安全且疗效肯定的药物，而寻找这样一种药物是防止 HHcy 迫切解决的问题。

（五）高同型半肌氨酸血症中医治疗

在治疗上施以活血祛疲，化痰降浊之法，临床运用大安丸加减治疗该病，大安丸出自《丹溪心法》，由山楂、半夏、神曲、茯苦、莱菔子、陈皮、连翘、白术组成，本方即保和丸加白术，笔者在使用该方治疗高同型半肌氨酸血症时，喜重用山楂、白术，且根据具体辨证，使用生山楂或炒山楂，或生炒并用，白术亦同理，以调理后天脾胃为着眼点，重用山楂白术祛疲化痰降浊，意在中焦健运，则气机升降出入通调而病去，已有实验结果表明：口服山楂使冠心病患者血浆 Hcy 浓度逐渐降低，同时血浆 TC、TG 浓度也显著降低，祖国医学认为，山楂味酸甘、性微温，具有消食化积、健脾祛痰，散疲行滞之功，故用之治疗高同型半胱氨酸血症有效。综上所述，笔者认为本病病位在心、脾胃、肾等脏腑，先天享赋不足、后天精微物质的缺乏是其主要病因，痰疲交阻是其病机关键。临床运用活血祛疲法，化痰降浊治疗高同型半胱氨酸血症可取得较好的疗效，说明中医药在防治该病方面有着广阔的前途，其机制和作用值得深入研究。

六、高同型半胱氨酸血症的危害性

（一）高 Hcy 与围产期孕妇及胎儿的关系

近年来，围产期妇女摄入过多的能量、食物中动物蛋白饮食所占比例过高，已成为普遍现象。在细胞代谢过程中，动物蛋白饮食中的蛋氨酸（即甲硫氨酸）在甲基转移酶、ATP 作用下，生成代谢产物 Hcy，细胞内 Hcy 过高时，则直接将 Hcy 释放到细胞外液和血浆中，使血浆 Hcy 浓度升高，血浆 Hcy 浓度过高被认为是脑卒中、心梗以及 AS 的独立致病因素，Hcy 参与体内氧化应激、动脉硬化、骨形成、认识障碍等生理病理过程，对人体危害极大。妊娠期及哺乳期孕产妇血浆中 Hcy 水平过高，即高同型半胱氨酸血症，易诱发妊娠高血压综合征（PIH）、子痫前期等妊娠并发症，不仅对自身危害很大，而且易造成子代围生期风险（如胎儿宫内发育迟缓、流产、胎盘早剥、早产等），影响胎儿出生后生长发育状况。在前期研究发现妊娠期、哺乳期母鼠在长期进食高蛋氨酸饮食后，孕鼠产仔数量减少，有分娩低体重儿的倾向，子代大鼠心脏、主动脉呈现肥厚、轻度增生现象，且其发生心脑血管意外的风险显著高于正常大鼠。观察围产期母鼠在长期高蛋氨酸饮食（即长期动物蛋白摄入过多）的情况下，对围生期子代大鼠及离乳后子代大鼠免疫系统及免疫功能的影响。结果发现妊娠期、哺乳期母鼠在长期进食高蛋氨酸饮食后，孕鼠产仔数量减少，仔鼠体重偏低，子代大鼠外周血 $CD4^{+}$T 细胞计数、$CD8^{+}$T 细胞计数、$CD4^{+}/CD8^{+}$比值、胸腺指数、脾指数明显下降，血浆 IL-6、TNF-α 升高，脾脏发育不良，脾 IL-6、TNF-α、NF-κB mRNA 表达增加。研究发现围产期母鼠在长期进食高蛋氨酸饮食后，产仔数量减少，子代大鼠免疫功能显著低于正常大鼠。

（二）高 Hcy 与妊娠高血压疾病的关系

妊娠期高血压疾病（hypertensivedisordercom-plicatingpregnancy，HDCP）是妊娠与血压升高并存的一组妊娠相关的疾病，伴有全身多器官损害，严重者出现胎盘早剥以及心肾功能衰竭。该疾病严重影响母婴健康，是孕产妇和围产儿死亡率升高的主要原因。妊娠期高血压疾病的病因复杂，与多种因素相关，如遗传、免疫失衡、血管内皮受损及炎症反应等。其中，血管内皮保护因子降低、血管内皮损伤因子水平增高是该病发生的中心环节，免疫失衡及炎症反应进一步加重血管内皮损伤，多种机制相互作用导致妊娠期高血压疾病的发生。

Hcy 在自身氧化过程中会产生 H_2O_2、OH、O_2 等一系列活性氧物质（reactive oxygen species，ROS），这些活性氧物质作用于细胞膜的不饱和脂肪酸，从而启动脂质氧化链式反应，破坏细胞膜的完整性，导致细胞脱落死亡。有研究发现，随着 Hcy 水平的增加，体内氧化物质的水平也呈递增趋势，而谷胱甘肽的过氧化物酶水平降低，抗氧化物质减少，使得氧化还原系统平衡失调，呈氧化应激状态，损伤血管内皮，导致妊娠期高血压疾病的病理改变。外源性给予金属巯蛋白可显著拮抗 Hcy 所致的内皮细胞损伤及脂质氧化，改善细胞的抗氧化能力。不过临床上应用外源性抗氧化剂对降低妊娠期高血压疾病发生率是否有意义，至今意见尚未统一。

正常情况下血管内皮释放扩血管物质如前列环素I_2（PGI_2），一氧化氮（NO）来维持血管舒张、抑制平滑肌增生及血小板聚集。血管内皮功能损伤时，激活内皮细胞分泌或合成血栓素A_2、内皮素等血管收缩因子；NO、前列环素等血管舒张因子水平下降，抗凝血酶Ⅲ、凝血酶调节素等凝血因子减少，随之引发小动脉痉挛等一系列病理生理变化，最终引起妊娠期高血压疾病。氧化应激反应导致血管内皮损伤是 HDCP 病因的重要学说之一，它符合高同型半胱氨酸血症产生的活性氧物质 3 进而引起氧化应激反应损伤血管内皮的研究成果。1995 年有学者首次报道了血浆 Hcy 水平在妊娠期高血压疾病组明显高于正常对照组。随后有研究表明，在子痫发病前期，血浆 Hcy 水平较正常孕妇略有升高。但是，是否血浆 Hcy 的水平越高，子痫的发病概率就越大，目前仍无统一定论。又有研究表明，在子痫前期，子痫患者血浆 Hcy 水平明显高于妊娠期高血压疾病和正常孕期妇女，此研究说明血浆 Hcy 水平与妊娠期高血压疾病程度呈正相关关系。

还有研究证实，孕妇在孕 12 周前，血浆 Hcy 水平增高组与水平较低组相比较，在随后的妊娠过程中，发生轻度子痫前期的概率明显升高。以上研究均提示，孕早期进行血浆 Hcy 的检测对于预测和预防子痫发生具有积极意义。对于早发型重度子痫前期患者，血浆 Hcy 水平显著高于晚发型重度子痫前期及正常妊娠组患者。动态监测血浆 Hcy 水平对于早发型重度子痫患者病情观察和预后判断有一定的临床指导意义。有研究发现，MTHFR 基因突变与妊娠期高血压疾病密切相关。这可能与 MTHFR 基因中第 677 位核苷酸发生 C→T 突变，导致缬氨酸取代丙氨酸，使其代谢酶缺乏，引起 Hcy 积聚有关。综上所述，高同型半胱氨酸血症与妊娠期高血压疾病的发生发展密切相关，它可以成为妊娠期高血压疾病独立的危险因素。对 Hcy 进行早期动态监测对妊娠期高血压疾病的治疗和预防具有重要作用。

（三）高 Hcy 与神经系统疾病的关系

高 Hcy 这一脑血管疾病独立的危险因素已经得到广大研究者的认可，同时许多证据显示高 Hcy 与神经系统疾病、认知功能障碍存在着广泛联系。

1. 高 Hcy 与认知功能障碍 认知功能包括记忆、定向、计算、执行功能、语言理解及表达应用等多个方面。认知功能障碍泛指各种原因导致的不同程度的认知损害，包括早期单个认知方面的轻度损害和后期痴呆。高 Hcy 可能通过对脑血管的损伤或者直接的神经毒性作用引起了认知功能的损害。

Seshadri 等对 1092 例平均年龄为 76 岁的非痴呆研究对象进行了 8 年前瞻性研究，发现有 111 例发生痴呆，其中 83 例被诊为阿尔茨海默病（alzheimerdisease，AD），在校正了年龄、性别、ApoE 基因型、维生素水平以及高 Hcy 以外的血管危险因素后发现，Hcy 水平每增长 5μmol/L，AD 发生的危险度随之增长 40%，若血浆 Hcy＞14μmol/L，AD 发生的危险增加 1 倍。这一研究的结果支持血浆 Hcy 水平升高是痴呆和阿乐茨海默病的独立危险因子。鹿特丹筛查研究对 1077 例非痴呆老年人进行了研究，受试者认知功能的评估由多项检查综合评分，包括记忆功能、精神运动速度等，Hcy 水平与认知功能的关系通过神经心理学评分由多变量线性回归进行评估。结果表明，Hcy 水平升高与认知功能下降具有相关性，尤其是与精神运动速度相关性最强。

Ravaglia 对 62 例 65～91 岁正常老年人进行了包括语言能力测试、简易智力状态检查量表在内的多个神经心理学的测试，并测量了 Hcy、叶酸、维生素 B_6 和维生素 B_{12} 水平。通过多元校正线性回归分析发现，血浆 Hcy 与简易智力状态检查量表评分以及语言流畅存在负相关性，而与语句构建无明显的负性相关，B 族维生素水平与神经心理测验无相关性。由此可知，在健康老年受试者中血浆 Hcy 水平增高与语言能力在特殊检查方面能力下降相关，而这种能力下降可以出现在阿尔茨海默病以及血管性痴呆，因此提示血浆 Hcy 升高可能是早期认知功能损害的标志。另有研究者发现，Hcy 与认知功能的相关性受年龄限制。在北曼哈顿研究（NOMAS）中，Wright 检测了 3 个不同种族社区 40 岁以上人群的 Hcy 水平并进行简易智力状态检查量表评分。校正了社会人口统计学数据及血管危险因子后使用多重线性回归法分析，结果表明年龄＞65 岁者，Hcy 升高与简易智力状态检查量表评分相关性较低，而 40～64 岁者则无此相关性。提示高 Hcy 对认知功能作用可能受高 Hcy 存在的时间长短影响。那么早期采取降低 Hcy 的措施（如补充叶酸、维生素 B_6 和维生素 B_{12}），可能有助于预防年老时的高 Hcy 相关性认知下降。

高 Hcy 可导致缺血性脑血管病，而更高水平的 Hcy 则可导致认知障碍和痴呆的发生。其通过以下途径参与认知障碍：①HHcy 增加了认知障碍或痴呆的危险性；②HHcy 可导致动脉粥样硬化，动脉粥样硬化反过来又可使认知功能下降，导致认知障碍或痴呆的发生；③HHcy 可促使过氧化氢和氧自由基生成，引起血管内皮细胞损伤和毒性作用；④HHcy 诱导海马神经元凋亡，促进 β-淀粉样变性及谷氨酸的神经细胞毒性作用；⑤更高水平的 Hcy 可通过激活 N-甲基-D-天门冬氨酸受体而具有神经细胞毒性，从而导致海马神经元死亡，造成患者记忆、智力等功能损害，导致认知障碍或痴呆的发生。

2. 高 Hcy 与帕金森病 帕金森病（parkinson disease，PD）是老年人常见的运动障碍疾病，其病因和发病机制比较复杂，可能是由于遗传、年龄、毒物等多种因素通过线粒体功能的损伤，α-突触核蛋白的异常表达和聚集造成了多巴胺神经元变性死亡。近年来随着 Hcy 在心脑血管领域研究的不断深入，关于高 Hcy 与帕金森病的研究也取得了进展。

在 1995 年 Allain 首先报道了帕金森病患者拥有较高的 Hcy 水平。但是高 Hcy 和帕金森病二者之间的关系是怎样的，是高 Hcy 引起了帕金森病，还是帕金森病引发了高 Hcy，随后的研究发现，帕金森病患者血浆 Hcy 水平升高与左旋多巴有关，王红梅等对 28 例帕金森病患者在口服左旋多巴治疗前后检测血浆 Hcy 浓度，结果发现，使用左旋多巴治疗前 Hcy 水平明显低于治疗后 Hcy 水平。Muller 推测，长期使用左旋多巴可能需要更多的腺苷甲硫氨酸提供甲基，随后导致 HHcy 的发生。

Miller 等对 40 例帕金森病患者进行了对比研究，其中 20 例给予左旋多巴治疗，另外 20 例给予非左旋多巴药物治疗，发现非左旋多巴治疗组低于左旋多巴治疗组的 Hcy。Yasui 等对 20 例日本国籍帕金森病患者进行了前瞻性的研究，在明确诊断帕金森病后分别检测受试者在接受左旋多巴治疗之前以及之后的 Hcy 水平，同时测定其亚甲基四氢叶酸还原酶基因型，发现经过左旋多巴治疗后患者血浆 Hcy 有了明显升高，同时患者 Hcy 升高的程度与 5,10-亚甲基四氢叶酸还原酶基因型有关，亚甲基四氢叶酸还原酶基因型为 T/T 型的患者 Hcy 升高的程度高于 C/C、C/T 型。因此认为左旋多巴是引起帕金森病患者的高 Hcy 主要原因，而且 Hcy 的水平升高也会受亚甲基四氢叶酸还原酶基因型的影响。左旋多巴在体内的主要代谢途径是甲基化形成 3-O-甲基多巴，由儿茶酚-氧位-甲基转移酶催化，腺苷甲硫氨酸作为甲基供体。而腺苷甲硫氨酸本身转化为 S-腺苷高半胱氨酸，后者水解为 Hcy，左旋多巴可能由此干扰 Hcy 的代谢。

那么，高 Hcy 是否会影响帕金森病的发生？国内研究者将大鼠脑组织切片孵育于含有 Hcy 的培养液中，发现脑片多巴胺能神经元标志物酪氨酸羟化酶阳性的细胞数和形态与正常对照组相比均无显著性差异，但联合应用 6-羟基多巴后和 Hcy 较单用 6-羟基多巴的酪氨酸羟化酶阳性细胞减少。因此，认为 Hcy 虽然不直接引起帕金森病，但是可以通过加重 6-羟基多巴引起多巴胺能神经元的损害。

尽管研究结果显示高 Hcy 不是导致帕金森病的危险因素，帕金森病患者的高 Hcy 是由 MTHFRC677 T 突变以及左旋多巴共同作用而发生的，但是高 Hcy 具有直接神经毒性，并可能由此加重帕金森病的发展。因此，对帕金森病患者进行高 Hcy 早期筛查和早期干预是非常必要的，也就是说在帕金森病患者中广泛开展血浆 Hcy 检测，并对 HHcy 患者采用干预措施，从而降低 Hcy 水平可能成为临床治疗帕金森病的一种新手段。

3. 高 Hcy 与阿尔茨海默病 自 1976 年，Wilcken 通过流行病学调查最先提出高 Hcy 是血管病的一个独立危险因素以来，高 Hcy 逐渐引起人们的广泛关注并且成为 20 世纪 90 年代以来的一个热门氨基酸。1992 年，Bell 首次在一组急性抑郁症发作的老年患者中发现血浆高 Hcy 浓度与认知功能呈显著负相关；1998 年 Mcaddon 研究发现阿尔茨海默病患者的血浆高 Hcy 浓度明显高于对照组，两者具有显著性差异，并发现其血浆高 Hcy 水平与 Cambridge 认知能力检查（cambridge cognitive examination，CAMCOG）评分成负相关。同年英国牛津大学临床医学系的 ClarKe 采用病例对照研究对临床诊断为阿尔茨海默病的患者和年龄相似的正常人进行了研究，同样发现阿尔茨海默病患者的血浆高 Hcy 浓度显著增高，而血浆叶酸浓度明显低于对照组，并且发现疾病的进展与血浆高 Hcy 浓度相关，而且在组织学确诊的阿尔茨海默病患者中血清维生素 B_{12} 浓度显著降低，与对照组之间存在显著差异。2002 年 Seshadri 的前瞻性实验表明，HHcy 是阿尔茨海默病一个独立的、重要的危险因素。Isobe 通过检测未经治疗的阿尔茨海默病患者的脑脊液高 Hcy 值，结果发现脑脊液的总的高 Hcy 浓度明显高于对照组，进一步证明了高 Hcy 与阿尔茨海默病的相关性。

4. 高 Hcy 与多发性硬化（multiple sclerosis，MS） Vrethem 和 Ramsaransing 报道 MS 患者中的 Hcy 平均浓度明显高于健康人群。MS 患者 HHcy 在多发性硬化发病机制中是否有致病作用，或是疾病转归的结果，目前还不十分明确。甲硫氨酸是 Hcy 的前体物质，也是许多生化反应中重要的甲基供体，其浓度下降可导致髓鞘碱性蛋白亲水性降低，从而使髓鞘易于降解；星型胶质细胞的激活是 MS 的一个重要病理过程，而 Benz 研究发现星型胶质细胞可产生 Hcy，可以通过激活门冬氨酸受体产生兴奋性毒性作用，从而破坏细胞 DNA 而使得神经细胞凋亡。不同文献报道结果的差异可能与检测人群的选择或（和）检测方法的不同等有关。因此，Hcy 与 MS 的关系尚需大规模临床研究进一步证实。

5. 高 Hcy 与肌萎缩侧索硬化（amyotrophic lateral sclerosis，ALS） 国外实验研究表明，Hcy 升高可导致 DNA 损伤及氧化应激。基础研究也表明，高 Hcy 介导的谷氨酸的兴奋性毒性作用、自由基的毒性作用、钙离子超载、线粒体功能异常是 ALS 前角运动神经元损伤的重要因素。王敏健等采用断面研究临床及肌电图检查确诊的 ALS 患者 21 例，40 例健康者为对照组，检测两组受检者叶酸、Hcy、维生素 B_{12} 水平。结果发现，ALS 组 Hcy 水平显著高于对照组，ALS 组叶酸水平明显低于对照组，维生素 B_{12} 水平两组比较差异无统计学意义。得出 Hcy 水平升高与 ALS 密切相关，可能参与了 ALS 的病理生理过程的结论。以上研究表明 Hcy 水平升高与 ALS 存在相关性。因此，在 ALS 患者中广泛开展血浆 Hcy 检测，并对 HHcy 患者采用干预措施，降低 Hcy 水平可能成为临床防治 ALS 的一种新手段。

6. 高 Hcy 与抑郁症（depression） 焦志安的调查发现 45%抑郁症患者的血浆 Hcy 水平高于健康对照组，高 Hcy 使抑郁症发病的危险性增加 7.5 倍。Tolmunen 的研究发现，Hcy 水平高的重性抑郁症患者的汉密尔顿量表分值显著高于 Hcy 水平正常的重性抑郁症患者，提示 HHcy 与抑郁症障碍的严重程度关系密切，其进一步的调查显示血清总 Hcy 水平升高患抑郁症的危险性也增加。Hcy 诱发抑郁症的作用机制可能是：①5-羟色胺或去甲肾上腺素是与抑郁症发生相关的重要神经递质，血浆 Hcy 水平升高意味体内可能存在叶酸、维生素 B_6 或维生素 B_{12} 缺乏，而这些 B 族维生素是合成 5-HT 和去甲肾上腺素等神经递质的重要辅酶，其缺乏必然会导致这些递质的合成受阻，从而导致抑郁的发生；②磷酸肌酸和肌酸是能量利用和储存的重要化合物，高 Hcy 可以影响磷酸肌酸和肌酸的含量，进而引起脑的能量代谢紊乱。

7. 高 Hcy 与血管性痴呆　血管性痴呆（vascular dementia，VD）是各种脑血管病引起的认知障碍和获得性智能损害的综合征，是一种慢性进行性疾病。其发病机制多种多样，任何引起脑血管病的因素都有可能导致 VD，近年来大量研究表明，HHcy 是心、脑血管等疾病的独立危险因素。

Wolter 研究发现，高 Hcy 与认知功能障碍之间呈正相关，且通过 6 个月的复合维生素的补充，可以提高认知功能评分。Sachdev 研究发现 Hcy 可损伤大脑和导致神经、精神异常，从而增加了 VD 的发病率。陈杭军等分组比较测定 36 例 VD 患者及 36 例健康老年人空腹血浆 Hcy 及血浆胆碱酯酶的浓度，发现 VD 患者血浆 Hcy 水平升高与血管性痴呆发病有关，高水平 Hcy 可能是 VD 的危险因素之一。国外有大样本流行病学研究发现，Hcy 水平升高与认知功能障碍有关，表现在记忆、非文字记忆、视觉空间技能、信息处理速度等认知领域。

大量研究表明高 Hcy 是 VD 的危险因素，使认知功能下降。目前尚未发现降低血浆 Hcy 水平能够改善认知功能障碍，对于降低 Hcy 水平能否有效防治 VD 需要进一步的研究。

目前对高 Hcy 的研究已经深入到包括神经系统在内的多个学科领域。流行病学、动物实验以及临床试验研究显示，高 Hcy 是脑血管疾病的独立危险因素之一，可能通过对血管的损伤以及直接的神经毒性使神经元受损，从而导致认知功能障碍以及加重多巴胺能神经元的损伤。补充 B 族维生素可降低 Hcy 水平，但这一简单、安全、经济的方法能否防止或者延缓神经系统疾病的发生还有待于更深入的研究。

（四）高 Hcy 与循环系统疾病的关系

研究表明，Hcy 升高是心脑血管疾病的独立危险因素，尤其与脑卒中发生风险密切相关，《中国高血压防治指南 2010》已将血浆 Hcy≥10μmol/L 列入我国心脑血管事件危险因素。2011 年美国脑卒中协会和心脏协会共同发布的脑卒中一级预防指南中指出，血浆 Hcy 升高，患动脉粥样硬化性血管疾病（包括中风）的风险增加 2～3 倍。一项纳入 72 项 MTHFR 基因多态性研究和 20 项前瞻性研究的结果表明，Hcy 每升高 5μmol/L，脑卒中风险增加 59%，缺血性心脏病风险升高约 32%；而 Hcy 降低 3μmol/L，可降低脑卒中风险约 24%（15%～33%），降低缺血性心脏病风险约 16%（11%～20%）。Wald 等的荟萃分析表明 Hcy 降低 2.9μmol/L，遗传研究和队列研究脑卒中风险分别降低 33%、21%。国内一项病例对照研究纳入 1823 例脑卒中患者和 1832 例对照，结果显示高 Hcy（≥16μmol/L）可使脑卒中风险增加 87%；随访研究（中位数 4.5 年）证实，在校正各传统危险因素以后，高 Hcy 明显增加初发脑卒中患者心脑血管事件再发风险、脑卒中复发风险及全因死亡率。Sun 等的前瞻性研究，共观察 2009 例基线无心脑血管疾病和癌症的中国受试者，随访 11.95 年（中位数，1994～2007），结果表明 Hcy＞9.47μmol/L 的受试者其心脑血管事件发生的风险增加 2.3 倍，Hcy＞11.84μmol/L 的受试者其死亡风险增加 2.4 倍。中国人民解放军总医院对我国 1993～2008 年期间共计 17682 名高血压患者的调查发现，Hcy 是国人脑卒中发生的独立危险因素，并未发现血脂异常与脑卒中的关联性。MTHFR 是 Hcy 代谢关键酶之一，当 MTHFR677C→T 置换，相应氨基酸编码改变，导致酶活性降低或消失，Hcy 代谢受阻，从而 TT 基因型患者 Hcy 水平明显升高。在中国，汉族人群中 TT 基因型达到 19.8%，高血压人群达到 25%，同时高血压人群 CT 基因型频率为 50%，TT 基因型汉族人群脑卒中风险增加 55%。Hcy 水平升高也是高血压的重要危险因素之一。Mendis 等发现血浆 Hcy 水平在 18μmol/L 以上人群高血压患病率增加 3 倍。高 Hcy 与高血压在致动脉粥样硬化性血管疾病风险上具有协同作用，两者可能是导致我国心脑血管疾病尤其是脑卒中高发的两个最重要的危险因素，而同时控制高 Hcy 和高血压可能是有效控制我国脑卒中高发的重要措施。

（五）高 Hcy 与内分泌系统疾病的关系

国内外大量研究显示，HHcy 是糖尿病大血管、微血管病变的因素之一，也是糖尿病患者致残、致死的重要原因，近年研究显示高 Hcy 与糖尿病及其慢性并发症密切相关，其具体机制需要进一步的临床试验研究来阐明。

1. Hcy 与糖尿病 胰岛素作为体内唯一的降糖激素，可以调节糖、蛋白质及脂肪三大物质代谢。有研究者采用相关性分析显示血浆 Hcy 水平与胰岛素水平之间存在负相关。其机制可能为胰岛素是参与合成代谢的激素，血浆胰岛素水平升高，蛋白质合成加强，Hcy 的前体物质—半胱氨酸和蛋氨酸结合加强，从而使 Hcy 从血浆中清除，导致 Hcy 水平下降。1 型和 2 型糖尿病患者高 Hcy 的发生率均高于一般人群，由于胰岛素对氨基酸代谢有重要作用，故推测胰岛素缺乏或胰岛素抵抗可能是糖尿病患者 Hcy 代谢获得性障碍的原因之一。有学者发现 1 型糖尿病患者蛋氨酸负荷及空腹后血浆 Hcy 均高于正常人，而还有实验结果发现 1 型糖尿病初期无并发症时 Hcy 浓度常低于正常对照组。对于 2 型糖尿病，多数学者认为其血浆 Hcy 水平升高。其他的学者对无糖尿病的肥胖患者和健康受试者的研究发现，血浆 Hcy 与胰岛素敏感指数呈负相关，认为胰岛素抵抗是影响总 Hcy 水平的主要因素。动物研究发现高胰岛素血症的大鼠血液 Hcy 水平显著高于正常对照组，且其肝脏 CBS mRNA 及酶活性也显著低于对照大鼠。研究者发现高脂诱导的胰岛素抵抗与大鼠血浆 Hcy 水平升高有关，相关分析显示 Hcy 浓度与空腹、体重指数、糖化血红蛋白及餐后血糖呈正相关，说明 Hcy 浓度增高可能与糖尿病胰岛素代谢控制差和胰岛素抵抗的程度有关。实验人员应用高胰岛素正常血糖钳夹试验产生的高胰岛素血症，可使正常人血浆 Hcy 降低，而伴胰岛素抵抗的 2 型糖尿病患者，无论给予大、小剂量胰岛素，血浆总 Hcy 都无明显变化。由于胰岛素绝对缺乏引起 1 型糖尿病患者 Hcy 血浓度增高，但接受胰岛素治疗后血浆 Hcy 可保持正常水平。

糖尿病可以影响 Hcy 的正常代谢，糖尿病所发生的相对或绝对胰岛素分泌不足和胰高血糖素活性增高对 Hcy 的代谢影响目前尚不完全清楚，针对糖尿病人群血浆 Hcy 的水平情况所做的流行病学、基础研究及临床结论存在着矛盾。在无 B 族维生素缺乏及肾脏损害的情况下，调查糖尿病人群血浆 Hcy 的水平结果是不确定的，可以正常、升高甚至降低。Pava 对 91 例青少年 1 型糖尿病患者（女性 46 例，男性 45 例，年龄 11～18 岁，病程 1～15 年）的研究，在修正叶酸和 B 族维生素状况下其结论是青少年 1 型糖尿病患者未发现 HHcy，血浆 Hcy 水平与血浆肌酐值呈正相关。Gillum 进行的大样本的横断面研究结果认为 Hcy 浓度与糖尿病、肥胖、身体脂肪分布、胰岛素抵抗综合征无关联性。Duncan 进行的 1999～2002 年国家健康与营养测试调查结论认为，在美国糖尿病与非糖尿病人群中与血浆 Hcy 水平首要关联的是肾脏功能状况和年龄，而不是葡萄糖代谢的相关测试（胰岛素水平、空腹血糖、代谢控制水平）。但是，Sandhu 却提出与健康人群比较，2 型糖尿病合并肾病患者和无合并肾病患者血浆胰岛素和 Hcy 水平均显著性升高。Emoto 就 2 型糖尿病人群与健康人群进行的病例对照研究说明胰岛素抵抗与肾功能状况同样是 2 型糖尿病人群 Hcy 水平的独立决定因素。

虽然研究的结论存在矛盾，但值得提出，不同类型糖尿病及糖尿病各阶段血浆胰岛素与其拮抗激素浓度存在着变化，就不可否定胰岛素与其拮抗激素可能对 Hcy 代谢的调节作用。为了解内在的调节机制，Ratnam 取链脲霉素诱导糖尿病大鼠的肝细胞进行培养，发现 BHMT 的活性增加及 mRNA 的数量增多，用逆转录 PCR 技术分析表明胰岛素可减少 BHMT mRNA 的数量以及 BHMT 基因的转录速度，而糖皮质激素则增加 BHMT mRNA 和基因的转录速度。Ratnam

亦用链脲霉素诱导糖尿病大鼠实验，发现糖尿病大鼠 CBS 活性增加不是在肾脏而是在肝，胰岛素处理可扭转这种效应。进一步核酸序列分析表明胰岛素抑制其基因表达而糖皮质激素可刺激 CBS 的基因表达。这两种实验较好地复制了 2 型糖尿病模型通过增加转硫基和复甲基而降低 Hcy。Wijekoon 对 2 型糖尿病大鼠的实验进一步证实存在胰岛素抵抗和 2 型糖尿病的大鼠 Hcy 水平降低，CBS 和 BHMT 酶活性增加及酶的 mRNA 水平增高，肝细胞内 SAM 增多，SAM 则可进一步激活 CBS。以上实验较好地证明了血浆 Hcy 水平与循环胰岛素水平之间存在着联系及胰岛素对 Hcy 代谢的调节作用，而这种联系可能为解释各型糖尿病及糖尿病各阶段人群血浆 Hcy 水平之间的差异指明了方向。

2. Hcy 与胰岛素抵抗 研究发现，机体存在胰岛素抵抗的情况下，胰岛素的代偿性升高可影响 Hcy 的代谢。Anan 等发现高 Hcy 者的空腹血糖、空腹胰岛素、稳态模型评估下的胰岛素抵抗指数均较 Hcy 正常者高，提示高 Hcy 可能与糖代谢紊乱有关。Soonthornpun 等利用高胰岛素正常葡萄糖钳夹技术发现，在高胰岛素血症的情况下，Hcy 水平的变化与胰岛素敏感性有关，胰岛素敏感指数低者，其 Hcy 水平升高显著，并且 Hcy 的变化与糖耐量是否正常无关。人为地给予外源性胰岛素可使非糖尿病患者 Hcy 水平下降，但却无法使存在胰岛素抵抗的 2 型糖尿病患者血中 Hcy 下降。这些研究均提示 Hcy 的代谢主要与机体组织对胰岛素的代谢和利用效率有关。在胰岛素抵抗情况下，周围组织细胞存在胰岛素作用障碍，从而引起继发性的 Hcy 代谢异常。

第二章　正常妊娠

第一节　女性生殖系统的正常解剖学结构

女性生殖系统包括内生殖器官、外生殖器官及以及相关的组织及邻近器官。骨盆在分娩过程中发挥重要作用。

一、外生殖器官

外生殖器官是指生殖器官的外露部分；其位于两股内侧之间，前为耻骨联合，后为会阴，包括大阴唇、小阴唇、阴道前庭和阴阜。

（一）大阴唇

大阴唇为两股内侧纵行隆起的皮肤皱襞。起于阴阜，止于会阴。其外侧面观与皮肤相同，皮层内含有汗腺和皮脂腺，在青春期长出阴毛；其内侧面皮肤较为湿润，形似黏膜。同时，其皮下脂肪层含丰富的血管、神经和淋巴管。未婚女性两侧大阴唇自然合拢，阴道口及尿道外口均被遮盖。经产妇大阴唇因分娩而向两侧分开；绝经后大阴唇逐渐萎缩，同时伴有阴毛稀少。

（二）小阴唇

小阴唇位于大阴唇内侧的薄形皱襞。含丰富的神经末梢，故其对刺激较为敏感，外观无毛。两侧小阴唇，前端相互融合，后端与大阴唇后端融合，正中线形成的横皱襞称为阴唇系带，经产妇受分娩影响此系带已不明显。

（三）阴蒂

阴蒂与男性阴茎海绵体相似，具有勃起性，位于两小阴唇顶端的联合处。分为三部分，前为阴蒂头，富含神经末梢，极敏感，中为阴蒂体，后为两个阴蒂脚，附着于两侧的耻骨支上。

（四）阴道前庭

阴道前庭为两小阴唇之间的裂隙，前邻近阴蒂，后为阴唇系带。该区域内，前方有尿道外口，后方有阴道口，阴道口与阴唇系带之间有一浅窝，称舟状窝（又称阴道前庭窝）。受分娩影响，此窝经产妇不复见。在此裂隙内存在有以下各部分：

1. 前庭球　又称球海绵体，位于前庭两侧，由静脉丛构成。其前部与阴蒂相连，后部与前庭大腺相邻，浅层被球海绵体肌覆盖。

2. 前庭大腺　又称巴多林腺，位于大阴唇后部，亦为前庭球肌所覆盖，大小似黄豆，左右各一。腺管长 1～2cm，开口于小阴唇与处女膜之间的沟内。刺激时时分泌黄白色黏液从而起润滑作用。该腺于正常情况下不能触及。在感染，腺管口闭塞形成前庭大腺脓肿或仅腺管开口闭塞，而形成的前庭大腺囊肿时，才看到或触及此腺。

3. 尿道外口　位于阴蒂头的后下方，尿道的开口，略呈圆形。其后壁上有一对尿道旁腺或斯基思腺，其分泌物有润滑尿道口的作用，但此腺亦常为细菌潜伏所在。

4. 阴道口及处女膜 尿道口大小、形状常不规则，阴道的开口于尿道口后方、前庭的后部。处女膜是阴道口周缘的一层薄黏膜，膜的两面均为鳞状上皮所覆盖，其间含结缔组织、血管与神经末梢。其多在初次性交时破裂，受分娩影响产后仅留有处女膜痕。

（五）阴阜

阴阜为耻骨联合前方皮肤隆起，皮下脂肪丰富。青春期该部皮肤开始生长阴毛，分布呈尖端向下的三角形。阴毛疏密、粗细、色泽可因种族而异。

二、内生殖器官

女性内生殖器位于真骨盆内，包括阴道、子宫、输卵管及卵巢。

（一）阴道

阴道是性交器官、月经血排出及胎儿娩出的通道。

1. 位置和形态 位于真骨盆下部的中央的管道，呈上宽下窄状。前壁长 7～9cm。与膀胱和尿道相邻；后壁长 10～12cm，与直肠邻近。上端包围宫颈，下端开口于阴道前庭后部。阴道穹隆环绕宫颈周围，按其位分为前、后、左、右 4 部分，其中后穹隆最深，与直肠子宫陷凹紧密相邻，临床上可经此处进行穿刺或引流。

2. 组织结构 阴道壁由黏膜、肌层和纤维组织膜构成，因有很多横纹皱襞，故其有较大伸展性。外观呈淡红色，由复层鳞状上皮细胞覆盖，无腺体。受性激素影响呈周期性变化。幼女及绝经后妇女的阴道黏膜上皮较薄，皱襞少，且其伸展性小，故容易收到创伤而感染。阴道肌层由两层平滑肌纤维构成，外纵、内环，其外附有一层含较多弹力纤维及少量的平滑肌纤维组织膜。阴道壁因富有静脉丛，故局部受损伤易出血或形成血肿。

（二）子宫

子宫是以肌肉为主，壁厚、腔小。子宫内膜，青春期后受性激素影响发生周期性变化产生月经；性交后，精子通过子宫到达输卵管；在孕期是胎儿发育、成长的部位；分娩时子宫收缩使胎儿及其附属物娩出。

1. 形态 未生育的成年人子宫呈前后倒置的梨形，重约 50g，厚 2～3cm，宽 4～5cm，长 7～8cm，宫腔容量约 5ml。子宫上部较宽称宫体，其上端隆突部分称宫底，宫底两侧为宫角，与输卵管相通；子宫下部较窄部分为宫颈。青春期宫体与宫颈的比例为 1∶2，育龄期妇女为 2∶1，绝经后 1∶1。

2. 组织结构 宫体：宫体壁由 3 层组织构成，内层为子宫内膜，子宫内膜呈粉红色，青春期开始受卵巢激素的影响，功能层为表面能发生周期性变化的；余下 1/3 靠近子宫肌层的内膜无周期性变化称基底层。子宫肌层较厚，非孕时约 0.8cm。肌层由平滑肌束及弹力纤维组成。肌束纵横交错如网状，大致分 3 层：外层多纵行，中层多交织，内层环行。因肌层中含血管，子宫收缩时血管被压缩，故能有效制止产后出血。子宫浆膜层为覆盖宫体底部及前后面的腹膜，与肌层紧贴，但在子宫前面近子宫峡部处，腹膜与子宫壁结合较疏松，向前反折以覆盖膀胱，形成膀胱子宫陷凹。覆盖此处的腹膜称膀胱子宫返折腹膜，与前腹壁腹膜相连续。在子宫后面，腹膜沿子宫壁向下，至宫颈后方及阴道后穹隆再折向直肠，形成直肠子宫陷凹亦即道格拉斯陷凹，并向上与后腹膜相连续。宫颈：主要由结缔组织构成，亦含有弹力纤维、平滑肌纤维以及血管。宫颈管黏膜呈单层高柱状上皮细胞，黏膜层有许多腺体能分泌碱性黏液，形成宫颈管内的黏液栓，将宫颈管与外界隔开。宫颈阴道部为复层鳞状上皮覆盖，表面光滑。宫颈黏膜受性激素影响发生周期性变化。在宫颈外口柱状上皮与鳞状上皮交界处是宫颈癌的好发部位。

3. 位置 子宫位于盆腔中央，直肠与膀胱之间，下端接阴道，两侧有输卵管和卵巢。子宫的正常位置呈轻度前倾前屈位，主要靠骨盆底肌和筋膜以及子宫韧带起支托作用。

4. 子宫韧带包括以下 4 对

（1）圆韧带：由结缔组织与平滑肌组成，呈圆索形，长 12～14cm。起自子宫双角的前面、输卵管近端的稍下方，向前下方伸展达两侧骨盆壁，再穿过腹股沟管终止于大阴唇前端。其与子宫肌纤维连接，其作用是子宫保持前倾位置。

（2）阔韧带：由覆盖在子宫前后壁的腹膜自子宫侧缘向两侧延伸达到骨盆壁，从而形成的一对双层腹膜皱襞。阔韧带分为前后两叶，其上缘游离，内 2/3 部包围输卵管（伞端无腹膜遮盖），外 1/3 部移行为骨盆漏斗韧带或称卵巢悬韧带，卵巢动静脉在此穿过。在输卵管以下、卵巢附着处以上的阔韧带称输卵管系膜，其中有结缔组织及中肾管通过。卵巢与阔韧带后叶相接处称卵巢系膜。卵巢固有韧带为卵巢内侧与宫角之间的增厚称部分。在宫体两侧的阔韧带中有丰富的血管、神经、淋巴管及大量疏松结缔组织称宫旁组织。子宫动静脉和输尿管均从阔韧带基底部穿过。

（3）主韧带：在阔韧带的下部，横行子宫颈两侧和骨盆侧壁之间，为一对坚韧的平滑肌与结缔组织纤维束，又称宫颈横韧带，起固定宫颈位置的作用，是保持子宫不脱垂的主要结构。

（4）宫骶韧带：该韧带含平滑肌和结缔组织，从宫颈后面的上侧方（相当于组织学内口水平），向两侧绕过直肠到达第 2、3 骶椎前面的筋膜。外有腹膜遮盖，短厚有力，将宫颈向后向上牵引，从而维持子宫处于前倾位置。

若上述韧带、骨盆底肌和筋膜薄弱或损伤，均可导致子宫位置异常，形成不同程度的子宫脱垂。

（三）输卵管

输卵管为一对细长而弯曲的肌性管道，位于子宫阔韧带的上缘内，内侧与宫角相连通，外端游离，与卵巢接近，全长 8～14cm。根据输卵管的形态由内向外可分为 4 部分即间质部：入子宫壁内的部分，狭而短，长 1cm；峡部：管腔较窄，长 2～3cm；壶腹部：管腔较宽大，在峡部外侧，长 5～8cm；伞部：为输卵管的末端，开口于腹腔，游离端呈漏斗状。伞端有“拾卵”作用。输卵管为卵子与精子相遇的场所，同时也是向宫腔运送受精卵的管道。

输卵管壁由 3 层构成：外层为浆膜层，为腹膜的一部分，亦即阔韧带上缘；中层为平滑肌层，由内环行、外纵行的两层平滑肌组成，其收缩能引起输卵管由远端向近端的蠕动；内层为黏膜层，由单层高柱状上皮组成。上皮细胞分为楔状细胞、未分化细胞、纤毛细胞和无纤毛细胞 4 种。楔形细胞可能为无纤毛细胞的前身；未分化细胞亦称游走细胞，为上皮的储备细胞，它可用来产生或补充其他的上皮细胞；毛细胞的纤毛摆动有助于运送卵子；无纤毛细胞有分泌作用（又称分泌细胞）。输卵管肌肉的收缩和黏膜上皮细胞的形态、分泌及纤毛摆动均受性激素影响而有周期性变化。

（四）卵巢

卵巢是一对扁椭圆形的性腺。具有生殖和内分泌功能。青春期前，卵巢表面光滑；青春期开始排卵后，表面逐渐变得凹凸不平；成年妇女的卵巢大小约 4cm×3cm×1cm，重 5～6g，呈灰白色；绝经后卵巢萎缩变小变硬。其位于输卵管的后下方，以卵巢系膜连接于阔韧带后叶的部位称卵巢门，卵巢血管与神经即经此处出入卵巢。卵巢外侧以骨盆漏斗韧带连于骨盆壁，卵巢的构造（切面）以卵巢固有韧带与子宫连接。

卵巢表面无腹膜，由单层立方上皮覆盖称生发上皮；其内有一层纤维组织称卵巢白膜。再往内为卵巢组织，分为皮质与髓质。外层为皮质，其中有数以万计的原始卵泡（又称始基卵泡）及致密结缔组织；髓质在中心，无卵泡，含疏松结缔组织及丰富神经、血管、淋巴管及少量平滑肌纤维，与卵巢悬韧带相连续，对卵巢运动起作用。

三、血管、神经及淋巴

女性生殖器官的血管与淋巴管相伴行，各器官间静脉及淋巴管以丛、网状相吻合。

（一）动脉

女性内外生殖器官的血液供应主要来自子宫动脉、卵巢动脉、阴道动脉及阴部内动脉。

1. 卵巢动脉 自腹主动脉分出（左侧可来自左肾动脉）。在腹膜后沿腰大肌向前下行至盆腔，跨过输尿管与髂总动脉下段，经漏斗韧带向内横行，过卵巢系膜进入卵巢门。卵巢动脉在输卵管系膜进入卵巢门，就已经分出若干支供应输卵管，其末梢在宫角附近与子宫动脉上行的卵巢支相吻合。

2. 子宫动脉 为髂内动脉前干分支，在腹膜后沿骨盆侧壁向下前行。经阔韧带基底部、宫旁组织到达子宫外侧，距宫颈内口约 2cm 处横跨输尿管至子宫侧缘，此后分为上、下两支：上支较粗，沿子宫上缘迂曲上行称宫体支，至宫角处又分为宫底支（分布子宫底部）、卵巢支（与卵巢动脉束梢吻合）及输卵管支（分布于输卵管）；下支较细，分布子宫颈及阴道上段称宫颈-阴道支。

3. 阴道动脉 为髂内动脉前干的分支，有许多细小分支分布于阴道中下段前后壁、子宫动静脉与卵巢动静脉及膀胱顶、膀胱颈处。阴道动脉与子宫动脉阴道支和阴部内动脉分支相吻合，因此，阴道上段由子宫动脉宫颈阴道支供应，中段由阴道动脉供应，下段则主要由阴部内动脉和痔中动脉供应。

4. 阴部内动脉 为髂内动脉前干终支，经坐骨大孔的梨状肌下孔穿出骨盆腔，绕过坐骨棘背面，再经坐骨小孔到达会阴及肛门，并分出 4 支，分别为痔下动脉（供应直肠下段及肛门部）；阴唇动脉（分布于大阴唇、小阴唇）；阴蒂动脉（分布于阴蒂及前庭球）；会阴动脉（分布于会阴浅部）。

（二）静脉

盆腔静脉均与同名动脉伴行，并在相应器官及其周围形成静脉丛，且互相吻合，故盆腔静脉感染容易蔓延。卵巢静脉出卵巢门后形成静脉丛，与同名动脉伴行，左侧汇入左肾静脉，故左侧盆腔静脉曲张较多见，右侧汇入下腔静脉。

（三）淋巴

女性盆部具有丰富的淋巴系统，淋巴结一般沿相应的血管排列，其大小、数目、位置变化均较大。主要分为盆腔淋巴与外生殖器淋巴两组。

1. 盆腔淋巴分为 3 组 髂淋巴组由髂内、髂外及髂总淋巴结组成；骶前淋巴组位于骶骨前面；腰淋巴组位于主动脉旁。

2. 外生殖器淋巴分为深浅两部分

（1）腹股沟浅淋巴结：又分为上、下两组，上组沿腹股沟韧带排列，收纳外生殖器、会阴、阴道下段及肛门部的淋巴；下组位于大隐静脉末端周围，收纳会阴及下肢的淋巴。其输出管大部分注入腹股沟深淋巴结，少部分注入髂外淋巴结。

（2）腹股沟深淋巴结：位于股管内，收纳阴蒂、股静脉区及腹股沟浅淋巴，汇入闭孔、髂内等淋巴结。

阴道上段淋巴引流与宫颈引流相似，大部分汇入闭孔淋巴结与髂内淋巴结，小部分髂外淋巴结，并经宫骶韧带入骶前淋巴结。宫底、宫体淋巴与输卵管、卵巢淋巴均汇入腰淋巴结。阴道下段淋巴引流主要汇入腹股沟淋巴结。子宫体两侧淋巴沿圆韧带汇入腹股沟浅淋巴结。当内、外生殖器官发生感染时，往往沿各部淋巴管扩散转移，导致相应淋巴结肿大。

（四）神经

女性内外生殖器官由躯体神经和自主神经共同支配。

1. 外生殖器的神经支配 来自：骶丛分支，外阴部神经主要由阴部神经支配；自主神经：分布于会阴、阴唇、阴蒂、肛门周围，由第Ⅱ、Ⅲ、Ⅳ骶神经分支组成，含感觉和运动神经纤维，在坐骨结节内侧下方分成 3 支，即会阴神经、阴蒂背神经及肛门神经。

2. 内生殖器的神经支配 主要由交感神经与副交感神经所支配。交感神经纤维自腹主动脉前神经丛分出，下行入盆腔分为两部分。骶前神经丛：大部分在宫颈旁形成骨盆神经丛，分布子宫体、宫颈、膀胱上部等。骨盆神经丛中有来自第Ⅱ、Ⅲ、Ⅳ骶神经的副交感神经纤维；卵巢神经丛：分布于卵巢和输卵管。但子宫平滑肌有自律活动，完全切除其神经后仍有节律性收缩，还能完成分娩活动。故临床上见下半身截瘫的产妇仍能顺利自然分娩。

四、骨　　盆

骨盆是支持躯干和保护盆腔脏器的重要器官，同时又是胎儿娩出必经的骨性产道，女性骨盆是躯干和下肢之间的骨性连接，其大小、形状直接影响分娩过程。

（一）骨盆的组成

1. 骨盆的骨骼 骨盆由骶骨、尾骨及左右两块髋骨组成。每块髋骨又由髂骨、坐骨及耻骨融合而成；骶骨由 5～6 块骶椎合成；尾骨由 4～5 块尾椎合成。

2. 骨盆的关节 有耻骨联合、骶髂关节和骶尾关节。两耻骨之间有纤维软骨，形成耻骨联合，位于骨盆的前方。骶髂关节位于骶骨和髂骨之间，在骨盆后方。骶尾关节为骶骨与尾骨的联合处。

3. 骨盆的韧带 骨盆各部之间的韧带中有两对重要的韧带，一对是骶骨、尾骨与坐骨棘之间的骶棘韧带，另一对是骶骨、尾骨与坐骨结节之间的骶结节韧带。骶棘韧带宽度即坐骨切迹宽度，是判断中骨盆是否狭窄的重要指标。妊娠期受激素影响，韧带较松弛，各关节的活动性亦增加，这都有利于分娩时胎儿通过骨性产道。

（二）骨盆的分界

以耻骨联合上缘、髂耻缘及骶岬上缘的连线（所谓分界线即髂耻线）为界，将骨盆分为假骨盆和真骨盆两部分。假骨盆位于骨盆分界线之上，又称大骨盆，为腹腔的一部分，其前为腹壁下部，两侧为髂骨翼，其后为第 5 腰椎。假骨盆与产道无直接关系，但假骨盆某些径线的长短可以衡量真骨盆的大小，测量假骨盆的这些径线可作为了解真骨盆的参考。真骨盆又称小骨盆，位于骨盆分界线之下，又称骨产道，是胎儿娩出的通道。真骨盆有上、下两口，即骨盆入口与骨盆出口，两口之间为骨盆腔。骨盆腔的后壁是骶骨与尾骨，两侧为坐骨棘、坐骨、骶棘韧带。前壁为耻骨联合，其全长约 42cm，骨盆腔呈前浅后深的形态。坐骨棘位于真骨盆中部，在分娩过程中是衡量胎先露部下降程度的重要标志，可经肛诊或阴道诊触到。骶骨前面凹陷形成骶窝，第 1 骶椎向前凸出形成骶岬，为骨盆内测量对角径的重要据点。耻骨两降支的前部相连构成耻骨弓。

（三）骨盆的类型

根据骨盆形状分为 4 种类型。

1. 女型骨盆　最常见，女性正常骨盆入口呈横椭圆形，髂骨翼宽而浅，入口横径较前后径稍长，耻骨弓较宽，两侧坐骨棘间径≥10cm。此类骨盆在我国妇女骨盆类型中占 52%～58.9%。

2. 扁平型骨盆　在我国妇女中较常见，入口前后径短而横径长，呈扁椭圆形。耻骨弓宽，骶骨失去正常弯度，变直向后翘或深弧型，故骶骨短而骨盆浅，占 23.2%～29%。

3. 类人猿型骨盆　入口呈长椭圆形，前后径稍长。骶坐骨切迹较宽，两侧壁稍内聚。坐骨棘较突出，耻骨弓较窄，但骶骨向后倾斜，故骨盆前部较窄而后部较宽。骶骨往往有 6 节且较直，故较其他型深。在我国妇女中占 14.2%～18%。

4. 男型骨盆入口　较少见，略呈三角形，两侧壁内聚，坐骨棘突出，耻骨弓较窄，骶坐骨切迹窄呈高弓形，骶骨较直而前倾，致出口后矢状径较短。因男型骨盆呈漏斗形，往往造成难产。在我国妇女中仅占 1.0%～3.7%。

骨盆的形态、大小除种族各亦外，其生长发育还受遗传、营养与性激素的影响。上述四种基本类型只是理论上的归类。临床上多为混合型骨盆。

五、骨　盆　底

由多层肌肉和筋膜所组成，封闭骨盆出口；承载盆腔脏器并保持其正常位置。若骨盆底结构和功能发生异常，可影响盆腔脏器的位置与功能，甚至引起分娩障碍，而分娩处理不当，亦可损伤骨盆底。

骨盆底的两侧为耻骨降支、坐骨升支及坐骨结节，前方为耻骨联合下缘，后方为尾骨尖。两侧坐骨结节前缘的连线将骨盆底分为前、后两部。前部为尿生殖膈三角，有阴道和尿道通过。后部为肛门三角，有肛管通过，又称肛区。骨盆底有 3 层组织：外层、中层和内层。

（一）外层

外层即浅层筋膜与肌肉，在外生殖器、会阴皮肤及皮下组织的下面，有一层会阴浅筋膜，其深面有 3 对肌肉及括约肌组成浅肌肉层。

1. 球海绵体肌　位于阴道两侧，覆盖前庭大腺及前庭球，向后与肛门外括约肌互相交叉而混合，其收缩时能紧缩阴道。

2. 坐骨海绵体肌　从坐骨结节内侧沿坐骨升支内侧与耻骨降支向上，最终集合于阴蒂海绵体（阴蒂脚处）。

3. 会阴浅横肌　自两侧坐骨结节内侧面中线会合于中心腱。

4. 肛门外括约肌 围绕肛门的环形肌束，前端会合于中心腱。

（二）中层

尿生殖膈，由上、下两层筋膜及一层肌肉组成。覆盖于由耻骨弓与两坐骨结节所形成的骨盆出口前部三角形平面上，统称为三角韧带，其上有尿道与阴道穿过。在两层筋膜间有一对会阴深横肌及位于尿道周围的尿道括约肌经过。

（三）内层

内层即盆膈，质韧。由肛提肌及其内、外面各覆一层腱膜所组成，亦为尿道、阴道及直肠贯通。

1. 肛提肌 是位于骨盆底的成对扁肌，向下向内合成漏斗形。肛提肌由前内向后外由 3 部分组成。髂尾肌：居中部分，从腱弓（即闭孔内肌表面筋膜的增厚部分）后部开始，向中间及后走行，与耻尾肌会合，再经肛门两侧至尾骨；耻尾肌：为肛提肌主要部分，位于最内侧，肌纤维从耻骨降支内面沿阴道、直肠向后走行，终止于尾骨，其中有小部分肌纤维终止于阴道和直肠周围，经产妇的此层组织易因损伤而导致膀胱、直肠膨出；坐尾肌：为靠外后方的肌束，自两侧坐骨棘至尾骨与骶骨，可见肛提肌有加强盆底托力的作用。又因部分肌纤维在阴道及直肠周围密切交织，故还有加强肛门与阴道括约肌的作用。

2. 会阴 广义的会阴是指封闭骨盆出口的所有软组织，前为耻骨联合下缘，两侧为耻骨下支、坐骨支、坐骨结节和骶结节韧带，后为尾骨尖。狭义上的会阴是指阴道口与肛门之间的软组织，厚 3～4cm，由外向内逐渐变窄呈楔状，表面为皮肤及皮下脂肪，内层为会阴中心腱。妊娠期会阴组织变软有利于分娩。

六、邻 近 器 官

女性生殖器官与骨盆腔其他器官不仅在位置上互相邻接，而且血管、神经及淋巴也有相互密切联系。当某一器官有病变时，如肿瘤、感染、创伤等，易累及邻近器官。

（一）尿道

尿道是介于耻骨联合和阴道前壁之间一长 4～5cm，直径约 0.6cm 管道，从膀胱三角尖端开始，穿过泌尿生殖膈，终止于阴道前庭部的尿道外口。尿道内括约肌为不随意肌，尿道外括约肌为随意肌，且与会阴深横肌密切相连。由于女性尿道短而直，接近阴道，易引起泌尿系统感染。

（二）膀胱

膀胱是位于耻骨联合之后、子宫之前的一囊状肌性器官，排空的膀胱呈锥体形。其形状、大小可因其盈虚及邻近器官的情况而变化。膀胱可分为顶、底、体和颈 4 部分。各部之间无明显界限，前腹壁下部腹膜覆盖膀胱顶，向后移行达子宫前壁，两者之间形成膀胱子宫陷凹，膀胱底部黏膜形成一个三角区称膀胱三角，三角的尖端向下为尿道内口，三角底的两侧为输尿管口，两口相距约 2.5cm。此部与宫颈及阴道前壁相邻，但正常情况下，其间组织较疏松。由于膀胱充盈可影响子宫及阴道，故妇科检查或者手术前必须排空膀胱。

（三）输尿管

输尿管起自肾盂，终于膀胱，为一对肌性圆索状长管，长约30cm，粗细不一，最粗可达7～8mm，最细部分的内径仅3～4mm。女性输尿管在腹膜后，从肾盂开始沿腰大肌前面偏中线侧下行（腰段），在骶髂关节处经髂外动脉起点的前方进入骨盆腔（骨盆段）继续下行，于阔韧带基底部行于前内方，在子宫动脉的后方与之交叉，经阴道侧穹隆顶端绕向前方而入膀胱壁（膀胱段），在壁内斜行1.5～2cm处，开口于膀胱三角区的外侧角。在施行子宫切除结扎子宫动脉时，应注意避免损伤输尿管。输尿管壁厚约1mm，分黏膜、肌层及外膜3层，由子宫、卵巢、肾、髂及膀胱的血管分支在相应段输尿管周围吻合形成丰富的血管丛进入输尿管壁。

（四）直肠

直肠位于盆腔后部，成人从左侧骶髂关节至肛门，全长15～20cm。其上端在第3骶椎平面与乙状结肠相接，向下穿过盆膈，下端与肛管相连。前为子宫及阴道，后为骶骨。直肠上段有腹膜覆盖，至直肠中段腹膜返折向前上方，覆子宫颈及子宫后壁，形成直肠子宫陷凹。肛管长2～3cm，在其周围有肛门内外括约肌及肛提肌，而肛门外括约肌为骨盆底浅层肌的一部分。因此，妇科手术及分娩处理时均应注意避免损伤肛管。

（五）阑尾

阑尾根部连于盲肠的后内侧壁，远端呈游离状，长7～9cm，通常位于右髂窝内。但其长短、位置、粗细变化非常大，有的下端可达右侧输卵管及卵巢部位，而妊娠期阑尾位置又可随妊娠月份增加而逐渐向上外方移位。因此，妇女患阑尾炎时有可能累及子宫附件，应注意进行鉴别诊断。

第二节　妊娠的概念与基础条件

在胎生动物中，妊娠期指其妊娠的时间长度。妊娠期是从受精起计算，直至出生结束。不同的物种的妊娠期是不相同的。

一、妊娠的概念

妊娠是胚胎和胎儿在母体内生长发育的过程。卵子受精是妊娠的开始，胎儿及其附属物从母体娩出是妊娠的终止。妊娠全过程约38周，是一个非常复杂的生理过程。

二、妊娠的基础条件

（1）睾丸能产生足够数量的在形态和活力方面均正常的精子，以及适宜精子生存的液体，而且输精管道需保持通畅无阻。

（2）卵巢能产生正常的成熟卵子，而且输卵管道通畅无阻。

（3）在排卵期前后一定时间内夫妇间需进行正常的性生活，精子进入女性生殖道与卵子结合从而受精。

（4）子宫内环境适合于受精卵的着床。

三、妊娠的诊断

（一）早期妊娠诊断

1. 症状

（1）生育期女性，停经且有性生活史，月经超过 10 日或以上，应疑为妊娠。

（2）早孕反应，约半数妇女于停经 6 周左右出现畏寒、乏力、头晕、嗜睡、流涎、食欲不振、喜食酸物或厌恶油腻、恶心、晨起呕吐等症状，称早孕反应。其多于妊娠 12 周左右自行消失。

（3）尿频，妊娠早期出现尿频，是增大的前倾子宫在盆腔内压迫膀胱所致。约在妊娠 12 周以后，当宫体进入腹腔不再压迫膀胱时，尿频症状自然消失。

2. 体征

（1）乳房的变化：自妊娠 8 周起，乳房逐渐增大。孕妇自觉乳房轻度胀痛及乳头疼痛，检查见乳头及其周围皮肤（乳晕）着色加深，乳晕周围出现蒙氏结节。

（2）生殖器官的变化：妊娠 6～8 周行阴道窥器检查，可见阴道壁及宫颈充血，呈紫蓝色。随妊娠进展，宫体增大变软，当宫底超出骨盆腔时，可在耻骨联合上方触及增加的子宫。

3. 辅助检查

（1）超声检查：B 型超声显像法：是检查早期妊娠快速准确的方法。在增大的子宫轮廓中，见到来自羊膜囊的圆形光环。最早于妊娠 5 周时可见到妊娠环。若在妊娠环内见到有节律的胎心搏动和胎动，可确诊为早期妊娠、活胎；超声多普勒法：在增大的子宫区内，用超声多普勒仪能听到有节律、单一高调的胎心音，可确诊为早期妊娠且为活胎，最早于妊娠 7 周时出现。

（2）妊娠试验：血、尿 hCG 阳性可协助诊断早期妊娠。

（3）基础体温测定：双相型体温的妇女，高温相持续数日不见下降，早期妊娠的可能性大。但基础体温曲线只能反映黄体功能，尚不能反映胚胎情况。

4. 注意事项 不应将妊娠试验阳性作为唯一的诊断依据，因有时也会出现假阳性结果，故应结合病史、体征以及超声结果，以免误诊、漏诊。

（二）中、晚期妊娠的诊断

妊娠中期以后，子宫明显增大，能扪到胎体，触到胎动，听及胎心音，易确诊。

1. 症状 有早期妊娠的经过，并逐渐感到腹部增大和自觉胎动。

2. 体征

（1）子宫增大：检查腹部时，根据手测宫底高度及尺测子宫长度，可以帮助判断妊娠周数。宫底高度可因孕妇的羊水量、胎儿发育情况、脐耻间距离以及单胎或多胎等而有差异。

（2）胎动：胎儿在子宫内冲击子宫壁的活动称为胎动。胎动每小时约 3～5 次。胎动是胎儿情况良好的表现，孕妇于妊娠 18～20 周开始自觉胎动，妊娠周数越长，胎动越频繁，但至妊娠末期胎动逐渐减少。

（3）胎心音：于妊娠 18～20 周经孕妇腹壁用听诊器能听到胎心音。胎儿心音呈双音，似钟表“滴答”声，速度较快，每分钟 120～160 次。

（4）胎体：妊娠 20 周以后，经腹壁可触到子宫内的胎体。胎头圆而硬，有浮球感；胎背宽而平坦；胎臀宽而软，形状略不规则；胎儿肢体小且有不规则活动。

3. 辅助检查

（1）超声检查：B 型超声显像法可观察有无胎儿体表畸形，能显示胎儿数目、胎先露、胎方位、胎产式、有无胎心搏动以及胎盘位置，且能测量胎头双顶径等多条径线。

（2）胎儿心电图：目前国内常用间接法检测胎儿心电图，于妊娠20周后的成功率更高。

第三节　受精卵发育、运行和着床

精子与卵子在输卵管里会合后，形成一个受精卵，即生命的开始。受精卵靠输卵管的收缩来到子宫，输卵管内壁的许多纤毛，不断推动管内的液体，对输送受精卵也起辅助作用。一般在排卵后4天左右受精卵到达宫腔，约在卵子脱离卵胞的第9天，胚胎进入子宫内膜，从而进行着床。

一、受精卵发育

精液射入阴道内，精子离开精液经宫颈管进入宫腔，与子宫内膜接触，子宫内膜白细胞产生淀粉酶解除精子顶体酶上的“去获能因子”，此时的精子具有受精能力，称精子获能。获能的主要部位是在子宫和输卵管。卵子从卵巢排出经输卵管伞部“拾卵作用”进入输卵管内，停在壶腹部与峡部连接处等待受精。男女成熟的生殖细胞（精子和卵子）的结合过程称为受精。受精发生在排卵后12小时内，整个受精过程约需24小时。当精子与卵子相遇，精子顶体外膜破裂释放出顶体酶，溶解卵子外围的放射冠和透明带，称顶体反应。借助酶的作用，精子穿过放射冠和透明带，只有发生顶体反应的精子才能与次级卵母细胞融合。精子头部与卵子表面接触时，卵子细胞质内的皮质颗粒释放溶酶体酶，引起透明带结构改变，精子受体分子变性，阻止其他精子进入透明带，这一过程称为透明带反应。穿透透明带的精子外膜与卵子包膜接触并融合，精子进入卵子内。随后卵子迅速完成第二次减数分裂形成卵圆核，卵圆核和精原核融合，核膜消失，染色体相互融合，形成二倍体的受精卵，完成受精过程。

二、受精卵运行

受精后30小时，受精卵开始进行有丝分裂的同时，借助输卵管蠕动和纤毛推动，向子宫腔方向移动，约在受精后第3日，分裂成由16个细胞组成桑葚胚，也称早期囊胚。约在受精后第4日，早期囊胚进入子宫腔并继续分裂发育成晚期囊胚。约在受精后第5～6日，晚期囊胚在透明带消失后侵入子宫内膜的过程，称受精卵着床。

三、受精卵着床

受精卵着床需经过定位、黏附和穿透三个阶段。着床必须具备的条件有：

（1）透明带必须消失。

（2）囊胚和子宫内膜必须同步发育并相互配合。

（3）囊胚细胞滋养细胞必须分化出合体滋养细胞。

（4）孕妇体内必须有足够数量的孕酮，子宫有一个极短的敏感期允许受精卵着床。此外，受精后24小时，受精卵产生的早孕因子，能够抑制母体淋巴细胞活性，防止囊胚被母体排斥，并发现环磷酸腺苷（cAMP）能促使子宫DNA的合成，有利于受精。受精卵着床后，子宫内膜迅速发生蜕膜变，致密层蜕膜样细胞增大变成蜕膜细胞。按蜕膜与囊胚的位置关系，将蜕膜分为 3 部分。①真蜕膜：底蜕膜及包蜕膜以外覆盖子宫腔的蜕膜；②底蜕膜：与囊胚及滋养层接触的子宫肌层之间的蜕膜，以后发育成为胎盘的母体部分；③包蜕膜：覆盖在囊胚表面的蜕膜，随囊胚发育逐渐突向腹腔。由于蜕膜高度伸展，缺乏营养而逐渐退化，约在妊娠 12 周因羊膜腔明显增大，使包蜕膜和真蜕膜相贴近，子宫腔消失，包蜕膜与真蜕膜逐渐融合，于分娩时这两层已无法分开。

第四节　妊娠期激素水平的变化和调节

妊娠期激素一方面可以来源于母体，另一方面也可来自胎儿内分泌腺。此外，胎盘可视为重要的不完全的内分泌器官，它可以利用母体及胎儿的代谢前体物质，如来自母体胆固醇，肾上腺的脱氢表雄酮硫酸酯，以及由胎儿合成的 16α-羟脱氢表雄酮硫酸酯及母体的大量氨基酸合成类固醇和蛋白类激素。因此母体血循环中的激素变化往往可以反映胎儿及胎盘的功能状态。

一、人绒毛膜促性腺激素

1. 概念　人绒毛膜促性腺激素（human chorionic gonadotropin，hCG）是胎盘滋养层细胞分泌的一种由 α 和 β 二聚体组成的糖蛋白，分子量为 36700kb，α 亚基与垂体分泌的卵泡刺激素（FSH）、黄体生成素（LH）和促甲状腺激素（TSH）等基本相似，故相互间能发生交叉反应，而 β 亚基的结构各不相似。hCG 在受精后第 6 日开始分泌，于受精后第 7 日在孕妇血清中和尿中可测出，故用于早期妊娠的诊断。其在妊娠 8～10 周血清浓度达到高峰（50～100kU/L），持续 10 日后迅速下降，中、晚期妊娠时 hCG 血浓度仅为高峰时的 10%，该浓度一直持续至分娩，一般在产后 1～2 周迅速消失。

2. 正常参考值

（1）β-hCG 的正常值＜3.1μg/L。

（2）血人绒毛膜促性腺激素的正常值＜10μg/L。

3. 功能

（1）具有卵泡刺激素（FSH）和黄体生成素（LH）的功能，从而维持月经黄体寿命，使月经黄体增大为妊娠黄体。

（2）促进雄激素芳香化为雌激素，同时刺激孕酮的形成。

（3）类黄体生成素（LH）功能，在胎儿垂体分泌 LH 以前，刺激胎儿睾丸分泌睾酮促进男性性腺的分化和发育，同时能刺激睾丸中间质细胞的活力，增加雄性激素（睾酮）的分泌。

（4）能够抑制植物凝集素对淋巴细胞的刺激作用，因其可可吸附于滋养细胞表面，从而防止胚胎滋养层细胞受到母体淋巴细胞的攻击。

（5）能与母体甲状腺细胞促甲状腺激素（TSH）受体结合，从而刺激甲状腺活性。

4. 检测方法　主要包括四种方法，分别为：血凝抑制试验；放射免疫试验（RIA）；酶联免疫吸附试验（ELISA）；单克隆抗体胶体金试验。

5. 临床意义　人绒毛膜促性腺激素的检查对早期妊娠诊断有重要意义，对与妊娠相关疾病、滋养细胞肿瘤等疾病的鉴别、诊断和病程观察等有一定价值。

（1）诊断早期妊娠：孕后 35～50 天 hCG 可大于 2500 U/L，60～70 天可达 80000 U/L，第一胎胎妊娠者尿 hCG 常低于多胎妊娠者。

（2）异常妊娠与胎盘功能的判断

1）异位妊娠：宫外孕时，本试验只有 60%的阳性率，在子宫出血 3 天后，hCG 仍可为阳性，其值多为 312～625 U/L。

2）流产诊断与治疗：完全流产或死胎时 hCG 由阳性转为阴性，因此可作为保胎或吸宫治疗的参考依据；不完全流产如子宫内尚有胎盘组织残存时，hCG 检查仍呈阳性。

3）先兆流产：尿中 hCG 若维持高水平，多不会进展为难免流产。如 hCG 在 2500 U/L 以下，并逐渐下降，则有流产的或死胎的可能，当降至 600 U/L 则会发展成难免流产。

4）血清 hCG 在产后 4 天或人工流产术后 13 天其值应低于 1000 U/L，产后 9 天或人工流产术后 25 天，血清 hCG 应恢复正常。

（3）滋养细胞肿瘤诊断与治疗监测

1）葡萄胎、恶性葡萄胎、睾丸畸胎瘤及绒毛膜上皮癌等患者尿中 hCG 显著升高。

2）胎盘滋养层细胞肿瘤患者术后 3 周尿 hCG 应＜50 U/L，8～12 周呈阴性。

（4）其他更年期、排卵及双侧卵巢切除术均可导致黄体生成素（LH）升高，因 LH 与 hCG 的 α 肽链组成相同，故在抗 hCG 抗体的妊娠试验中呈阳性，此时可用 β-hCG 的克隆二点酶免疫测定法进行鉴别。

二、孕　激　素

1. 概念　是一种维持正常性欲及生殖功能的激素，促进女性附性器官成熟及第二性征的出现。

2. 功能　孕激素往往在雌激素作用基础上产生效用，主要生理功能为：

（1）提高体温并使血管和消化道平滑肌松弛。

（2）促进乳腺腺泡的生长，为泌乳做好基础。

（3）促使子宫内膜增生，抑制排卵，以利受精卵植入，并降低子宫肌肉的兴奋度。

3. 分类　孕激素制剂从其来源，可分为天然孕激素和人工合成孕激素 2 大类。孕激素剂型及使用途径主要有 5 种：针剂、片剂、丸剂、胶囊剂（可置于阴道内，也可以口服）、缓释剂（可皮下埋植，置子宫腔内或置阴道内）。

4. 孕激素的产生　雌孕激素主要由黄体和卵泡产生，主要的作用是刺激处于青春期的女性外生殖器、阴道、子宫和输卵管的生长和发育，刺激女性第二性征的出现，同时，能影响代谢机能，对青春期发育与成长起促进作用。孕激素主要由黄体产生，故又叫黄体酮。

5. 临床应用　能够抑制下丘脑-垂体系统和转化子宫内膜。临床上根据某些合成类的孕激素具有较强的抗雄激素作用，故用于对抗高雄激素血症；螺旋内酯类衍生物具有抗盐皮质激素的作用，对稳定血压有益。

三、雌　激　素

1. 概念　雌激素是一种女性激素，由卵巢和胎盘产生，肾上腺皮质也产生少数雌激素。

2. 来源　雌激素主要来源于卵泡颗粒细胞和卵泡内膜细胞。在卵泡发育过程中，黄体生成素（LH）刺激卵泡内膜分泌睾酮，颗粒细胞在卵泡刺激素（FSH）作用下转化为雌二醇，即“双细胞双促性腺激素作用模式”。卵泡开始发育时，只分泌少量的雌激素；至月经第 7 日分泌量迅速增加，于排卵前形成高峰，排卵后稍减少。

3. 作用

（1）卵巢：直接作用，雌激素可以刺激卵泡发育；同时雌激素血浓度的高低可以促进或抑制促性腺激素的释放，从而间接影响卵巢功能。

（2）输卵管：雌激素能加速卵子在输卵管中的运行速度。

（3）胚泡：适量的雌激素为胚泡着床所必需的。

（4）子宫：雌激素能够促进子宫内膜和平滑肌的代谢。

（5）阴道：雌激素可促进阴道上皮基底层细胞增生、分化、成熟以及角化和引起核致密变化。

（6）乳腺：雌激素不仅可以刺激人类乳腺导管的生长，也能促进乳腺腺泡的发育及乳汁的生成。

（7）骨骼：雌激素有促进骨质致密的作用，但能使骨骺提早闭合和骨化，从而影响骨的长度增加。绝经期妇女可用雌激素治疗骨质疏松症。

（8）蛋白代谢：雌激素一方面可以刺激肾上腺皮质激素分泌和对抗生长激素的作用，表现为促进蛋白质的分解；另一方面，对肝脏则有蛋白同化作用，可以刺激多种血浆蛋白的合成。

（9）其他：雌激素可以降低血管通透性，使血清胆固醇降低。

4. 雌激素与孕激素在人体水平的变化 女性体内的雌孕激素主要由卵巢合成、分泌。同时，卵巢还能分泌少量的雄激素。

（1）雌激素：雌激素的分泌量很少，卵泡开始发育时，随着卵泡渐趋于成熟，雌激素的分泌也逐渐增加，于排卵前出现一高峰，排卵后分泌稍减少，约在排卵后 7～8 天黄体成熟时，又形成一高峰，黄体萎缩时，雌激素水平急剧下降，在月经前降到最低水平。

（2）孕激素：卵后孕激素分泌开始增加，在排卵后 7～8 天黄体成熟，分泌量达高峰，以后逐渐下降，到月经来潮时恢复到排卵前的水平。

四、甲状腺激素

1. 概念 甲状腺激素是甲状腺所分泌的激素。相对分子质量：776.93。呈白色针状晶体，无臭、无味。遇光变质。不溶于水和乙醇等普通有机溶剂。溶于含有无机酸或碱的乙醇，也溶于氢氧化碱和碳酸碱溶液。在其酸性乙醇溶液中加入亚硝酸钠，加热即呈黄色，再加过量氨水即变为粉红色。

2. 甲状腺激素的形成过程 甲状腺合成甲状腺素的过程发生在甲状腺球蛋白上。甲状腺素的形成经过合成、贮存、碘化、重吸收、分解和释放六个过程：

（1）血液滤泡上皮细胞摄取氨基酸，在粗面内质网上合成甲状腺球蛋白的前体，继而在高尔基复合体上形成分泌颗粒，再以胞吐方式排放到滤泡腔内贮存。

（2）滤泡上皮细胞能从血液中摄取碘，经过过氧化物酶的作用成为活化形式。

（3）活化后的碘进入滤泡腔与甲状腺球蛋白结合，形成碘化的甲状腺球蛋白。

（4）在促甲状腺激素的作用下，滤泡上皮细胞胞吞滤泡腔内的碘化甲状腺球蛋白，成为胶质小泡。

（5）胶质小泡与溶酶体融合，碘化甲状腺球蛋白被水解酶分解形成少量三碘甲状腺原氨酸（T_3）和大量四碘甲状腺原氨酸（T_4）。

（6）T_3 和 T_4 在细胞基底部释放入血。

3. 生理作用 促进发育和新陈代谢，提高神经系统的兴奋性；使得呼吸，心率加快，产热增加。于紧张、寒冷时分泌增加。情绪紧张时，首先会刺激下丘脑释放促甲状腺激素释放激素，作用于腺垂体释放促甲状腺激素，促甲状腺激素进一步作用于甲状腺，使其分泌大量的甲状腺激素；与生长激素协同作用于生长，在体温调节方面与肾上腺素起协同作用。

4. 临床意义

（1）鉴别甲低症：由下丘脑功能受损后出现的甲低症状，这可能由于 TRH↓→TSH↓→T_3、T_4↓，这称为继发性下丘脑性甲低；甲状腺肥大患者：由于缺碘使 T_3、T_4 分泌减少，因此 TSH 分泌增加，当肿大后或补碘后 TSH 水平可恢复正常；甲亢症：甲亢患者的 T_3、T_4 过高，反馈抑制 TSH 的分泌使血清 TSH 水平降至接近于零。

（2）T_3、T_4 的临床意义：T_4 在以下疾病情况下（甲亢、T_3 毒血症）都有与 T_3 相平行的变化。T_3 在以下疾病情况下都有增高：T_3 型甲亢、T_3 毒血症、亚甲炎、甲亢、使用甲状骤制剂治疗过量、TBG 结合力增高症等；T_3 在以下疾病情况下都有降低：非甲状腺病的低 T_3 综合征、慢性甲状腺炎等。

第五节 胚胎、胎儿发育特征

孕周从末次月经第一日开始算起，全过程约为 280 日，即 40 周，通常比排卵或受精时间提前 2 周，比着床提前 3 周。妊娠 10 周（即受精后第 8 周）内称为胚胎，是器官分化、形成的时期。自妊娠 11 周（即受精第 9 周）起称为胎儿，是生长成熟的时期。

一、胚胎、胎儿发育特征

不同孕周胎儿发育的特征不同，以 4 周为一个孕龄单位。胎儿发育特征如下：

（一）妊娠 4 周末

可以辨认胚盘与体蒂。

（二）妊娠 8 周末

胎头大占整个胎体的一半，胚胎初具人形。能分辨出眼、耳、鼻、口。四肢已具雏形。B 型超声可见早期心脏形成并有搏动。

（三）妊娠 12 周末

胎儿体重约 20g，身长约 9cm。部分可经外生殖器辨出性别。胎儿四肢可活动，指趾已分辨清楚，指甲形成，肠管已有蠕动。

（四）妊娠 16 周末

胎儿体重约 100g，身长约 16cm。部分经产妇已能自觉胎动。从外生殖器可确定胎儿性别。有毛发长出，胎儿开始出现呼吸运动。无皮下脂肪，皮肤菲薄，呈深红色。除胎儿血红蛋白外，开始形成成人血红蛋白。

（五）妊娠 20 周末

胎儿体重约 300g，身长约 25cm。检查孕妇时可听到胎心音。皮肤暗红，全身覆有胎脂并毳毛，出现吞咽、排尿功能。

（六）妊娠 24 周末

胎儿体重约 700g，身长约 30cm。各脏器均已发育，皮下脂肪开始沉积，因量不多皮肤仍呈皱缩状，出现眉毛及眼毛。

（七）妊娠 28 周末

胎儿体重约 1000g，身长约 35cm。皮下脂肪沉积不多。可有呼吸运动，但肺泡Ⅱ型细胞产生的表面活性物质含量较少。皮肤粉红，可有胎脂。若此时出生后易患特发性呼吸窘迫综合征。

（八）妊娠 32 周末

胎儿体重约 1700g，身长约 40cm。皮肤深红，面部毳毛已脱落，生活力尚可。

（九）妊娠 36 周末

胎儿体重约 2500g，身长约 45cm。出生后能啼哭及吸吮，生活力良好。皮下脂肪较多，毳毛明显减少，面部皱褶消失。指（趾）甲已达指（趾）端。

（十）妊娠 40 周末

胎儿体重约 3000g，身长约 50cm。外观体形丰满，除肩、背部有时尚有毳毛外，其余部位的毳毛均脱落。发育成熟，皮肤粉红色，皮下脂肪多，头发粗，长度＞2cm。足底皮肤有纹理，指（趾）甲超过指（趾）靖。胎儿大小阴唇发育良好，胎儿睾丸已降至阴囊内。出生后哭声响亮，吸吮能力强。

胎儿身长的增长速度有规律，临床上常用新生儿身长作为判断胎儿月份的依据。妊娠前 20 周（即前 5 个妊娠月）的胎儿身长（cm）=妊娠月份的平方。例如：妊娠 4 个月，胎儿身长（cm）$=4^2=16$cm。妊娠后 20 周（即后 5 个妊娠月的胎儿身长（cm）=妊娠月数 × 5。倒如：妊娠 7 个月，胎儿身长（cm）$=7\times5=35$cm。不同孕周胎儿发育特征见表 2-1。

表 2-1　不同孕周胎儿发育特征

孕周	胎儿特征
4 周末	可以辨认胚盘与体蒂
8 周末	胎头大，胚胎初具人形；能分辨出五官；四肢已具雏形；早期心脏形成并有搏动
12 周末	胎儿体重约 20g，身长约 9cm；胎儿四肢可活动，指趾已分辨清楚，指甲形成，肠管已有蠕动
16 周末	胎儿体重约 100g，身长约 16cm；从外生殖器可确定胎儿性别。有毛发长出，胎儿开始出现呼吸运动
20 周末	胎儿体重约 300g，身长约 25cm；皮肤暗红，全身覆有胎脂并毳毛，出现吞咽、排尿功能
24 周末	胎儿体重约 700g，身长约 30cm；各脏器均已发育，皮下脂肪开始沉积，因量不多皮肤仍呈皱缩状，出现眉毛及眼毛
28 周末	胎儿体重约 1000g，身长约 35cm；皮下脂肪沉积不多，可有呼吸运动，但肺泡Ⅱ型细胞产生的表面活性物质含量较少，皮肤粉红，可有胎脂
32 周末	胎儿体重约 1700g，身长约 40cm；皮肤深红，面部毳毛已脱落，生活力尚可
36 周末	胎儿体重约 2500g，身长约 45cm；出生后能啼哭及吸吮，生活力良好，皮下脂肪较多，毳毛明显减少，面部皱褶消失，指（趾）甲已达指（趾）端
40 周末	胎儿体重约 3400g，身长约 50cm；出生后哭声响亮，吸吮能力强，能很好存活，皮肤粉红色，皮下脂肪较多，肩、背部有时会有毳毛，足底皮肤有纹理

第六节 胎儿生理特点

妊娠期，母体各大生理系统均会发生一定的变化，胎儿各个生理系统也发生相应的变化。

一、循环系统

胎儿循环与成人不同，其营养供给和代谢产物的排出均由脐血管经过胎盘、母体来完成。

1. 解剖学特点

（1）一条脐静脉，来自胎盘的血液经脐静脉进入肝及下腔静脉，出生后胎盘循环停止。脐静脉闭合成肝圆韧带，脐静脉的末支静脉导管闭锁成静脉韧带。

（2）两条脐动脉，来自胎儿的血液经脐动脉注入胎盘与母血进行物质交换，生后脐动脉闭锁，与腹下动脉一起形成腹下韧带。

（3）动脉导管位于肺动脉及主动脉弓之间，肺循环建立后，肺动脉血液不再流入动脉导管，动脉导管闭锁成动脉韧带；左、右心房之间有卵圆孔，右心房的血液可经卵圆孔直接进入左心房。生后胎盘循环停止，肺循环建立，出现自主呼吸，右心房压力降低，左心房压力增高，卵圆孔于生后数分钟开始关闭，多在生后 6～8 周完全闭锁，极少终生不闭锁。

2. 血循环特点 自胎盘的血液分为 3 支沿胎儿腹前壁进入体内：一支直接入肝、一支与门静脉会合入肝，这两支血液经肝静脉入下腔静脉；另一支为静脉导管直接入下腔静脉，进入右心房的下腔静脉血是动-静脉混合血；卵圆孔位于左右心房之间，由于卵圆孔开口处正对着下腔静脉入口，从下腔静脉进入右心房的血液，绝大部分经卵圆孔进入左心房。而上腔静脉进入右心房的血液则很少通过甚至不通过卵圆孔流向右心房，随后进入肺动脉；由于肺循环阻力较大。肺动脉血液大部分经动脉导管流入主动脉，主动脉的血流首先供应心、头部及上肢，仅约 1/3 的血液经肺静脉入左心房。左心房的血液进入左心室，继而进入升主动脉、降主动脉直至全身后，经腹下动脉再经脐动脉进入胎盘，与母血进行交换。可见胎儿体内无纯动脉血，而是动-静脉混合血，各部位血氧含量只有程度上的差异。

二、血液系统

1. 红细胞生成 约受精后 3 周末胎儿血循环建立，此时红细胞主要来源于卵黄囊。在妊娠 10 周时，肝是红细胞生成的主要器官，以后脾、骨髓逐渐具有造血功能。妊娠足月时，90%的红细胞在骨髓产生。于妊娠 32 周，红细胞生成素在大量产生，故妊娠 32 周以后的早产儿及妊娠足月儿的红细胞数均增多，约为 6.0×10^{12}/L。胎儿红细胞的生命周期短，仅为成人正常值的 2/3，故需不断生成红细胞。

2. 血红蛋白生成 血红蛋白在原红细胞、幼红细胞和网织红细胞内合成，包括原始血红蛋白、胎儿血红蛋白和成人血红蛋白。随妊娠进展，血红蛋白不仅数量增多，类型也从原始型向成人型过渡。在妊娠前半期，均为胎儿血红蛋白，至妊娠最后 4～6 周，成人血红蛋白逐渐增多，至临产时胎儿血红蛋白仅占 25%。含胎儿血红蛋白的红细胞，对氧有较高的亲和力，这与红细胞膜通透性增加有一定的关系。

3. 白细胞生成 妊娠 8 周后，胎儿血循环中出现粒细胞。胎儿体内抗体的主要来源是妊娠 12 周后胸腺、脾产生的淋巴细胞，从而构成防止病原体感染及对抗外来抗原的第一道防线。于妊娠足月时白细胞计数可达到（15～20）$\times 10^9$/L。

三、呼吸系统

胎儿期胎盘代替肺脏呼吸，故母儿血液在胎盘进行气体交换，但在出生前，胎儿已经具备呼吸道（包括气管直至肺泡）、呼吸肌及肺循环的发育，在中枢神经系统支配下各部分相互协调。B型超声于妊娠1周可见胎儿胸壁运动，妊娠16周时出现能使羊水进出呼吸道的呼吸运动，具有使肺泡扩张及生长的作用，此时呼吸频率为每分钟30～70次。胎儿的肺脏成熟包括肺组织结构成熟及功能成熟，通过检测羊水中磷脂酰甘油及卵磷脂的值，可以判定胎肺成熟度。糖皮质激素可以产生肺表面活性物质，其可降低肺泡表面张力，有助于肺泡进行扩张。

四、神级系统

胎儿大脑随着妊娠进展逐渐发育成熟；胚胎期脊髓已长满椎管，但随后的生长逐渐缓慢。于妊娠6个月开始脑脊髓和脑干神经根的髓鞘形成，但发育成熟具有功能主要发生在出生后一年内。妊娠中期胎儿内、外及中耳已经形成，妊娠24～26周胎儿在宫内已经能听见一些声音。妊娠28周胎儿眼睛开始出现对光有反应，但对色彩及形象的视觉是在出生后才逐渐形成的。

五、消化系统

1. 胃肠道 小肠在妊娠11周时出现蠕动，至妊娠16周时胃肠功能基本建立，胎儿能吞咽羊水，吸收水分，尽管胎儿蛋白分解能力尚未发育成熟，但对氨基酸、葡萄糖及其他可溶性营养物质均可进行吸收，但对脂肪吸收功能较差。同时能排出尿液控制羊水量。

2. 肝功能 胎儿肝功能尚不健全，因胎儿时期肝内缺乏较多酶，如尿苷二磷酸葡萄糖脱氢酶、葡萄糖醛酸转移酶等，以致不能结合大量游离胆红素。

六、泌尿系统

胎儿肾脏具有排尿功能是在妊娠11～14周时，此时可经B型超声测出膀胱内尿量，但胎儿肾脏对抗利尿激素（ADH）无反应，故而不能浓缩尿液。

七、内分泌系统

胎儿第一个发育的内分泌腺是甲状腺，于妊娠第6周胎儿甲状腺开始发育。约在妊娠12周已能合成甲状腺激素，胎儿肾上腺发育良好且胎儿肾上腺皮质主要由胎儿带组成，约占肾上腺的85%以上。同时能产生大量的甾体激素，尤其是产生硫酸脱氢表雄酮，其与母体、胎儿肝、胎盘同完成雌三醇的台成。因此，测定孕妇血或尿液雌三醇值，已成为了解胎儿胎盘功能最常用的方法。

八、生殖系统及性腺分化发育

男胎儿的性别由性染色体决定，胎儿性腺的发育对性别表型起到了辅助作用。性染色体

XX 或 XY 在受精卵形成时已经确定，于胚胎 6 周内胎儿的性别尚不能确定。此后，在 Y 染色体的作用下，原始生殖细胞逐渐分化为睾丸。于妊娠第 9 周胎儿睾丸开始分化发育，至妊娠 14～18 周形成细精管。当睾丸形成后，刺激间质细胞分泌睾酮，促使中肾管发育，支持细胞产生副中肾管抑制物质，抑制副中肾管的发育从而退化。外阴部 5α-还原酶使睾酮衍化为二氢睾酮，导致外生殖器向男性分化发育。胎儿睾丸于临产前才完全降至阴囊内。胎儿卵巢于妊娠 11～12 周开始分化发育，因缺乏抑制副中肾管物质，形成阴道、子宫、输卵管。因女性胎儿受母体雌激素影响，出现子宫内膜及阴道上皮增生，宫颈腺体分泌黏液，在出生后出现激素撤退性阴道流血或液性白带。

第七节 胎盘的结构与功能

胎盘是哺乳动物妊娠期间由胚胎的胚膜和母体子宫内膜联合长成的具有母胎间交换物质的过渡性器官。有些爬行类和鱼类也以胎生方式繁殖后代，胚胎生长出一些辅助结构如卵黄囊、鳃丝等与母体组织紧密结合，以达到母子间物质的交换，这样的结构称假胎盘。产妇分娩后的胎盘还是一味中药，称之为紫河车、人胎衣。

一、胎盘的概念

是母体与胎儿间进行物质交换的器官，是胚胎与母体组织的结合体。

二、胎盘的结构

胎盘由胎儿部分的叶状绒毛膜和羊膜以及母体部分的底蜕膜构成。

（一）叶状绒毛膜

叶状绒毛膜是妊娠足月胎盘的主要部分，构成胎盘的胎儿部分。晚期囊胚着床后，滋养层迅速分裂增生。外层为合体滋养细胞，是执行功能的细胞，由细胞滋养细胞分化而来；内层为细胞滋养细胞，是分裂生长的细胞。在滋养层内面还有一层细胞称胚外中胚层，与滋养层共同组成绒毛膜。胚胎发育至 13～21 日时，是绒毛膜发育分化的最旺盛时期，此时胎盘的主要结构绒毛逐渐形成。绒毛形成历经 3 个阶段：

1. 一级绒毛 指绒毛膜周围长出不规则突起的舍体滋养细胞小梁，逐渐呈放射状排列，绒毛膜深部增生活跃的细胞滋养细胞也伸入进去，形成台体滋养细胞小梁的细胞中心索，此时或称初级绒毛，初具绒毛形态。

2. 二级绒毛 指初级绒毛继续增长，其细胞中心索伸展至合体滋养细胞的内层，且胚外中胚层也长入细胞中心索，形成间质中心索。

3. 三级绒毛 指胚胎血管长入间质中心索。当绒毛内血管形成时，建立起胎儿胎盘循环，约在受精第 3 周末。与底蜕膜相接触的绒毛，因营养丰富发育良好，称叶状绒毛膜。从绒毛膜板伸出的绒毛干，逐渐分支形成初级绒毛干、次级绒毛干和三级绒毛干，向绒毛间隙伸展，形成终末绒毛网。绒毛末端悬浮于充满母血的绒毛间隙中称游离绒毛。一个初级绒毛干及其分支形成一个胎儿叶，一个次级绒毛干及其分支形成一个胎儿小叶。一个胎儿叶包括几个胎儿小叶。每个胎盘有 60～80 个胎儿叶、200 个胎儿小叶。由蜕膜板长出的胎盘隔，将胎儿叶不完全地分隔为母体叶，每个母体叶包含数个胎儿叶，每个母体叶有其独自的螺旋动脉供应血液。

（二）羊膜

羊膜是附着在绒毛膜板表面的半透明薄膜，构成胎盘的胎儿部分，位于胎盘的最内层。羊膜光滑，无神经、血管及淋巴，具有一定的弹性。正常羊膜厚 0.02～0.05mm，从内向外分半由单层无纤毛立方上皮细胞层、基底膜、致密层以及成纤维细胞层和海绵层共 5 层组成。电镜见上皮细胞表面有微绒毛，随妊娠进展而增多，其可增强细胞的活动能力。

胎儿血液以每分钟约 500ml 流量流经胎盘。孕妇子宫螺旋动脉（也称子宫胎盘动脉）穿过蜕膜板进入母体叶，血液压力为 60～80mmHg，母体血液靠母体压差以每分钟 500ml 流速进入绒毛间隙，绒毛闻隙的血液压力为 10～50mmHg，再经蜕膜板流入蜕膜静脉网，此时压力不足 8mmHg。母胎间的物质交换均在胎儿小叶的绒毛处进行，可见胎儿血液是经脐动脉直至绒毛毛细血管壁，与绒毛间隙中的母血进行物质交换，靠的是扩散、渗透和细胞选择力，两者并不直接相通，而是隔着绒毛毛细血管壁、绒毛表面细胞层及绒毛间质，再经脐静脉返回胎儿体内。母血则经底蜕膜螺旋动脉开口通向绒毛间隙内，再经开口的螺旋静脉返回孕妇体内。绒毛组织结构：妊娠足月胎盘的绒毛表面积达 12～14m^2，相当于成人的肠道总面积。绒毛直径随妊娠进展变而小，绒毛内胎儿毛细血管所占空间增加，绒毛滋养层主要由合体滋养细胞组成。滋养层的内层为基底膜，有胎盘屏障作用。

（三）底蜕膜

构成胎盘的母体部分，占妊娠足月胎盘很小的部分。底蜕膜表面覆盖一层来自固定绒毛的滋养层细胞与底蜕膜共同形成绒毛间隙的底，称蜕膜板，从此板向绒毛膜方向伸出一些一般不超过胎盘全层厚度 2/3 的蜕膜间隔。将胎盘母体面分成肉眼可见的 20 个左右母体叶。

妊娠足月胎盘呈圆形或椭圆形，厚 1～3cm，直径 16～20cm，重约 450～650g，边缘薄，中间厚，胎盘分为胎儿面和母体面。胎盘胎儿面的表面被覆羊膜呈灰蓝色，光滑半透明，脐带动静脉从附着处分支向四周呈放射状分布，直达胎盘的边缘。脐带动静脉分支穿过绒毛膜板，进入绒毛干及其分支。表面呈暗红色的是胎盘母体面，蜕膜间隔形成若干浅沟分成母体叶。

三、胎盘的功能

胎盘介于胎儿与母体之间，是维持胎儿宫内生长发育的重要器官。具有物质交换、防御、合成以及免疫等功能。

（一）物质交换功能

括营养物质供应、气体交换和排出胎儿代谢产物。在胎盘内进行物质交换及转运方式有：易化扩散、简单扩散、主动转运三种主要方式，较大物质可通过血管合体膜裂隙，或通过细胞膜内陷吞噬后继之膜融合，形成小泡向细胞内移动等方式转运，如免疫球蛋白等。

1. 气体交换 O_2是维持胎儿生命最重要的物质。在母体与胎儿之间，O_2及 CO_2是以简单扩散的方式进行交换，相当于肺、小肠、肾的功能。母体子宫动脉血氧分压为 95～100mmHg，绒毛间隙中的血氧分压为 40～50mmHg，而胎儿脐动脉血 PaO_2于交换前为 20mmHg，经绒毛与绒毛间隙的母血进行交换后，胎儿脐静脉血氧分压为 30mmHg 以上。氧饱和度可达 70%～80%，母体每分钟可供给胎儿氧 7～8mL/kg。尽管 PaO_2升高并不多，但因胎儿血红蛋白对 O_2

的亲和力较强，能从母血中获得充分的 O_2。受多种因素影响，如血红蛋白值低、肺功能不良、心功能不全，均可明显降低母血 PaO_2 而不利于胎儿生长。再如妊娠高血压综合征时，绒毛血管常发生闭塞性内膜炎，血管合体膜增厚，加之母体血流量减少，胎儿获氧明显不足而易发生胎儿窘迫。母体子宫动脉血二氧化碳分压为 32mmHg，绒毛间隙中的血 PaO_2 为 38～42mmHg，较胎儿脐动脉血 $PaCO_2$ 为 48mmHg 稍低，但 CO_2 扩散速度却比 O_2 快 20 倍左右，故 CO_2 容易自胎儿通过绒毛间隙直接向母体迅速扩散。

2. 营养物质供应　葡萄糖是胎儿热能的主要来源，以易化扩散的方式通过胎盘。胎儿体内的葡萄糖均来自母体，氨基酸浓度胎血高于母血，以主动运输的方式通过胎盘。自由脂肪酸能较快地通过胎盘。电解质及维生素多数以主动运输方式通过胎盘。胎盘中含有多种酶，如氧化酶、水解酶、还原酶等。可将复杂化合物分解为简单物质，也能将简单物质合成后供给胎儿。

3. 排除胎儿代谢产物　胎儿代谢产物如尿酸、肌酐、肌酸、尿素等，经胎盘进入母血，由母体排出体外，与生后肾的功能相似。

（二）防御功能

胎盘的屏障作用极有限。各种病毒（如巨细胞病毒、风疹病毒等）、分子量小对胎儿有害药物，均可通过胎盘导致胎儿致畸甚至死亡。衣原体、支原体、弓形虫、细菌、螺旋体可在胎盘部位形成病灶，破坏绒毛结构而进入胎体去感染胎儿。母血中免疫抗体如 IgG 能通过胎盘，胎儿从母体得到的抗体，使其在短时间内获得被动免疫。

（三）合成功能

胎盘具有活跃的物质合成的能力，主要合成激素和酶。台成的激素有甾体类激素和蛋白类激素两大类。甾体激素有雌激素、孕激素等，蛋白激素有人胎盘生乳素、人绒毛膜促性腺激素、妊娠特异性 BI 糖蛋白、人绒毛膜促甲状腺激素等。合成的酶有缩宫素酶、耐热性碱性磷酸酶等。

1. 人绒毛膜促性腺激素（hCG）　合体滋养细胞分泌，约在受精后第 6 日受精卵滋养层形成时开始分泌微 hCG，着床后用特异 hCG-B 抗血清能在母血中测出 hCG 的含量。在妊娠早期分泌量很快增加，至妊娠 8～10 周血清浓度达最高峰，持续 1～2 周后迅速下降，妊娠中晚期血清浓度仅为峰值的 10%左右，持续至分娩。分娩后若无胎盘残留，约于产后 2 周内消失。

2. 人胎盘生乳素（HPL）　由合体滋养细胞分泌，于妊娠 5～6 周用放免法可在母血中检测出 HPL，随妊娠进展和胎盘逐渐增大，其分泌量持续增加，达高峰是在妊娠 34～35 周，并维持至分娩。HPL 在体内的半衰期约为 22 分钟，产后 7 小时左右就测不出了。HPL 的主要功能有：促进乳腺腺泡发育，刺激乳腺上皮细胞合成乳白蛋白、乳珠蛋白、乳酪蛋白；有促胰岛素生成作用；通过脂解作用提高甘油、游离脂肪酸浓度，以游离脂肪酸作为能源，抑制对葡萄糖的摄取，使多余葡萄糖运送给胎儿。因此，HPL 是通过母体促进胎儿发育的重要“代谢调节因子”。

3. 雌激素　为甾体激素，雌激素于妊娠期间明显增多，主要来自胎盘及卵巢。激素生成过程：胎盘可以使母体内的胆固醇转变为孕烯醇酮后，合成硫酸脱氢表雄酮，再经胎儿肝内 16α-羟化酶作用，形成 16 α-羟基硫酸脱氢表雄酮，接着经胎盘合体滋养细胞在硫酸酯酶作用下，去硫酸根成为 16 α-OH-DHA，随后经胎盘芳香化酶作用成为 16 α-羟基雄烯二酮，最后形成游离雌三醇。

4. 孕激素　为甾体激素，妊娠早期由卵巢妊娠黄体产生，自妊娠 8～10 周胎盘合体滋养细胞是产生孕激素的主要来源。孕激素在雌激素协同作用下对妊娠期子宫内膜、子宫基层、乳腺以及其他系统的生理变化。

5. 耐热性碱性磷酸酶（HSAP） 由合体滋养细胞分泌，于妊娠16～20周母血中可测出此酶。随妊娠进展而增多，直至胎盘娩出后其值下降，产后3～6日内消失。

6. 缩宫素酶 由合体滋养细胞产生的一种糖蛋白，随妊娠进程逐渐增多，其生物学意义尚不十分明了，主要使缩宫素分子灭活，起到维持妊娠的作用。

7. 细胞因子与生长因子 如表皮生长因子（EGF）、神经生长因子、胰岛素样生长因子（IGF）、肿瘤坏死因子（TNF-α）、白细胞介素-1、2、6、8等，上述因子在胚胎和胎儿营养及免疫保护中起一定作用。

（四）免疫功能

胎儿是同种半异体移植物。正常妊娠时母体能忍受，不排斥胎儿，其具体机制目前尚不太清楚，可能与母体界面的免疫耐受、早起胚胎组织无抗原性以及妊娠期间母体免疫力低下等有关。

第八节　妊娠期母体各系统变化

妊娠是胚胎和胎儿在母体内发育成长的过程。卵子受精是妊娠的开始，胎儿及其附属物娩出是妊娠的终止。在整个妊娠期母体呼吸、循环、消化、生殖、泌尿、内分泌等系统会发生一系列变化，分娩或停止哺乳后可以恢复到妊娠前的生理状态。正确识别妊娠期生理变化，有助于产科医师进行鉴别诊断及正确处理。在妊娠期特定时间开展系统产前检查，是妊娠期保健的重要内容之一，其主要目的是减少出生缺陷，降低围生期母体和胎儿患病率和病死率。

一、呼吸系统

妊娠后母体通气量每分钟约增加40%，潮气量约增加39%，残气量约减少20%，肺泡换气量约增加65%。同时，因受雌激素影响，上呼吸道黏膜增厚，轻度充血、水肿，容易发生上呼吸道感染。

二、循环系统

母体循环系统的适应性变化对保证妊娠和分娩的顺利有着举足轻重的作用。

血液循环系统：血循环量于妊娠6～8周开始增加，在妊娠32～34周达到峰值，平均增加约1450ml。因血浆增加量多于红细胞，故出现生理性血液稀释，血红蛋白约为110 g/L；白细胞计数轻度增加；凝血因子Ⅱ、Ⅴ、Ⅶ、Ⅷ、Ⅸ、Ⅹ水平升高，血浆纤维蛋白原含量增加，血液呈高凝状态；血浆清蛋白降低，约为35 g/L。子宫增大使膈肌升高，心脏向左、上、前方移位。妊娠末期心脏容量增加约10%，心排出量增加，妊娠32～34周时达到峰值，在临产后第2产程亦显著增加，因此，存在基础心脏病的患者在妊娠及分娩期容易发生心力衰竭。

三、消化系统

受雌激素影响，妊娠后母体齿龈肥厚，易充血、出血；受孕激素影响，平滑肌张力降低，胃排空延长，易出现烧灼感、饱胀感；胆囊排空延长，易诱发胆囊炎及胆石症；肠蠕动减弱，易发生便秘、痔疮等。

四、生 殖 系 统

生殖系统是妊娠过程中孕妇自身乃至众人认为变化最大的器官之一，因为在子宫内要孕育胎儿，完成妊娠和分娩的过程。

子宫：未妊娠成年女性子宫重 50～70g，容量约 5ml。妊娠后宫体增大、变软，足月子宫重约 1100g，容量可达 5000ml。妊娠达 12 周时，增大的子宫超出盆腔，可能出现不规律、无痛性的生理性收缩；受雌激素和孕激素的影响，子宫内膜腺体增大，血管充血，变成蜕膜。宫体与宫颈之间的子宫峡部未妊娠时长约 1cm，临产后可伸展至 7～10cm，成为产道的一部分，同时，宫颈变软，呈紫蓝色。

其他器官：妊娠后排卵及卵泡发育停止；输卵管伸长；阴道黏膜变软，阴道壁皱襞增多；阴道 pH 降低，可抑制致病菌生长；外阴部充血，伸展性增加，因子宫压迫，部分妊娠妇女出现外阴或下肢静脉曲张。

五、泌 尿 系 统

妊娠后孕妇肾血浆流量（RPF）及肾小球滤过率（GFR）增高；仰卧位时尿量增加，故夜尿量增多。由于 GFR 增加的同时肾小管对葡萄糖的重吸收能力未相应增加，因而出现生理性糖尿；高孕激素水平使平滑肌张力降低，肾盂及输尿管扩张，可导致肾盂积水，也容易引起急性肾盂肾炎；因子宫或胎头压迫膀胱，可致尿频甚至尿失禁。

六、内分泌系统

孕期母体内分泌功能有显著改变，一是母体原有内分泌腺功能活动增强，二是胎儿与胎盘在发育期间逐渐发展自身的内分泌系统（胎儿-胎盘单位）与功能。胎儿-胎盘单位的功能又影响母体内分泌系统的结构与功能，两者共同担负着维持整个妊娠过程的激素调控任务。孕妇脑下垂体、甲状腺、甲状旁腺、肾上腺均有不同程度增大，所分泌的促性腺激素分泌减少，催乳素、促甲状腺激素和促肾上腺皮质激素、促黑素细胞刺激激素、糖皮质醇、醛固酮、甲状腺激素等的分泌增多；部分妊娠妇女皮肤色素沉着，阴毛和腋毛增多、增粗。

七、皮肤和骨骼系统

（一）皮肤

皮肤常有色素沉着，在面部、脐下正中线、乳头、乳晕及外阴等处较显著。色素沉着原因不明，可能和垂体前叶分泌的促黑色素增加有关。皮脂腺及汗腺功能亢进，分泌增多。由于伸展过度，腹壁、乳房以及大腿处侧面和臀部的皮肤可因弹力纤维断裂出现斑纹，即“妊娠纹”。新的妊娠纹为紫红色，见于初孕妇，陈旧性妊娠纹呈白色，多见于经产妇。妊娠纹并非妊娠所特有，在任何皮下脂肪沉积较快或皮肤过度伸展的情况下皆可出现。

（二）骨骼系统

孕期因骨盆关节及椎骨间关节松弛，孕妇会感到腰骶部、耻骨联合及（或）肢体疼痛不适，这可能和松弛素有关，对此目前还不够了解。

八、代 谢 水 平

（一）体重

孕期体重较平时增加 25%，平均约为 12.5kg，即每周增加 0.22～0.45kg，主要在孕后半期增加。

（二）糖代谢

进餐后血糖维持在较平时为高的水平，容易通过胎盘到达胎儿，并以脂肪形式贮存于母体，只有少量以糖原形式贮存于母体肝脏及肌组织内。血糖值超过肾小管所能重吸收的水平，尿中即可能出现少量的糖。

（三）蛋白质代谢

孕期都是正氮平衡，于孕 28 周时达顶峰，此后保持这一水平。孕末期贮存的蛋白质达 500g，50%供给胎儿胎盘生长发育的需要，50%用于母体的子宫、乳腺及血液成分增长等方面。

（四）脂类代谢

脂肪是母体贮藏能量的主要方式，在孕 30 周时约贮存 4kg，以后贮存的量较少，孕妇血中总类脂质与胆固醇均高于平时，孕妇容易发生酮血症，这与糖原贮存较少有直接关系。

（五）矿物质代谢

铁是血红蛋白及多种氧化酶的组成部分，与血氧运输和细胞内氧化过程关系密切。孕期母体储存铁供不应求，不额外补充铁易发生缺铁性贫血。同时，胎儿骨骼及胎盘形成需较多的钙，孕末期体内含钙 25g，磷 14g。绝大多数在孕末两个月贮存，因此在孕末期需补充钙及维生素 D。

（六）水代谢

孕妇体内钠盐潴留较多，除供胎儿需要外，也分布在母体的细胞外液内。随着钠的潴留，体内水分也相应增加。钠与水的潴留与体内醛固酮及雌激素有关，而其排出则与孕激素及肾脏功能密切相关。潴留的水分，产后迅速以尿及汗液形式排出。

总而言之，妊娠是一个复杂的生理过程，妊娠期母体各器官要发生一系列变化，以适应胎儿生长发育的需要。只有对妊娠过程有所认识，才能做好孕期、产期的保健，保证母子健康。

第三章　同型半胱氨酸与妊娠相关疾病及出生缺陷的研究历程

第一节　同型半胱氨酸与妊娠相关疾病的研究历程

近年的研究表明，血中同型半胱氨酸是心脑血管疾病的一个危险因素。在高血压、冠心病患者中 20%～30%出现高同型半胱氨酸血症。Hcy 是人体内一种含硫氨基酸，当维生素 B_6、维生素 B_{12}、叶酸或者某些代谢酶缺乏时，则会出现 HHcy。现已发现，血浆中 Hcy 水平增高与妊娠期糖尿病、妊娠期高血压疾病、复发性流产、胎儿生长受限的发生密切相关。

一、同型半胱氨酸代谢及正常妊娠期同型半胱氨酸变化的研究历程

（一）同型半胱氨酸代谢

Hcy 是甲硫氨酸向半胱氨酸转化过程中形成的一种中间产物，Hcy 本身不参与蛋白质的合成。它的代谢方式主要有以下两条途径：

（1）甲硫氨酸循环：甲硫氨酸在甲硫氨酸腺苷转移酶作用下，与 ATP 共同形成 S-Hcy，随后后者脱腺苷变成 Hcy。一般情况下，由甜菜碱在肝脏中提供甲基，Hcy 通过再甲基化作用生成甲硫氨酸；其他组织，由 5-甲基四氢叶酸提供甲基，在蛋氨酸合成酶的催化下形成甲硫氨酸，该过程需要维生素 B_{12} 和叶酸作为辅酶参与。

（2）转硫途径：当蛋氨酸合成过多或者半胱氨酸缺乏时，Hcy 在胱硫醚-β 合成酶作用下形成胱硫醚，然后在胱硫醚裂解酶作用下形成半胱氨酸，该过程需要维生素 B_6 参与。

（二）妊娠期同型半胱氨酸变化

在正常妊娠怀孕 28 周前，孕妇血清 Hcy 水平下降至妊娠前 50%～60%。Hcy 水平变化可能与孕妇妊娠期生理学改变有关，例如白蛋白下降、血液稀释、肾脏功能增强均会导致 Hcy 水平的降低。同时，孕早期补充叶酸及雌激素水平增高也会降低 Hcy 的浓度。在妊娠孕 28～40 周，即最后 12 周时总 Hcy 水平恢复到正常水平，这可能与妊娠晚期转甲基作用加强有关，也可能与不同孕期胎儿对半胱氨酸需求不同有关。有学者研究发现，Hcy 能够使得子宫肌收缩增强，推测 Hcy 可能与分娩发动或者产程的进展有关。但是，Hcy 作为胎盘血管病变的危险因子，妊娠期 Hcy 水平增高将直接对胎盘功能产生影响，而诱发妊娠期相关疾病的发生，进一步对胎儿发育产生影响，有研究显示，Hcy 能够通过胎盘屏障而影响胎儿发育，当母体 Hcy 水平增高时，还可以通过诱导胎盘内皮细胞凋亡，引起血管内皮损伤，并进一步可能导致胎盘血管功能改变。

二、同型半胱氨酸与妊娠期高血压疾病的研究历程

妊娠期高血压疾病是一组妊娠与血压升高并存的疾病，是孕妇特有的疾病，发病率较高，

占全部妊娠并发症的 5%～10%。妊娠期高血压疾病按着发病基础、脏器损害程度可分为五类：即妊娠期高血压、子痫前期、子痫、慢性高血压伴子痫前期、慢性高血压。该疾病对母婴健康有严重影响，是孕产妇和围产儿死亡率升高的主要原因，常伴有全身多器官损害，严重者可以出现胎盘早剥，心、肾功能衰竭。20 世纪 90 年代人类首次证实 Hcy 与妊娠期高血压疾病发病率的增高呈正相关，本部分主要回顾、分析 Hcy 与 HDCP 的发病关系与研究历程，为进一步开展 HDCP 的研究提供资料。

1995 年荷兰科学家 Dekker GA 首次与同事们发现血 Hcy 浓度与孕妇 HDCP 的严重程度有密切关系；为确定 Hcy 与 HDCP 的可能机制，1997 年该团队进一步研究并证实了血管内皮保护因子降低、血管内皮损伤因子水平增高是 HDCP 发生的中心环节，然而炎症反应及免疫失衡进一步加重血管内皮损伤，多种机制的相互作用导致 HDCP 的发生，并且指出 Hcy 在自身氧化过程中会产生 OH^-、O_2、H_2O_2 等一系列 ROS，这些活性氧物质作用于细胞膜的不饱和脂肪酸，从而进一步启动脂质氧化链式反应，使得细胞膜的完整性受到破坏，导致细胞脱落死亡。在 1998 年 Power 及其同事发现 HDCP 患者 Hcy 含量和血浆细胞结合素均比正常孕妇高，且两者之间呈正相关，并进一步指出随着 Hcy 水平的增加，患有 HDCP 的孕妇体内内皮素的含量显著升高，从而产生了强烈的缩血管效应，同时体内氧化物质的水平也呈现递增趋势，但是谷胱甘肽等抗氧化物质减少，过氧化物酶水平降低，氧化还原系统平衡失调，呈氧化应激状态，使血管内皮受损是导致 HDCP 的主要病理改变，从而明确了胎盘血管内皮细胞的氧化应激失衡在 Hcy 引起 HDCP 中的作用。氧化应激反应导致血管内皮损伤是 HDCP 病因的重要学说，该研究符合 HHcy 产生的活性氧物质，进而引起氧化应激反应损伤血管内皮的研究成果。正常情况下血管内皮能够释放扩血管物质：例如前列环素 I2（PGI2）、一氧化氮（NO）来抑制血小板聚集及平滑肌增生、维持血管舒张。血管内皮功能损伤时，使得内皮细胞合成激活或分泌血栓素 A2、内皮素等血管收缩因子；前列环素、NO 等血管舒张因子水平下降，凝血酶调节素、抗凝血酶Ⅲ等凝血因子减少，随之引起小动脉痉挛等一系列病理生理变化，最终导致 HDCP。2007 年中国学者沈旭娜发现外源性给予金属巯蛋白可显著减弱同型半胱氨酸所致的脂质氧化及内皮细胞损伤，使得细胞的抗氧化能力得到改善。2010 年张慧萍等对 HDCP 患者血清中 Hcy 水平及氧化应激状态进行分析后发现，血清中 Hcy 使得氧化物的清除因子 SOD 的表达抑制，氧化与抗氧化平衡失调，而导致 HDCP 的形成。但是，是否血清 Hcy 的水平越高，子痫的概率就越大，目前仍无统一的定论。

HDCP 作为孕妇特有的高血压疾病，与血管性高血压相似，也是某些关键基因的功能状态导致的结果。2003 年 Frosst 首次证实了 5,10-亚甲基四氢叶酸还原酶基因突变与妊娠期高血压疾病密切相关，主要是 MTHFR 基因中第 677 位核苷酸发生 C→T 突变，导致缬氨酸取代丙氨酸，使其 Hcy 代谢酶缺乏，引起 Hcy 异常积聚。从而开启了通过研究 Hcy 代谢的基因多态性变化，来探讨 HDCP 发病的遗传学机制时代。2003 年 Kim 也发现先兆子痫患者中，孕妇及其新生儿血中 Hcy 水平明显升高。2007 年上海复旦大学对白种人及亚洲人群的 Meta 分析结果显示：MTHFR 基因 C677T 多态与 HDCP 相关，MTHFR 在 Hcy 再甲基化过程中发挥着十分重要的作用，MTHFR 基因的突变致酶活性下降，干扰 Hcy 的代谢过程。2011 年 Furness 等纳入 137 例孕 18～20 周的妇女发现，发生先兆子痫者 15 例，其中 BMI＞30kg/m^2、高龄孕妇的比例比正常妊娠结局者高；Hcy 比正常妊娠结局者升高，但无统计学差异，该结果可能与高剂量维生素补充有关，或许表明孕妇高龄比 Hcy 对先兆子痫的影响更大。

综上所述，HHcy 与 HDCP 的发生发展密切相关，成为 HDCP 独立的危险因素，由于孕早期孕妇常规补充叶酸及维生素普及，一定程度上预防了 HHcy 的发生，降低了 HDCP 的发生率，但是继续深入研究 Hcy 与 HDCP 的关系及发病机制，对 Hcy 进行早期动态监测，将为 HDCP

的治疗以及预防提供十分重要的理论依据。

三、同型半胱氨酸与妊娠期糖尿病的研究历程

近年来，随着生活水平的提高以及各种医疗检测技术的发展，妊娠期糖尿病（GDM）确诊率也在逐年增加。GDM 是指在妊娠首次发生或者发现的糖代谢异常情况。越来越多的研究证实了 GDM 对孕妇能够增加自然流产的发生率，高血糖能够使胚胎发育异常甚至死亡，易并发其他内科疾病特别是糖尿病肾病等，还能引起胎儿生长受限、早产，增加巨大儿出生率，同时容易引起新生儿呼吸窘迫综合征及新生儿低血糖等风险，对母婴的危害性极大。

目前普遍认为 GDM 主要危险因素有年龄、家族史、GDM 史、超重或肥胖、妊娠期高血压等，除了年龄、遗传因素，饮食习惯、生活方式、孕前体质指数以及孕期体重增长等已经被广泛的认可的一些危险因素以外，Hcy 也逐渐在研究中被认为是 GDM 的危险因素，近年来有学者研究发现血清 Hcy 显著升高可能是 GDM 并发症评估的新指标，同时也有研究证实血液中 Hcy 水平与胰岛素抵抗的关系密切，关于 Hcy 与 GDM 关系的研究起步较晚，近年来有流行病学调查也同样发现 Hcy 与 GDM 之间的密切关系，2003 年 Seghieri 等的研究显示 Hcy 是 GDM 的独立危险因素，而 HHcy 也是导致有妊娠期糖尿病史的孕妇产后患二型糖尿病的危险因素。2006 年，Guven 等对妊娠 24～28 周的孕妇进行研究发现，与正常正常妊娠者相比，妊娠期糖尿病患者和糖耐量异常者 Hcy 水平显著减低。随后又有学者研究发现，血清 Hcy 水平和妊娠期糖尿病的严重程度呈正相关，同时血糖控制不良的孕妇血 Hcy 水平明显升高，并证实高水平 Hcy 与妊娠期糖尿病患者妊娠结局具有一定相关性。2007 年 Golbahar 等用高 Hcy 食物喂养雄性斯普拉-道氏大鼠 50 天后，证实未喂养高 Hcy 食物的大鼠显著低于喂养高 Hcy 的食物的大鼠胰岛素水平，并最终引起胰岛素抵抗，同时也发现在 2 型糖尿病患者中血浆 Hcy 水平升高、胰岛素抵抗的现象，2010 年 Annc-Sophic 等研究首次发现，Hcy 与 GDM 的发生密切关联，高水平 Hcy 的妊娠期糖尿病患者更易发生巨大儿、早产、新生儿低血糖等。2010 年梁敏洪通过对分别对 60 例 GDM 患者和正常妊娠人群的血浆 Hcy 浓度分别检测发现 GDM 无并发血管病变组较并发微血管病变组血浆 Hcy 的浓度低。2012 年我国学者罗嘉对 30 例同期健康孕妇作为对照组发现，60 例妊娠期糖尿病患者作为观察组，与健康孕妇组相比，观察组患者血同型半胱氨酸水平显著增高。2012 年陈钧洁等研究也表明同型半胱氨酸与妊娠期糖尿病发生及发展呈正相关。

对于 Hcy 引起 GDM 的机制探索起步较晚，Vaya 及其同事在 2012 年研究发现，肝脏 Hcy 转硫基作用是其引起 GDM 的主要机制，因为糖尿病的发生通常伴随血管病变，包含微血管和大血管，而 Hcy 与血管内皮损伤有密切关系。目前已经确定的 Hcy 引起 GDM 的可能机制分别为：①炎性反应：研究者发现在许多糖尿病患者中 Hcy 和超敏 C 反应蛋白（CRP）增高，引起血管内皮紊乱，导致血管内皮增生，引起血小板和凝血-纤溶系统紊乱，从而引起血管硬化。②胰岛素抵抗：妊娠期糖尿病患者长期处于高血糖状态，随着血糖升高时间的延长，会出现各时间段血糖的明显升高和胰岛素敏感性的显著下降，其中抵抗素起关键作用。GDM 的发展伴随氧化应激的发生，同时伴随着脂质代谢的紊乱。GDM 时，由于高血糖等因素的影响，患者血管内皮功能广泛受损，可造成肾微循环障碍、蛋白过滤异常等，因此，GDM 发生时，高血糖会导致肾小管 Hcy 代谢异常致其浓度升高。因此，临床医生常常将 Hcy 酸称之为“毒性氨基酸”。因此，对于妊娠期糖尿病患者检测血 Hcy 有助于判断病情和预测不良结局。但上述观点仍需前瞻性队列研究加以验证。2014 年陈文霞等研究发现，GDM 孕妇血清 Hcy 水平与正常孕妇相比，具有显著的差异性，并且血清 Hcy 水平与孕妇血糖控制情况显著相关，血糖控制不良组血清 Hcy 水平显著升高，而且血清 Hcy 水平升高与多种不良妊娠结局相关，对 GDM 孕妇

血清 Hcy 的检测有助于判断不良结局的发生风险。

四、同型半胱氨酸与妊娠丢失的研究历程

妊娠丢失包括胚胎停育、胎死宫内及自发性流产，生育年龄妇女妊娠丢失的发生率为 1%～3%，发生的原因有染色体、解剖、内分泌、感染和免疫等方面的异常，但大部分妊娠丢失仍然无法解释；有研究发现 HHcy 对血管内皮存在持久的损坏作用，进而导致血管腔内形成了易栓的环境，是首次或再次血栓形成的独立的危险因素，其主要原因是血清 Hcy 浓度过高可以对胚胎有直接的毒性作用，还可以通过刺激自由基的产生和释放，导致血管内皮细胞的损伤，进而影响多种凝血因子，促进凝血。抑制绒毛血管，导致胚胎供血量不足，最终引起胚胎死亡。

复发性流产，即习惯性流产是指患者连续 2 次怀孕在同一妊娠周发生自然流产的现象。复发性流产和 Hcy 的研究中发现，流产患者常伴随着血 Hcy 水平的增高，说明 Hcy 与早产、流产相关，但 Hcy 是因还是果尚不清楚。1998 年 Leeda 等通过对 37 例有 HHcy 的孕妇补充维生素 B_6 和叶酸后，血清 Hcy 水平得到明显降低，通过补充维生素 B_{12} 和叶酸，分析 Hcy 含量进行对比后发现复发性流产与 Hcy 有关，通过补充叶酸及维生素类药物降低血中 Hcy 水平，从而减少复发性流产的发生率。1999 年，Baumert 等对 40 例足月儿、38 例早产儿及其母亲进行观察，采集新生儿的脐血及母亲血浆检测 Hcy，结果显示新生儿脐血 Hcy 水平与其母亲 Hcy 水平相关，脐血 Hcy 与胎龄呈正相关，早产儿较足月儿脐血 Hcy 水平显著减少，他们考虑这种差异可能与分娩方式有关，剖宫产者较自然分娩的新生儿 Hcy 水平显著减低，这可能与母体产道压力大致皮质醇水平升高有关，如果都是行剖宫产术，那么早生儿与足月儿 Hcy 无明显差异。2000 年 Rees 等以高苏氨酸、低蛋白食物喂养母鼠，结果发现母鼠体内 Hcy 水平升高，小鼠发育不良，分析为 Hcy 代谢消耗大量一碳单位，影响小鼠 DNA 体内合成所致。2000 年 Nelen 等在对 123 例孕产妇进行测定血清 Hcy 后发现，至少有 2 次自然流产史妇女蛋氨酸负荷后及空腹血浆 Hcy 水平及血清红细胞叶酸水平，选取 134 例健康妇女作对照组发现，对照组叶酸水平高于病例组，而对照组 Hcy 水平低于病例组，当空腹 Hcy≥18.3μmol/L，蛋氨酸负荷后 Hcy≥61.5μmol/L 时，容易发生反复性流产，高 Hcy 可能引起绒毛膜绒毛血管发育不良造成胚胎死亡，导致流产。2002 年，Ronnenberg 等的一项病例对照研究显示：选取年龄在 21～34 的妇女共 434 例，按孕 37 周前或后分娩，将其分为对照组正常分娩者 405 例，病例组早产者 29 例，结果发现母亲孕前 Hcy 水平升高与早产的发生有相关性，其中血浆 Hcy 大于等于 12.40 μmol/L 者发生早产的风险几乎是 Hcy 水平正常者的 4 倍。2003 年 Ayar 等研究发现 HHcy 能够增加人子宫肌层的自发性收缩并呈剂量依赖性，考虑 Hcy 可能是引起习惯性流产、早产的原因。2004 年 Murphy 等报道，选取 93 例妇女及其子代，其中 39 例妇女在妊娠的中期和（或）晚期有补充叶酸（大多数为 0.5mg/d），54 例妇女在整个孕期均未补充叶酸，监测妇女孕前、孕 8 周、孕 20 周、孕 32 周的血浆 Hcy 以及子代脐血 Hcy，发现妊娠期升高的 Hcy 与妊娠并发症例如习惯性流产、出生低体重儿等相关，母亲怀孕期间的 Hcy 水平可以很好地预测妊娠结局，怀孕期间补充叶酸能够降低 Hcy 水平、减少妊娠不良结局的发生率。2013 年 Sonne 等的研究表明 Hcy 可以通过增加 Cox-2 和催产素受体的表达，使子宫和胎盘生成前列腺素 E2（PGE2）增加而启动子宫过早收缩，导致早产，其中 Hcy 是通过抑制 BK 钙通道的活性和上调人子宫肌层细胞上的烟酸受体 GPr109a 的数量来诱导子宫产生 Cox-2 的。国内一项选择了 20 例监控和 20 例复发性流产妊娠孕妇的研究发现，复发性流产孕妇血 Hcy 水平显著高于健康孕妇，并且高水平 Hcy 和流产发生具有相关。

孕妇 Hcy 高水平也能够增加胎盘血管病变风险，进而使宫内胎儿生长发育受限。胎儿发育

受限在发展中国家小于胎龄儿的发生率约为 16.2%，小于胎龄儿成长发育过程中随时均可能产生不良结局，且发育的不健全和死亡率远远高于由于胎儿宫内生长受限所产生的。2010 年 Gomes 等选取 133 例早产儿，其中适于胎龄儿 37 例、小于胎龄儿 96 例，监测其脐静脉血浆 Hcy、叶酸、维生素 B_{12}，发现早产儿脐血维生素 B_{12} 水平与 Hcy 呈显著负相关，脐血 Hcy 升高者不论是早产儿还是足月儿均曾发生宫内生长受限。在孕中期母体血清、RBC 叶酸低水平及血浆 Hcy 高水平与胎儿宫内生长受限相关。2013 年，Sukla 等研究提示 Hcy、MTHFR 基因 677T 多态性使 MTHFR 活性下降、微量元素缺乏、早产是分娩低体重儿的危险因素。

不孕的原因有很多，近年来有报道显示：Hcy 可以通过影响各级卵母细胞质量从而影响生育功能，引起月经周期紊乱导致排卵不规律的。2006 年法国学者 Ebisch 等研究显示：体液 Hcy 水平反映卵泡液的 Hcy 水平，卵泡液中高 Hcy 水平（＞14.7μmol/L）会降低胚胎的质量，如果妇女接受叶酸的补充将会显著降低其卵泡液中的 Hcy 水平。2012 年英国学者 Ocal 等选取 50 例既往有不孕史的妇女，使用促性腺激素释放激素（GnRH）、促性腺素刺激排卵，测定卵泡液中的 Hcy 水平，结果显示，未妊娠者的 Hcy 水平显著高于妊娠者，提出血清 Hcy 水平升高可能是育龄期妇女不孕的原因之一，但具体机制尚待进一步发掘。

五、同型半胱氨酸与胎盘血管疾病的研究历程

胎盘血管疾病主要包括胎盘早剥和胎盘梗死，组织学表现为胎盘血管病变，发病率约为 1%～2%。胎盘血管病变会直接影响妊娠结局，如早产、流产、血管内感染、孕妇休克、死胎以及胎儿宫内窘迫、胎儿生长发育不良等。其发生机制主要包括高血压、吸毒、吸烟等影响胎盘血管病变的因素外，Hcy 是目前公认的能够引起内皮细胞功能紊乱、血管病变的独立危险因素，而内皮细胞的作用对于预防胎盘早剥非常重要。2001 年 Eskes 等研究证实 Hcy 和血栓形成相关危险因素（C 反应蛋白、MTHFR 基因突变）相结合会使胎盘血管疾病的发生风险增加 3～7 倍。

Hcy 能够穿过胎盘并对胎儿生长发育造成影响。对母鼠以高丝氨酸、低蛋白喂养，促使母鼠体内 Hcy 水平增高，在子鼠中出现发育不良现象，可能由于 Hcy 消耗大量一碳单位，影响了子鼠 DNA 合成。在发生胎儿生长受限的妊娠晚期孕妇血浆中，Hcy 的水平明显高于正常妊娠对照组孕妇。2011 年在印度对妊娠妇女进行了大样本调查，母体血浆 Hcy 水平高者，有 38% 新生儿出现了低出生体重现象（体重＜2500g），推测胎儿出生体重可能与 Hcy 水平相关。

良好的妊娠结局很大程度上取决于胎盘的正常发育，妊娠期间如胎盘血管床微血栓形成可能会引起胎盘血管多发梗塞、致胎盘血流灌注不足，蜕膜血管纤维素样坏死，进而影响胎盘功能并最终引发多种妊娠并发症，有研究推测，反复的妊娠丢失与遗传性血栓形成、Hcy 或两者均参与有关。目前已明确 Hcy 是血管疾病的危险因素，其在妊娠过程中可能是通过造成胎盘血管病变而引发一系列妊娠不良结局的发生。研究证实，内皮细胞在维持血管功能方面起着重要作用，它可调节血管的渗透性和张力，维持纤溶系统和凝血的平衡，参与血管平滑肌细胞的增殖、内皮下基质的合成，并调节白细胞的趋化过程，2002 年中国学者高树生也证实 Hcy 在代谢过程中会产生大量具有基因毒性和细胞毒性的氧自由基，引起细胞的死亡；Hcy 还会干扰人体内重要的抗氧化剂谷胱甘肽的合成，后者通过与一氧化氮的相互作用起到保护血管的作用。2003 年中国学者张晓燕等发现 Hcy 晶体可为血管内凝血因子的接触活化过程提供“致病条件”，即在高水平的 Hcy 环境中，内皮细胞释放 NO 产物减少且介导的血小板抑制作用也减弱，而 Hcy 的活化形式能够使血小板黏附聚集，增加血栓形成等多方面机制而引起血管闭塞和血管动脉粥样硬化；2006 年 Ebisch IM 研究证实了参与上述作用的内皮调节因子包括内皮素、前列环素、NO、血管紧张素-Ⅱ、vWF 等。Hcy 的致病机制十分复杂，目前尚未完全明确，它可能通过产生超氧离子自由基和

过氧化物，既抑制内皮细胞的生长，又促进血管平滑肌细胞的增殖。2007 年德国学者 Pacchiarotti A 证实遗传性血栓形成是由一组凝血相关基因异常而引起的，HHcy 是动静脉血栓形成的危险因素之一，它可能与胎盘早剥或习惯性流产等妊娠不良结局有关，并于 2010 年证实了 MTHFR 在叶酸代谢和 Hcy 再甲基化产生蛋氨酸过程中发挥重要作用，其最常见的突变是 MTHFR677 位点 C/T 突变，有研究报道此基因突变、Hcy 代谢异常与多种胎儿发育不良如生长发育受限、神经管缺陷、先天性心脏病等相关，但 Hcy 浓度与胎儿生长受限的关系目前仍需要更多的研究证据。

第二节 同型半胱氨酸与出生缺陷的研究历程

出生缺陷是指婴儿出生前发生的身体结构、功能或者代谢异常。出生缺陷可由染色体畸变、基因突变等遗传因素或者环境因素引起，也可由这两种因素交互作用或者其他不明原因所致，通常包括染色体异常、先天畸形、遗传代谢性疾病、功能异常，如智力障碍和耳聋运动发育迟缓等。出生缺陷是导致死胎、早期流产、婴幼儿死亡、围产儿死亡和先天残疾的主要原因，不但严重危害生活质量和儿童生存，影响家庭幸福和谐，也会造成巨大的潜在寿命损失和社会经济负担，该问题已成为当今世界各国极为重视的重大卫生问题。我国是人口大国，也是出生缺陷高发国家。据卫生部发布的《中国出生缺陷防治报告（2012）》显示，目前我国出生缺陷发生率在 5.6%左右，每年新增出生缺陷数约 90 万例，其中出生时临床明显可见的出生缺陷约有 25 万例，出生缺陷在全国婴儿死因构成中的顺位由 2000 年的第四位上升到 2011 年的第二位，构成比达到 19.1%。因此，深入分析出生缺陷发生的原因及机制，对提高整体人口素质和经济发展及社会稳定具有主要的意义。

导致出生缺陷发生的影响因素众多且十分复杂，包括环境性因素和社会性因素，例如：环境污染、食品安全度降低、育龄推迟等，不能简单归因于某一原因的单独作用，大多数的出生缺陷是多种原因共同作用的结果，由遗传及环境因素单独作用造成的出生缺陷并不多。根据目前相关研究，导致出生缺陷的原因可分为四类：单基因遗传性出生缺陷、染色体数目异常型出生缺陷、环境致畸因素引起的出生缺陷缺陷、基因环境交互型出生缺陷。

流行病学研究表明，非妊娠妇女正常血清 Hcy：5～15μmol/L，轻度 HHcy：5～25μmol/L，中度 HHcy：＞25～50μmol/L，重度 HHcy：＞50～500μmol/L。妊娠期间，Hcy 的浓度一般较低，Hcy 的血浆浓度在妊娠 9 个月中明显降低，妊娠 3 个月以上的浓度是非妊娠妇女的 60%，产后 2～4 天恢复至孕前水平，由于雌二醇增高、血容量增加、血液稀释等生理反应或母体和胎儿蛋白合成需求量增加有关。由于 Hcy 具有细胞和基因毒性作用：Hcy 巯基氧化产生大量活性氧自由基，引起细胞的死亡同时使氨基酸受体兴奋，促进细胞蛋白酶的释放，引起神经毒性和细胞毒性作用，此外，Hcy 产生 SAH，竞争性的抑制甲基转移酶活性干扰甲基化反应。不仅使 DNA、核酸的合成受到影响，甚至损伤 DNA 并导致基因突变和缺失。近年来有研究表明：Hcy 对器官形成期和神经胚形成期的胚胎均有显著的致畸性，并存在剂量-反应关系。Hcy 通过抑制胚胎细胞合成 RNA 和 DNA，激发早期胚胎细胞的过度凋亡，例如：Hcy 可能通过此机制诱发本应增殖的心脏细胞发生凋亡进而引起心脏畸形，严重者可引发早期胚胎的死亡。研究证实：母体 Hcy 是引起出生缺陷的危险因素之一，特别是神经管缺陷、先天性心脏畸形及先天性唇腭裂三种类型。同时建议把血浆 Hcy 作为产前筛查出生缺陷的筛查指标之一以及产前诊断的指征之一，目前已被临床广泛接受并作为出生缺陷检测指标之一。

一、同型半胱氨酸与神经管畸形的研究历程

神经管缺陷（NTDs）是一种严重的畸形疾病，主要表现为脑膨出、无脑儿、隐性脊柱裂、唇裂及腭裂、脑脊髓膜膨出等。1996～2001 年期间中国出生缺陷监测资料显示，中国人围产儿的 NTDs 总发生率为 12.95/万，呈现下降趋势，但发生率仍高于其他国家，2006 年英国学者 Milman N 确认 NTDs 是新生儿死亡的主要原因。2011 年也有研究显示，Hcy 会增加胚胎畸形的风险，尤其在器官形成期和神经胚形成期，并呈剂量-反应关系，Hcy 在 NTDs 的发病过程中具有基因毒性和细胞毒性双重作用，可以诱导神经细胞过度凋亡，其作用部位与 NTDs 发生部位相吻合。2011 年 Sutton 等发现，在孕期母亲的低维生素 B_{12}、叶酸水平或高 Hcy 水平与 NTDs 有关，补充叶酸能够降低这些畸形的发生率。2012 年 Gu 等选取 60 例健康儿童的母亲为对照组，30 例娩出 NTDs 患儿的母亲作为病例组，发现病例组 Hcy 水平显著高于健康对照组，叶酸、维生素 B_{12} 水平病例组显著低于对照组，并与 Hcy 呈负相关。

在遗传因素方面的研究也发现，一些代谢物和酶如 5-10 亚甲基四氢叶酸还原酶、胱硫醚 β 合成酶、蛋氨酸合成酶等的代谢缺陷与 NTDs 有一定的联系，尤其 MTHFR C677T 位点突变与 NTDs 的联系更为密切。MTHFR 是叶酸代谢和 Hcy 再甲基化产生蛋氨酸的关键酶，它的第 667 位核苷酸发生位点突变后，酶的热稳定性和活性均有所降低，代谢功能受到一定影响，而 MTHFR 酶活性降低直接影响 Hcy 和叶酸代谢，使体内具有致畸性的 Hcy 蓄积，进一步引起人体对叶酸的需要量增加。Hcy 是一种含硫氨基酸，在蛋氨酸代谢过程中产生，甲硫氨酸代谢过程相关的酶或辅助因子缺乏均可引起 Hcy 蓄积。研究证实：母体 Hcy 代谢障碍引起的高 Hcy 血症与 NTDs 的发生呈正相关，Hcy 蓄积可能是 NTDs 的危险因素之一。1995 年 Mills 等发现 MTHFR 基因 C677T 等位基因位点突变会导致耐热性和酶活性的明显下降，既第 677 位核苷酸的 T（胸腺嘧啶）将 C（胞嘧啶）替代，导致相应的丙氨酸（V）变成缬氨酸（A），形成三种基因型，即 CT（杂合突变型），CC（野生基因型）和 TT（纯合突变型）。国内外大量病例对照研究发现，MTHFR 基因 C677T 位点多态是 NTDs 的一个可疑危险因素，MTHFR 为 TT（纯合突变）型的母亲产下 NTDs 患儿的几率较高。但是 HHcy 是多种因素共同作用的结果，而且高 Hcy 的致病机制不清，Hcy 是否是致 NTDs 的因素还有赖于前瞻性流行病学调查和进一步的动物实验。

二、同型半胱氨酸与先天性心脏病的研究历程

先天性心脏病（congenital heart disease，CHDs）是由环境因素和遗传因素相互作用引起的多基因遗传病，是胎儿时期心脏血管发育异常所致的心血管畸形，为小儿最常见的心脏病。近年来有研究表明，母体高 Hcy 水平会增加先天性心脏病的发生率。2006 年 Hobbs 等对 157 名妊娠结局正常的母亲和 285 名生育过先天性心脏病患儿的母亲进行研究，发现先天性心脏病患儿最常见的表型是房间隔缺损（43.9%），在校正了母亲吸烟、年龄、咖啡、饮酒、叶酸、维生素 B_6、维生素 B_{12} 摄入等可能影响后代发育的因素后，对照组 Hcy 水平仍显著低于病例组。

1995 年发现了第一个增加 CHDs 发生危险性的多态性位点 MTHFR C677T，C677T 突变能够导致高度保守的丙氨酸（Ala）转变为缬氨酸（Val），致使 MTHFR 的热敏感性降低，血浆 Hcy 水平增高，从而大大增加了 CHDs 发生的危险性，说明 Hcy 与 CHD 是的发生存在一定联系。1996 年 Rosenquist 率先用 Hcy 诱导出鸡胚畸形，他连续在 3 个心脏发育的关键时期：颅神经褶形成期、主动脉弓形成期和间充质到达动脉干时期给鸡胚注射 Hcy，结果 23%的鸡胚发生了室间隔缺损，这一研究成果说明 Hcy 本身可能是致心脏畸形发育的主要因素。1998 年中

国学者杨江帆发现神经嵴的发育异常可能是导致心血管畸形的原因之一，并通过对 4952 例活产婴儿的母亲进行调查分析，结果表明：妊娠初期增补叶酸可减少 CHDs 患病率 4.36%，特别是减少复杂青紫型 CHDs 的发生。在 1998 年的国际同型半胱氨酸大会上 Wong 等报道了 CHDs 患儿的母亲伴有血 Hcy 水平升高，1999 年我国对四省市 20 个县市近千名育龄妇女和出生缺陷儿童核心家庭的流行病学调查发现，CHDs 的儿童或其双亲血浆 Hcy 高于正常人。国内学者刘虹、李勇在 1999 年和 2002 年分别应用 Hcy 对鸡胚细胞和鼠胚心肌细胞干预，发现能诱导鸡胚细胞和鼠胚心肌细胞凋亡。2000 年 Guanghui C 发现的 Hcy 诱导新基因通过调节心肌细胞的增殖和自然凋亡影响心脏发育，诱导鸡胚细胞凋亡、胚胎发育畸形。1996～2001 年完成的动物实验、基础研究及流行病学调查结果均提示，叶酸与 Hcy 代谢有密切关系，叶酸代谢异常及水平低下能够导致血 Hcy 升高，而 Hcy 与 CHDs 的发生有关。

有研究表明 Hcy 代谢紊乱引起的 Hcy 水平升高会使胎儿心血管系统发生病变。2006 年 Charlotte 的研究表明：大多数先天性心脏病受遗传因素和环境因素的综合影响。Hcy、吸烟和 MTHFR677C→T 多态性使得孕妇孕育 CHDs 患儿的风险增加，OR 值为 11.8。2006 年 Van Beynum 通过病例对照研究发现，母亲 MTHFR677T 变异是子代先心病的危险因子，特别是圆锥干畸形。2006 年中国学者朱文丽的研究显示：MTHFR677T 与房间隔缺损和动脉导管未闭相关，OR 值分别为 1.88 和 2.29；携带 677TT 的母亲生育动脉导管未闭患儿几率增加，OR 值为 2.31。2007 年 Verkleij-Hagoort 等所做的 Meta 分析结果显示，母亲 Hcy 能够使后代发生 CHDs 的风险增加 4.4 倍，并发现母亲及其后代 MTHFR 基因 A1298C 和 C677T 多态性与 CHDs 无明显相关，考虑它可能不是发生 CHDs 的独立危险因素，但此结论有待进一步研究证实。

Hcy 主要通过降低心肌细胞活力，诱发细胞膜膜磷脂双态稳定的逆转，诱导心肌细胞凋亡及坏死。2003～2007 年国内外陆续发表了大量的文献报导高 Hcy 与神经嵴细胞异常分化密切相关，当神经嵴细胞于高 Hcy 环境刺激中，会通过抑制细胞周期、改变相关基因表达、干扰细胞凋亡等作用，使正确的信号转导途径中断而不能完成神经嵴细胞向心脏流出道细胞的分化造成心脏近端流出道缺损表现。2006 年以来陆续发现，尤其是在同时合并缺乏叶酸和维生素 B 的孕妇中，孕期 Hcy 升高大幅度增加了子代先天性心脏病的风险。

Hcy引起心脏发育畸形的作用机制概括的来说能够通过以下两方面发挥作用:①直接作用:Hcy 能使细胞处于高氧化应激状态。大量动物实验证明，胚胎发育若过多地发生氧化应激反应，可以通过损伤线粒体及核 DNA，使基因表达产物结构与功能发生改变，而产生致畸及胚胎病；使细胞膜发生过度氧化反应，损伤细胞膜的稳定性另外还可以影响信号转导通路；②间接作用：Hcy 能同时伴 SAH 有积聚，后者可以抑制 DNA 甲基化作用，使 DNA 甲基化减低，改变基因的表达，引起胚胎多器官致畸，甚至致死。

三、同型半胱氨酸与唇腭裂的研究历程

唇裂和（或）腭裂是上腭闭合不全、唇、肺泡所引起的先天性畸形中发生率很高的疾病，我国活产儿该病的患病率较高，约为 1.53‰。唇腭裂的发病机制目前尚未完全明确，研究证实除遗传基因外，环境因素可能也起了很大作用。

1942 年 Fogh-Andersen 首次确定唇腭裂中的遗传因素，这也被后来的分离分析技术所证实，初步揭示了遗传因素在唇腭裂病因学中的作用。1993 年 Mitchell E 等证实患者一级亲属的风险较常人高 30 倍，人群干预实验显示妇女孕前后补充叶酸可以降低后代唇腭裂发生的风险，因此叶酸缺乏或 Hcy 代谢障碍可能是其病因之一，而 MTHFR 基因是 Hcy 代谢的关键酶，故国内外学者对 MTHFR 基因多态性与唇腭裂的病因学关系进行了研究。唇腭裂的发生有着较强的遗

传因素，叶酸参与 Hcy 的代谢途径，在这个过程中 MTHFR 是一个重要的酶，MTHFR 基因多态性可能导致 Hcy 代谢障碍。一般建议孕期补充包括叶酸在内的多种维生素可以预防唇腭裂的发生。荷兰学者 Van Rooij 等选取 1998～2000 年 204 例健康家庭及共 179 例唇腭裂患儿家庭进行观察，结果发现母亲携带 MTHFR C677TT 基因型且孕期未补充叶酸和（或者）饮食里叶酸含量低，会增加子代发生唇腭裂的风险；如母亲携带 MTHFR 1298CC 基因型且饮食里叶酸含量较低和（或）孕期未补充叶酸，其子代发生唇腭裂的风险增高了 7 倍。而国内王苹等学者在 2009 年开展的一项研究，该研究选取来自国内的 806 个非综合征型唇腭裂核心家庭，对其叶酸/同型半胱氨酸代谢通路上 18 个基因的 257 个位点的单核苷酸多态性进行了传递不平衡检验及基因环境交互作用分析，通过多重检验校正后，并未发现非综合征型唇腭裂与叶酸/同型半胱氨酸代谢通路上的基因多态性存在相关性。但该研究尚存在一些局限，若未详细区分母亲补充多种维生素的种类、未能评估环境危险因素的独立效应、未关注该代谢通路上一些基因罕见遗传变异位点对疾病的影响，所以其结论有待进一步研究。但也有 Meta 分析表明，母亲及其后代 MTHFR 基因 A1298C 和 C677T 多态性与唇腭裂发生风险无明显相关，考虑 MTHFR 基因多态性可能不是发生唇腭裂的独立危险因素，所以，Hcy 与唇腭裂发生的关系及机制仍需进一步的研究。

四、同型半胱氨酸与唐氏综合征的研究历程

Down 综合征是一种临床上常见的染色体数目异常的疾病，以 21 号染色体三体为遗传学标志，以智力低下、通贯手足、特殊面容及合并多种畸形为临床表现。除母亲年龄偏高是发生 Down 综合征患儿的主要风险因素外，细胞分子及其他生化过程紊乱也能够导致 21 号染色体减数分裂时不分离。Down 综合征患者 21 号额外的染色体 95%是母源性的，因此母亲的基因或者代谢异常是发生 Down 综合征的主要风险因素。

1999 年 James 及其研究团队首先提出，由于叶酸代谢相关基因的缺陷致叶酸代谢障碍引起血 Hcy 水平导致的 DNA 甲基化减低，进而导致染色体不分离，可能是 Down 综合征发生的危险因素，该研究团队经过与对照组的妇女研究证实，对 57 例出生过 Down 综合征，前者妇女有不正常的 Hcy 代谢，其血浆 Hcy 水平明显增高，同时 MTHFR 基因 677 位点的 T/T 与 C/T 的变异几率比对照组高 2.6 倍。因此认为 MTHFR 基因位点 677 变异与 Down 综合征的发生有关。2000 年 Hobbs CA 等对 144 例正常对照母亲和 157 例 Down 综合征儿母亲的研究表明，母亲 MTHFR 基因 677C→T 突变者在同时存在 MTRR 基因 66A→G 突变时，生育 Down 综合征儿的风险将大大提高，几率为 4.08%。2003 年 Sheth JJ 等实验证实甲基和叶酸的代谢异常能够导致染色体分离异常及 DNA 低甲基化，在缺乏叶酸的培养基中进行中国仓鼠卵培养实验，其染色体畸变的发生率较对照组高 10 倍。近年来许多研究表明母亲 MTHFR 基因突变能够导致 MTHFR 活性降低，使作为甲基间接供体的 5-甲基四氢叶酸生成障碍，从而引起血 Hcy 水平增加导致染色体异常和 DNA 的低甲基化。

综上所述，越来越多的研究发现高 Hcy 与出生缺陷及妊娠并发症有着密切关系，相关研究对于降低围产儿及孕产妇发病率及死亡率意义重大。这也提示临床诊治中在妊娠时应监测血清 Hcy 浓度并对高同型半胱氨酸血症予以治疗，可以有效预防妊娠并发症及出生缺陷的发生，同时孕前、孕中积极补充叶酸、维生素 B_6 和维生素 B_{12} 有望使妊娠相关疾病的发病率降低，对于降低孕产妇及围产儿发病率及死亡率有十分重大意义。但是高 Hcy 是多种因素共同作用的结果，而且 Hcy 升高的致病机制仍不清，Hcy 是否是致畸因素还需要更多的前瞻性流行病学调查以及进一步的动物和细胞水平实验确定。

第四章　同型半胱氨酸引起妊娠相关疾病及出生缺陷的机制

第一节　自噬与凋亡

一、自　　噬

自噬（autophagy）即细胞的自我吞噬，是一种进化上高度保守的应答机制，为细胞利用自身溶酶体降解自身受损的细胞器和大分子物质的过程，广泛存在于从线虫、酵母、果蝇等低等动物到高等脊椎动物的细胞中。自噬的过程就是一系列的自噬性结构逐渐演变的过程。细胞自噬主要是从粗面内质网的无核糖体附着区脱落的双层膜包裹着部分胞质和细胞内需降解的细胞器及蛋白质等成分形成自噬体，并与溶酶体融合形成自噬溶酶体，用以降解其所包裹的内容物，用以实现细胞本身的代谢的需要和某些细胞器的更新。自噬性降解产生的氨基酸及其他一些小分子物质可以被重新利用或产生能量。根据细胞内底物进入溶酶体腔的方式不同，细胞自噬可主要分为 3 种形式：巨自噬（非溶酶体来源的双层膜结构包裹细胞内的某些细胞器和可溶性蛋白，并运送至溶酶体，并与溶酶体结合后降解）、微自噬（溶酶体膜直接内陷、包裹细胞内物质如某些长寿蛋白后进行消化、降解）、分子伴侣介导的自噬（胞浆中的分子伴侣 HSC70 可以识别底物蛋白分子例如可溶性蛋白分子的特定氨基酸序列，当分子伴侣-底物蛋白分子复合物与溶酶体膜上的受体 LAMP2α 结合后，底物去折叠，溶酶体内的另一种分子伴侣介导的底物在溶酶体膜上转位并进入溶酶体内进行降解）。通常所说自噬即巨自噬。根据细胞所处的环境以及自噬的程度不同，细胞自噬还可以分为基础自噬和诱导自噬。目前已明确，自噬的主要功能实际上就是在细胞受到应激性死亡威胁时保持细胞存活的一种功能，这是真核细胞维持内环境稳态、实现细胞更新的一种重要的进化保守机制。自噬在机体的生理过程和病理过程中都能见到。正常的自噬过程对细胞内环境的稳定及细胞生命活动的顺利进行起着十分重要的作用。例如在发育过程中，自噬障碍严重影响胚胎发育和胚胎细胞的正常分化。

（一）自噬发生的过程

自噬发生需要经过以下几个阶段：①自噬前体形成；②自噬泡形成：自噬前体延长并包裹自噬的底物；③自噬泡与溶酶体融合完成底物降解。

首先，在自噬起始信号的调控下，在细胞质中形成杯状的双层膜结构的自噬前体，然后，自噬前体在一些自噬蛋白的作用下逐渐延长，最后，自噬泡通过胞内运输系统到达溶酶体，自噬泡外膜和溶酶体膜融合，并在溶酶体的水解酶作用下将其包裹物降解。自噬泡及溶酶体的融合标志着自噬泡的完全成熟。自噬过程示意图见图 4-1。

（二）自噬的调控

细胞自噬是一个多步骤调节的过程，信号传导非常复杂，目前人类尚未完全掌握。

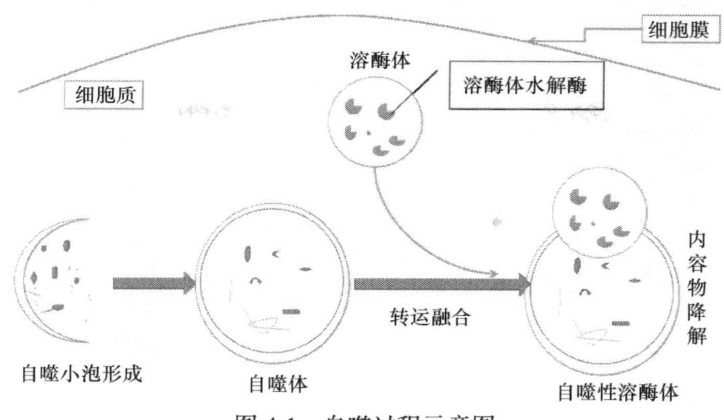

图 4-1　自噬过程示意图

1. mTOR 信号通路　目前，控制细胞自噬的关键蛋白是作为自噬调控的中心分子 mTOR，它可以感受到细胞的多种变化信号，降低或增强自噬的发生水平。mTOR 存在着两种不同的形式：对雷帕霉素敏感的 mTOR 复合物 1（mTORC1），包括 mTOR、raptor、mLST8、PRAS40；另一种是对雷帕霉素不敏感的 mTOR 复合物（mTORC2），包括 mTOR、rictor、mLST8、mSIN1。mTORC1 主要参与细胞的生长、能量代谢、细胞自噬和凋亡的调节以及各种肿瘤的发生及发展。mTORC2 主要参与细胞骨架蛋白的构建及存活。但有些研究表明，细胞自噬也可被 mTORC2 抑制。细胞内的 ATP 水平、缺氧等细胞信号都能够直接或间接的通过 mTOR 将其整合，从而改变细胞自噬的发生，用来应对不同的外界环境的刺激。

mTOR 本身是一个调控细胞周期、细胞生长以及增殖丝氨酸/苏氨酸激酶的分子。正常情况下，mTOR 通过抑制自噬起始分子 Atg1 的活性，实现对自噬的控制。AMP 依赖的蛋白激酶（AMPK）是细胞中感受能量状态调节代谢的一种蛋白激酶，在自噬发生的调控中也发挥着十分重要的作用。AMPK 的激活能磷酸化结节性硬化症 TSC1/2 复合物，用以促进 mTORC1 的失活，从而诱导细胞自噬水平的提高。Raptor 也能直接被 AMPK 磷酸化，抑制 mTORC1 的作用，促使细胞自噬水平上调。低 ATP 水平状态下（如饥饿或缺氧）AMPK 能感受 AMP 的水平变化而后被激活，从而磷酸化 TSC2（tuberous sclerosis proteins，一种肿瘤抑制蛋白，可以与 Rheb GTP 酶结合，避免后者对 mTOR 的活化），加剧 TSC1/2 对 Rheb 的抑制，最终抑制 mTOR 的活性，诱导细胞发生自噬。mTORC1 激酶是营养代谢和细胞能量的感受器。细胞自噬的终产物是蛋白质，而蛋白质能够负反馈调节细胞自噬，同时外源性的支链氨基酸（如缬氨酸、亮氨酸和异亮氨酸）的摄入也能影响细胞自噬的水平。研究表明，当亮氨酸浓度升高时，能激活 mTORC1，抑制细胞自噬。生长因子也能够通过 mTORC1 通路调节细胞自噬。mTOR 信号通路示意图见图 4-2。

2. Beclin-1 信号通路　Beclin-1 是酵母自噬基因 Atg6/Vps30 的同源基因，它在自噬的调节、肿瘤的发生发展过程中发挥着重要的作用，是一个重要的候选抑癌基因。Beclin-1 蛋白含有三个结构域，包括中央螺旋区（CCD）、进化保守区（ECD）和 BH3（Bcl-2-homology3），这些结构域可以与其他的因子相互作用，用来调节细胞自噬水平。

Beclin -1 能够通过中央螺旋区（CCD）和进化保守区（ECD）结构域与 ClassⅢ PI3K 结合，形成 Beclin 1-ClassⅢ PI3K-Vps15 复合体，使得细胞自噬水平上调。UVRAG（抗紫外线相关基因产物），它是酵母 Vps38 的同源分子，可以与 Beclin-1 的中央螺旋区（CCD）结构域结合，

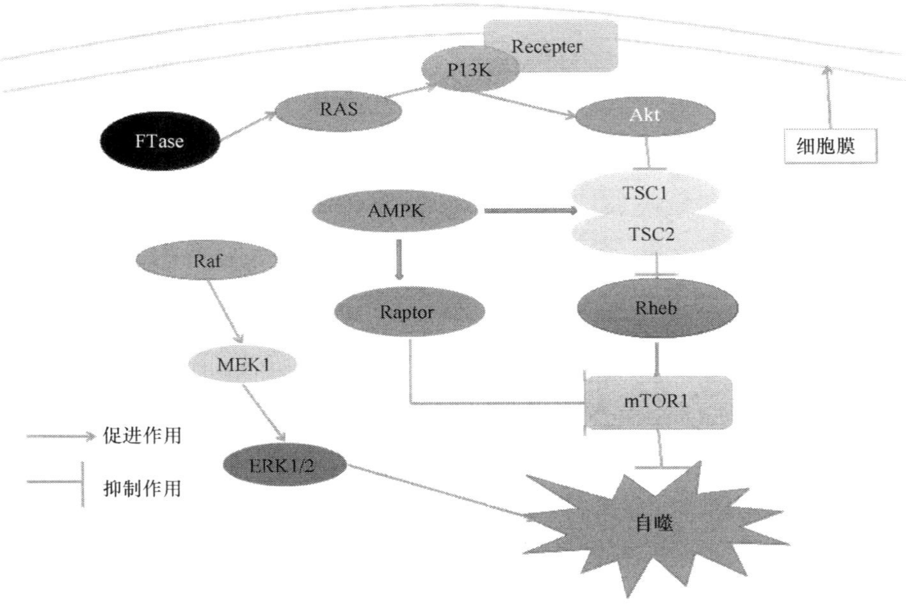

图 4-2　mTOR 信号通路示意图

提高 Beclin-1 与 ClassⅢ PI3K 的相互作用以及 ClassⅢ PI3K 的活性，从而使得细胞自噬的水平上调。另外 Beclin-1 和 Bif-1 结合蛋白 Rubion 也能通过 UVRAG（抗紫外线相关基因产物）与 Beclin-1 相互作用，最终影响细胞自噬的水平（图 4-3）。

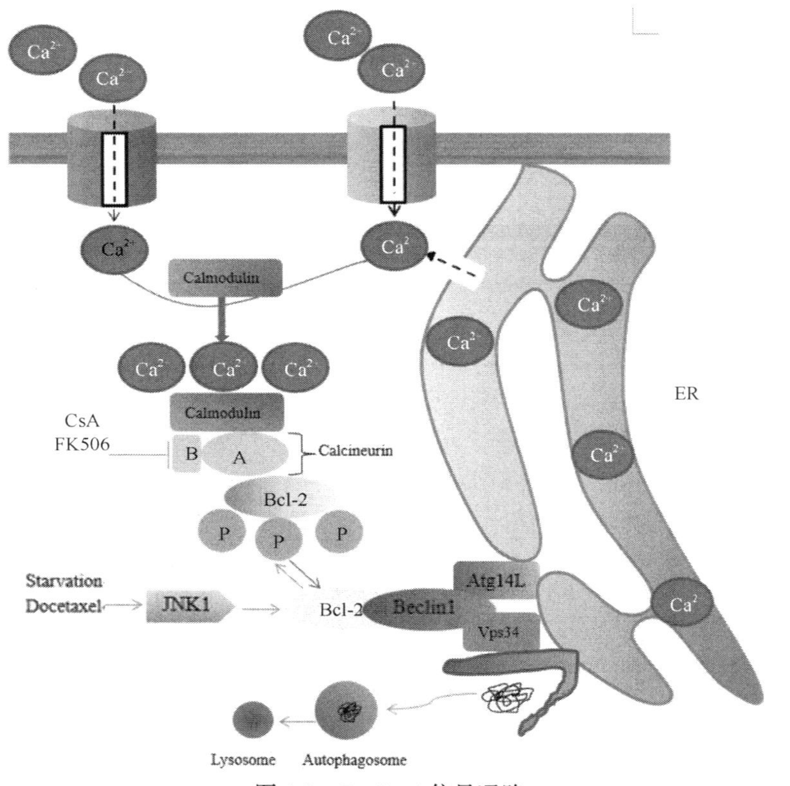

图 4-3　Beclin-1 信号通路

3. P53 信号通路　P53 是一个非常重要的抑癌基因，在细胞生长、细胞周期、细胞凋亡、肿瘤细胞的发生发展过程中都发挥着十分关键的作用。现研究表明 P53 基因在细胞自噬过程中，也发挥了重要的作用。P53 在细胞核及细胞质中的不同定位能对细胞自噬产生完全不同的影响。P53 信号通路见图 4-4。

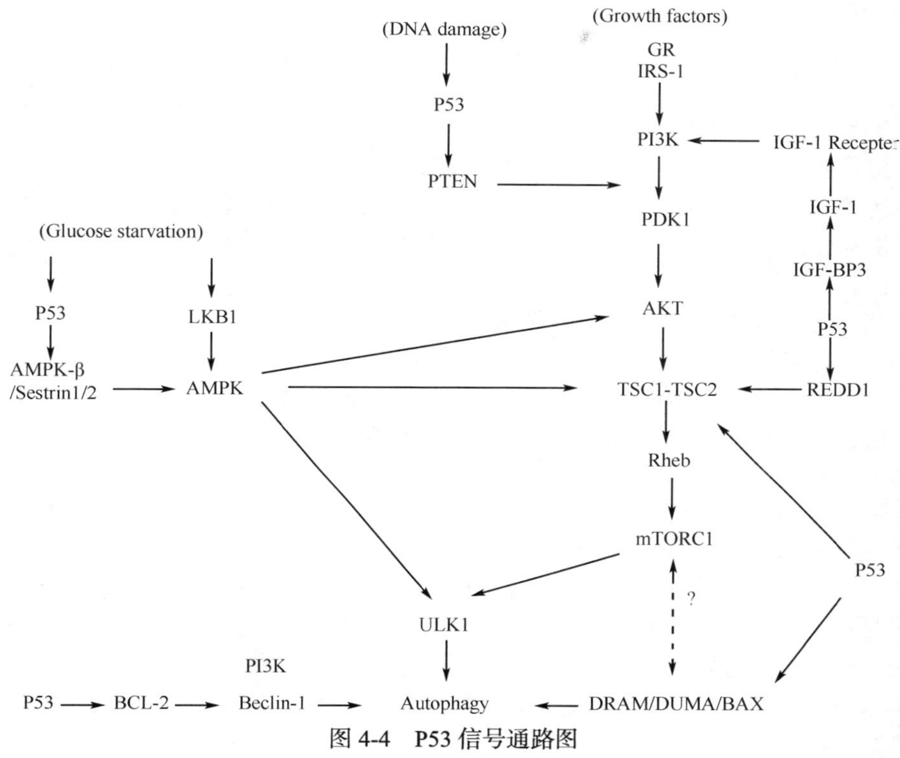

图 4-4　P53 信号通路图

P53 在细胞核中：

（1）P53 可以通过 sestrin1/2 蛋白激活 AMPK- mTORC1 信号通路，从而抑制 mTORC1 表达水平，上调细胞自噬水平。

（2）P53 可以通过激活 DAPK1，使 Beclin-1 磷酸化，促进细胞自噬。

（3）P53 可以通过激活抗凋亡蛋白 BCL-2 家族（Bad、Bax、PUMA、BNIP3），使 Bcl-2/Bcl-x L 与 Beclin-1 之间的抑制作用解除，从而上调细胞自噬水平。

（4）P53 能激活 DRAM1（损伤相关自噬调节因子），通过编码一种溶酶体蛋白，增加细胞的自噬水平，但其具体机制还未明确。

P53 在细胞质中：有关研究表明，在 P53 缺失的癌细胞中，能够上调细胞自噬的水平，如果细胞质中重新载入 P53 可以下调细胞自噬水平。因此，P53 在细胞质中可以发挥抑制细胞自噬水平的功能。

（三）细胞自噬的功能

细胞自噬广泛地存在于人体细胞的正常生理过程中，主要功能包括：

（1）细胞自噬作为细胞内能量的来源，在应对应激状态及维持能量代谢中起着十分重要的作用。细胞在营养缺乏等应激状态下，通过细胞自噬水平的上调，分解更多蛋白质提供细胞存活所需要的能量。

（2）细胞自噬在维持细胞稳态中也发挥了关键的作用。细胞自噬通过对长寿蛋白和细胞器的降解利用以及对缺陷蛋白的清除来参与细胞细胞质的重建，从而维持了细胞稳态。

（3）细胞自噬引起的细胞程序性死亡（Ⅱ型程序性细胞死亡），在清除病理改变的细胞或无用细胞过程中起着关键的作用。细胞自噬水平的破坏与肿瘤的发生发展及自身免疫性疾病等有着密切的关系。

（四）细胞自噬与同型半胱氨酸

高同型半胱氨酸血症可以导致自噬的过度激活。同型半胱氨酸是心脑血管疾病的一个重要的独立危险因素，有研究发现高同型半胱氨酸血症小鼠在脑缺血后，脑组织中的同型半胱氨酸（Hcy）水平增加，激活细胞自噬。同型半胱氨酸可以诱导人静脉内皮细胞自噬的发生，可能在其引起内皮细胞损伤中起保护作用。而高浓度同型半胱氨酸能够抑制内皮细胞自噬水平，使细胞损伤加重。

有研究表明，同型半胱氨酸能够加重神经元细胞的死亡，升高的同型半胱氨酸能直接增加脑损伤和诱导神经细胞脑缺血/再灌注后死亡，高同型半胱氨酸可以促进自噬及缺血再灌注损伤，在大脑中动脉闭塞——再灌注（MCAO）后，LC3B 和 Beclin-1 的表达增加，自噬体在大脑皮质中形成较显著。同型半胱氨酸也可以诱导自噬体积累，上调 LC3B /Beclin-1 蛋白的表达，以及增加 8-羟基脱氧鸟苷的产生。同型半胱氨酸在加强 LC3B 和 Beclin-1 蛋白水平后能够使自噬水平加强。LC3B 和 Beclin-1 的过表达及同型半胱氨酸介导的自噬小体的积累可以被自噬抑制剂 3-甲基腺嘌呤（3-MA）所阻止。同型半胱氨酸的神经毒性的主要机制之一是氧化应激，它涉及 ROS 形成。因此，ROS 所介导的自噬可能与同型半胱氨酸在脑缺血中造成的神经毒性有一定的关系。脑缺血再灌注后同型半胱氨酸血症加重脑皮层的损伤。此外，在心脏中由高同型半胱氨酸引起细胞自噬是通过心肌细胞中心脏特异性 NMDA-R1 受体介导的。有报道称在心肌细胞中，同型半胱氨酸能够通过心脏特异性的 NMDA-R1 受体激活线粒体自噬。与此同时，高同型半胱氨酸激活在心肌细胞线粒体的 MMP-9，并使间隙连接蛋白 43 失活，导致自噬的发生。

二、凋　亡

细胞凋亡（apoptosis）是指为维持细胞内环境稳定，由基因控制的细胞发生自主的程序性死亡，同时也是多细胞生物在发育过程中，一种由基因控制的主动的细胞生理性自杀行为，这是通过基因调控而使细胞出现主动的、有序的消亡过程，这一过程可以发生在生命个体生长发育的各个阶段。

细胞凋亡与细胞坏死不同，细胞凋亡是一种主动的过程，而不是被动的过程，该生理现象涉及一系列基因的激活、表达以及调控等的作用；它并不是病理条件下自体损伤的一种现象，而是为更好地适应生存环境而主动争取死亡的一种过程。细胞凋亡发生时会出现特有的形态学特征，如胞膜有小泡生成，细胞固缩，核质浓缩，染色质凝聚，DNA 降解，胞膜最终形成许多凋亡小体，然后被邻近的巨噬细胞所吞噬。在电镜下凋亡细胞表现为染色质凝集、核浓缩、核裂解、胞浆收缩和胞膜具有发泡现象及凋亡小体的出现等。细胞凋亡出现于多细胞生物的整个生命各个环节当中，可及时清除机体内多余和受损伤的细胞，维持组织器官的稳定性。真核细胞主要通过死亡受体介导的外部凋亡途径、内部线粒体途径、B 粒酶介导的细胞凋亡途径以及近几年开始关注的内质网应激途径介导细胞凋亡的发生。主要有 4 类蛋白分子参与这些细胞凋亡过程，即凋亡蛋白酶、衔接蛋白、Bcl-2 家族蛋白和凋亡抑制蛋白（IAPs）。细胞凋亡对卵巢储备及一些妇科疾病如：子宫内膜异位症、卵巢癌等的发生发展有着重要的影响。通常情况下，细胞凋亡过程受到机体内严格的调控，维持了整个生命过程中各组织器官的稳定性。用单细胞凝胶电泳法检测小鼠早期胚胎凋亡情况时发现，早期胚胎发育过程中各时期即使在形态正常的胚胎当中也存在着细胞凋亡的现象，并且随胚胎细胞数目的不断增加，发生凋亡的比率也不断增加，并在胚胎发育至桑葚胚时达到高峰。高糖环境下，可以诱导发生凋亡，细胞凋亡率随着作用时间的延长而增加。细胞凋亡对维持机体正常生理功能具有重要作用。

（一）细胞凋亡的信号转导机制

细胞凋亡的信号转导机制十分的复杂。目前认为至少有 3 条通路参与：线粒体通路（内源性凋亡途径）、死亡受体通路（外源性凋亡途径）和内质网通路，其中以线粒体通路（内源性凋亡途径）最为经典。研究表明，这 3 种凋亡途径也并非完全独立存在的，在某些情况下它们之间存在某种相互联系。

1. 线粒体通路（内源性凋亡途径）　线粒体通路又称内源性凋亡途径。线粒体控制着细胞在有氧环境下的生存和死亡，是细胞生成 ATP 的主要场所。近年来的研究表明，线粒体也是细胞发生凋亡的主要调控场所，同时也参与了大多数细胞凋亡的调控过程。在线粒体内、外膜之间存在线粒体通透性转变孔（MPTP），而这种线粒体膜通透性转变的发生在细胞凋亡中起着举足轻重的作用。在线粒体通路中，受 Bcl-2 家族蛋白的调控的线粒体外膜的透化引起细胞色素 C 向胞质的释放的环节非常关键。Bcl-2 家族蛋白控制着线粒体外膜和内膜的通透性，因此 Bcl-2 家族蛋白是线粒体凋亡途径的主要的调控者，它们通过激活一系列下游基因发挥调节凋亡的作用。当细胞受到具有遗传毒性的细胞因子刺激后，可以激活起始凋亡蛋白酶 caspase-2，后者与具备死亡结构域（death domain，DD）的 P53 诱导蛋白（PIDD）及 RAIDD 共同形成复合物 PIDDosome，该复合物具有裂解活化 Bid 分子及运输 Bax 蛋白的功能，通过激活 Bcl-2 家族促凋亡蛋白，从而激活该细胞线粒体的凋亡机制。

除了以上提及的细胞色素 C 介导的细胞凋亡以外，线粒体途径还存在着另一种不依赖经典 caspase 的凋亡途径，即由正常情况下位于线粒体内部的凋亡诱导因子（AIF）蛋白介导的细胞凋亡。当细胞受到内部凋亡刺激因子作用后，其可由线粒体释放到胞质，并最终进入细胞核，引起 DNA 的破坏，使得细胞发生凋亡。

2. 死亡受体通路（外源性凋亡途径）　死亡受体通路是由细胞外的信号所诱导的细胞凋亡途径，因此也被称为外源性凋亡途径。死亡受体是肿瘤坏死因子（TNF）受体超家族成员的跨膜蛋白受体，它通过与相关配体结合发生寡聚化及结构的改变，从而暴露出能与衔接蛋白结合的结构域，聚集并激活衔接蛋白，引发下游 caspases 的活化并导致细胞凋亡的发生。目前所发现的死亡配体包括 TNF-α、Fas L 及肿瘤坏死因子相关凋亡诱导配体（TRAIL），其中最为典型的是 Fas 和 TNFRs 两种。其中在细胞凋亡中具有信号转导的作用的 Fas 主要以膜受体的形式存在，而 Fas L 属于细胞表面的一种Ⅱ型膜蛋白。FasL 可与 Fas 结合，导致细胞内的死亡区形成三聚体的活化形式，随后募集 FADD（Fas 相关死亡结构域蛋白），从而形成 Fas L-Fas-FADD 死亡诱导信号复合物（DISC），死亡诱导信号复合物（DISC）形成后可引起细胞质内前半胱氨酸天冬酶 8（Procaspase-8）分子的激活。最终激活的 Procaspase-8 相互连接，进一步激活启动下的 Caspase 相关蛋白酶的级联反应，最终导致细胞发生凋亡反应。该通路中，死亡诱导信号复合物（DISC）的形成是级联反应的关键步骤。

而在 TNFRs 死亡通路中，TNF 通过 TNFR-Ⅰ和 TNFR-Ⅱ介导其生物学活性。TNFR-I 包含具有转导细胞死亡信号所必需的一段高度同源性的氨基酸序列（即结构域），而 TNFR-Ⅱ缺乏结构域，但发现这两个受体都可介导凋亡。尽管 TNFRs 不具有酶解活性，但可募集其他分子转导信号。当其与 TNF 结合后，TNFR-I 三聚体化，然后募集一个衔接蛋白 TRADD（TNFR-associated death domain）。TRADD 可以引起两条信号转导通路的激活：

（1）通过招募 FADD 诱导细胞凋亡，再通过募集和活化 Caspases 激活凋亡通路。

（2）通过肿瘤坏死因子受体相关蛋白 2（TRAF-2）和诱导转录因子（RIP）活化。TRAF-2 和 RIP 活化 NF-κB 诱导激酶（NIK），NIK 使 NF-κB 抑制蛋白发生磷酸化，并促进 NF-κB 的降解和释放，后者转位至核，激活一系列基因表达，导致细胞凋亡的发生。

3. 内质网通路 内质网通路是近年来发现的一种新的诱导细胞凋亡的途径。内质网是细胞中重要的细胞器，并在细胞凋亡的过程中发挥着不可忽视的重要作用。内质网通路即内质网应激（ERS）引起的细胞凋亡，而内质网应激是指在很多病理生理（如氧化应激、缺血缺氧、钙稳态紊乱及病毒感染等）的刺激下，能够蓄积内质网腔内未折叠与错误折叠蛋白，以及打破 Ca^{2+}平衡。内质网应激是机体对各种病理生理刺激的一种自身保护性防御机制，这种作用既能够修复早期或受损较轻的细胞，还能够清除过度损伤的细胞，在维持机体的生理平衡和内环境稳态中起到重要作用。目前，已知内质网应激诱导细胞凋亡的途径有 3 条：CHOP / GADD153 基因的激活转录；JNK 的激活通路；内质网特有的半胱氨酸蛋白酶 Caspase-12 的激活通路。一旦内质网功能受损，就会使得许多蛋白质不能正确折叠和修饰，不能顺利地从内质网转运至高尔基体，所以可通过信号传导途径加剧细胞凋亡。

（1）CHOP 通路：CHOP 通路是调节内质网应激诱导凋亡的主要通路。CHOP/GADD153 是内质网应激特异的一个转录因子，在正常情况下，CHOP 主要存在于细胞质中。TRB3 是一个激酶类似蛋白，属 Tribbles 假性蛋白激酶家族一员，它能够直接与丝氨酸-苏氨酸蛋白激酶 AKT 结合，并抑制其活性。AKT 是重要的抗凋亡信号分子，因此 CHOP 可能是通过诱导 TRB3 的表达进而抑制 AKT 的活性，促进细胞凋亡。此外，研究人员发现，CHOP 诱导细胞凋亡还可能是通过调节 Bcl-2 蛋白家族的促凋亡和抗凋亡之间的平衡来完成的。CHOP 通过上调促凋亡基因 Bax /Bak 表达水平，可以抑制抗凋亡蛋白 Bcl-2 的表达，减弱其抗凋亡能力，用来敏化内质网应激反应，促进凋亡。

（2）JNK 通路：JNK（c-Jun 氨基末端激酶）也被称为应激活化蛋白激酶，目前认为 JNK 通路机制主要有两个：①通过转录依赖的方式调节下游凋亡相关靶基因的转录以及凋亡蛋白的表达，从而介导死亡受体途径及线粒体途径的细胞凋亡。②通过非转录依赖的方式直接调节胞质内靶蛋白的活性，从而介导线粒体途径的细胞凋亡。

（3）Caspases 通路：产生于内质网的 Caspase-12（胱天蛋白酶-12）是 Caspase 亚家族成员，仅在内质网应激时被活化，是介导内质网应激凋亡的关键分子。在正常生理情况下，Caspase-12 与其他的 Caspase 一样，是以无活性的酶原形式存在，在内质网应激损伤的状态下，Caspase-12 酶原被特异性激活，并协同其他内质网应激分子激活 Caspase-9 酶原，再通过 Caspase-3 途径导致细胞凋亡。

（二）凋亡的作用

（1）保护机体内环境的稳定。

（2）免疫的需要：比如部分老的淋巴细胞凋亡，是为新生免疫细胞创造更大的生存空间，提高机体的抗病能力。

（3）发育的需要：比如蝌蚪在向青蛙的转变过程中其尾部细胞凋亡。

（4）减少不必要的耗能和空间，为细胞的更新换代做准备。

（三）细胞凋亡与同型半胱氨酸的关系

同型半胱氨酸可以诱导细胞凋亡。在体外试验中，同型半胱氨酸已被证明能上调内皮细胞中的程序性细胞死亡基因的表达，即细胞凋亡。这种效果可能通过损害内质网对蛋白质正确折叠的能力来增加氧化应激的负荷来实现的。高同型半胱氨酸血症是血管病变的独立危险因素，而导致血管病变的机制之一就是诱导内皮细胞凋亡，而使内皮细胞凋亡的作用可能与氧化应激的增强有关。据相关报道，内皮细胞凋亡促成内皮功能障碍以及动脉粥样硬化斑块和血栓的形成。氧化应激在血管内皮功能障碍和动脉粥样硬化发病中起着重要的的作用。一定数额内的活性氧可以诱导氧化应激，细胞功能的丧失，并导致细胞凋亡。而丙二醛间接反应细胞损伤的程度，超氧化物歧化酶（SOD）的活力可以反映机体清除氧自由基的能力，尤其是血管细胞发生氧化应激反应所产生的氧的部分还原代谢产物，含有一组化学性质活泼的含氧功能基团，是介导细胞凋亡的物质。可以通过以下途径诱导细胞凋亡：①直接损伤；②损伤蛋白质，导致具有酶活性的蛋白质功能丧失，活性氧氧化后的蛋白质还能够影响该基因转录，激活凋亡途径；③影响基因转录，改变该细胞表型特征，诱导细胞凋亡；④作用于细胞膜，诱发脂质过氧化，从而影响细胞信号传递系统，激发有关凋亡基因，导致细胞凋亡。

同型半胱氨酸诱导细胞凋亡依赖于时间和剂量。甘油醛-3-磷酸脱氢酶（GAPDH）核易位，乙酰化，和 p300/ CBP 活性均可能参与了同型半胱氨酸诱导的细胞凋亡。研究者发现，miR-30b 可以在同型半胱氨酸诱导细胞凋亡中发挥着重要作用。同型半胱氨酸诱导内皮细胞凋亡主要通过死亡受体途径，线粒体凋亡通路和内质网应激途径，但对同型半胱氨酸如何诱导内皮细胞凋亡的确切机制尚不完全清楚。

目前的研究表明，包括抗凋亡蛋白和促凋亡蛋白如 Bcl2 的和 Bax 的 BCL2 家族蛋白质参与线粒体依赖性的凋亡途径，caspase 的激活是细胞凋亡的发生的过程之一，caspase-3 已经被认为是细胞凋亡过程中的蛋白水解级联的核心组成部分，因为它可能会切割各种核蛋白质，包括 PARP，这可能会导致不典型凋亡的 DNA 碎片的产生。同型半胱氨酸可以通过 DAPK Bcl2/ Bax 蛋白表达水平的调节和 caspase-3 的活化来诱导发生内皮细胞凋亡。同型半胱氨酸可激活线粒体途径，这可能导致降低线粒体膜电位改变，并诱导血管内皮细胞的细胞凋亡。经测定，DAPK 可能在人脐静脉内皮细胞（HUVECs）同型半胱氨酸诱导的细胞凋亡的线粒体途径中发挥一定的调制。同型半胱氨酸也激活含有特异性蛋白酶（胱天蛋白酶）和 p53 降低线粒体膜电位，从而诱导细胞凋亡。

三、自噬与凋亡相互作用与关系

凋亡和自噬即有相互联系，又相互有区别，两者有共同的刺激因素和调节蛋白（如氧化应激），但是诱发阈值和门槛不同，然而它们在特定的条件下可以相互转化。在凋亡抑制剂存在的条件下，自噬降解损伤线粒体会阻止细胞凋亡。相应的，自噬可以促进凋亡。凋亡和自噬是维持机体内环境稳定的动态定量的两个平衡关系，能够有机地辅助机体完成生命活动的调控。

自噬与凋亡相互作用的两个关键蛋白为诱导肿瘤发生的关键蛋白 p62 以及肿瘤抑制因子 Beclin1。

p62 是许多蛋白质以及线粒体选择性自噬性降解过程中的关键因子，并且 p62 可以和一些凋亡以及存活通路中的蛋白质发生直接作用，包括 Caspase-8、TRAF6（调节 NF-κB 通路）以及细胞外调节蛋白激酶（ERK）。自噬改变凋亡的程度和动力，而凋亡改变 p62 的自噬性降解以及 p62 依赖的自噬性物质（包括 Caspase-8 在内）的降解，二者之间存在一种复杂的平衡。

Beclin1 基因是介导其他自噬蛋白定位于前自噬小体的关键基因，其与酵母自噬基因 Atg6 同源，并参与调控哺乳动物自噬体的形成。Bcl-2 家族蛋白在细胞凋亡调控过程中具有重要作用，Bcl-2 和 Bax 是调节凋亡的基因 Bcl-2 家族中两个重要成员。Bcl-2 和 Bax 调节细胞凋亡的方式是通过形成同源或异源二聚体。当 Bax 和 Bcl-2 形成同源二聚体时，可以诱导细胞凋亡；Bax 与 Bcl-2 形成异源二聚体时则可以实现 Bcl-2 抑制细胞凋亡的功能。研究发现，Bcl-2 和 Bax 调节细胞凋亡，不仅取决于自身表达的高低，而且还与 Bcl-2/Bax 的比值有一定的关系，当比值增大时，细胞凋亡增多，反之细胞凋亡则受到抑制。Beclin1 可以与抗凋亡蛋白 Bcl-2 直接作用。自噬和凋亡之间可以存在多重关系，因而当细胞决定通过凋亡死亡时，那么细胞凋亡增多，自噬减少用以确保自噬开关的关闭。caspase 对 Beclin1 有剪切作用，caspase 能够对 Beclin1 调节自噬和凋亡的作用发挥一定的调控。caspase 对 Beclin1 的剪切降低了细胞内 Beclin1 的水平，进而减弱了自噬的水平。在 Ba/F3 细胞中，IL-3 消耗的初期，能上调自噬水平，然而，随着生长因子持续性地被消耗，发现 Beclin1 的 D133 和 D149 位点被剪切，使 Beclin1 失去了调节自噬的能力，最终自噬减弱，凋亡被激活，发生凋亡。

凋亡和自噬的区别在于，凋亡具有染色体浓聚、细胞皱缩、DNA 降解和凋亡小体形成等特征，该过程依赖半胱氨酸-天冬氨酸蛋白水解酶，其细胞的残余部分最终被巨噬细胞清除；然而自噬以自噬体的出现为特征，不依赖于半胱氨酸-天冬氨酸蛋白水解酶，自噬体和其内的残余成分最终通过自身的溶酶体系统被清除。凋亡是生命体主动以部分细胞的死亡来维持生存的主动过程。相反的，自噬是细胞在生存的状态下，通过消除和降解受损、变性和衰老的细胞器、变性蛋白质与核酸等生物大分子来维持细胞生存的主动过程。在病理状态下，细胞通过自噬无能力清除损伤的细胞器就会发展为细胞主动死亡，即凋亡。除此之外，自噬还可以通过凋亡蛋白的有效降解来调节凋亡。自噬可能还控制着凋亡阈值。

四、自噬与凋亡与妊娠相关疾病的关系

自噬在人类胎盘的生成及发育中发挥着重要的作用，其作用可能是防止因低氧或营养不足导致的滋养细胞的凋亡。众所周知，胎盘是临时的母胎器官，用于支持胎儿生长发育。胎盘中的滋养细胞是形成胎盘的主要细胞，其增生和凋亡是影响胎盘生长发育的主要因素。人类的胎盘是血窦绒毛型，即母体血液是直接接触绒毛的。因此，绒毛滋养细胞很容易暴露于因母体血液变化而导致的应激状态下。当存在妊娠并发症（如子痫前期和胎儿生长受限）时，自噬通路被激活用以维持细胞内稳态，从而允许滋养细胞在氧气和葡萄糖不足的情况下继续生存。因而，自噬可以参与人类胎盘及相关疾病的发展，其中滋养细胞的氧气和葡萄糖水平变化参与调节自噬的改变。在妊娠的早期，胎盘处于生理性的营养物质缺乏及缺氧的状态之中，因此，对于妊娠早期的滋养细胞，它们需要调节相应的机制使其适应这种应激，任何破坏这些机制的因素都可能导致胎盘功能障碍，并最终导致产科并发症（如子痫前期和胎儿生长受限）的发生。妊娠早期的生理性缺氧可诱发自噬的发生。自噬参与人类胎盘发育，滋养细胞内氧及葡萄糖浓度一旦发生改变时，自噬会随之发生改变。这种改变可以保护滋养细胞，使其免于损伤，用以维持胎盘发育以及在正常妊娠。

研究证实，子痫孕妇胎盘着床处滋养细胞凋亡增加。妊娠期高血压疾病子痫前期患者胎盘的细胞滋养细胞、合体滋养细胞、蜕膜细胞的凋亡数量均明显增高。随妊娠高血压疾病病情的加重，妊娠期高血压、子痫前期轻度以及子痫前期重度患者的胎盘细胞凋亡率相应的呈上升趋势。研究者在子痫前期并发胎儿生长受限或特发性胎儿生长受限的病例中观察到，在绒毛滋养细胞中，作为自噬过程的标志的 LC3B 病灶数目明显增加，表明在发生子痫前期和胎儿生长受

限时，绒毛滋养细胞的自噬被激活。与正常妊娠相比，重度子痫前期患者胎盘中 LC3B 基因 mRNA 和蛋白的表达也明显升高。在子痫前期的胎盘中，自噬的活性在合体滋养细胞和绒毛外滋养细胞是不同的。自噬可以维持滋养层细胞的完整性，同时也限制病毒感染。而子痫前期的胎盘的细胞自噬相关蛋白表达水平升高，表明自噬有增加。在自噬方面，子痫前期患者胎盘滋养细胞自噬相关蛋白 LC3B 表达也明显升高，反映出了胎盘细胞自噬升高也可能影响滋养细胞的功能。

胎盘细胞凋亡和自噬的失衡在妊娠高血压疾病中占有重要作用，可能贯穿妊娠高血压疾病发病的全过程。由于妊娠高血压疾病与滋养细胞的功能受损或缺陷有关，而凋亡与自噬的异常改变是促使滋养细胞功能受损或缺陷的重要因素。如果凋亡与自噬发生异常的改变，可导致滋养细胞功能受损或缺陷，引起胎盘形成缺陷或浸入过浅，此时可由于胎盘血液灌流不足，缺血、缺氧，释放毒性因子，进一步诱导大量的滋养细胞发生死亡，最终导致妊娠期高血压疾病的病理过程。在子宫-胎盘部位，由 Fas/Fas L 介导的细胞凋亡在维持母胎免疫耐受中起着十分重要的作用。在整个妊娠过程中，调节胎儿免疫赦免的关键步骤是 Fas /FasL 表达所引起的相关免疫细胞的凋亡。正常妊娠时子宫蜕膜及滋养细胞表达 Fas L 能激活循环中表达 Fas 的 T 细胞凋亡，允许细胞滋养细胞侵入肌层，从而逃避免疫识别，使胎儿移植物得以存活。研究发现，妊高征组胎盘滋养层细胞的凋亡调控基因 Fas L 表达显著低于正常妊娠组，考虑胎盘滋养细胞 Fas L 水平表达的降低，导致母胎间的免疫耐受破坏，引起异常的免疫反应，可能是妊娠高血压疾病发病的重要机制。

分娩是胎儿脱离母亲，作为新的独立个体而存在的过程。正常情况下 Bcl-2 与 Bax 之间保持着动态平衡，如果 Bcl-2 表达升高、Bax 表达降低，将会导致两者比例的变化，进而改变胎盘凋亡与更新之间的平衡，引起分娩发动的异常，导致早产、过期产等不良妊娠。妊娠晚期在合体滋养层中 Bcl-2 的表达水平过高在维持胎盘正常形态及功能方面起着非常重要的作用。随着妊娠进行到晚期，Bcl-2 的高表达转变为 Bax 占主要地位，妊娠晚期 Bax 的高表达引起的细胞凋亡增加可能是引起分娩发动的机制之一。胎盘组织细胞中 FasL 的表达降低、Fas 的表达升高均会导致 FasL /Fas 系统比例的失调，其两者之间动态平衡的打破最终将会导致母胎免疫耐受的破坏和胎盘细胞凋亡的增加，从而诱导分娩发动。

早产和流产与胎盘细胞凋亡密切相关，胎盘细胞凋亡可以引起多种妊娠合并症，在早产和流产的患者中，其胎盘组织出现大量的细胞凋亡，同时调控内源性凋亡途径的线粒体途径的关键蛋白 Bcl-2 表达下调，而 Bax、Cyc-t、caspase-9 和 caspase-3 蛋白表达上调，同时 BCL-2/Bax 比值降低，提示早产和流产可能与胎盘细胞启动内源性线粒体凋亡途径引起胎盘组织细胞凋亡相关。细胞凋亡是胚胎发育中的一个正常过程，如果凋亡增多或减少，都可导致胎儿畸形。在胚胎时期，细胞凋亡是保证个体正常发育所必需的，一旦细胞凋亡规律失常，个体发育也将异常甚至引起死亡。

五、同型半胱氨酸、自噬与凋亡和妊娠相关疾病的关系

同型半胱氨酸是一种含硫基的氨基酸，其由蛋氨酸去甲基化而来，是蛋氨酸代谢的中间产物，最终从肾脏代谢排出。

研究发现，同型半胱氨酸可导致血管内皮细胞损伤、血管基质重构、动脉中层弹力蛋白和胶原蛋白的损伤缺失等病理过程，与缺血性脑血管病有密切关系。同型半胱氨酸可诱导人静脉内皮细胞自噬的产生，这一过程可能在其引起的内皮细胞损伤中发挥保护作用。而高浓度同型半胱氨酸可抑制内皮细胞自噬，从而加重细胞损伤。在同型半胱氨酸诱导鼠胚胎心肌细胞凋亡

的研究中发现：同型半胱氨酸或其代谢产物可以通过胎盘作用于哺乳动物的胚胎细胞，可能是体内同型半胱氨酸诱导啮齿类胚胎细胞凋亡的机制；同型半胱氨酸引起细胞凋亡及不同程度的细胞毒性与同型半胱氨酸剂量相关；同型半胱氨酸对大鼠胚胎的分化和增殖有双重作用，且对分化的影响大于对增殖的影响。

同型半胱氨酸可以导致血管内皮损伤，而血管内皮损伤可引起血管痉挛，导致心、肝、脾、肺、肾、脑等重要脏器发生严重缺血，同时也可以使胎盘出现梗死，引起一些妊娠相关疾病，如早产、流产等。细胞凋亡对维持内皮细胞正常功能具有重大临床意义。在妊娠高血压疾病中，血管内皮受缺氧、氧化应激的损伤都可以引起血管内皮细胞凋亡或自噬增加，那么调节细胞凋亡和自噬的相关通路，则有可能起到保护内皮细胞功能的作用。而同型半胱氨酸可以影响细胞的自噬与凋亡。实验发现，组织暴露在缺氧环境或氧化剂的条件下可发生凋亡现象，所以，一方面，妊娠期高血压疾病患者胎盘缺血缺氧可损伤胎盘血管内皮细胞进而使胎盘发生凋亡增加；另一方面，妊娠高血压疾病患者胎盘中大量的胎盘因子进入母体血液循环，其毒性作用也可损伤全身内皮细胞而使其凋亡。在自噬方面，研究发现利用低氧微环境损伤血管内皮细胞，检测到血管内皮细胞自噬相关基因表达上调，自噬体明显增多，并且自噬活性随低氧时间延长而增加，并且低氧诱导的自噬具有可逆性。在低氧微环境下，自噬的主要作用是避免损伤的内皮细胞进入凋亡途径，保护内皮细胞功能。

六、同型半胱氨酸、自噬与凋亡和出生缺陷的关系

同型半胱氨酸可能是一种新的、相对独立的致畸因子或胚胎细胞毒性物质。Hcy 对神经胚形成期胚胎和器官形成期胚胎均有显著的致畸作用，并呈现出剂量-反应关系。Hcy 能抑制胚胎细胞合成 DNA 和 RNA，激发早期胚胎细胞发生过度凋亡，因此，一旦超过耐受值的 Hcy 水平，便可能通过此机制诱发本应增殖的心脏细胞发生凋亡，进而诱发畸形，重者可引发早期胚胎的死亡。

同型半胱氨酸能降低心肌细胞活力，诱发细胞膜膜磷脂双态稳定的逆转，诱导心肌细胞发生凋亡及坏死，同时高同型半胱氨酸水平对胎儿发生先天性心脏病（CHD）有重要影响。总而言之，Hcy 代谢可从侧面预测发生 CHD 的风险，并有助于改善孕妇的状态，对其及早进行营养干预，以减少 CHD 发生的风险，并为实验研究提供线索。

第二节　氧化应激

氧化应激（oxidative stress，OS）是指体内抗氧化与氧化作用的失衡，倾向于氧化，导致中性粒细胞炎性浸润和蛋白酶分泌增加，继而产生大量氧化中间产物。氧化应激是自由基在体内产生的一种负性作用，并被认为是导致衰老与疾病的一个重要的因素。氧化应激是机体内不可避免的一种状态，通过内质网应激、线粒体、死亡受体等途径介导细胞凋亡；也可能通过激活丝裂原活化核转录因子 NF-κB 并诱导其表达、蛋白激酶通路、激活 caspases 等途径诱导细胞凋亡。氧化应激的毒性效应可产生大量氧化中间产物，如：超氧阴离子、羟基、过氧化氢等，这些物质与 DNA、蛋白质、脂质结合产生氧化反应，破坏细胞组织结构与功能。当氧化应激时，机体遭受许多有害刺激，活性氧产生过多，氧化能力超出抗氧化能力，致使体内氧化系统和抗氧化系统失衡，进而导致组织损伤。机体处于氧化应激状态的重要标志物是丙二醛（MDA），依据其含量可反映氧化应激的严重程度。具有氧化酶活性的血清铜蓝蛋白氧化酶

（CP），起着抗氧化剂的作用。

通常情况下，机体内活性氧的产生与清除处于动态平衡的状态。许多内源性或外源性有害刺激可打破机体的这种平衡状态，致使机体生成大量活性氧，超过抗氧化系统的清除能力，机体便会形成氧化应激的状态，从而引起 DNA 氧化损伤以至于蛋白质表达异常，产生细胞毒性效应并最终对机体造成不可逆性损害。许多疾病都与氧化应激有关，比如高血压、糖尿病、神经变性、帕金森症、阿尔茨海默病、肾小管上皮损伤、外伤性远隔脏器损伤、癌症等。大量研究表明，氧化应激中产生的活性氧可以诱导自噬产生，通过自噬能缓解氧化应激造成的损伤，从而保护细胞存活。氧化应激的基本过程见图 4-5。

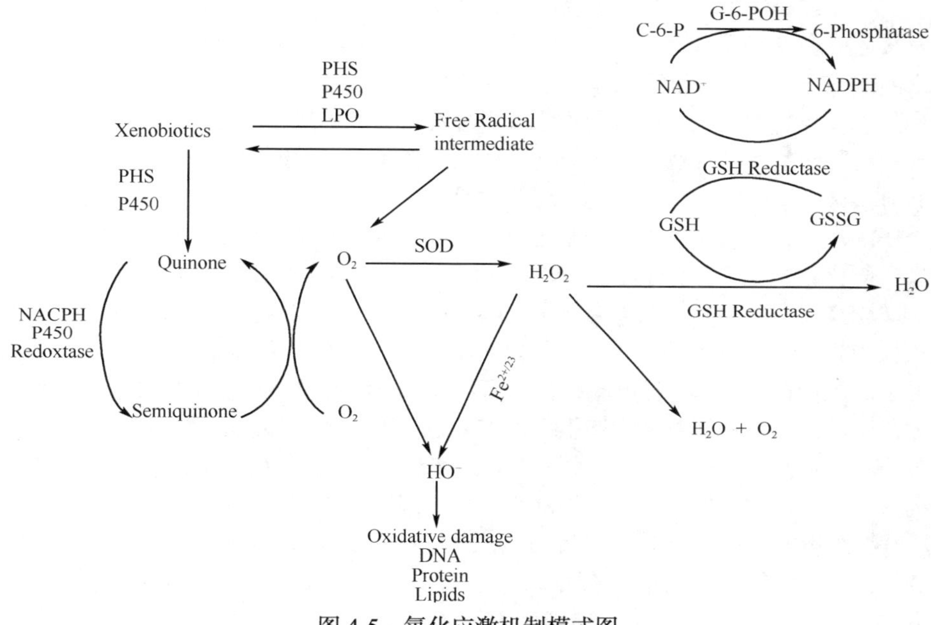

图 4-5　氧化应激机制模式图

一、氧化应激相关的物质

ROS 是生物体中主要的自由基，包括过氧化氢（H_2O_2）、超氧阴离子（O_2^-）、羟自由基（·OH）以及由此衍生的有机过氧化物自由基烷过氧基（ROO·）和烷氧基（RO·）等物质，其作为体内正常氧化还原反应的产物，可以参与杀菌、解毒以及多种代谢途径的调节。在正常生理状态下，ROS 可以被机体的抗氧化系统及时清除，从而维持体内氧化与抗氧化的平衡。但当不同应激原刺激或病原菌感染机体时，体内产生的 ROS 水平远远高于细胞的抗氧化防御能力，氧化还原状态就会失衡。过量的 ROS 存在于组织或细胞内，诱发氧化应激，可以导致氧化损伤，例如 DNA 的羟基化、蛋白质的变性和组织的损伤等。为阻止进一步的氧化损伤，生物体便会激活如提高体内抗氧化酶活性以及启动溶酶体降解途径等一系列的防御应答反应。大量的研究表明，ROS 有 2 种来源：一种是内源性，例如线粒体呼吸链的氧化磷酸化过程活性氧的泄漏、被激活的炎性细胞和过氧化酶体的产生等，线粒体内膜呼吸链产生约 90%的 ROS，是造成氧化应激的直接引物；另一种是外源性，例如病原体、外源物、重金属和促炎细胞因子等。细胞色素 p450 氧化酶也能产生 ROS，细胞当中 ROS 最重要的来源仍然是线粒体。电子泄漏的线粒体呼吸链可以产生超氧自由基，进而生成 ROS。众多研究表明，氧化应激下，自噬的主要诱导者是来源于线粒体的 ROS。

ROS 能够引起氧化损伤，并攻击 DNA 和蛋白质，ROS 攻击的重要靶分子之一是 DNA，会引起包括 DNA 链断裂、DNA 位点基因突变、DNA 双链畸变和原癌基因与肿瘤抑制基因突变等形式的 DNA 损伤。DNA 损伤可以提升细胞内 ROS 的水平，且在调节细胞的死亡和自救中 DNA 损伤诱导的 ROS 起到了很重要的作用。DNA 损伤后将激活一系列的细胞反应，如 DNA 损伤修复。多种不同类型的蛋白介导 DNA 的损伤修复，受损的蛋白能够迅速被感知蛋白识别，而效应蛋白和传递蛋白则把信号从细胞核传至胞质，从而启动应答反应，例如激活细胞周期系统，然而当 DNA 严重损伤或无法修复时，细胞将会面临死亡。过量的活性氧可使磷脂中的不饱和脂肪酸生成过氧化脂质，损伤生物膜；还可以抑制蛋白质的功能，破坏染色体及核酸。活性氧除直接造成多种物质氧化外，还可以通过改变细胞的功能引起组织损伤，尽管过量的活性氧可对细胞造成氧化损伤，伤害机体，但少量的活性氧却是人体生理活动所必需的物质，例如它可以参与蛋白质的磷酸化、钙离子的信息传递及转录因子的激活等过程；活性氧还可参与凝血酶原和前列腺素的生物合成；身体的某些部位发炎时，炎症细胞可产生大量的自由基，这些自由基具有抑菌和杀菌的作用，可防止病原体对机体的进一步侵袭。最近研究表明，活性氧具有信息分子的作用，可以广泛参与细胞生长、增殖、转化、凋亡以及衰老等信息途径的调节。

脂质过氧化物（LPO）为氧化应激反应的主要代谢产物，可影响细胞膜的通透性和流动性，破坏细胞膜上酶和受体功能，使生物膜结构受到损伤，从而影响组织结构和功能。测定 LPO 的含量可反映机体中氧自由基的含量和氧化应激反应的损害程度。氧化应激的毒性作用最终可导致中性粒细胞的炎性浸润、释放多种蛋白酶以及生成活性氧而发生脂质过氧化导致内皮细胞损伤，大量脂质过氧化物还可通过脂蛋白携带入血，引起远隔部位的脂质过氧化，破坏生物膜结构而损伤血管内皮。氧化应激下，线粒体中 ROS 的稳态被打破，ROS 过量堆积会造成膜脂质过氧化反应，进而引起线粒体膜、细胞膜和内质网膜等结构的破坏，从而导致氧化损伤。研究表明，氧化应激可以导致蛋白质和细胞器的损伤。在线粒体呼吸链辅酶还原型辅酶Ⅰ（NADHI）、泛醌细色素 C 氧化还原酶和泛醌氧化还原酶的作用下，少量的氧被转化为 ROS，其中主要是 O^{-2}，但是由于 O^{-2} 能攻击细胞内许多大分子（如脂质、DNA 和蛋白质）且能通过酶催化反应生成其他 ROS，如 ·OH 和过氧化氢（H_2O_2）等，因而 O^{-2} 被视为“首要 ROS”。$·O^{-2}$ 在超氧化物歧化酶（SOD）的催化作用下被转变为 H_2O_2，H_2O_2 通过过氧化氢酶、谷胱甘肽过氧化物酶（GPx）和 Fenton 反应被清除。其中过氧化氢酶能够通过歧化反应将 2 分子 H_2O_2 转化为 1 分子 O_2 和 2 分子 H_2O，GPx 利用一些还原剂将 H_2O_2 转化为 2 分子 H_2O，Fenton 反应则是在 Fe^{2+} 的催化下将 H_2O_2 分解生成 · OH。尽管 · OH 的半衰期（大约 10^{-9}s）非常短，但是活性却非常高，几乎对所有大分子（如核酸、蛋白质、碳水化合物和脂质）都会造成损伤。

氧化物歧化酶（superoxidedismutase，SOD）是机体主要的自由基清除酶之一，肝脏有效血流量下降将会造成内源性氧自由基清除剂 SOD 的下降，同时 SOD 的合成会减少，氧自由基清除不足，会进一步抑制 SOD 的活性。人体内的抗氧化酶和抗氧化物质构成的氧化还原网络形成了机体的抗氧化防御机制。其中由超过氧化氢酶、氧化物歧化酶、谷胱甘肽过氧化物酶以及谷胱甘肽还原酶等组成了抗氧化酶性物质，氧化维生素、泛醌还原物过度金属蛋白等组成了抗氧化非酶性物质。这些抗氧化物可协同清除自由基 ROS，从而减轻氧化带来的损伤。氧化应激水平升高导致的中性粒细胞炎性浸润、多种蛋白酶的释放以及 ROS 产生而发生的脂质过氧化作用等一系列反应均可以导致内皮细胞的损伤。ROS 的作用主要是在影响血管细胞的生长、迁移、增殖和激活等方面有作用，在病理的条件下，ROS 可涉及炎症、内皮功能障碍、细胞增殖和激活等方面。

丙二醛（MDA）可与红细胞膜上的蛋白质以及磷脂发生交联，也可使蛋白质的巯基氧化，导致红细胞膜结构、成分和功能改变，膜微环境的改变影响红细胞的免疫功能，使其膜上的 C3b 受体的活性及清除循环免疫复合物的能力降低，而且在右旋糖酐的诱导下还促使红细胞发生聚集反应，使细胞的脂质过氧化程度增强。MDA 具有生物毒性作用，在生物体内可引起核酸、蛋白质等生命大分子的交联聚合，同时也是最能导致诱变的脂质过氧化。脂质的过氧化作用的增强，使细胞膜的流动性和通透性都发生改变，这种刺激会进一步引起单核细胞进入血管壁，会大量形成泡沫化巨噬细胞，导致胆固醇的沉积，粥样斑块的产生，最终，出现血管舒张因子前列环素（prostacyclin，PGI2）分泌减少、全身小血管痉挛等一系列全身的病理生理反应。

二、氧化应激的机制与信号通路

（一）解耦联蛋白（uncoupling proteins，UCPs）系统的反馈调节

解偶联蛋白（UCPs）是线粒体内膜上的一种具有调节质子跨膜作用的特殊蛋白质。目前在哺乳动物体内已经发现 5 种 UCPs，分别为：UCP1、UCP2、UCP3、UCP4 以及 UCP5。研究表明，在 UCPs 家族中，能够对氧化应激起反馈调节作用的仅有 UCP2 和 UCP3。UCPs 反馈调节 ROS 的机制是：UCPs 通过降低质子电化学梯度，使呼吸作用中 ATP 的合成与电子传递过程解耦联，将储存的能量以热能的形式释放出来，以提高静息代谢率，其中 UCPs 通过调节质子泄漏（proton leak）来降低 ROS 的产量。

研究表明：呼吸链赋予质子高运动能力，给氧分子提供 1 个电子而变成 $\cdot O^{-2}$，在稳定状态时 O^{-2} 的电子载体浓度升高，增加了 $\cdot O^{-2}$ 的量；$\cdot O^{-2}$ 下游衍生物羟基壬烯酸激活电子漏，继而膜电位降低，随后通过呼吸链刺激电子流量，使得给氧提供 1 个电子而成 $\cdot O^{-2}$ 的电子载体，在稳定状态时的浓度降低，因此 UCPs 对 ROS 的生成是一个负反馈机制，其功能是通过脂质过氧化产物来抵抗氧化应激的这个过程。

（二）人体内两类抵御自由基的系统

人体内有两类抵御自由基的系统，一类为酶促防御系统，另一类为非酶促防御系统，它们对清除自由基以及保护细胞起到了重要作用。在生理状态下，自由基的产生以及清除都保持着相对平衡的状态。而在某些病理情况下，体内自由基大大增加，机体抗氧化防御能力的下降，这便是氧化应激的发生机制。

（三）氧化应激的信号通道

氧化应激能够破坏细胞内氧化还原等的平衡状态，许多信号通路和一些信号介导分子从而激活或被抑制，如 NF-κB 信号通道，核因子 E2 相关因子 2-胞质伴侣蛋白（Nrf2 /Keap1）信号通道，MAPKs，激酶蛋白 mTOR（一个蛋白质合成的关键调控子）和蛋白激酶 C（PKC）等，最终调节相关基因的表达。其中，细胞内抵抗氧化应激和保持氧化还原平衡状态的重要信号通道之一是 Nrf2 /Keap1，Nrf2 是一种氧化应激基本表达的关键转录因子，存在于全身的多个器官，它的缺失以及激活直接引起细胞对所处应激源的敏感性的变化。

三、氧化应激与同型半胱氨酸的关系

同型半胱氨酸本身并不参加蛋白质合成，但 Hcy 可以促进氧自由基生成，加速低密度脂蛋白（LDL）氧化，以及可激活血小板黏附和聚集，进而损伤血管内皮细胞。当 Hcy 水平升

高时容易被氧化为Hcy化合物,同时产生过氧化氢和超氧阴离子自由基而损伤血管内皮细胞。

Hcy在自身氧化这个过程中，可以产生大量过氧化物以及自由基，从而导致氧化应激。Hcy的氧化应激反应：Hcy自身氧化后生成同型胱氨酸、同型半胱氨酸混合性二硫化物和同型半胱氨酸硫内酯。硫基氧化后产生超氧阴离子（O^{2-}）和过氧化氢（H_2O_2）、OH^-等 ROS，巯基在氧化过程中可以产生羟自由基、过氧化氢以及超氧阴离子等ROS。氧化应激所产生的毒性作用绝大部分来源于高反应性氧自由基（OH^-）。OH^-作用于细胞膜内的不饱和脂肪酸，细胞膜脂质过氧化链式反应被启动。破坏细胞的完整性，并能使低密度脂蛋白胆固醇（LDL-C）氧化修饰为氧化低密度脂蛋白(ox-LDL)。从而导致内皮细胞功能改变，甚至细胞死亡脱落。而ox-LDL是高度炎症性物质,参与动脉粥样硬化炎症病变的过程,具有化学趋化和细胞毒性作用。ox-LDL经巨噬细胞表面清道夫受体被巨噬细胞大量吞噬摄入，最终导致巨噬细胞转变为泡沫细胞进而损伤内皮细胞。ox-LDL还能激活T淋巴细胞，诱导巨噬细胞和血管内皮细胞表达趋化因子、黏附分子，细胞因子及其他多种炎性物质。Hcy导致内皮细胞抗氧化能力损伤是通过降低内皮细胞内谷胱甘肽过氧化酶的mRNA水平。OH^-可使胞质中的某些酶以及膜蛋白交联成二聚体或更大的聚合物使其失去活性并导致内皮功能的损伤。H_2O_2易于穿过细胞膜，并氧化某些酶的关键巯基而使酶灭活，从而介导内皮功能损伤。同型半胱氨酸在体内极易被氧化，然而在氧化的同时，释放出过量的ROS，从而引起分子、细胞和组织等等的损伤。ROS具有内皮毒性作用，在心血管病变，特别是在动脉粥样硬化过程中扮演着重要角色。

高浓度Hcy可抑制细胞内抗氧化物酶谷胱甘肽过氧化物酶或胞外超氧化物歧化酶的活性，可以导致 ROS 在体内异常蓄积，然后通过直接或间接作用诱导内皮细胞结构或（和）功能的改变，在心血管病变中，尤其是动脉粥样硬化过程中有重要的作用。HHcy患者体内Hcy长期维持较高水平其体内 SOD 水平明显降低，暗示其清除自由基的能力明显减弱，抗氧化的能力降低。正常情况下，SOD 可催化ROS，体内ROS水平的降低可被SOD水平的降低引起，尤其是超氧阴离子的蓄积。HHcy患者ROS产生增加，机体的抗氧化酶在清除ROS时活性降低，导致抗氧化能力的下降，使体内抗氧化与氧化处于不平衡状态，产生氧化应激，通过氧化应激机制参与动脉粥样硬化的发生发展。因此，有必要关注HHcy患者体内氧化与抗氧化状态。

四、氧化应激与妊娠相关疾病的关系

（一）氧化应激与正常妊娠

正常妊娠过程中，机体内低水平的 ROS 在胚胎发育与植入、胎盘形成以及胎盘功能、分娩等过程中起着重要作用。随着妊娠的进展，为了维持正常的妊娠过程，机体的抗氧化水平也提高，维持氧化／抗氧化作用相对平衡。

孕早期时，存在氧化应激的现象。其机制为囊胚在着床后的早期，绒毛滋养细胞侵入母体子宫螺旋动脉的管腔中，使螺旋动脉管腔转化为低阻力的松弛管腔。开始，这些细胞闭合了螺旋动脉，限制了母体血液流入胎盘。因此，胎盘是在一个低氧环境中发育的，从而使分化细胞免受大剂量活性氧的损伤。胚胎一旦形成，母体胎盘间的血液循环完全建立后，胎盘内氧气浓度会迅速增加，而在正常妊娠中，母胎血液循环刚刚建立的时候，胎盘就会爆发氧化应激。妊娠期的氧化应激也可来自胎儿代谢，并对胎儿生长发育起到了重要作用。孕早期胎盘部位发生了氧化应激，但同时一些抗氧化物质如超氧化物歧化酶、过氧化氢酶及谷胱甘肽过氧化物酶活性升高，从而能够及时清除活性氧，使细胞免受妊娠引起的氧化应激带来的损伤，妊娠得以维持。

（二）氧化应激与妊娠糖尿病

许多学者认，在糖尿病的发生、发展过程中，氧化应激产生的主要机制可能与以下有关：线粒体呼吸传递链；NAD（P）H 氧化酶；蛋白质的非酶糖化；抗氧化能力减弱。葡萄糖自身氧化；妊娠糖尿病发生机制与 2 型糖尿病类似，胰岛 B 细胞功能障碍和胰岛素抵抗（IR）是妊娠糖尿病发病的一个中心环节。氧化应激导致组织广泛的氧化损伤，通过影响多种信号转导，最终导致糖尿病患者功能异常，这些病理改变则是糖尿病血管并发症发生的重要基础以及生化机制。当机体自由基的产生和氧化防御之间的平衡被打破后，就会引起靶组织的损伤，造成氧化应激这个状态。妊娠糖尿病患者的过氧化状态就会使体内组织细胞功能受到影响，其中尤其严重的受影响的是胰岛 B 细胞的功能，极易引起损伤或凋亡。血清丙二醛（MDA）在体内自然生成，是氧化应激的标志物，是膜脂过氧化最重要的产物之一，它会使膜的损伤加重。一般妊娠时，机体脂肪组织会增加，然而妊娠期糖尿病会诱发脂代谢紊乱，从而使脂肪细胞调节功能受损。

（三）氧化应激与妊娠高血压

目前，妊娠高血压疾病主要发病机制是：内皮细胞激活与损伤学说，然而氧化应激是导致内皮细胞损伤的一个重要原因。胎盘来源的循环因子可以导致氧化应激，妊娠高血压疾病患者的合体滋养细胞的微绒毛膜可以刺激中性粒细胞产生超氧自由基。氧化应激主要来源于缺血再灌注，但是在这种情况下，能代谢氧化物质的前体可通过 ATP 降解。在妊娠高血压疾病，尤其是重度子痫前期，由于部分脏器低血流量和小动脉痉挛，存在缺血再灌注病理改变。妊娠高血压疾病患者由于抗氧化物质减少，氧化物质增加，氧化还原系统平衡失调，呈现氧化应激状态，损伤血管内皮细胞，导致妊娠高血压疾病病理改变。

妊娠期高血压疾病时，滋养细胞侵入子宫壁过浅，子宫螺旋动脉异常，胎盘血流灌注不足，都可导致胎盘缺血缺氧，从而引起妊娠期的氧化应激水平增加，此时，正常妊娠保持的抗氧化与氧化相对平衡被打破，孕产妇体内出现一系列的氧化应激损伤，如：内皮细胞损伤、细胞凋亡增加等。妊娠期高血压疾病患者，胎盘缺氧时的反馈作用与胎盘滋养细胞凋亡增加协同，进而抑制了滋养细胞对螺旋动脉的浸润，进一步导致胎盘缺血缺氧而促进妊娠期高血压疾病的发生。众多研究一起证实，导致妊娠期高血压的重要原因之一是氧化应激。

在妊娠期高血压疾病患者的体内，抗氧剂浓度的降低及增强脂质过氧化作用，导致了妊娠期高血压疾病的氧化应激反应。同时，有研究又发现了未孕女性内的 MDA 水平明显低于孕妇，并且患有妊娠期高血压疾病的孕妇体内检测到的 MDA 浓度也显著高于正常妊娠的女性。这些研究均提示：妊娠期间的氧化应激状态与妊娠期高血压疾病时体内氧化与抗氧化作用的失衡有一定关系。妊娠期高血压疾病患者可能是因为脂质改变而促进了氧化应激，尤其在胰岛素抵抗综合征即出现一系列包括脂质障碍、胰岛素抵抗和肥胖导致的血糖升高等异常现象，这些情况就如非妊娠时的心血管疾病一样。翻译产生 SOD 的 mRNA 表达水平在妊娠早期也是显著上升的，SOD 高表达与妊娠期母体内氧化应激水平的升高能够相适应，但是，在患有妊娠期高血压疾病的时候，母体内的氧化应激水平可以显著升高，产生大量的氧自由基，从而导致膜脂质发生过氧化作用，同时体内的 SOD 被大量消耗，出现了子痫患者体内 SOD 活性降低，抗氧化能力的下降和氧化作用的加强，导致内皮细胞的功能受损，出现胎盘及部分器官组织功能障碍。

妊娠期氧化应激的底物增加，包括血浆中和膜上胆固醇及脂质、多不饱和脂肪酸，同时抗氧化剂例如维生素 E 也增加，而且包括谷胱甘肽过氧化物酶、超氧化物歧化酶、过氧化氢酶等在内的抗氧化系统也增加，是对氧压升高及再灌注氧化应激的保护性的反应。因此，正常妊娠时氧化和抗氧化作用保持了相对平衡。妊娠期高血压疾病时这种平衡被打破，存在氧化应激。

（四）氧化应激与子痫前期

许多学者认为在子痫前期发病中起重要作用的是氧化应激，可能与母体脂质代谢障碍和病变胎盘之间的相互作用引起的自由基反应增强有一定关系。由于胎盘血液灌注减少，可以产生过多的活性氧，造成氧化应激，导致孕妇血管内皮细胞的损伤，从而引发子痫前期综合征的病理损害。越来越多的实验表明，子痫前期存在明显的氧化应激，氧化应激在子痫前期发病中发挥着重要的作用。子痫前期是一个由两个阶段组成的功能失调性疾病。前一阶段是由于胎盘血流灌注减少，而后一阶段为孕妇子痫前期综合征。前一阶段的胎盘血液灌注减少，可以产生过多的活性氧，造成氧化应激，导致血管内皮细胞损伤在孕妇体内，从而引发后一个阶段的病理损害。活性氧也可通过破坏上皮细胞产生的一氧化氮，从而使血管舒缩反应被抵消，造成子痫前期的多系统病理损伤。母体与胎儿进行物质交换的主要场所是胎盘，胎盘的功能状况直接影响着胎儿的生长发育，而且胎盘是妊娠期高血压疾病发展的一个重要靶器官，因此研究妊娠高血压疾病患者胎盘绒毛组织氧化应激状态的改变有着非常重要的实际意义。

（五）氧化应激与自然流产

自然流产与氧化应激有一定关系。氧化应激在孕早期时也存在，但同时也存在一些抗氧化物质，如：超氧化物趋化酶、过氧化氢酶及谷胱甘肽过氧化物酶，这些酶活性的升高，能够及时清除活性氧，使细胞免受妊娠引起的氧化应激的损伤，以便妊娠得以维持。但如果抗氧化系统功能降低或生成减少，则可以导致流产。关于氧化应激引起流产的机制目前尚不清楚。

（六）病理妊娠时氧化应激的来源和作用

关于病理妊娠时氧化应激发生的确切原因，目前尚不清楚，可能与母体脂质代谢障碍和病变胎盘之间的相互作用引起的自由基反应增强有关系。主要有以下两种解释：胎盘缺血缺氧，目前认为，妊娠时的胎盘是体内过氧化产物的主要来源，组织缺氧再灌注是发生脂质过氧化的重要诱因；还有就是母体因素。

1. 脂质过氧化底物增加　在子痫前期的时候过氧化底物增加，患者血浆中的游离脂肪酸和甘油三酯水平相当于正常妊娠的两倍，有时还伴有 LDL 的增多。LDL 更易被氧化而损伤血管内皮细胞，使血管内皮细胞的通透性增加，并刺激单核细胞进入血管壁，形成单核巨噬源性泡沫细胞，胆固醇沉积，形成粥样斑块。合体滋养层微绒毛膜的脂质过氧化被视为子痫前期的重要发病机制之一。合体滋养层中的细胞角蛋白的降解物包括了组织多肽抗原（TPA），被称为合体滋养层微绒毛膜的一个标记。子痫前期妇女合体滋养层微绒毛膜的脂质过氧化可刺激母体中性粒细胞产生超氧化自由基，损伤内皮细胞使血管内皮功能障碍。

2. 参与氧化应激的某些酶活性改变　还原型烟酰胺腺嘌呤二核苷酸磷酸即还原型辅酶Ⅱ（NADPHⅡ）氧化酶是一个多成分系统，包括 Cytab558、黄素蛋白和醌。在炎症反应时巨噬细胞和中性粒细胞发生“氧化爆发”产生大量 ROS，构成了机体抵抗病原体的第一防线。血管内皮细胞 ROS 生成的主要来源之一是黄嘌呤氧化，黄嘌呤氧化还原酶在体内存在黄嘌呤脱氢酶（XD）与黄嘌呤氧化酶（XO）两种互变形式，XD 还原 NADH 生成 NAD^+；XO 在次黄嘌呤转化为黄嘌呤时，产生活性氧。缺血缺氧状态下的胎盘很可能释放 XO 进入循环系统，产生大量自由基而损伤内皮细胞。

3. 氧化应激的易感性增加　氧化应激的易感性增加可能与酯酶基因异常有关。脂蛋白脂肪酶（LPL）主要功能是升高 HDL，降低血内甘油三酯，维持体内脂类的正常代谢。LPL 基因有 60 多个位点可以发生突变，这些突变可降低 LPL 的活性，使患者更易发生心血管疾病以及血脂代谢障碍病，而且具有明显的家族遗传倾向。

4. 抗氧化剂减少　正常妊娠妇女血浆中的 Trf 和 Cp 水平明显比轻度子痫前期和重度子痫前期母体高。而作为脂质过氧化指示剂的 MDA 明显升高。子痫前期患者体内抗氧化剂明显减少，胡萝卜素、维生素 C、维生素 E、谷胱甘肽等抗氧化剂明显比正常妊娠妇女低些。

对氧磷酶（paraoxonase，PON）是一类能够催化水解磷酸酯键的抗氧化酶。然而研究最多的主要是由肝脏分泌的 PON，它在血清中主要存在于 HDL 分子中，能够水解 LDL 和 HDL 分子中的氧化型磷脂，可防止 HDL、LDL 的氧化，因此在脂类代谢中发挥重要的抗氧化酶活性。PON 活力下降可以使机体抗氧化能力降低，从而使体内 LDL 容易被氧化成 ox-LDL，进而损伤血管内皮细胞，刺激单核细胞进入血管壁，形成巨噬细胞以及巨噬细胞泡沫化（泡沫细胞），胆固醇沉积，致粥样斑块形成。

五、同型半胱氨酸、氧化应激与妊娠相关疾病的关系

同型半胱氨酸可以促进氧自由基的生成，加速低密度脂蛋白（LDL）的氧化，并可激活血小板的黏附以及聚集，损伤血管内皮细胞。同型半胱氨酸可在金属阳离子介导下自身氧化生成同型半胱氨酸化合物、超氧阴离子自由基和过氧化氢，损伤内皮细胞的结构以及功能，最终导致妊娠高血压疾病和其他不良妊娠结局。测定 Hcy 和过氧化脂（lipid peroxidation，LPO）的含量可直接反映机体中产生氧自由基和氧化应激反应的能力。Hcy 在体内极易被氧化，在氧化的同时，释放出活性氧离子，过量的 ROS 可以引起分子、细胞以及组织的损伤。当 Hcy 水平升高时容易被氧化为 Hcy 化合物，同时产生超氧阴离子自由基和过氧化氢，损伤血管内皮细胞，并且随着妊娠期高血压疾病的加重，血中 Hcy 的浓度增高。高浓度 Hcy 可抑制胞外超氧化物歧化酶或细胞内抗氧化物酶谷胱甘肽过氧化物酶，使超氧化物灭活减少，导致活性氧簇在体内异常的蓄积，可通过直接或间接作用诱导内皮细胞结构或（和）功能的改变。HHcy 患者体内 SOD 水平明显降低，暗示其抗氧化的能力降低，清除自由基的能力明显减弱。正常情况下，ROS 可被 SOD 催化，SOD 水平的降低可引起体内 ROS 水平的降低，尤其是超氧阴离子的蓄积。

高表达的 Hcy 使 H_2O_2 产生增多，破坏机体的抗氧化系统，线粒体膜脂质发生过氧化作用，引起内皮细胞功能障碍，导致了细胞凋亡，同时可以促进体内血小板和 ROS 的产生。患有妊娠期高血压疾病同时伴有流产或早产可能性的孕妇血液中 Hcy 的水平明显高于正常妊娠的孕妇，所以就认为一定剂量的 Hcy 有可能引起了妊娠期高血压疾病患者体内氧化还原状态的失衡以及抑制细胞外 SOD（extracellular superoxide dismutase，EC-SOD）的表达，最终导致氧化应激反应，从而引发妊娠期高血压疾病，最终导致早产或流产等不良结局的发生。当 Hcy 水平升高时，容易被氧化生成 Hcy 化合物，同时产生过氧化氢和超氧离子自由基，血管内皮细胞被损伤；由于内皮细胞长期暴露在较高水平的 Hcy 中，导致细胞释放一氧化氮产物减少，内皮细胞介导的血小板抑制作用也减弱，血小板黏附聚集，而且 Hcy 晶体可以为血管内凝血因子的接触活化过程提供“致病条件”，最终导致血管疾病；虽然妊娠期妇女体内 Hcy 水平较孕前显著降低，但是由于妊娠期妇女对 Hcy 损伤敏感性增强，血浆 Hcy 水平轻度升高，可能导致一系列的血管损害。

有研究结果显示妊娠期高血压疾病组同型半胱氨酸比对照组高，且随着病情的加重其含量

也越来越高，并与 SOD 活性呈负相关性。Hcy 也可通过抑制细胞抗氧化酶的活性，从而减少活性氧的清除，导致了活性氧在细胞内和线粒体内的聚集。处理培养的血管内皮细胞时，谷胱甘肽过氧化酶和血红素加氧酶的表达和活性均减弱，提示其可抑制细胞的抗氧化能力。许多临床研究也一起支持氧化应激可以导致内皮细胞的功能障碍。然而当 Hcy 水平升高时，容易被氧化生成 Hcy 化合物，同时产生过氧化氢和超氧离子自由基，导致血管内皮细胞损伤和血管平滑肌细胞的增殖，导致血管性疾病最终影响子宫胎盘血流，从而影响胎儿生长发育，从而最终导致妊娠高血压、子痫前期等妊娠相关疾病。

六、同型半胱氨酸、氧化应激与出生缺陷的关系

诱导氧化应激反应，使体内抗氧化与氧化作用失调，更倾向于氧化。产生大量氧化中间产物如超氧阴离子、过氧化氢等等，这些物质与蛋白质、脂质等结合产生过氧化反应，破坏细胞和组织结构与功能，这可能是导致胚胎的毒性作用机制之一。胚胎发育如果过多地发生氧化应激反应，可以通过损伤细胞核及线粒体使基因表达产物结构与浓度发生改变而导致胚胎畸形。

代谢异常是诱发血管疾病和胎儿出生缺陷的一个重要的独立的危险因素。有人认为，其代谢异常在发病机制中起着重要的作用。损伤血小板一氧化氮合酶系统，可以使一氧化氮生成减少。而一氧化氮在控制胎儿胎盘血流变化、确保充足的胎盘血流量、胎儿的氧供应及营养的供应时发挥着重要的作用，可以促进血小板的黏附与聚集，激活凝血因子和减少凝血酶的灭活，使血液处于高凝状态，促进血栓的形成，从而降低子宫胎盘血供，使胎儿生长受限。以上的种种可见，胚胎正常发育的重要条件之一是降低血液中凝血因子浓度。高 Hcy 可抑制 eNOS 表达，降低它的活性，使 NO 生成减少，进而损伤血管内皮，影响胎儿生长发育。

目前认为，Hcy 诱发神经管畸形的作用机制难以用单一的机制解释，可能是多种机制联合作用或相互作用的结果。Hcy 通过干扰 DNA 甲基代谢和氧化应激影响甲基转移能力，导致基因组 DNA 整体发生低甲基化，并伴随局部区域的超甲基化。Hcy 具有细胞毒性，可使巯基氧化产生自由基，引起细胞凋亡和 DNA 损伤；另外 Hcy 过多还可产生大量 S-腺苷蛋氨酸，后者是体内所有甲基转移反应的竞争抑制剂，干扰 DNA、蛋白质以及脂类的甲基化反应，产生错误蛋白和无功能的蛋白。氧化应激导致 CpG 序列的损伤，这种氧化损伤会抑制 MeCP2（methyl-CpG binding protein2）含有的 MBD（methyl-CpG binding domain）结构域的结合从而导致 DNA 甲基转移能力下降。氧化应激还可以降低甲基转移酶 DNMT1 和 DNMT3b 的表达，从而降低 DNA 甲基转移能力，来导致基因组 DNA 整体低甲基化。这种表观遗传修饰可能是 Hcy 导致的 miR-124 表达下调的原因。miR-124 下调会导致其靶基因表达上调，神经前体细胞增多，导致神经上皮增厚，这可能是神经管无法正常闭合的原因。Hcy 可能通过表观遗传修饰下调 miR-124 来导致神经管畸形。

第三节　非 编 码 RNA

非编码 RNA 是当前生命科学研究领域的前沿热点。系统地研究生物体内非编码 RNA 的起源、结构、功能和作用机制，有助于我们更加全面、深入地了解基因表达调控机制及生物体的生命活动，以及其参与疾病的过程及机制，为临床疾病的预防和治疗提供一新理论依据。

一、非编码 RNA 的发现

1961 年 Jacob 和 Monod 在 Journal of Biological Chemistry 杂志上发表了一篇具有里程碑意义的研究论文，首次提出了信使 RNA（mRNA）的概念以及它们在蛋白质翻译过程中作为遗传信息传递者的中心作用。在随后的 50 多年中，随着 mRNA 研究的深入和遗传“中心法则”的确立，人们对以 mRNA 为代表的基因转录本的认识主要在于其作为蛋白质翻译模版的信使作用。

这种状况一直延续到 2001 年人类基因组计划完成前后，该研究发现在组成人类基因组的 30 亿个碱基对中，只有大约 1.5%的核酸序列用于蛋白质编码，其余的核酸序列不编码任何蛋白质。这些不具有蛋白编码潜能的基因组序列曾被一度认为是基因组在进化过程中累积的无功能的“垃圾序列”。随着研究的深入，越来越多的证据表明这些曾经的“垃圾序列”可能具有重要的生物学功能，其中一个关键性的证据是在高等物种中，绝大多数这些基因组序列能够以发育阶段特异性或组织特异性的方式转录成 RNA，其中就包括大量的长链非编码 RNA。非编码 RNA 是一大类不具有蛋白编码潜能的 RNA 转录本，第一个被报道的成员是丙氨酸 tRNA，由 Holley 等于 1965 年在面包酵母中发现。随后，越来越多的非编码 RNA 得到鉴定，包括核糖体 RNA、snoRNA、Xist 以及在真核生物体中大量存在的 microRNA。值得一提的是，由于近年来对 microRNA 的生理功能和作用机制的深入研究，使得人们逐步认识到非编码 RNA 对基因表达的广泛调控作用。

二、非编码 RNA 概念

非编码 RNA 是指不编码蛋白质的 RNA。其中包括 rRNA、tRNA、snRNA、snoRNA 和 microRNA 等多种已知功能的 RNA，还包括未知功能的 RNA。这些 RNA 的共同特点是都能从基因组上转录而来，但是不翻译成蛋白，在 RNA 水平上就能行使各自的生物学功能了。非编码 RNA 从长度上来划分可以分为 3 类：小于 50nt，包括 microRNA、siRNA、piRNA；50nt 到 500nt，包括 rRNA、tRNA、snRNA、snoRNA、SLRNA、SRPRNA 等；大于 500nt，包括长的 mRNA-like 的非编码 RNA，长的不带 polyA 尾巴的非编码 RNA 等。

三、非编码 RNA 的分类

由于非编码 RNA 在序列、结构以及生物功能上的高度异质性，目前存在多种分类方法。

（一）根据生物学功能分类

非编码 RNA 分为持家非编码 RNA 和调控性非编码 RNA：持家非编码 RNA 主要包括核糖体 RNA（rRNA）、转运 RNA（tRNA）、小核 RNA（snRNA）、小核仁 RNA（snoRNA）、引导 RNA（gRNA）和端粒酶 RNA；调控性非编码 RNA 主要包括小干扰 RNA（siRNA）、微小 RNA（microRNA）、与 Piwi 蛋白相互作用的 piRNA 和长链非编码 RNA（lncRNAs）。

（二）根据亚细胞定位分类

非编码 RNA 分为细胞核非编码 RNA 与细胞质非编码 RNA。

（三）根据是否具有 polyA 尾结构分类

非编码 RNA 分为具有 polyA 尾的非编码 RNA（polyA-plusncRNAs）和不具有 polyA 尾的非编码 RNA（polyA-minusncRNAs）。

（四）根据转录本的长度分类

非编码 RNA 分为小非编 RNA 和长链非编码 RNA，在此主要介绍一下表达量相对比较高的 snRNA、snoRNA、长链非编码 RNA 和作为现在研究热点的 microRNA。

1. snRNA snRNA 是 small nuclear RNA 的简称，也称作小核 RNA。其功能是与蛋白因子结合形成小核糖蛋白颗粒（small nuclear ribonucleoprotein partcle，简称 snRNPs），行使剪接 mRNA 的功能。snRNA 主要包括 5 种：U1、U2、U4、U5 和 U6。存在于所有 snRNP 中的蛋白叫做通用蛋白，也称作 sm 蛋白。通用蛋白和 snRNA 的结合位点已经研究清楚了。除 U6 外，Sm 蛋白可以结合到所有的其他 snRNA 的保守序列 AAU4-5GGA 上，这段序列被称为 Sm 蛋白的结合位点，这也可以作为判断一个 RNA 是否是 snRNA 的一个特征。

2. snoRNA snoRNA 是最早在核仁发现的小 RNA，称作小核仁 RNA，最初发现它们的生物功能是用来修饰 rRNA 的。大多数小核仁 RNA 可以分为两类。一类是 CDboxsnoRNA，这一类 snoRNA 是对 RNA 的碱基进行甲基化修饰的。其特点是含有 4 个 Box：BoxC、BoxD、BoxC′和 BoxD′。事实上对 CD box snoRNA 的预测已经有很多已经发表的软件，比如说 snoscan。另一类是 H/ACAbox，这一类 snoRNA 对 RNA 的碱基进行甲尿嘧啶化修饰。其特点是形成一个双 stem，中间加一个 loop 区，中间的 loop 区中有一个 boxH。而在尾部的 tail 有个 boxACA。由于 boxH 和 boxACA 的一级序列特征的界定比较松。比如 BoxH 是 ANANNA，很多 Arich 的区域都能满足这个特征。而 boxACA 是 ACANNN，只有 3 个碱基的明确信息。所以单单从一级序列特征上判断一个 RNA 是否为 snoRNA 是比较容易出错的。HACAsnoRNA 的二级结构是非常明确的。所以，用二级结构结合尾部的 BoxACA 的特征，联合判断一个 RNA 是否为 HACAsnoRNA 是切实可行的。

snoRNA 在细胞中的含量是比较高的，种类也比较丰富，这些 snoRNA 基因的缺失并不导致细胞死亡，甚至表型变化都难以观察到。现在看来，其修饰的不仅仅是 rRNA，而且还包含了 snRNA，mRNA 等许多其他种类的 RNA。它们的功能多样性正在逐渐被了解。

3. microRNA MicroRNA 是一类 21～23nt 的小 RNA，其前体大概是 70～100nt，形成标准的 stem 结构，加工后成为 21～23nt 的单链 RNA。microRNA 的作用机制是与 mRNA 互补，让 mRNA 沉默或者降解。现在流行的 RNAi 技术就是利用了细胞体内的这个机制，在体外人工加入类似 microRNA 的 smallRNA 来沉默对应的 mRNA。

4. 长链非编码 RNA 长链非编码 RNA 通常是指长度大于 200 个核苷酸的非编码 RNA 转录本。该概念是在 2002 年由日本科学家首次提出，他们在小鼠全长 cDNA 文库的大规模测序中，鉴定了大量较长的非编码 RNA 转录本。但由于缺少功能注释，这些 RNA 转录本在随后的一段时间里，并未得到研究人员的关注。直到 2007 年这种状况才有所改变，斯坦福大学的 Rinn 等报道了一条 2.2kb 长的功能性长链非编码 RNA 基因（HOTAIR），研究发现 HOTAIRRNA 可以与蛋白复合体 polycomb 相互作用，修饰染色质，抑制 HOX 基因的转录，并进而调节生物体的生长发育。自此以后，越来越多的研究人员开始关注长链非编码 RNA 的鉴定和功能研究，发现了大量具有重要生理病理功能的长链非编码 RNA 基因，使得人们对长链非编码 RNA 的认识出现了质的飞越。目前，功能性长链非编码 RNA 的鉴定、尤其是效应机制研究还处于起步阶段，前景未可限量。

四、非编码 RNA 的作用机制

非编码 RNA 种类繁多，其中，当前最新、最热的研究领域主要集中在 lncRNA，下面以 lncRNA 为例简要介绍非编码 RNA 的作用机制。研究表明，lncRNA 发挥生物学功能的主要机制有基因印记（genetic imprinting）、染色质重塑、细胞周期调控、剪接调控、mRNA 降解和翻译调控等。

（一）lncRNA 在基因印记中的作用机制

哺乳动物为二倍体生物，每个基因都是双拷贝，一些基因的表达取决于来自父本还是母本，这种现象称为基因印记，该现象涉及基因表达调控的遗传。

H19、X 染色体特异性失活转录物（X inactivation-specific transcription，Xist）等多种 lncRNA 参与了基因印记。H19 基因和邻近的胰岛素样生长因子 2（insulin-like growth factor 2，IGF2）基因均位于 11p15.5，两个基因间相距仅 90kb。H19 在脊椎动物胚胎发育期是高表达的，但出生后大多数组织中的 H19 表达迅速下调。IGF2 是一种重要的生长因子，在脊椎动物中是高度保守的。在胚胎发育期，同一发育阶段的相同组织中，这两种基因的表达模式是相似的，它们的表达受到共调控。在大多数胚胎组织中，H19 和 IGF2 呈现单等位基因表达（monoallelicexpression）。H19 和 IGF2 基因之间存在印记控制区（imprinting control region，ICR），在母源染色体上，ICR 是未被甲基化的，它作为绝缘子（insulator）与转录因子 CTCF（CCCTC-binding factor）结合，从而阻断下游增强子对 *IGF2* 基因的结合，而使增强子作用于 H19 启动子，从而促进 H19 的表达；然而，在父源染色体上，由于 ICR 是甲基化的，不能与转录因子 CTCF 结合，因此无法发挥绝缘子的作用。下游增强子只与 *IGF2* 基因启动子结合而不与 H19 基因启动子结合，结果促进 IGF2 的表达，抑制 *H19* 基因的表达。

Xist 是另一种被人们所熟知的 lncRNA，它在 X 染色体失活中具有重要作用。在雌性哺乳动物中，X 失活中心（X inactivation center，Xic）控制 2 条 X 染色体中的一条染色体沉默，从而维持剂量补偿效应。Xist 基因的 5 端编码一种称为重复 A（repeat A，RepA）的 lncRNA，它可与多梳抑制复合体 2（polycombrepressive complex 2，PRC2）结合形成复合体，并移动至 Xic，然后激活 Xist 的表达。随着 Xist 的转录并覆盖 X 染色体，大量组蛋白被甲基化，最终导致 X 染色体失活。另一方面，Xist 的活性受其反义转录物 Tsix（反向书写 Xist 而得名）调控，Tsix 能够有效阻断 Xist 的积累。因此，Tsix 的转录对维持 X 染色体的活性是必需的。

（二）lncRNA 在染色质重塑中的作用机制

染色质状态是转录活性的关键决定因素之一，涉及核小体结构和组蛋白修饰等。最近的研究显示，一些 lncRNA 通过影响染色质状态来调控基因表达。同源异型框基因反义基因间 RNA（HOX anti-sense intergenic RNA，HOTAIR）转录自同源异型框基因 C（homeobox C，HOXC）位点，通过募集 PRC2 复合体，反式抑制 HOXD 位点的转录。Tsai 等的研究显示，HOTAIR 作为骨架分子发挥作用，其两端结合不同的组蛋白修饰复合体——5′端结合 PRC2 复合体，而 3 端结合 LSD1/CoREST/REST 复合体，即由赖氨酸特异性脱甲基酶 1（lysine-specific demethylase 1，LSD1）、阻遏元件-1 沉默转录因子辅阻遏物（corepressor for repressor element-1 silencing transcription factor，CoREST）和阻遏元件-1 沉默转录因子（repressor element-1 silencing transcription fac-tor，REST）等 3 种蛋白质结合而成的复合体。前一复合体具有促甲基化作用，后一复合体具有脱甲基化作用，由它们分别决定不同靶基因的特异性组蛋白修饰模式。HOTAIR 的过表达，将引起 PRC2 复合体在全基因组范围内的重新定位，使若干抑癌基因沉默，终将促进乳腺癌的转移。

另一种 lncRNA-INK4 位点反义非编码 RNA（antisense non-coding RNA in the INK4 locus，ANRIL）是周期蛋白依赖性激酶抑制因子 2B（cyclin-dependent kinase inhibitor 2B，CDKN2B，即 p15 INK4b）基因的反义转录物，参与抑癌基因周期蛋白依赖性激酶抑制因子 2A（cyclin-dependent kinase inhibitor 2A，CDKN2A，即 p16 INK4a）基因的沉默。ANRIL 结合并募集 PRC1 和 PRC2 复合体，导致染色质状态的改变，从而抑制 p16 INK4a 基因的表达。

（三）lncRNA 在细胞凋亡和细胞周期调控中的作用机制

研究表明，lncRNA 也具有调控细胞生长的作用，这主要是通过调控细胞凋亡和细胞周期来实现的。生长阻滞特异转录物 5（growth arrest-specific transcript 5，Gas5）是哺乳动物细胞凋亡和生长的关键调控因子。Gas5 通过模拟糖皮质激素应答元件来结合糖皮质激素受体（glucocorticoid receptor）的 DNA 结合结构域，阻止糖皮质激素受体与糖皮质激素应答元件的相互作用，从而抑制下游基因的表达，促进细胞凋亡的发生。这是 lncRNA 作为诱饵分子的一个典型例子。Huarte 等发现，p53 直接诱导长链基因间非编码 RNA p21（long intergenic ncRNA p21，lincRNA-p21）的表达。lincRNA-p21 与核不均一核糖核蛋白-K（heterogeneous nuclear ribonucleoprotein-K，hnRNP-K）相互作用后可抑制 p53 信号通路下游基因的表达，从而调控 p53 介导的细胞凋亡。

另一个参与细胞周期调控的 lncRNA 是 DNA 损伤活化 P21 相关非编码 RNA（P21 associated ncRNADNA damage activated，PANDA）。当 DNA 损伤发生时，p53 结合周期蛋白依赖性激酶抑制因子 1A（cyclin-dependent kinase inhibitor 1A，CDKN 即 p21）基因位点，然后激活 PANDA 的表达，而 PANDA 可通过结合核转录因子 Y α 亚基（nuclear transcription factor Ysubunit α，NF-YA）而阻止凋亡相关基因的表达，从而延长细胞的生存时间。

（四）lncRNA 在剪接调控中的作用机制

lncRNA 不但在转录调控中发挥作用，而且是 mRNA 前体剪接的调控因子。果蝇中的热休克 RNAω-n（heat shock RNA ω-n，hsrω-n）和人类中的卫星Ⅲ（satelliteⅢ，satⅢ）重复序列的转录物通过隔离剪接因子调控 mRNA 前体的剪接。另一种被称为肺腺癌转移相关转录物 1（metastasis-associated in lungadenocarcinoma transcript 1，MALAT1）的 lncRNA 已被发现在多种癌症中异常表达，它由其初级转录物的 3 端加工而来，主要位于剪接斑点（splicing speckle）。它与丝氨酸/精氨酸（serine/arginine，SR）剪接因子相互作用，并调控剪接因子在剪接斑点中的分布和磷酸化水平，从而改变 mRNA 前体的选择性剪接模式。Bernard 等发现，MALAT1 在神经元中是高表达的，它通过调控 SR 剪接因子影响突触形成相关基因的表达。此外，MALAT1 还与剪接因子反式激活应答 DNA 结合蛋白-43（Transactive response DNAbinding protein-43，TDP-43）相互作用，影响 mRNA 前体的选择性剪接。

（五）lncRNA 在 mRNA 降解中的作用机制

mRNA 的丰度与蛋白质的产量有直接的关系，而影响其丰度的主要因素有转录量和降解速率。mRNA 的转录量主要通过转录水平调控和转录后加工决定，而 mRNA 通过多种途径被降解并且影响其丰度。无义介导的 mRNA 降解（nonsense-mediatedmRNA decay，NMD）是 mRNA

降解的重要途径之一。RNA 结合蛋白 Stau1（Staufen1）则通过直接结合一种称为移码增加蛋白 1（up-frameshift protein 1，Upf1）的 NMD 因子，并将其募集到 mRNA 的 3′非翻译区（untranslated region，UTR），引起 mRNA 降解。这种机制被命名为 Stau1 介导的 mRNA 降解（stau1-mediated mRNA decay，SMD）。Stau1 通过 SMD 途径调控大量转录物的水平。Gong 等发现，一种称为半 Stau1 结合位点 RNA（half-stau1- binding siteRNA，1/2-sbsRNA）的 lncRNA 通过与 mRNA 的 3′-UTR 的 Alu 元件的不完全配对，形成 Stau1 结合位点，促进 Stau1 与 mRNA 结合，导致 mRNA 降解。这一发现表明 lncRNA 在调控转录物丰度方面也发挥作用。

（六）lncRNA 在翻译调控中的作用机制

lncRNA 也在翻译水平发挥表达调控作用。β-分泌酶 1 反义转录物（BACE1-antisense transcript，BACE1-AS）是 β-分泌酶 1（β-site APP cleaving enzyme1，β-secretase 1，BACE1）基因的天然反义转录物（natural antisense transcript）。如果 BACE1-AS 与正义 BACE1 mRNA 相结合将增强 BACE1 mRNA 的稳定性，从而增加 BACE1 蛋白的表达量，BACE1 蛋白通过切割 β 淀粉样肽前体，产生更多的 β 淀粉样肽。由于脑内存在很多 β 淀粉样肽斑块是老年痴呆症的一个显著特点，因此，Faghihi 等认为 BACE1-AS 直接参与老年痴呆症的病理过程。

此外，lincRNA-p21 也参加翻译调控，当细胞中缺少一种称为人类抗原 R（human antigen R，HuR）的 RNA 结合蛋白时，lincRNA-p21 在细胞中稳定存在并且不断积累，它与靶 mRNA 结合从而抑制后者的翻译。

五、不同疾病中非编码 RNA 的作用机制

非编码 RNA 几乎参与从转录到 mRNA 的剪接、RNA 的降解和翻译等生命周期的每一个过程，与疾病发生机制密切相关。其中就包括癌症、退行性神经疾病在内的多种严重危害人类健康的重大疾病，具体表现为长链非编码 RNA 在序列和空间结构上的异常、表达水平的异常、与结合蛋白相互作用的异常等，下面以 lncRNA 为例作简要介绍。

（一）lncRNAs 介导的表观遗传基因表达沉默

细胞周期蛋白激酶 4b（INK4b）抑制蛋白、蛋白质可变阅读框（ARF）和细胞周期蛋白激酶 4a（INK4a）抑制蛋白基因是与多种癌症有关的 3 种抑癌基因。INK4b 抑制蛋白也是 p15 细胞周期蛋白依赖性激酶抑制蛋白（CDKN2B），其基因编码 p15 蛋白。INK4a 抑制蛋白也是 p16/细胞周期蛋白依赖性激酶抑制蛋白（CDKN2A），其基因编码 p16 蛋白。p15 和 p16 均参与细胞周期调控。蛋白质可变阅读框（ARF）通过促进 MDM2 蛋白的降解来激活凋亡通路和抑制细胞周期。参与这个复杂过程的是反义 lncRNA 即 ANRIL（INK4 基因座的反义 lncRNA），长 30～40kb。ANRIL 为 INK4b 的反转录，ANRIL 的表达与 INK4a 的表观遗传沉默有关。

研究表明，lncRNA ANRIL 通过顺式作用元件介导抑制 INK4a 转录的作用机制。改变 ANRIL 活性可能导致 INK4b/ARF/INK4a 基因沉默，导致癌症的发生。如在前列腺癌的组织中发现 CBX7[PRC1（polycomb repressive complex1）成员之一和 ANRIL 的含量均增加，与 INK4a 的含量减少密切相关，ANRIL 能引起 INK4b/ARF/INK4a 基因的异常沉默而成为癌形成的始动因子。基因组相关研究（GWAS）表明，包含 ANRIL 的基因间区与冠状动脉疾病、颅内动脉瘤、2 型糖尿病以及一些癌症有着明显的关联，在 ANRIL 中以及周围的特定单核苷酸多态性（SNP）位点与这些疾病的发展相关。一些 SNPs 直接影响增强子的功能，而其他的 SNPs 则改

变 ANRIL 转录子的转录和加工过程。

另外，lncRNA HOTAIR 可通过重塑染色质结构影响癌症的发生。据报道，乳腺癌中 HOTAIR 表达量的增加与不良的预后和肿瘤转移有关。HOTAIR 通过反式作用元件使 HOXD 基因沉默，它通过与 PRC2（polycomb repressive com-plex 2）、（LSD1）-CoREST 复合物作用形成模块化框架结构。PRC2 是一种可激活 H3K27 组蛋白甲基化酶，而 LSD1 是一种可识别 H3K4me3 标记的组蛋白甲基转移酶。使用一系列的缺失突变体，可将 HOTAIR 与相应蛋白质相互作用不可缺少的结构域映射到 RNA 的一级序列上。随着 HOTAIR 表达量增加，PRC2 获得染色质新的靶标位点从而抑制一些转移抑制基因的转录。这些转移抑制基因沉默导致乳腺癌的转移。因此，HOTAIR 含量的改变将加强在异常肿瘤转移抑制靶标位点上 PRC2 的抑制作用，导致乳腺癌的发生。

（二）lncRNAs 介导的剪接调控

lncRNA MALAT-1 介导早期的非小细胞肺癌（NSCLC）的转录。研究发现，MALAT-1 可和参与剪接的核磷酸蛋白中 SR（serine/arginine-rich）蛋白家族相互作用来调控选择性剪接。由染色体 11q13 转录的 MALAT-1 长 6.5kb，含量多，主要位于核散斑。MALAT-1 调节 mRNA 前体剪接因子在核散斑的分布，尤其影响 SR 蛋白的磷酸化位点。在 MALAT-1 衰老细胞中，磷酸化位点错误和非磷酸化 SR 蛋白质的含量增加，导致外显子含量增加。神经元中 MALAT-1 含量丰富，神经元与突触发生有关。通过调节神经元中 SR 剪接因子的活性可调节控制突触发生，突触的含量以及突触形成基因的表达。因此，在不同细胞类型中 MALAT-1 通过与特定 mRNA 结构作用来调节转录后 mRNA 前体的加工。研究发现，MALAT-1 在 NSCLC 转移肿瘤中的表达量是非转移肿瘤组织的 3 倍，MALAT-1 为特定剪接因子的积累提供结合位点，如磷酸化 SR 蛋白质，这在一定程度上保证有效的选择性剪接。

（三）lncRNAs 介导的翻译调控

染色体 11q23.3 编码的保守 RNA 翻译出反义 lncRNA 淀粉样前体蛋白（APP）-切割酶（BACE1-AS）。BACE1-AS 是由编码 BACE1 的反义链转录翻译而来，BACE1 是一种天冬氨酰蛋白酶，在 b 位点切割 APP 形成淀粉样蛋白 b 肽（amyloid b-peptide，Ab），这两种物质有 100nt 相同，是由外显子 6 编码。Ab 神经肽的积累与许多神经系统疾病的发生有关，由此显示调控 BACE1 的催化活性至关重要。阿尔茨海默病（Alzheimer's disease，AD）患者中 Ab，BACE1 蛋白质，以及 BACE1-AS 浓度均较高，表明 BACE1 表达量的改变将导致疾病的发生。BACE1 的表达是由 BACE1-AS 严格调控，BACE1-AS 控制着 BACE1 mRNA 转录后的去向。在患有 AD 的人类受试者大脑中，BACE-1AS 的含量与 AD 的严重程度有关。

（四）lncRNAs 对细胞凋亡和细胞周期的调控

lncRNAs 通过控制细胞生长参与整个细胞的行为调控。如 lncRNA 增长停滞特异性 5（growth-arrest-specific 5，Gas5）在应对营养饥饿时通过调节糖皮质激素的活性促使细胞凋亡。Gas5 与糖皮质激素受体（GR）的 DNA 结合结构域（DBD）作用，防止 GR 与同源糖皮质激素反应元件（GRE）作用。在正常条件下，GR 靶基因可抑制细胞凋亡，如细胞凋亡抑制剂 2（cIAP2）可抑制细胞死亡的执行者半胱天冬蛋白酶（caspas-es）3、7 和 9。随着细胞生长停滞，Gas5 的活性能增强 GR 与 cIAP2 GRE 的结合能力，从而减少 cIAP2 的表达量，消除其对 caspase 的抑制作用。Gas5 的功能取决于它与 GR 蛋白的直接作用，其相互作用的位点是 GRDBD 和一个在539～544nt和553～559nt之间包含有类似GRE序列的lncRNAGas5原始序列的发夹结构，与自身免疫性疾病（如大鼠BXSB系的系统性红斑狼疮）的易感性相关。研究发现，乳腺癌细胞中的Gas5转录水平明显降低，表明Gas5可以作为一种肿瘤抑制基因，维持caspase的活性而促使细胞凋亡。此外，在黑色素瘤、B细胞淋巴瘤、前列腺癌和乳腺癌中检测到Gas5影响染色体易位，该染色体中含有Gas5基因的1q25位点。综上所述，Gas5作为类固醇激素受体的转录因子转录诱导剂（称为riborepressors），调控着细胞凋亡与人类潜在疾病的发展。

参与细胞周期调控的另一种lncRNA是长基因间的ncRNA P21（lincRNA-p21），用来研究被p53调控的lincRNAs。在DNA损伤反应中，p53直接诱导lincRNA-p21的表达，lincRNA-p21是位于临近细胞周期调节基因的长3kb片段Cdkn1a-3kb的转录。Cdkn1a-lincRNA-p21通过抑制干扰细胞凋亡的基因转录来抑制 p53-依赖的转录反应。Lin-cRNAp21 与核糖核蛋白 K（hnRNP-K）相互作用形成复合物，抑制大量阻碍p53表达的基因转录。减少lincRNA-p21导致hnRNPK错误定位，并减少了与抑制p53表达基因启动子区域的作用。lincRNA-p21通过780nt区域的5'末端与hnRNP-K作用。lincRNA-p21可以通过诱导细胞凋亡程序触发细胞死亡，推测lincRNA-p21的功能丧失是导致癌症发生的一个重要因素。

（五）lncRNAs基因突变

lncRNAs是单个域的模块分子，其错误表达与许多疾病机制密切相关。基因组中大部分序列被转录，突变的基因也被转录，潜在影响着大量的lncRNAs。因此，基因组中大部分的突变发生在非编码区和间隔区。大规模的基因突变包括基因整段的缺失，扩增和染色体易位。小规模的基因突变涉及几个核苷酸的插入和丢失，而改变阅读框，这使基因表达可能不受影响、或者导致基因沉默、错义突变或导致翻译中断无义突变。

（六）lncRNA蛋白结合模式

除了lncRNAs本身，lncRNAs的蛋白结合模式突变被认为是各种功能紊乱的驱动器，表明缺陷的核糖核蛋白可引起疾病。一些神经退行性疾病，如脊髓小脑性共济失调（SCA）、肌萎缩性侧索硬化症（ALS）脆性X及其他疾病已被证明是与RNA结合蛋白的调节有关。失调的错误折叠和/或蛋白的积累是这些疾病的一个共同特征。如ALS、RNA和DNA结合蛋白TDP-43有多个突变，导致神经退行性病变，其机制可能是突变 TDP-43 蛋白更容易聚集，通过抑制TDP-43正常功能而影响RNA。最近研究表明，RNA结合蛋白FUS/TLS在运动神经元的早期变性中发挥作用，与ALS等多种多聚谷氨酰胺疾病有关。FUS/TLS与TDP-43具有结构相似性，FUS/TLS在转录和RNA加工中有一定的功能，一系列FUS/TLS的显性错义突变与家族性ALS发病有关。脆性X智力迟钝蛋白（FMRP）的突变与神经元mRNAs位点和翻译缺失的脆性X综合征密切相关。一些研究表明，FMRP调节神经元到树突局部蛋白合成的转录本运输与啮齿类动物ln-cRNA BC1和灵长类动物的同源体BC200相关。在人类AD中BC200的RNA水平明显上调，完全是由于BC200RNA与神经元胞体而不是树突棘的错误定位引起。虽然BC200的错误表达及定位是AD的生物标志物，但是BC200是否涉及AD发病机制，目前尚不清楚。

六、妊娠相关疾病及出生缺陷中非编码RNA的作用机制

在参与妊娠相关疾病及出生缺陷发生发展的众多非编码RNA中，miRNA扮演着十分重要的角色，科研人员已针对miRNA做进行了比较全面而细致的研究。在妊娠不同时期母体血浆

miRNA 表达种类和水平是动态变化的，妊娠早、中、晚期分别表达 136、108 和 99 种 miRNA，其中只有 90 种是始终出现的，许多胎盘产生的 miRNA 在妊娠时出现在循环系统中，妊娠结束后则下调或消失，这些研究提示 miRNA 对妊娠具有重要作用，并在妊娠的不同时期具有不同影响。有研究显示，在妊娠相关疾病及胎儿出生缺陷时，也有不同的 miRNA 发挥一定的作用，其具体机制因不同疾病而异。

（一）miRNA 影响滋养细胞的增殖和凋亡

人类胎盘功能的正常发挥有赖于滋养层细胞的正常增殖和分化，滋养层细胞分化障碍，包括浸润异常和合体化异常，都将导致妊娠疾病。自然流产是指自然状态发生的流产，临床发病率在 10%～15%。现有研究表明，绒毛组织中 miRNA 的表达异常可能与自然流产的发生密切相关。2010 年胡建刚等利用 miRNAs 芯片技术检测出原因不明复发性自然流产患者绒毛组织中有 43 个 miRNAs 存在明显表达差异，提示其特有的基因调控功能可能与其发病有关。谭斌等研究发现自然流产绒毛组织中 miR-26a 的表达上调，并可能通过下调其靶基因白血病抑制因子（LIF）的表达而参与流产的发生，而 LIF 已被证实是重要的胚胎种植相关因子。Wang 等通过采用芯片和 RT-PCR 技术研究分析自然流产患者绒毛组织，结果表明在 Jeg-3 细胞中过表达 miRNA-133a 可引起人类白细胞抗原（HLA-G）蛋白的表达下调，目前已证实 HLA-G 在确保妊娠成功的过程中有非常重要的作用，进而推测 miRNA-133a 与自然流产的关系可能是通过抑制 HLA-G 的表达而产生。Joen 等关于韩国妇女原因不明习惯性流产的风险因素关联研究发现，miRNA-196a2CC、miRNA-499AG+GG、miRNA-196a2CC/miRNA-499AG+GG、miRNA-146aCC/miRNA-196a2CC 和 miR-NA-149TT/miRNA-196a2CC 的结合体在韩国女性特发性自然流产患者绒毛组织的表达存在显著性差异，提示其差异表达可能是导致发生流产的风险因素。李怡等的研究发现，通过上调 miRNA-10b 的表达水平后，滋养细胞侵袭能力显著提高，miRNA-10b 在早期自然流产绒毛组织中表达上调，由此可以推测在早期绒毛组织中过表达 miRNA-10b 可能增强了滋养细胞的侵袭能力，过度降解了蜕膜外基质，从而参与早期自然流产的病理过程。陈冰发现 miRNA-144 在复发性自然流产患者绒毛组织中的表达降低，并且推测可能是通过调节 miR-144 靶基因的表达进而影响滋养细胞的增殖和凋亡导致流产的发生。

（二）miRNA 抑制胎盘血管内皮细胞增殖

近年来，随着对 miRNA 的研究进一步发展，miRNA 参与妊娠相关疾病发生发展的机制也慢慢被揭晓，妊娠期母体各个系统会发生不同程度的改变，其中，miRNA 抑制胎盘血管内皮细胞增殖是其中的一个重要致病机制。胎儿生长受限（fetal growth restriction，FGR）是指胎儿体质量低于同孕龄胎儿平均体质量的两个标准差，或低于同孕龄胎儿正常体质量的第 10 百分位数。Mouillet 等研究发现，合并 FGR 孕妇血浆中部分 miR-NAs（miR-27a、miR-30d、miR-141、miR-200c、miR-205、miR-424、miR-451、miR-491、miR-517a、miR-518b、miR-518e、miR-524）的总体表达水平是正常妊娠组的 1.8 倍，表明血浆中 miRNAs 的升高和 FGR 的发生可能存在关联，提示血浆中 miRNAs 可作为生物学指标进行胎盘功能检测；而 FGR 孕妇胎盘中相应 miRNAs 的总体表达水平比正常妊娠组低 24%，可能机制是 miRNAs 通过调节其靶基因参与胎盘组织特别是滋养细胞的生长调控，从而调节细胞的分化、迁移、入侵和凋亡等功能参与 FGR 的发生。Maccani 等在对人类胎盘中的 107 种 miRNA 研究时发现，有 6 种 miRNA 与胎儿的生长发育有关，其中 miRNA-16 和 miRNA-21 在低出生体质量儿中的表达明显降低。Mouillet 等通过 RT-PCR 研究发现，相比较正常妊娠组，miRNA-424 在 FGR 组胎盘组织中高表达，分析其作用机制可能是 miRNA-424 可抑制胎盘血管内皮细胞增殖，进而诱发血管形成异常，最终导致 FGR。

（三）miRNA 影响母体免疫系统

近年研究表明，对母胎免疫反应重新认识。妊娠母体特异性免疫应答受抑制的同时，伴随非特异性免疫系统激活。在妊娠免疫调节中，非特异性免疫系统起着关键性作用。有研究显示，妊娠期肝内胆汁淤积症孕妇胎盘中 miRNA-155 的表达增高，miRNA-155 可能通过影响母体免疫系统 Th1/Th2 分化平衡，参与 ICP 的发病及妊娠不良结局的发生和发展。妊娠期糖尿病（gestationaldiabetesmellitus，GDM）是妊娠期首次出现或发生的不同程度的糖耐量异常。GDM 是常见的妊娠并发症。其主要发病机制可能是 miRNA-518d 通过调控 PPARa 基因影响机体糖代谢过程参与了 GDM 的发生发展。孙天虹等的研究认为 GDM 患者中 miR-29、miR-375 的异常表达与 GDM 易感性有一定相关性，miR-375 的高表达可促进胰岛 β 细胞发生凋亡、miR-29 的低表达可影响胰岛素分泌功能，两者共同作用引发 GDM。

（四）miRNA 与炎症反应

炎症反应是许多疾病致病因素，而 miRNA 参与炎症反应也被证实。子痫前期（preeclampsia，PE）是一种原因不明的妊娠期特有疾病，以高血压、蛋白尿为主要特征，是孕产妇及围生儿发病和死亡的主要原因之一。有研究证实，miR-155 通过下调 YR61 造成血管生成紊乱和胎盘滋养细胞的炎症反应参与 PE 的发生发展。PE 胎盘中 miR-182 与正常妊娠胎盘相比，表达显著增加；其高表达可能造成 Th 细胞克隆增殖引起免疫反应增强引发 PE 的发生。王桂锋等检测发现在重度子痫前期孕妇胎盘中 miRNA-19a 表达增加，可能是通过 miRNA-19a 与 HLA-G 编码区结合抑制 HLA-G 的表达从而导致 PE 的发生。

（五）miRNA 与凋亡通路

神经管缺陷（neural tube defects，NTDs）是胎儿出生的常见疾病之一，而 miRNAs 在神经管的发育过程中发挥重要作用已经引起越来越多的研究者的重视，其主要机制有以下几点：miRNAs 调控神经元祖细胞基因的转录后抑制；miRNA 影响神经管闭合时神经上皮细胞的迁移和黏附；miRNA 调控的不平衡可能会改变神经祖细胞的分化表型，从而影响其功能；miRNA 影响 5,10-亚甲基四氢叶酸脱氢酶的调控；miRNA 与凋亡通路在 NTDs 中发挥主要作用。

近年来研究者发现 miRNAs 在无脑畸形的发生中可能参与了丝裂原活化蛋白激酶信号传导通路（mitogen-activated protein kinase signaling pathway，MAPK）。细胞发育和分化受到细胞外生长调节信号的调节，各种信号通过细胞膜传递至细胞核而发挥作用，其中细胞膜质成分是构成信号分子的重要成分。胞外信号向核内传递通过 MAPK 信号传导途径等实现，MAPK 信号传导机制包括以下信号通路，胞外信号调节蛋白激酶（extracellular signal regulated kinase，ERK）、C-Jun JNK 基末端激酶（c-Jun N-terminal kinase，JNK）/应激活化蛋白（stress-activated protein kinase，SAPK）、ERK5/大丝裂素活化蛋白激酶 1（big MAP kinase，BMK1）、p38 MAPK（p38 mitogen activated protein kinase，p38 MAPK）传导途径。研究者通过对 10 个经实时 qRT-PCR 验证的 miRNA 进行靶基因预测和功能分析发现，在 55 个通路中包含了 40 个靶基因，miR-34a、miR-125a、miR-23a 分别与 17、15 和 14 个基因通路有关。其中 MAPK 信号通路包含了 8 个基因通路，远远高于其他通路，因此 MAPK 信号通路在神经管的发育过程中可能发挥了重要作用。MEKK4 调控的 p38 活动在神经管形成中发挥了重要作用，敲除 MEKK4 的胚胎在神经管闭合过程中细胞凋亡水平显著升高。MAPK 和细胞凋亡信号传导途径是参与基因表达调控、细胞增殖和死亡的重要机制。高温和糖尿病致畸的动物模型研究中显示 MAPK 信号传导途径发挥了重要作用。在高温致畸的金黄地鼠组，磷酸化 ERK1/2 表达活性减弱，其结果导致胚胎神经管细胞增殖减少，凋亡增加，从而影响神经管的正常发育；而非高温的对照组磷酸化 ERK1/2 广泛、持续表达，促进和保护胚胎发育早期的细胞生长和增殖；与此相反，磷酸化 JNK1/2 在高温组 8～48h 的表达均高于对照组，且与对照组有明显差异。同样，糖尿病致畸的 SD 大鼠模型显示神经管缺陷胚胎的卵黄囊细胞中，磷酸化 AKT、ERK1/2 活性明显降低，其上游调节蛋白激酶 RAF-1 活性降低，JNK1/2 活性明显升高；细胞凋亡相关基因 caspase-3、bax 活性在糖尿病胚胎神经管缺陷组明显高于正常对照组和无经管缺陷糖尿病组。此外，DNA 凝胶电泳证实，病例组基因组中出现凋亡特征性的 DNA 梯状电泳。提示高血糖状态通过 RAF-MEK-ERK 信号途径调控卵黄囊细胞的基因表达方式，从而对胚胎的发育产生影响。因此，高温或者高糖作为胞外刺激，可能通过 ERK1/2 通路使磷酸化 ERK1/2 活性降低；同时可能通过 JNK1/2 路使磷酸化 NK1/2 活性增强，二者表达呈现负相关，其共同作用使细胞增殖减少、凋亡增加；磷酸化 ERK1/2 的低表达和 JNK1/2 的高表达可能是减少细胞增殖、促进细胞凋亡、导致神经管畸形的重要环节。尽管动物实验提示 MAPK 通路在 NTDs 发生中的作用，在人群中的进一步验证目前尚未开展，需要进一步研究来证实。

曹成建等发现，Hcy 通过上调 DNMT3b 导致 p53 启动子区高甲基化，进而下调 p53 表达变化，这可能是 Hcy 导致 VSMCs 增殖的重要机制之一；同时，Hcy 下调了 VSMCs 中 miR-125b 的表达，而且 miR-125b 能够通过靶向调节 DNMT3b 基因的表达，并可能借此参与 Hcy 刺激 VSMCs 增殖的生物学过程，而叶酸在上述 Hcy 引起 VSMCs 增殖过程中起到一定的拮抗作用。

七、Hcy 参与妊娠相关疾病及出生缺陷的机制

内皮细胞损伤或功能障碍是 HDP 发病的中心环节，Hcy 引起内皮细胞损伤机制为：自身氧化作用，产生羟自由基、过氧化氢等氧自由基，引起蛋白质损伤，酶、受体功能障碍以及诱导产生应激蛋白，清除氧自由基的酶活性降低；一氧化氮合成酶受到抑制，内皮依赖性血管舒张因子产生减少，生物活性下降，使内皮依赖性血管扩张作用严重受损；内皮细胞表型发生改变，干扰纤溶酶原激活物的结合位点；改变内皮细胞基因表达，诱导细胞凋亡。

有研究显示，HDP 患者的血浆细胞纤维结合素水平和 Hcy 含量均高于正常孕妇，且两者间呈明显的正相关，在正常孕妇中也发现血浆细胞纤维结合素水平和 Hcy 含量间呈明显的正相关；证实了同型半胱氨酸与内皮细胞功能间的关系，说明了同型半胱氨酸在 HDP 内皮细胞损伤中起着重要的作用，内皮素是内皮细胞损伤后释放的强烈收缩血管因子，在 HDP 发病机制中占重要地位。王玉芳等观察 Hcy 对培养的人脐静脉内皮细胞的损伤效应发现，Hcy 不仅诱导细胞凋亡而且在高浓度时可致细胞坏死；Hcy 有较强的促脂质过氧化效应并呈量效关系，纤维结合素是内皮细胞损伤的重要标志物之一。

血清同型半胱氨酸水平与妊娠期糖尿病的病情严重程度和妊娠结局密切相关，并可能是妊娠期糖尿病的独立危险因素，妊娠期糖尿病的患者血清水平在孕中晚期升高。同型半胱氨酸通过增加过氧化氢生产，损伤内皮细胞，破坏抗氧化防御系统的影响，促进脂质过氧化反应，以及通过线粒体氧化生产触发细胞凋亡，同时它也通过孤立单核细胞和無小板促进活性氧的产生。因此，水平升高可能通过氧化应激使血管内皮损伤、血栓形成、微循环障碍、组织缺氧而形成和加速妊娠期糖尿病血管病变的发生发展。

妊娠丢失包括自发性流产、胚胎停育及胎死宫内，生育年龄妇女妊娠丢失的发生率为 1%～3%，发生的原因有染色体、内分泌、解剖、感染和免疫等方面的异常，但大部分妊娠丢失仍

然无法解释；HHcy 对血管内皮有持久的损坏作用，进而导致血管腔内形成了易栓的环境，是首次或再次血栓形成的独立的危险因素。研究发现，复发性早期流产（recurrent early pregnancy loss，REPL）与血 Hcy 水平升高有关。Rees 等以低蛋白、高苏氨酸食物喂养母鼠，结果发现母鼠体内 Hcy 水平升高，小鼠发育不良，分析为 Hcy 代谢消耗大量一碳单位，影响小鼠 DNA 合成所致。

Nelen 等测定 123 例至少有 2 次自然流产史妇女空腹及蛋氨酸负荷后血清 Hcy 水平及血清叶酸水平，选取 134 例健康妇女作对照组，结果发现，病例组叶酸水平低于对照组，而 Hcy 水平高于对照组，当空腹 Hcy≥18.3μmol/L，蛋氨酸负荷后 Hcy≥61.5μmol/L 时，容易发生 REPL，高 Hcy 可能引起绒毛膜绒毛血管发育不良，造成胚胎死亡，导致流产；有 REPL 病史的妇女孕前补充叶酸可预防流产发生。反复早期自然流产孕妇的组织病理检查发现，高 Hcy 导致绒毛膜血管形成缺陷，容易发生流产。

此外，胎盘血管疾病包括胎盘梗死（伴胎儿生长受限）和胎盘早剥，妊娠期高 Hcy 可增加胎盘血栓形成的危险性，引起胎盘血管栓塞的发生。Hcy 还具有心肌细胞损伤作用，如可激活细胞凋亡、细胞损伤及基因的表达，从而引起 DNA 损伤及细胞凋亡；Hcy 可导致心肌肥大和心肌组织损伤，是先天性心脏病的独立危险因素。

八、Hcy 与非编码 RNA 在疾病中的联系

近年来研究发现，非编码 RNA 与许多重要的生物学过程相关，如基因组印记、细胞分化和免疫反应等。非编码 RNAs 在表观遗传水平、转录水平和转录后水平等多个层面调节基因的表达，通过介导染色质重塑和组蛋白修饰、干扰转录、调节选择性剪接模式、生成小 RNAs、调节蛋白质活性、改变蛋白质定位等方式，参与机体生长、发育、衰老及死亡等重要生命活动的调控，其参与基因表达调控的机制有待进一步研究。而 Hcy 作为一种含硫氨基酸，参与表观遗传学调控，在多种疾病的发生发展过程中发挥主要作用，迄今为止，同型半胱氨酸在疾病发病中的确切机制尚不完全明确，目前认为主要与内皮损伤、氧化应激、炎症反应、细胞增殖凋亡、破坏凝血纤溶系统，影响糖、蛋白质、脂质代谢等方面有关。

杨晓玲等发现 $ApoE^{-/-}$ 鼠模型中高同型半胱氨酸血症可以通过 miRNA-92a 引起 EZH2 的过表达。张慧萍等发现了一个由 Hcy 引起的介导血管平滑肌细胞增殖的包含 miRNA-143 和 DNMT 3a 在内的调控通路。Li 等通过构建 Hcy 诱导的人主动脉内皮细胞凋亡模型，发现 miRNA-30b 可能在 Hcy 诱导的内皮细胞凋亡中发挥重要作用。赵丽等构建 $ApoE^{-/-}$ 鼠模型并进行相关检测发现，与模型对照组相比，高蛋氨酸组小鼠血清 Hcy 水平显著增加并出现主动脉粥样硬化斑块，miR-124 的表达明显减少，而 miR-124 启动子 DNA 甲基化的水平显著增加；用不同浓度的 Hcy 处理之后，miR-124 在泡沫细胞中的表达减少，且 miR-124 启动子 DNA 甲基化的水平增加呈现剂量依赖性，AZC 可明显逆转上面提到的指标变化，故该课题组认为在 Hcy 引起的动脉粥样硬化中，miR-124 表达下调可能发挥重要作用，而其启动子 DNA 甲基化状态是此过程的一个重要机制。Kesherwani V 等发现，HHcy 促进 MEF2C-HDAC1 复合物的形成，使 MEF2C 失去活性并下调具有抗心肌肥大功能的 miR-133a 的表达，最终引起心肌肥大。

邹艳芬等采用实时定量聚合酶链反应（qRT-PCR）法检测 23 例重度子痫前期（PE）和 23 例正常产妇胎盘组织中 HOX 转录反义 RNA（HOTAIR）表达水平，分别构建其封闭及过表达载体，与其对照分别转染 HTR-8/SVneo 细胞 24～48h 后，qRT-PCR 检测细胞中 HOTAIR mRNA 表达水平验证干扰效率和过表达倍数；采用克隆形成实验和 MTT 法检测转染后细胞生长增殖能力，Transwell 法检测转染后细胞迁移、侵袭能力改变；应用流式细胞技术检测转染后细胞凋

亡改变，Western blot 检测凋亡相关蛋白表达情况，该研究发现 HOTAIR 可能通过抑制滋养细胞的增殖和侵袭能力，加速滋养细胞凋亡，从而参与 PE 的发生发展。

国内外研究人员对于 Hcy 与非编码 RNA 的相互作用以及它们在疾病中的相互联系的研究并不多，其具体通路及分子机制的研究仍不完善，还有待进一步探索。

九、妊娠相关疾病及出生缺陷疾病与 Hcy、非编码 RNA 的联系

根据目前的研究进展可知，miRNA 可通过影响滋养细胞的增殖和凋亡、抑制胎盘血管内皮细胞增殖、影响母体免疫系统以及参与炎症反应及凋亡等方式引起妊娠相关疾病及出生缺陷，而 Hcy 与其在机制上有共同的交叉点，故存在以下几种猜想：①miRNA 通过干扰 Hcy 的代谢平衡及其正常生理功能从而引起胎盘血管内皮细胞损伤或功能障碍，如自身氧化作用，产生羟自由基、过氧化氢等氧自由基，引起蛋白质损伤，酶、受体功能障碍以及诱导产生应激蛋白，清除氧自由基的酶活性降低；一氧化氮合成酶受到抑制，内皮依赖性血管舒张因子产生减少，生物活性下降，使内皮依赖性血管扩张作用严重受损；内皮细胞表型发生改变，干扰纤溶酶原激活物的结合位点；改变内皮细胞基因表达，诱导细胞凋亡。②miRNA 通过干扰 Hcy 的代谢平衡及其正常生理功能从而抑制早孕滋养细胞的增殖，如在一定程度上抑制早孕滋养细胞 MMP-2、MMP-9 等分子的表达，进而影响滋养细胞侵袭过程，导致某些妊娠相关疾病的发生发展。③miRNA 通过干扰 Hcy 的代谢平衡及其正常生理功能从而导致母体免疫系统平衡的紊乱，如 miRNA-155 的表达增高是否可以将 Hcy 作为中间分子、影响母体免疫系统 Th1/Th2 分化平衡，参与 ICP 的发病及妊娠不良结局的发生和发展。④miRNA 通过干扰 Hcy 的代谢平衡及其正常生理功能从而下调某些基因、蛋白质或其他分子的表达引起妊娠相关疾病及出生缺陷的发生，如 PE 的发生发展过程中，miR-155 是否通过 Hcy 下调 YR61 造成血管生成紊乱和胎盘滋养细胞的炎症反应。

尽管有理由推测妊娠相关疾病及出生缺陷疾病与 Hcy、非编码 RNA 之间存在一定关系，但目前国内外针对三者具体关系及其内在机制的相关研究仍然较少，该领域有待后续进一步研究探索。

第四节　DNA 甲基化反应

DNA 甲基化是一种常见的表观遗传修饰，也是表观遗传学研究最清楚、最重要的形式之一。在正常的生理条件以及一些疾病发生过程中，DNA 甲基化能够通过影响染色质结构、DNA 构象、稳定性以及与蛋白质相互作用等方式起到调控基因表达的作用。目前，DNA 甲基化在肿瘤方面的研究已较为广泛，为肿瘤的早期预测、严重程度判断与预后判断提供了参考依据。近年来研究发现，DNA 甲基化与 CVD、妊娠相关疾病的发生发展密切相关，尤其是在与 CVD 危险因素相互作用方面的研究已引起广泛关注。

一、DNA 甲基化定义

DNA 甲基化是指 DNA 序列中的腺嘌呤（A）或胞嘧啶（C）碱基在甲基化转移酶的催化下与甲基发生共价结合，可在细胞分裂过程中传递给子细胞的表观遗传现象。由 DNA 腺嘌呤甲基化酶（DNAadeninemethylase，DAM）催化形成的 O^6-甲基腺嘌呤（6mA）是一种复制后维

持甲基化的 CTAG 序列，在细菌表观遗传过程中发挥作用，具体功能包括染色体复制、错配修复、毒力基因表达控制和外源性基因防御等。在甲基转移酶的催化下，DNA 的 CG 两个核苷酸的胞嘧啶被选择性地添加甲基，形成 5-甲基胞嘧啶，这常见于基因的 5′-CG-3′序列。大多数脊椎动物基因组 DNA 都有少量的甲基化胞嘧啶，主要集中在基因 5′端的非编码区，并成簇存在。甲基化位点可随 DNA 的复制而遗传，因为 DNA 复制后，甲基化酶可将新合成的未甲基化的位点进行甲基化。DNA 的甲基化可引起基因的失活，导致某些区域 DNA 构象变化，从而影响了蛋白质与 DNA 的相互作用，甲基化达到一定程度时会发生从常规的 B-DNA 向 Z-DNA 过渡，由于 Z-DNA 结构收缩，螺旋加深，许多蛋白质因子赖以结合的原件缩入大沟而不利于转录的起始，导致基因失活。另外，序列特异性甲基化结合蛋白（MBD/MeCP）可与启动子区的甲基化 CpG 岛结合，阻止转录因子与启动子作用，从而阻抑基因转录过程。如图 4-6 所示 DNA 甲基化过程。

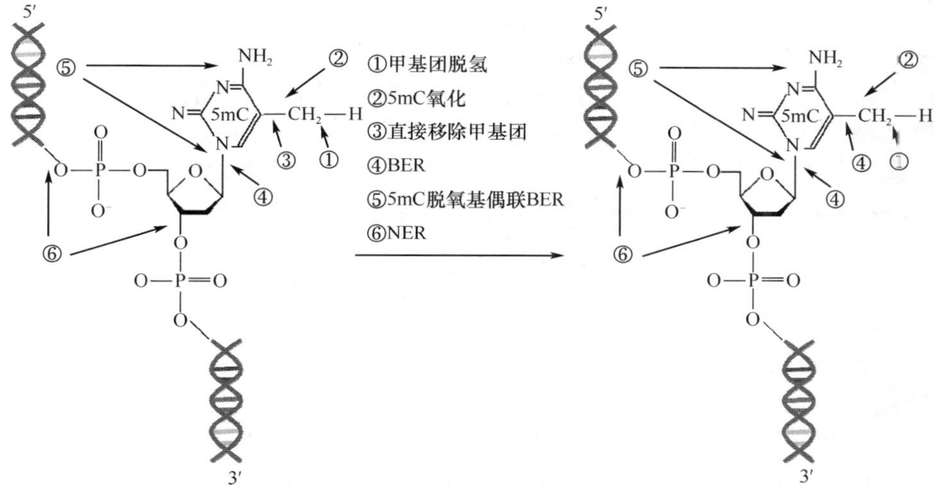

图 4-6　DNA 甲基化过程

DNMT3A 和 DNMT3B，负责 de novo methylation，即把原来没有发生甲基化修饰的 DNA 双链进行修饰，在 DNA 复制的过程中，由于其半保留复制的特性，新合成的两条双链各有一半保留了模板的甲基化胞嘧啶，而新合成的那另外一条单链则没有被修饰，DNMT1 的作用就是去识别 DNA 中那条被修饰的单链的甲基化位点，把没有被甲基化修饰的那条新合成的单链进行修饰，故称之为 maintenance methylation（图 4-7）。

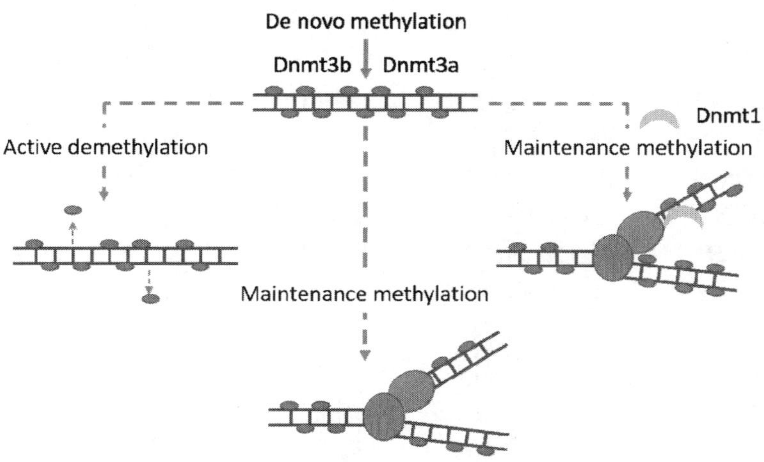

图 4-7　甲基化和去甲基化的机制

二、DNA 甲基化的功能和结构基因

近 20 年来随着研究方法的改进，人们越来越清楚的揭示出甲基化的两种功能：在发育和分化中调控基因的表达；中和潜在的危险的 DNA 序列，如转座子和外源病毒等。而甲基化在植物和哺乳动物基因表达调控中的功能更成为研究热点。甲基化参与的基因抑制依赖于 CpG 岛的密度和转录活性调节因子的强度，转染试验显示低密度甲基化可抑制弱启动子，而增强子则可消除这种抑制，这种抑制在发育过程中可具有双重角色，一是非特异性地抑制组织特异性基因表达，二是可减少由于多重转录因子与催化调节区间的不适当相互关系而形成的低转录。

DNA 甲基化结构基因含有很多 CpG 结构，2CpG 和 2GPC 中两个胞嘧啶的 5 位碳原子通常被甲基化，且两个甲基集团在 DNA 双链大沟中呈特定三维结构。基因组中 60%～90%的 CpG 都被甲基化，未甲基化的 CpG 成簇地组成 CpG 岛，位于结构基因启动子的核心序列和转录起始点。有实验证明超甲基化阻遏转录的进行。DNA 甲基化可引起基因组中相应区域染色质结构变化，使 DNA 失去核酶、限制性内切酶的切割位点以及 DNA 酶的敏感位点，从而使染色质高度螺旋化，凝缩成团，失去转录活性。5 位 C 甲基化的胞嘧啶脱氨基生成胸腺嘧啶（C-T 转换）可能导致基因置换突变、发生碱基错配，如果在细胞分裂过程中不被纠正，就会诱发遗传病或癌症。

三、DNA 甲基转移酶

DNA 甲基化的发生依赖于 DNA 甲基转移酶的作用，目前发现动物中 DNA 甲基转移酶有以下两种：

（1）DNMT1，持续性 DNA 甲基转移酶作用于仅有一条链甲基化的 DNA 双链，使其完全甲基化，可参与 DNA 复制双链中的新合成链的甲基化，DNMT1 可能直接与 HDAC（组蛋白去乙酰基转移酶）联合作用阻断转录。

（2）DNMT3a、3b 转移酶可能参与细胞生长分化调控，其中 DNMT3b 在肿瘤基因甲基化中起重要作用。

四、DNA 甲基化的作用机制

DNA 甲基化多发生于 CpG 双核苷酸序列的胞嘧啶第五位碳（C5）上。首先 DNA 甲基转移酶（DNA methyltransferase，DNMTs）与 DNA 结合，将目标核苷酸反转暴露于 DNA 双螺旋之外，然后半胱氨酸的亲和基团与胞嘧啶第六位碳（C6）共价结合，DNMTs 从 SAM 处将甲基转移至胞嘧啶 C5 上。DNMTs 是催化甲基，从甲基供体转移到胞嘧啶 5'位的关键酶，哺乳动物现已发现有 DNMT1、DNMT3a 和 DNMT3b。目前认为 DNMT1 的作用主要是维持甲基化，即保持 DNA 复制过程中甲基化的稳定遗传，并且认为 DNMT1 在胚胎发育过程中发挥关键作用；DNMT3a 和 DNMT3b 是主要的从头甲基转移酶（denovo DNA methyltransferases），在新的甲基化形成以及胚胎发育的早期起重要作用。

五、不同疾病中 DNA 甲基化的作用机制

DNA 甲基化是最早发现的表观遗传修饰方式之一，也是目前研究的热点。甲基化修饰虽

不改变 DNA 序列，但对基因的表达与沉默起重要的调节作用。有研究表明，DNA 甲基化参与调控免疫系统的分化发育，DNA 甲基化的异常也是包括肿瘤在内的众多免疫相关疾病发生、发展的关键致病因素，目前对于 DNA 甲基化参与疾病的机制有以下几点。

（一）DNA 甲基化影响细胞分化

DNA 甲基化在细胞分化中扮演了关键的角色，细胞分化的方向由组织特异性基因的特异表达决定，而这些组织特异性基因都携带有特殊的标记，即特定的基因甲基化。这些甲基化的基因控制基因的特异表达，使细胞向特定的方向分化，形成不同的组织器官，促进个体的生长发育。Hsieh 和 Gage 在对神经干细胞的命运的表观基因控制中发现，组蛋白 H3 甲基化的位点不同可导致神经干细胞向不同方向分化。若在 STAT3 结合位点的 H32K9 甲基化，则导致神经干细胞丧失分化功能；若甲基化发生在 H32K4 上，则促使神经祖细胞向星形胶质细胞分化；若 H32K9 和 H32K4 位点均去甲基化，则促使神经祖细胞向神经元分化。因此，不同位点的组蛋白 H3 甲基化介导不同位点的 DNA 甲基化，从而影响细胞向不同的、特定的方向分化。当某些基因的 DNA 甲基化发生异常的时候，便会引起疾病的发生发展。

（二）DNA 甲基化与发育调节

在从精原细胞到精细胞发育过程中，精原细胞（二倍体）将抹去 DNA 水平上已存在的全部甲基化修饰，并重新进行特征性化学修饰，也就是基因印迹。这种特征性化学修饰会随减数分裂进入精细胞，它并不改变 DNA 的一级结构，但它会影响特定基因的表达。同样，卵细胞也带有了卵细胞特征性化学修饰。DNA 甲基化在胚胎发育中经历了一系列动态变化：在成熟的卵细胞和精细胞中已有许多 CpG 位点被甲基化；普遍的去甲基化发生在胚胎植入前期，非甲基化状态保持到 16 细胞的桑葚期前；但着床后，有一个强烈的重新甲基化过程，除包含 CpG 岛的看家基因外，其他基因都卷入这个过程。在随后的发育阶段，组织特异基因经历选择性的去甲基化，促进形成合子中特异表达的细胞类型。

（三）DNA 甲基化与 X 染色体失活

雌性哺乳动物胚胎在囊胚期通过一条 X 染色体随机失活实现 X 连锁基因的剂量补偿，X 染色体失活伴随 X 染色体失活中心（XIC）的 Xist 基因表达。雄鼠活性 X 染色体 Xist 启动子附近的 CpG 岛甲基化，无 Xist 表达；而雌性（XX）失活 X 染色体以及 X-常染色体异位失活 X 染色体中该区域是未甲基化的，雄性生殖细胞系 Xist 启动子的去甲基化发生在减数分裂前期，这种去甲基化状态一直持续到受精后卵黄囊期。XXES 细胞不表达 Xist，具有完全活性的 X 染色体。XXES 细胞分化时 Xist 去甲基化、基因表达，随后 X 失活。这些结果提示，在 Xist 正常表达之前，XXES 细胞失活的 X 染色体上 Xist 基因已经发生去甲基化。除了 X 失活中心，其下游 5kb 左右的 X 控制元件（Xce）一些位点的甲基化也参与调控两个 X 染色体中哪一个优先失活。二者有一定联系，但属于不同的遗传位点。当 DNA 甲基化异常引起染色的变异时，就会引发一些遗传性疾病，例如 21-三体综合征。

（四）DNA 甲基化与印记基因

基因印记见于哺乳动物发育、基因表达、X 染色体失活、单亲二体及某些疾病。DNA 甲基化是基因印记发生和维持的主要机制。印记形成的最可能机制是配子形成过程中染色体等位基因中的一个如父源性基因发生甲基化，导致基因呈单等位表达。它于配子形成过程中建立，整个发育过程中维持，通常在发育早期发挥作用，是一种可逆的表观遗传现象，但各个时期作用的确切机制尚不清楚。在基因组印记中甲基化发生在配子发生至受精前。经历胚胎早期广泛的去甲基化和重新甲基化后，在胚胎发育中继续保持双亲特异的甲基化模式。甲基化在基因组印记中有两种形式：①一些基因如 H19、SNRPN 和 XIST 等在启动子区 CpG 岛上有等位基因差异的甲基化；②另一些基因如 Igf2r 在非启动子区甲基化，并与其表达呈负相关。

（五）DNA 甲基化对基因表达的调控

DNA 甲基化虽然未改变核苷酸顺序及其组成，但普遍认为可在转录水平调控基因的表达，尤其是转录起始阶段，DNA 甲基化也正通过这种方式发挥生物学作用。基因启动子及其附近区域内 CpG 岛胞嘧啶甲基化是众多基因实现去表达和基因印迹的重要途径。由于 CpG 岛多位于启动子附近区域，即转录的启动区，众多转录因子与 DNA 结合于 DNA 的大沟内，而甲基化的 5-甲基胞嘧啶的甲基也位于此沟内，因而阻碍了蛋白质因子与 DNA 间的结合。DNA 甲基化还可通过影响 DNA 分子构象影响基因上游调控区和基因转录因子间的相互作用。有研究表明，甲基化依赖的转录因子 E2F、AP2、MYC 和 YY1 要求 CpG 提供结合位点，于是启动子区的甲基化就通过阻碍转录因子与启动子结合的方式降低基因转录。此外，甲基化 DNA 位点还可以结合转录抑制子，如甲基化结合蛋白 21（MeCP21）和 MeCP22，引起基因沉默。转录抑制子对脊椎动物细胞转录起始阶段有抑制作用，对于某些真菌，转录抑制子还能阻断其基因转录的延伸阶段。近年还发现，DNA 甲基化可改变染色质结构，也可间接介导转录抑制。另外，DNA 甲基化还可能通过降低 RNA 聚合酶活性而抑制基因的表达。Kangaspeska 等最近研究发现，在 PS2 等基因的 DNA 启动子区存在短暂的周期性甲基化，这种周期现象与这些基因的一种低水平的再表达相一致。Métivier 等进一步发现，这一过程的抑制阻止了 PS2 基因的去甲基化进而降低了基因表达的活性。Erfurth 等最近研究发现，MLL 蛋白具有抑制 Hoxa9 CpG 岛甲基化的作用，进而影响了基因转录，这提示应该有更多的 CpG 岛结合蛋白具有通过影响甲基化来保证基因转录水平的功能。

DNA 甲基化对基因的表达抑制需要特异地结合于 CpG 甲基化位点的 MeCPs。MeCP1 和 MeCP2 是目前研究较清楚的甲基化结合蛋白，两者的作用有区别，前者可与对称的多个 CpG 位点结合，而后者只能与单一的甲基化 CpG 位点结合。这种基因转录受到甲基化的抑制仅发生在启动子区，而非岛区的 CpG 甲基化则不抑制基因的转录。对于启动子区，CpG 甲基化的密度与基因转录的抑制程度呈正相关。甲基化密度较低时只能完全抑制弱的启动子，而在增强子作用下时，启动子便可恢复基因转录功能；但如果进一步增加甲基化的密度，也可能完全抑制了被增强子增强的启动子的转录。综上，除有些始终非甲基化的组织特异性基因及对甲基化不敏感的基因外，甲基化水平的高低往往影响着基因表达的程度，通常呈负相关关系，即甲基化水平较低时，基因表达水平较高；反之，甲基化水平较高时，基因表达水平较低。

（六）DNA 甲基化对基因的转录抑制

DNA 甲基化的转录抑制机制主要有以下三方面。

第一种机制是 DNA 甲基化直接干扰特异转录因子与各自启动子的识别位置结合。几种转录因子，如 AP-2、C-MYc/Myn、CARBE、E2F 和 NF-κB 能识别含 CpG 残基的序列，当 CpG 残基上的 C 被甲基化后，结合作用即被抑制。相反，其他一些转录因子（如 SP1 和 CTF）对结合位置上的甲基化不敏感，还有许多因子在 DNA 上的结合位点上不含 CpG 二核苷酸，DNA 甲基化对这些转录因子基本不起抑制作用。

第二种机制是甲基化转录抑制的机制是通过在甲基化 DNA 上结合特异的转录阻遏物，或称为甲基 CpG 结合蛋白而起作用。这种蛋白质能与转录因子竞争甲基化 DNA 结合位点。迄今为止，已经鉴定了两种这样的转录阻遏物，即 MeCP1 和 MeCP2（甲基胞嘧啶结合蛋白 1 和 2）。

第三种机制是甲基化抑制影响染色质结构。Kass 等将一些甲基化或非甲基化的基因模板显微注射入细胞核，发现甲基化的染色质组装成非活化状态，不具转录活性（这表明甲基化抑制转录仅在染色质组装后），即使 GAL4-VP16 这种强转录激活子也难激发转录。

（七）DNA 甲基化调控细胞的衰老和凋亡

DNA 去甲基化是造成细胞基因组不稳定的原因之一，衰老过程中基因组甲基化水平降低、次黄嘌呤磷酸核糖转移酶基因及导入细胞内的某些外源性标志基因，如 lacZ 和 lacI 等突变率增加，说明衰老细胞基因组不稳定性增加，但衰老期间 DNA 低甲基化与基因不稳定性有何关系尚不得知。文献的研究结果表明以 5-aza-C 处理的老年 2BS 细胞衰老表型更加明显，端区长度较对照细胞缩短，而年轻细胞则变化不显著，说明甲基化与端区的维持间有一定的关系。由于衰老过程中维持 DNA 甲基化的 DNA 甲基化酶活性降低，而促进 DAN 去甲基化的 5-甲基胞嘧啶 DNA 糖基化酶活性增高，由此可能使老年细胞对 5-aza-C 的刺激更加敏感。DNA 甲基化的改变可以影响染色质的构象，从而可能改变端区结合蛋白与 DNA 的作用，后者可以进一步引起端区长度的改变。DNA 甲基化水平的改变是否由此影响端区的长度尚待验证，但由此说明，DNA 甲基化水平降低、端区缩短等影响细胞基因组稳定性的因素在细胞衰老过程中发挥着重要作用。

此外，有文献报道，采用组蛋白脱乙酰化酶（HDAC）抑制剂 SPB 和去甲基化制剂 5-aza-Cdr 作用于骨髓瘤细胞系 U266，发现单用 5-aza-Cdr 诱导的细胞凋亡在形态上主要表现早、中期凋亡的特征凋亡比率略有增高。单用 SPB 组和联合用药组表现出晚期凋亡的形态特征，且凋亡比例明显增高。结果显示单用 SPB 时 C1/M 期阻滞，提示药物作用的敏感点可能在 C1/M 期，细胞凋亡可能发生在 C1/M 期；而联合用药组则表现出 C1 期阻滞，提示药物作用的敏感点可能在 C1 期，细胞凋亡可能发生在 C1 期。文献的研究结果说明了乙酰化酶抑制剂与去甲基化制剂联合诱导 U266 细胞凋亡和 p16 基因重新表达，提示了细胞凋亡与 DNA 甲基化水平的关系。

六、妊娠相关疾病及出生缺陷中 DNA 甲基化的作用机制

DNA 甲基化驱动转录调控是表观遗传的重要组成部分，胎盘的表观遗传组学决定正常胎盘的功能，在受精后，父母双方的基因组都经历去甲基化，建立正确的滋养层表观遗传模式对胎儿胎盘及胎儿生长发育非常重要。近年来发现许多不正常的甲基化模式与胎儿生长受限（FGR）有关，多种因素引起的 DNA 甲基化均可能引起 FGR 和妊娠相关疾病。

（一）DNA 甲基化调控基因转录水平

DNA 甲基化作为表观遗传学的一种重要方式，在基因转录水平调控疾病的发生发展。例如，子痫前期（pre-eclampsia，PE）是一种妊娠期特有的严重并发症，发生于妊娠中晚期、分娩期及产后早期，其典型的临床症状一般出现于妊娠 20 周后，表现为新发型高血压、蛋白尿及其他全身系统性的紊乱。子痫前期严重威胁母婴健康，是孕产妇死亡的首要原因。国内外学者针对子痫前期已开展了大量研究，但其病因和发病机制仍未完全阐明。研究提示，表观遗传修饰（如 DNA 甲基化）可通过调节相关基因表达，进而参与子痫前期疾病的发生。大量研究也指出胎盘在子痫前期疾病发生中发挥重要作用。有研究使用 Infinium Human Methylation 450 Bead Chip（450KDNA 甲基化芯片）对 20 例正常对照组胎盘组织和 22 例子痫前期胎盘组织进

行 DNA 甲基化谱分析。结果显示，在全基因组水平具有显著甲基化差异的基因位点在子痫前期胎盘组织中全部呈现为低甲基化，这些差异基因显著富集于与癌症相关功能、细胞运动、组织器官损伤、生殖系统发育与功能异常等信号通路和基因作用的网络。DNA 整体甲基化水平分析表明子痫前期胎盘组织的整体 DNA 甲基化水平低于对照组，但无统计学差异。甲基化分析结果提示，子痫前期胎盘组织中 DNA 低甲基化可能存在整体效应，而不仅仅是基因位点特异性。使用 Roche Nimble Gen Expression 12×135K 芯片对 7 例正常胎盘组织和 5 例子痫前期胎盘组织进行基因表达谱分析。结果显示，在子痫前期胎盘组织和对照组中存在 162 个显著差异表达的基因，其中 80 个基因在子痫前期胎盘中表达上调，82 个基因表达下调，这些差异表达基因显著富集于癌症相关功能、细胞生长与增殖和组织发育等生物学功能的网络。对表达谱筛选出的 LEP 和 SH3PXD2A 基因进行基因表达验证和 DNA 甲基化分析，结果显示 LEP 启动子区域的甲基化可以显著降低该基因的转录活性进而影响基因表达；而位于 SH3PXD2A 基因体中的一个 CpG 岛，在子痫前期孕妇胎盘组织中呈高甲基化，可能参与该基因的表达上调。

综合全基因组 DNA 甲基化谱和基因表达谱的实验和分析结果，该研究提示子痫前期是一个多因素多系统的异质性疾病，而妊娠早期过程中的细胞运动失调、细胞生长与增殖失调引发组织、器官发育和功能损伤，是疾病发生过程中的一个核心因素。同时，该研究表明 DNA 甲基化可能通过影响关键基因的表达，在子痫前期疾病的发生过程中发挥重要作用。

目前已有人发现妊娠高血压综合征的致病机制也涉及表观遗传学的因素。研究表明，早期配子的甲基化状态改变，可以诱发胎盘发育缺陷，增加妊娠高血压的风险。VanDijkM 等研究 STOX1 基因，单体型分析显示母源染色体的 CpG 位点甲基化导致的基因沉默可能是造成患者先兆子痫的关键因素。在一个伴随高血压和蛋白尿的妊娠高血压小鼠模型的研究中表明，p57-Kip2 基因沉默失活也可能导致妊娠高血压。oSEPRINA3 是弹性蛋白酶抑制剂，STChelbi 等对 SERPINA3 启动子区进行焦磷酸测序分析甲基化，证实与正常妊娠相比，先兆子痫患者胎盘中 SERPINA3 启动子特定的 CpG 位点存在着明显的去甲基化现象。

妊娠高血压是一个长时间（整个孕期）的疾病，涉及细胞增殖、分化、侵袭等多个过程，受到复杂而精细的调控机制调控，而其中一些关键酶的启动子区甲基化状态改变，可能造成酶的表达失调、基质降解失去平衡，从而导致疾病的发生。我们推测妊娠高血压患者的金属蛋白酶 MMP-9，ADAMTS-1、ADAMTS-4、ADAMTS-5 异常表达与启动子区甲基化状态改变相关。

有研究表明，在妊娠高血压病例组中，基质金属酶启动子区的所有 CpG 位点都会去甲基化，在正常妊娠对照组中，基质金属酶启动子区的所有 CpG 位点都是高度甲基化的，但不同的 CpG 位点对去甲基化的敏感度不一样。大多数 CpG 位点在不同正常人和妊娠高血压病人中存在甲基化和去甲基化状态。然而，总体来说，妊娠高血压病人中去甲基化的 CpG 位点的比例比正常人高，尤其是 ADAMTS-1、ADAMTS-4 和 ADAMTS-5，都有显著差异。另外，在我们研究的 CpG 位点中，某些单个位点在妊娠高血压病人中的去甲基化状态会相对比较明显，提示这些位点极有可能是这些基因甲基化调控中的关键位点，比如 ADAMTS-1 的转录起始位点的–944bp 位，ADAMTS-4 的转录起始位点的–323bp 位，ADAMTSS 的转录起始位点的+72bp 位和 MMP-9 的转录起始位点的–712bp 位点。尤其是 MMP-9 的转录起始位点的–712bp 位点，因为 MMP-9 启动子区的 CpG 位点的整体去甲基化状态在妊娠高血压病人与正常人之间无显著性区别，说明该–712bp 位点的去甲基化状态在调控 MMP-9 的转录表达中起着关键作用。目前，也有相关报道发现，一个基因的激活，并不需要启动子区的所有 CpG 位点发生去甲基化，有时单个 CpG 位点的去甲基化就足以改变一个基因的转录表达。在 X 染色体相关的磷酸甘油酸激酶 1 基因中，启动子区的一个 21bp 的 HpaII 位点是唯一一个 HpaII 位点，并且发现它的甲基化状态是完全与基因表达状态的改变相关的。相似的，5′-AZA 诱导的 Epatein-Barr 病毒 latencyC

基因启动子的转录激活是由某个单个 CpG 位点的去甲基化造成的。乙肝病毒核心基因，在转录起始位点 280bp 的 HpaII 位点的甲基化状态的改变调节该核心基因的转录表达。在 P53 基因的启动子构建的报告基因载体中，P53 基因启动子区的转录起始位点 450bp 单个位点的甲基化，就能降低该报告基因的表达。总之，这些发现都说明，基因启动子区单个 CpG 位点的甲基化状态的改变就可能足以激活该基因的转录。

（二）印记基因 DNA 甲基化异常

孕早期妊娠丢失的原因有多种，包括染色体异常、内分泌因素、免疫因素等，早期自然流产的发生体现了人类优胜劣汰的一种自我选择方式，减少了畸形出生。目前越来越多的证据显示，在众多妊娠丢失的原因中，基因的印记缺陷是其中的原因之一。许多印记基因在哺乳动物的发育中起着举足轻重的作用，尤其是胎盘、胎儿和/或出生后的生长发育。父系表达基因如 LITI 和 SNRPN 的作用倾向于增强生长作用，而母系表达基因如 H19 则限制生长。通常认为，亲本特异性表达的机制是在哺乳动物演化进展中确立下来的，目的是为了平衡父本和母本来源的基因在胎盘/胎儿生长发育中相互抵制的作用。印记基因的单等位表达使其尤其容易受到遗传或者表观遗传调节失常的影响。本研究纳入的样本中自然流产中有 6.3%发生了甲基化异常，这与体细胞的镶嵌现象相一致，即在同一个胎儿中，高度甲基化与正常甲基化的细胞共存。如果表观遗传突变发生在配子形成时，那么由其而来的个体中所有细胞均会受到影响，继而甲基化差异性表达区域将发生明确的低度甲基化（＜10%）或高度甲基化（＞90%）。相反地，若表观突变发生在胚胎形成的过程中，那么仅有一部分细胞将受到影响。我们的研究结果显示，仅 1 例自然妊娠来源的自然流产绒毛样本于 H19 基因发生了明显的高甲基化（91.7%），其余异常甲基化的样本于印记基因（H19、KvDMRl、PEGI、SNRPNi）显示为低于 90%的甲基化极端值，即可能是明显高度甲基化与正常甲基化共存的镶嵌现象。这可能是因为植入前胚胎相对于生殖细胞来说，更容易受到外界环境的影响，因而也更容易发生表观遗传学的改变。

胎盘对胎儿的宫内生长发育起关键作用，绒毛膜绒毛组织作为胎盘胎儿部分的重要组分，对于研究孕早期胚胎着床及生长发育作用是十分重要的。哺乳动物于胚胎植入前受精后即发生全基因组非印记基因的 DNA 甲基化重编程，此阶段为全面主动及被动的去甲基化，随后发生重新甲基化。重新甲基化发生在囊胚阶段，但仅限于内细胞团，而非滋养外胚层。因此，在分化为胚系及胚外系细胞时，这种不对等的甲基化状态已经确立，与胎盘相比，胚胎较高的整体甲基化水平维持贯穿于整个孕期。早期研究也显示，胚外细胞系中一直维持较低的甲基化水平。例如至妊娠足月时，H19/IGF2 区域的两个印记调控区在胎盘中为低甲基化，而新生儿外周血中该区域为一条等位基因甲基化，即中等甲基化模式。尽管滋养层细胞系显示为整体低甲基化水平，但是 DNA 甲基化对于胚外组织的正常发育是必不可少的，尤其是滋养层细胞的侵袭行为。在妊娠小鼠孕期不同时间点给予 5′-氮-2′-脱氧胞苷酸（一种 DNA 甲基化抑制剂），将显著影响滋养细胞的增殖。对人绒毛膜癌细胞系给予 5′-氮-2′-脱氧胞苷酸则可抑制滋养癌细胞的远处转移。此外，基因敲除 Dnmtl 和 Dnmt3L 的小鼠，表现为胎盘的多种形态缺陷，DNA 甲基化作用除影响胎盘的形态外，亦影响胎盘的生理功能。例如，具有生物学活性的维生素 D 对于维持内环境钙稳态、免疫耐受、细胞分化与凋亡有重要作用，而维生素 D 羟化酶基因启动子区的甲基化可以降低该酶表达的活性，消除维生素 D 介导的一系列激活作用。然而，印记基因的甲基化并不经历上述重编程的过程，在之后的生长发育中一直保持亲本特异性的表达。该研究中，无论是父系印记或母系印记的基因，大量的异常极端甲基化值均显示为高甲基化，这可能是由于植入前的胚胎在发育过程中在某种未知机制的作用下使非甲基化等位基因发生了甲基化。总之，人类与动物研究均越来越清晰地显示，印记基因及非印记基因正确的表观遗传学调控对胎盘发育很重要，胎盘功能紊乱，如受到外界因素、多种 ART 技术的影响，可引发一系列胎盘发育异常、宫内胎儿发育迟缓或致死。

有研究发现，4 种印记基因甲基化程度经多重比较后，其差异主要存在于自然流产与自然妊娠正常早孕组间，甲基化状态的改变可能会影响妊娠的维持。本研究涉及的印记基因 H19、KvDMRl、PEGl 和 SNRPN 是表观遗传学领域内被研究得较多的基因，尤其是 H19 基因；Fauqueetal 对经 ART 技术获得的小鼠胚胎 h19 基因印记调控区和 h19 基因表达的研究显示，超促排卵、胚胎体外培养等影响了早期囊胚 h19 基因的印记调控及基因表达，且因培养液的种类不同其受到的影响程度有所不同，h19 基因可以作为研究表观遗传学的重要指标。KvDMRI 亦称作人染色体 11p15.5 印记调控区 DMR2，与 H19 基因 DMR 区共同调控 BWS 的发生，也是调节生长发育的重要基因，在人胎盘组织中保持较低的甲基化水平，早孕期滋养层细胞中为双等位表达，而在早孕期绒毛膜绒毛组织中与 H19、PEGI、SNRPN 基因同为中等甲基化模式.对 24 例宫内生长发育迟缓病例的胎盘研究显示，表观遗传学调控机制的异常下调染色体 11p15，影响胎盘、胎儿生长发育从而引起宫内生长发育迟缓，PEGI 基因生物学功能尚不明确，但是动物研究已显示 PEGI 基因表达失活可导致鼠胚发育迟缓和较低的小鼠活产率。我们的初步研究也显示，自然流产绒毛组织中 PEGI 基因甲基化水平较高，异常高水平的甲基化可能与妊娠丢失相关，SNRPN 因位于 15q11-q13，其 DMR 区的甲基化改变可导致两种截然不同的神经发育异常综合征一 PWS 与 AS，此外 DMR 区的甲基化改变也参与了 BWS 的发生。SNRPN 基因在胎盘组织中的表达等同于 KvDMRI 基因，早孕期为印记缺失，整体低甲基化水平，双等位表达；对牛的着床前和着床早期胚胎研究也发现，胎盘组织中 SNRPN 基因呈现双亲等位表达，但是在 D40 天的胚胎组织中为约 40%的中等甲基化模式、父系等位基因表达（单等位表达）。本研究中，某些基因表现为较其他基因更易发生甲基化的异常，如 KvDMRI 基因具有最多的甲基化极端值，这可能是由于与其他基因相比 KvDMRl 基因甲基化值的变异范围较小；但是亦不能排除该印记调控区可能也是较易受到影响而发生异常的区域。

（三）DNA 甲基化影响胎盘作用

胎盘的 DNA 甲基化模式与 FGR 关系密切。在人类和动物的妊娠后期，影响胎儿生长发育的主要因素是胎盘向胎儿供应的营养物质和氧以及胎盘血流灌注量。胎盘在子宫内胎儿的生长和发育中扮演着重要的角色，胎盘不只是母子间营养和代谢物的交换器，还是宫内环境的调节器，其功能受到妊娠环境的影响。近年发现，改变胎盘基因表达的甲基化模式可以修饰胎盘基因的表达和减弱其功能。一些环境相关因子通过协同作用改变胚胎、胚胎外组织及其妊娠产物的表观遗传机制，研究证实胎盘的 DNA 甲基化模式与 FGR 关系密切。和正常胎盘相比，FGR 的胎盘中 Ras 相关区域家族 1A 基因（Ras association domain family 1A gene，RASSF1A）启动子超甲基化，RASSF1A 的表达水平和启动子的甲基化呈负相关。Banister 等研究发现，半监督性可重复性区分混合模式是一种识别胎盘 DNA 甲基化的特殊模式，可区分 FGR、早产儿及足月儿胎盘，且在干扰测试样本中依然有效。人类胎盘 DNA 甲基化模式与胎儿生长关系密切，因此 DNA 甲基化可作为人类胎盘中检测宫内环境的一个重要指标，也可以用来评估胎儿的功能发育。

七、Hcy 与 DNA 甲基化在疾病中的联系

DNA 甲基化是表观遗传的一种重要方式，DNA 甲基化调节基因表达，其功能的本质是甲基化机制的建立、维持和去除甲基。DNA 甲基化调节基因表达的机制主要有两种：①5-甲基胞

嘧啶（5mC）伸入 DNA 双螺旋的大沟，此处是众多蛋白质因子与 DNA 结合的部位，含有丰富的能被转录因子识别的 GC 序列，但 CpG 发生甲基化后，转录因子就不能结合到 DNA 上，从而影响转录因子与启动子区 DNA 的结合效率；②DNA 甲基化导致染色质结构改变，从而抑制基因表达。伴随个体发育，当需要某些基因保持“沉默”时，这些基因将迅速发生甲基化，此时基因转录抑制，基因不表达；若需要恢复转录活性，则被去甲基化 DNA 的甲基化主要发生在启动子、转座子、增强子、沉默子和基因本体等部位。通常认为启动子的 DNA 甲基化对基因的表达有抑制作用，而基因本体的 DNA 甲基化与基因的表达关系因物种或细胞类型不同而异。增强子的 DNA 甲基化状态与基因活性呈反比关系，沉默子则相反呈正相关。转座子的 DNA 高度甲基化抑制其转座活性，从而维持基因组的稳定性。当基因的甲基化发生改变或失去平衡的时候，疾病就会发生。研究发现，Hcy 水平可以影响体内甲基化水平，但其具体机制尚未阐明，其可能机制认为 Hcy 水平的高低影响 DNA 甲基转移酶的活性和生物学效应，影响机体内甲基化的平衡，从而介导疾病的发生。

杨晓玲等采用不同浓度的 Hcy 和叶酸干预原代培养血管平滑肌细胞（vascular smooth muscle cells，VSMCs），发现不同浓度的 Hcy 均可以引起 VSMCs 增殖活性增强，miR-143 的 mRNA 表达降低，miR-143 启动子区甲基化程度升高，miR-143 前体作用 VSMCs 后，细胞的增殖活性减弱，细胞转染 miR-143 的抑制物后细胞增殖活性明显增强，miR-143 可以抑制 VSMCs 增殖，其机制可能与 miR-143 启动子区高甲基化有关。该课题组还发现，EZH2 在高同型半胱氨酸介导的脂质代谢紊乱中起关键作用，而 miR-92a 也参与了该过程，这可能是 Hcy 相关动脉粥样硬化的新治疗靶点。

细胞色素 P450（CYP）花生四烯酸环氧化酶在人类癌症细胞内表达，可以促进癌细胞转移。Zhang D 等研究发现，肝癌可以导致 HHcy，同时 HHcy 也可以通过 CYP2J2 DNA 甲基化与 ERK1/2 信号通路的相互作用影响细胞色素-环氧二十碳三烯酸代谢，从而促进肿瘤的发展。

Li JG 等发现饮食和基因诱导的 HHcy 可导致 5LO mRNA 和蛋白表达上调，而该过程与 S-腺苷高半胱氨酸/S-腺苷甲硫氨酸的比例显著增加、DNA 甲基转移酶表达下调和 5-脂氧合酶 DNA 低甲基化相关。该研究在体外试验中证实了这些结果，表明 Hcy 相关 5LO 活化及 β 淀粉样蛋白形成的机制是继发于 SAH 水平升高的 DNA 低甲基化，此机制与阿尔兹海默症发病高度相关。

八、妊娠相关疾病及出生缺陷与 Hcy、DNA 甲基化的联系

目前认为，Hcy 通过氧化应激和干扰一碳代谢使得基因组 DNA 整体低甲基化，引起表观遗传的改变，使得 miR-124 表达下调，导致 miR-124 的靶基因 SCP1 表达上调，进而引起神经前体细胞的不正常增生导致神经上皮增厚，使神经管不能正常闭合导致神经管畸形。

Hcy 具有心肌细胞损伤作用，如可激活细胞凋亡、细胞损伤基因的表达，从而引起 DNA 损伤及细胞凋亡；Hcy 能降低心肌细胞活力，诱发细胞膜膜磷脂双态稳定的逆转，诱导心肌细胞凋亡及坏死，高同型半胱氨酸水平对胎儿发生先天性心脏病（CHD）有重要影响。而 DNA 甲基化改变也是引起心脏病的一个重要因素，有研究表明高同型半胱氨酸水平可以影响机体 DNA 甲基化的改变，DNA 甲基化在调控基因转录、心肌凋亡以及损伤中也发挥重要作用，其具体机制尚需进一步研究。

Hcy 是蛋氨酸代谢的中间产物，HHcy 是导致心血管疾病的一个独立危险因素，当同型半胱氨酸水平升高时容易被氧化为同型半胱氨酸化合物，同时产生过氧化氢和超氧阴离子自由基，损伤血管内皮细胞，并且随着妊娠期高血压疾病的加重其血清中同型半胱氨酸的浓度增高。当同型半胱氨酸水平升高时，容易被氧化生成同型半胱氨酸化合物，同时产生过氧化氢和超氧

离子自由基，导致血管内皮细胞损伤和血管平滑肌细胞增殖。由于内皮细胞长期暴露于较高水平的同型半胱氨酸中，细胞释放一氧化氮产物减少，内皮细胞介导的血小板抑制作用减弱，血小板黏附聚集，而且同型半胱氨酸晶体可以为血管内凝血因子的接触活化过程提供“致病条件”，最终导致血管性疾病影响子宫胎盘血流，从而影响胎儿生长发育，最终导致子痫前期。妊娠高血压是一个长时间（整个孕期）的疾病，涉及细胞增殖、分化、侵袭等多个过程，受到复杂而精细的调控机制调控，而其中一些关键酶的启动子区甲基化状态改变，可能造成酶的表达失调、基质降解失去平衡，从而导致疾病的发生。

前文已述及，DNA 甲基化可以通过影响胎盘的功能及代谢从而引发疾病。Xu X 等搜集了子痫前期及非子痫前期患者的胎盘组织，采用逆转录聚合酶链反应（RT-PCR）和 Western blot 分析分别测定 NRP1 和 VEGF 的表达水平，采用免疫组织化学（IHC）法检测蛋白和 VEGF 蛋白的定位；同时，该课题组还用 DL-Hcy 处理怀孕 7.5 天的小鼠并检查其症状；用定量 RT-PCR 检测 DDAH1、DDAH2、eNOS、CBS 和胱硫醚-γ-裂解酶的表达水平以确定研究高同型半胱氨酸血症的可能机制；用定量 RT-PCR 技术、Western blot 分析和免疫组化检测小鼠的 NRP1 和 VEGF 的表达水平。结果发现与对照组相比子痫前期患者的 NRP1 和 VEGF 表达水平较低，绒毛滋养层细胞和绒毛毛细血管内皮细胞中检测到了有免疫活性的 NRP1；而具有免疫活性的 VEGF 主要见于血管内皮细胞内阳性的绒毛；DL-Hcy 处理的怀孕小鼠表现出 PE 样症状，如收缩压升高和蛋白尿等妊娠晚期症状；与对照组小鼠相比，Hcy 处理组小鼠胎盘中的 Ddah1、Ddah2 和 eNos mRNA 表达水平较低，而 CBS 和胱硫醚-γ-裂解酶 mRNA 的表达水平明显较高；Hcy 处理组小鼠胎盘中 NRP1 和 VEGF 的表达水平降低。而 DNA 甲基化可以修饰胎盘基因的表达和减弱其功能，故很容易联想二者是否存在机制上的交叉与联系，预计会有大量相关研究进一步揭示其中的隐藏机制、相关通路及分子。

第五节　组蛋白修饰

组蛋白是染色质的主要成分之一，其氨基端的氨基酸残基可以被共价修饰，进而改变染色质构型，导致转录激活或基因沉默。组蛋白修饰除了简单地调控基因表达，还可以招募蛋白复合体，影响下游蛋白，从而参与细胞分裂、细胞凋亡和记忆形成，甚至影响免疫系统和炎症反应等。目前的研究已经表明，组蛋白修饰在疾病中发挥了一定的生物学作用。

一、组蛋白修饰的定义

组蛋白修饰是指组蛋白在相关酶作用下发生甲基化、乙酰化、磷酸化、腺苷酸化、泛素化、ADP 核糖基化等修饰的过程。在哺乳动物基因组中，组蛋白则可以有很多修饰形式。一个核小体由两个 H2A，两个 H2B，两个 H3，两个 H4 组成的八聚体和 147bp 缠绕在外面的 DNA 组成。组成核小体的组蛋白的核心部分状态大致是均一的，游离在外的 N-端则可以受到各种各样的修饰，包括组蛋白末端的乙酰化、甲基化、磷酸化、泛素化、ADP 核糖基化等，这些修饰都会影响基因的转录活性（图 4-8）。

二、组蛋白修饰的分类

（一）组蛋白甲基化

组蛋白甲基化是由组蛋白甲基化转移酶（histonemethyltransferase，HMT）完成的。甲基化

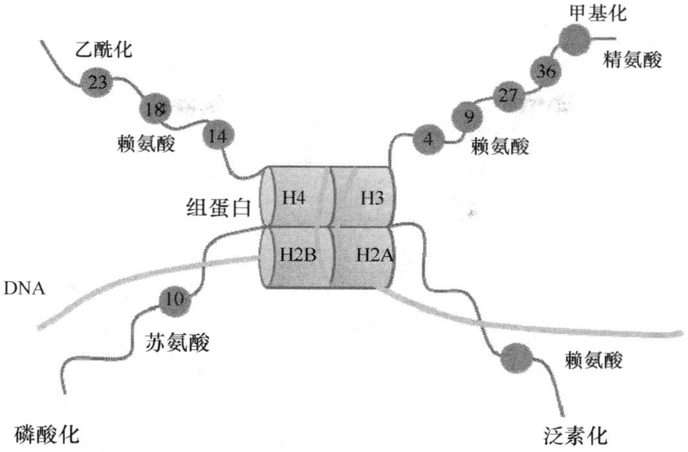

图 4-8　组蛋白修饰形式

可发生在组蛋白的赖氨酸和精氨酸残基上，而且赖氨酸残基能够发生单、双、三甲基化，而精氨酸残基能够单、双甲基化，这些不同程度的甲基化极大地增加了组蛋白修饰和调节基因表达的复杂性。甲基化的作用位点在赖氨酸（Lys）、精氨酸（Arg）的侧链 N 原子上。组蛋白 H3 的第 4、9、27 和 36 位，H4 的第 20 位 Lys，H3 的第 2、17、26 位及 H4 的第 3 位 Arg 都是甲基化的常见位点（图 4-9）。

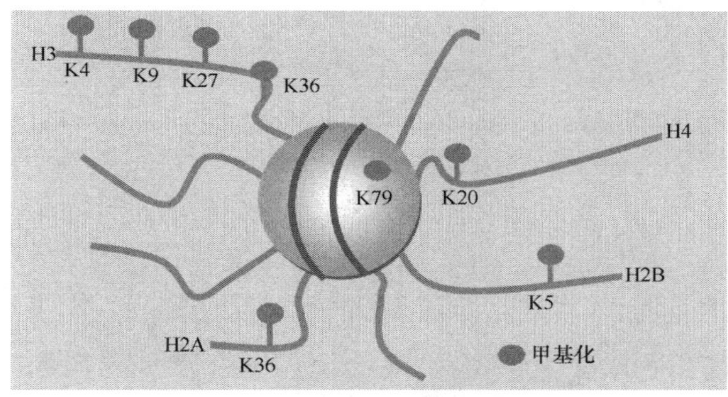

图 4-9　组蛋白甲基化修饰常见位点

研究表明，组蛋白精氨酸甲基化是一种相对动态的标记，精氨酸甲基化与基因激活相关，而 H3 和 H4 精氨酸的甲基化丢失与基因沉默相关。相反，赖氨酸甲基化似乎是基因表达调控中一种较为稳定的标记。例如，H3 第 4 位的赖氨酸残基甲基化与基因激活相关，而第 9 位和第 27 位赖氨酸甲基化与基因沉默相关。此外，H4K20 的甲基化与基因沉默相关，H3K36 和 H3K79 的甲基化与基因激活有关。但应当注意的是，甲基化个数与基因沉默和激活的程度相关。组蛋白甲基化修饰过程见图 4-10。

（二）组蛋白乙酰化

组蛋白乙酰化主要是由组蛋白乙酰化酶完成的。组蛋白乙酰化主要发生在 H3、H4 的 N 端比较保守的赖氨酸位置上，是由组蛋白乙酰转移酶和组蛋白去乙酰化酶协调进行。组蛋白乙酰化呈多样性，核小体上有多个位点可提供乙酰化位点，但特定基因部位的组蛋白乙酰化和去乙酰化是以一种非随机的、位置特异的方式进行。乙酰化可能通过对组蛋白电荷以及相互作用蛋白的影响来调节

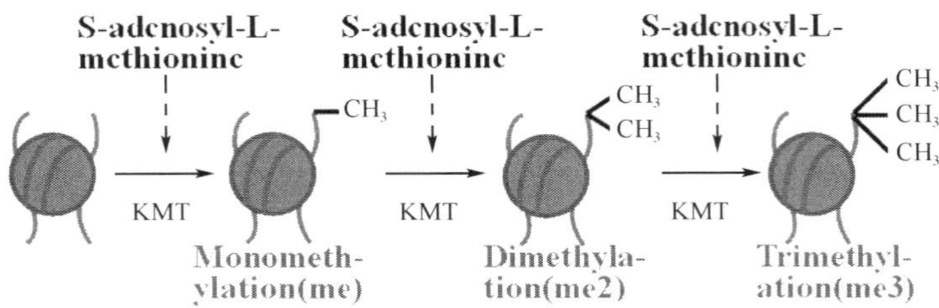

图 4-10　组蛋白甲基化修饰过程模式图

基因转录。早期对染色质及其特征性组分进行归类划分时就有人总结指出：异染色质结构域组蛋白呈低乙酰化，常染色质结构域组蛋白呈高乙酰化。最近有研究发现，某些 HAT 复合物含有一些常见的转录因子，某些 HDAC 复合物含有已被证实的阻遏蛋白。这些发现支持了高乙酰化与激活基因表达、低乙酰化与抑制基因表达有关的看法。组蛋白乙酰化及去乙酰化过程见图 4-11 和图 4-12。

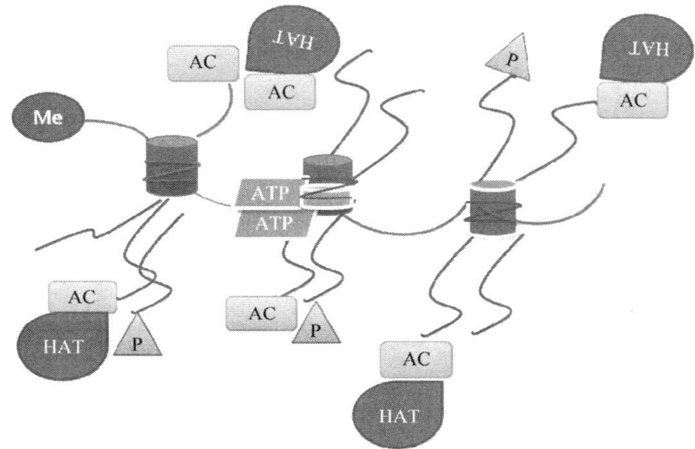

图 4-11　组蛋白乙酰化示意图

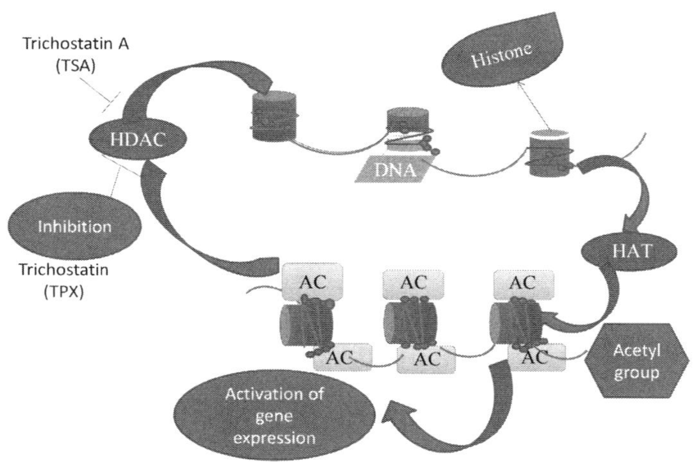

图 4-12　组蛋白去乙酰化示意图

（三）组蛋白泛素化

泛素化是指泛素（一类低分子量的蛋白质）分子在一系列特殊的酶作用下，将细胞内的蛋白质分类，从中选出靶蛋白分子，并对靶蛋白进行特异性修饰的过程。这些特殊的酶包括泛素激活酶、结合酶、连结酶和降解酶等。泛素化在蛋白质的定位、代谢、功能、调节和降解中都起着十分重要的作用。同时，它也参与了细胞周期、增殖、凋亡、分化、转移、基因表达、转录调节、信号传递、损伤修复、炎症免疫等几乎一切生命活动的调控。泛素化与肿瘤、心血管等疾病的发病密切相关。因此，泛素化作为近年来生物化学研究的一个重大成果，已然成为研究、开发新药物的新靶点。组蛋白泛素化见图 4-13。

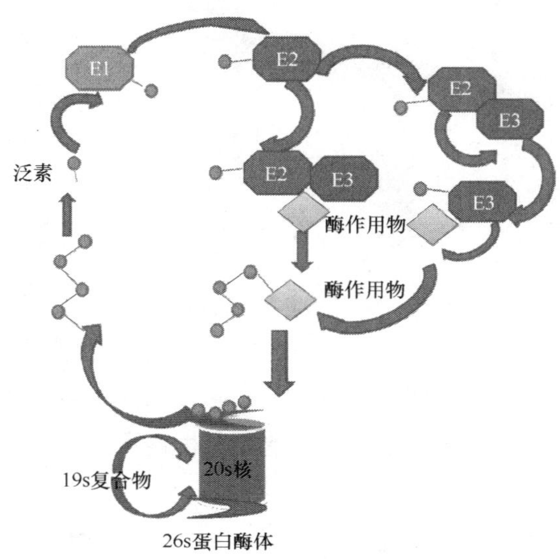

图 4-13　组蛋白泛素化示意图

（四）组蛋白磷酸化

组蛋白磷酸化指组蛋白的丝氨酸（S）或苏氨酸（T）的残基位点在蛋白激酶作用下与带负电荷的磷酸基团共价结合的修饰过程。物理学研究显示，磷酸化能破坏组蛋白与 DNA 间的相互作用，从而使染色质结构不稳定。这样一种不稳定性对有丝分裂时染色质凝集成为同源染色体过程中的结构重组是必要的。总的来说，组蛋白磷酸化修饰和其他表观遗传修饰一样也可能是通过两种机制影响染色体的结构和功能：

（1）磷酸基团携带的负电荷中和了组蛋白上的正电荷，造成组蛋白与 DNA 之间亲和力的下降。

（2）修饰能够产生与蛋白质识别模块（protein recognition modules）结合的表面，与特异的蛋白质复合物相互作用、组蛋白磷酸化与染色体的浓缩/分离、转录的激活、细胞凋亡以及 DNA 损伤的修复均有关。

组蛋白的甲基化、乙酰化、泛素化和磷酸化会同时发生在特定的核小体上。原则上说，每种特定的修饰组合能给细胞传递不同的转录抑制或激活的信息。一定的组蛋白修饰对其他邻近的修饰方式也产生影响。例如：组蛋白 H3S10 的磷酸化促进 H3K9 与 H3K14 的乙酰化，抑制 H3K9 的甲基化。H3K14 的乙酰化与 H3K4 的甲基化均可进一步抑制 H3K9 的甲基化，从而导致基因呈活化状态。同时，H3K4 的甲基化还可促进 H3K9 的乙酰化。相反，H3K9 的甲基化抑制了 H3S10 的磷酸化，并且抑制 H3K9、H3K14 的乙酰化，从而导致基因沉默。组蛋白修饰的交互作用见图 4-14。

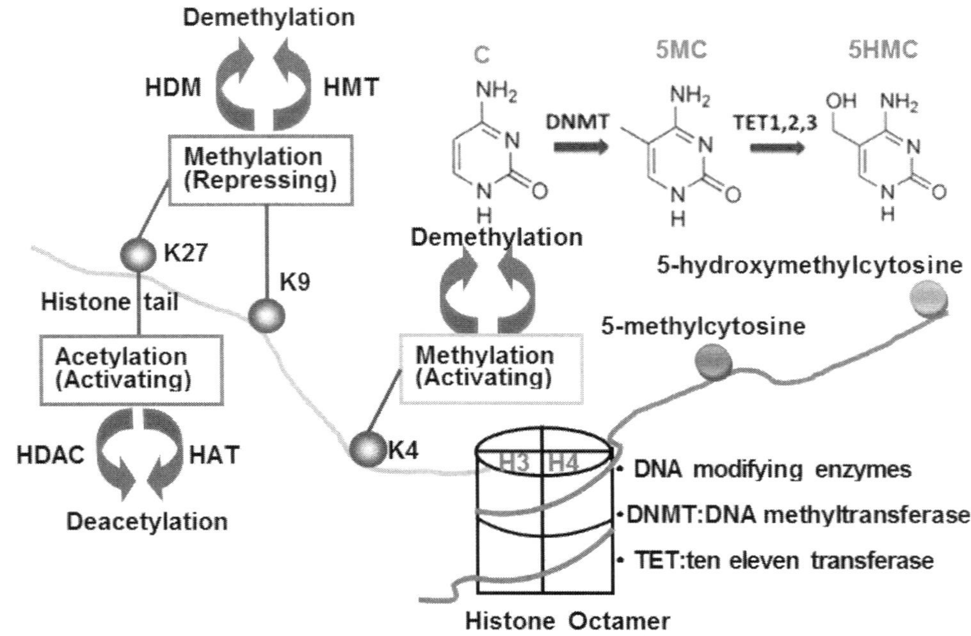

图 4-14 组蛋白修饰的交互作用

三、组蛋白修饰的作用机制

（一）组蛋白甲基化的作用机制

（1）组蛋白的甲基化有抑制或激活双重效应，这些效应是由组蛋白甲基化的特定模式识别及结合核小体的蛋白质共同产生的，并进一步修饰染色质或直接影响转录。

（2）组蛋白的甲基化对促进 DNA 甲基化具有一定的作用。DNA 甲基化在转录水平可影响基因表达、参与真核生物胚胎发育调节、参与基因组印记和 X 染色体失活及影响 DNA 与蛋白质的相互作用。

（二）组蛋白乙酰化的作用机制

（1）可改变蛋白质分子表面的电荷，影响核小体的结构，从而调节基因的活性。乙酰化修饰调节基因活性的典型实例是雌性哺乳动物个体的 X 染色体失活。

（2）能导致组蛋白正电荷减少，削弱了它与 DNA 结合的能力，引起核小体解聚，从而使转录因子和 RNA 聚合酶顺利结合到 DNA 上。乙酰化作用还参与细胞周期的调控，而组蛋白的去乙酰化作用可使基因沉默。

（三）组蛋白泛素化的作用机制

泛素化的组蛋白能够募集核小体到染色体，参与 X 染色体的失活、影响组蛋白的甲基化和基因的转录。例如，组蛋白 H2–K120（酵母中为 K123）的泛素化修饰是调节组蛋白 H3 甲基化修饰及基因转录的开关。如果组蛋白 H2–K120 被泛素化修饰，则促进 H3–K4 甲基化修饰，有利于基因转录的起始；然后 H2–K120 被去泛素化，促进 H3–K36 甲基化修饰，有利于基因转录的延伸。

（四）组蛋白磷酸化的作用机制

组蛋白的磷酸化在有丝分裂、细胞死亡、DNA 损伤修复、DNA 复制和重组过程中发挥着直接的作用。组蛋白 H1 被细胞周期蛋白依赖的激酶磷酸化是其主要的修饰作用。组蛋白 H1 的磷酸化能够影响 DNA 二级结构的改变和染色体凝集状态的改变。另外，组蛋白 H1 的磷酸化需要 DNA 复制，并且激活 DNA 复制的蛋白激酶也促进组蛋白 H1 的磷酸化。因此，组蛋白 H1 的磷酸化与 DNA 复制存在一个协同发生的机制。

四、不同疾病中组蛋白修饰的作用机制

（一）组蛋白修饰调控基因转录

组蛋白是碱性蛋白质，通常带正电荷，能与带负电荷的 DNA 分子结合，从而遮蔽 DNA 分子，妨碍了转录。乙酰化由组蛋白乙酰基转移酶（HAT）催化，去乙酰化由组蛋白去乙酰基酶（HDAC）催化。由于体内存在组蛋白乙酰化和去乙酰化的平衡关系，所以组蛋白乙酰化发生频率很低。HAT 催化的基本机制包括从乙酰辅酶 A 转让一个乙酰基到目标组蛋白赖氨酸侧链的 ε-氨基组。为了进行这样的转变，不同 HAT 采用其独特的战略。HATs 基于它们的亚细胞定位通常分为两个不同的类型：A 型 HATs 位于细胞核并通过染色质核小体组蛋白的乙酰化作用参与基因表达的调控，它们包含一个结构域，帮助它们识别和结合到组蛋白乙酰化的赖氨酸残基，Gcn5、p300/CBP 和 TAFII250 是一些 A 型的 HATs，配合催化剂增强转录。B 型 HATs 位于细胞质并负责核小体组装前合成新的乙酰化组蛋白，这些 HATs 缺乏一种结构域，因为他们的任务是识别新合成的尚未乙酰化的核心组织蛋白。HDAC 催化了组蛋白的去乙酰化，它们通常与一些辅抑制因子形成大的转录抑制复合物。这些含 HDAC 的复合物，去除修饰组蛋白的 ε-N-乙酰赖氨酸乙酰基，暴露组蛋白尾端带正电荷的赖氨酸残基，而带正电荷的组蛋白尾部与 DNA 之间的相互作用限制了核小体在 DNA 上的移动，使启动子不易接近转录调控元件，从而导致基因特异性的转录抑制。通常，组蛋白高乙酰化是基因转录激活的一个标志，在转录活性区域组蛋白被乙酰化，使与之相结合的基因处于转录激活的状态，而去乙酰化的组蛋白与转录受抑制的基因区域结合，因此其过程是一个与基因活性诱导和抑制密切相关的动态过程。

组蛋白甲基化是另外一种重要的组蛋白修饰，这种修饰作用可使染色体的结构产生变化，也可通过其他转录因子来调控基因的表达，这是由甲基化的位点（赖氨酸或精氨酸）和甲基化的程度（单甲基化或多甲基化）所决定的。组蛋白甲基化是由组蛋白甲基转移酶（HMTs）催化的，HMTs 分为两个家族，分别是组蛋白赖氨酸甲基转移酶（HKMTs）和组蛋白精氨酸甲基转移酶（HRMTs），其对基因表达调控的作用完全相反，某些可以激活基因的转录，而某些则会抑制基因的转录。目前报道的组蛋白甲基化位点包括组蛋白 H3 的 R2、K4、K9、R17、R26、K27、K36、K79 和 H4 的 R3、K20，催化这些位点的酶主要有三类，分别是蛋白精氨酸甲基转移酶（PRMTs）家族，催化赖氨酸甲基化的 SET 区域包含蛋白家族（SETDOMAIN- containing protein）以及非 SET 区域包含蛋白 DOT1/DOT1L。

组蛋白的磷酸化修饰也是一种常见的基因转录调控方式，主要发生在组蛋白 H3 的第 10 位丝氨酸和第 28 位丝氨酸上，这两个位点都存在于一个相同的保守序列（—ARKS—）中，它们的磷酸化与基因转录的起始和有丝分裂期染色质的凝集有关。组蛋白 H3 第 10 位丝氨酸是有丝分裂和基因转录调控过程中磷酸化激酶作用的主要靶点，通过磷酸化修饰可能改变了组蛋白的电荷，进而改变了组蛋白与 DNA 结合的特性，从而调控基因的转录活性。

组蛋白的泛素化修饰是指细胞内大量的结构和调节性蛋白经泛素蛋白的附着而修饰，从而

起到靶信号的作用，可将修饰的底物蛋白分配到细胞的不同部位，改变其活性，改变大分子间的相互作用及蛋白的半衰期。

SUMO 是一种泛素类似修饰物，能共价结合于组蛋白尾的赖氨酸残基上，此过程类似于泛素化，可能参与异染色质结构的调节。在 ATP 存在的情况下，经 SUMO 活化酶 E1，SUMO 结合酶 E2，SUMO 连接酶 E3 的作用，最终与组蛋白底物耦联。其中，某一个组蛋白修饰过程的变异均可引起不同类型的疾病，如妊娠相关疾病、高血压、糖尿病、各种肿瘤等。

（二）组蛋白修饰过程的酶发生变异

基因在转录过程中，需招募多种组蛋白修饰酶来对组蛋白进行化学修饰，从而使各种组蛋白修饰过程发挥生物学效应，大多数组蛋白修饰酶能与不同的转录因子形成复合物，并引起组蛋白和 DNA 之间相互作用的改变，从而调控基因的转录。当组蛋白修饰过程中的酶发生变异，那么此过程就会受到抑制，从而引发疾病。例如，H4K16ac 的减少可能是由于 HATs 的活性减低或增加了 SIRT1 去乙酰化作用。

表观遗传在调节心脏肥大深远影响的重要性首先在操纵控制组蛋白乙酰化酶中反映出来，组蛋白乙酰化尾巴的 HATs 中和组蛋白的正电荷，使核小体松散并促进转录。另一方面，脱乙酰作用由 HDACs 相互联系导致转录抑制：缺乏 HDAC1 和 HDAC2（Ⅰ型 HDACs）的鼠显示严重心脏畸形和扩张性心肌病，Ⅰ型 HDAC 如 HDAC3 的过度表达导致心室厚度增加，由于心肌细胞增生而不是肥大，而 4 个月龄鼠特发性心脏病中 HDAC3 的缺如导致严重的心脏肥大，Ⅱ型 HDACs（HDAC4、HDAC5 和 HDAC9）是重要的肥厚性基因的转录的信号传导介质，鼠 HDAC5 或 HDAC9 的缺如导致应激性心脏肥大的加剧。最近Ⅲ型 HDACs 成员（例如 SIRT1 和 SIRT6）成为重要的肥厚性反应的调节器，因为这些 HDACs 抑制肥厚相关性基因的表达并通过他们的功能依赖细胞 NAD^+程度抑制一些过度肥大代谢。HDAC4 对于人类心脏发展是非常重要的，因为最近发现其突变存在于先天性心脏病（CHDs）伴有指过短智力缺陷综合征的患者。由此可见，HDACs 广泛参与疾病的发生发展，调控心肌供需氧平衡、能量代谢、血管内皮功能等多个方面，组蛋白乙酰化修饰与 ICM 密切相关，值得深入研究。

五、妊娠相关疾病及出生缺陷中组蛋白修饰的作用机制

大量证据表明，表观遗传学与子痫前期存在联系，表观遗传调控机制主要包括 DNA 甲基化、基因组印记、组蛋白修饰、染色质重塑及非编码RNA 调控等，其中组蛋白修饰与滋养细胞功能的发挥密切相关。组蛋白 N-末端修饰包括甲基化、乙酰化、磷酸化及泛素化，而这些都发生在特定的氨基酸上，修饰作用会导致染色体结构转录激活或抑制。参与修饰的酶包含组蛋白甲基化酶（histonemethyltransferases，HMTs）、乙酰化酶（acetyl-transferases，HATs）、激酶（kinases）和泛素化酶（ubiquity-lases），同时组蛋白去甲基化酶（histonedemethylases）、去乙酰化酶（deacetylases，HDACs）、磷酸化酶（phosphatases）和去泛素化酶（deubiquitylases）则可去除组蛋白末尾的这种修饰作用。目前研究较多并认为与 PE 的发病相关的机制有组蛋白甲基化、乙酰化修饰。

（一）组蛋白甲基化影响胎盘滋养细胞分化

组蛋白甲基化修饰是表观遗传的一个重要机制，通常发生在组蛋白 H3 和 H4 的 N 末端的赖氨酸（K）或精氨酸（R）残基上，参与异染色质形成、基因印记、X 染色体失活和基因转录调控。如在活性基因存在组蛋白 H3 的二甲基及三甲基化（H3K4me2，K4me3），然而在

H3K9me2/3 与 H3K27me3 则表现为抑制作用，抑制性的组蛋白修饰被认为是短暂可逆的基因沉默，而 DNA 甲基化则被认为是相对稳定而持久的作用。与 DNA 甲基化一样，组蛋白甲基化在囊胚细胞的分化过程中发挥着重要作用。研究显示，组蛋白甲基化修饰在早期胚胎发育中起着重要的作用；在 ICM，H3 精氨酸甲基化可使卵裂球发展为多能干细胞，与滋养细胞相比，这种作用表现更突出，同时在胚胎细胞组蛋白修饰作用也很明显且广泛，除了在小鼠属，其他哺乳动物，如牛科、绵羊和兔也存在这种现象。组蛋白修饰作用在滋养细胞中表现为较低水平，但对于正常胚胎发展却是必需的，如 H3K27 甲基化需要数种蛋白质激活、PcG 抑制复合物（PRC）2，其包含 PcG 和 HDAC、PcG 的突变体导致羊膜及绒毛膜形成不良或合体滋养细胞的形成不良。上述的组蛋白修饰水平可影响细胞的分化结局，同时在胚胎与胎盘组织表现为不同的调节机制的改变，但有关组蛋白甲基化修饰与子痫前期发病以及胎盘滋养细胞侵袭能力关系的研究尚未见报道。

（二）组蛋白乙酰化影响基因转录

组蛋白乙酰化修饰是基因表观转录调控的重要机制。组蛋白乙酰化主要由组蛋白乙酰化酶（HATs）和组蛋白去乙酰化酶（HDACs）催化完成，HATs 通过在组蛋白赖氨酸残基乙酰化，激活基因转录，而 HDACs 使组蛋白去乙酰化，抑制基因转录。组蛋白乙酰化和去乙酰化与基因的表达调控密切相关，HATs 和 HDACs 之间的动态平衡控制着染色质的结构和基因的表达，组蛋白乙酰化状态的失衡与子痫前期发生密切相关。哺乳动物的 HDACs 分为 3 类：Ⅰ类 RPD3 样乙酰化酶（HDAC1、HDAC2、HDAC3 和 HDAC8）定位于细胞核；Ⅱ类 HDA1 状的 HDACs（4、5、6、7、9 和 10）定位于细胞核和细胞质；和Ⅲ类 SIR2 状的 HDAC（SIRT1-7）是与Ⅰ类和Ⅱ类 HDAC 结构上明显有区别，并且需辅助因子 NAD 来发挥酶活性。

六、Hcy 与组蛋白修饰在疾病中的联系

近年来同型半胱氨酸越来越受到人们的关注，众多研究表明，高同型半胱氨酸血症是各种疾病的危险因子，可以影响疾病的严重程度及预后。同型半胱氨酸引起疾病的机制主要与内皮损伤、细胞增殖凋亡、氧化应激、破坏凝血纤溶系统、炎症反应、表观遗传学改变（DNA 甲基化、组蛋白修饰）和脂质代谢紊乱等方面有关。而组蛋白修饰作为表观遗传学的一类重要调控方式，通过调控基因转录和染色体结构的改变在疾病中发挥作用，有研究提示 Hcy 通过自身的特征及代谢的特殊性可以影响表观遗传学的改变，如 Hcy 的浓度的改变可以影响组蛋白甲基化、乙酰化及其相关酶的表达的改变，从而介导疾病的发生发展。目前认为 Hcy 可以影响基因构象和基因转录的改变，影响组蛋白修饰的过程，最终导致疾病的发生。

杨晓玲等通过一系列实验探索 Hcy 对 EZH2 增强子表达的影响，发现在用高蛋氨酸饮食饲养 16 周的 $ApoE^{-/-}$ 鼠体内，EZH2 和 H3K27me3 水平增加而 miR-92a 表达下降；过表达 EZH2 可以增加 H3K27me3 水平并促使泡沫细胞中总胆固醇和甘油三酯的过度积累；此外，上调泡沫细胞 miR-92a 的表达水平会抑制 EZH2 的表达。

高同型半胱氨酸血症可导致包括肝纤维化在内的多种临床表现。Lei W 等针对 Hcy 通过下调组蛋白甲基转移酶 G9a 的表达引起Ⅰ型胶原的表达进行了相关研究。该研究发现 Hcy 浓度升高可以诱导体外培养的人肝细胞Ⅰ型胶原以及高同型半胱氨酸血症小鼠肝组织的表达。同时，同型半胱氨酸抑制组蛋白甲基转移酶 G9a 表达。用 siRNA 沉默内源性 G9a 后，LO2 细胞的 COL1A1 启动子活性增加。相反，过表达 G9a 可以抑制 COL1A1 启动子活性。Hcy 处理可

以降低 G9a 与 NRSE 的结合，从而降低 COL1A1 基因启动子 H3K9me2 水平，导致 COL1A1 表达上调。

同型半胱氨酸通常不构成蛋白质。然而，同型半胱氨酸可以被甲硫氨酰-tRNA 合成酶（MetRs）识别并激活，从而产生同型半胱氨酸硫代内酯（HTL），而 HTL 可与 ε-蛋白质的赖氨酸残基的氨基反应。这些 N 端连有 Hcy 的蛋白质携带着游离巯基，能影响蛋白质的结构和功能并导致严重的疾病。在 Xu L 等开展的研究中，他们通过基于质谱的相对和绝对定量方法，证实了 HTL 可以修饰组蛋白 H3 赖氨酸残基，同时，也证明了过量 HTL 可以引起 H3 甲基化和乙酰化的相互作用，为组蛋白修饰和同型半胱氨酸化相关疾病的调节机制提供了新的认识。

S-腺苷同型半胱氨酸（AdoHcy）是同型半胱氨酸的前体，也是一种强有力的甲基转移酶抑制剂，S-腺苷同型半胱氨酸的聚集可能与介导 Hcy 相关神经及血管并发症的发生发展有关。蛋白质精氨酸甲基化是一种重要的翻译后修饰，蛋白质精氨酸甲基化可以生成单甲基精氨酸（MMA）、对称二甲基精氨酸（ADMA）以及非对称二甲基精氨酸（SDMA）残基。Esse R 等通过饮食控制复制 HHcy Wistar 大鼠模型，应用高效液相色谱法和液相色谱串联质谱法测定血浆或组织（心、脑、肝）中总同型半胱氨酸、S-腺苷蛋氨酸（AdoMet）、AdoHcy、MMA、ADMA 和 SDMA 浓度，采用 Western blot 检测组织中精氨酸甲基化组蛋白、H3R17me2a、H3R8me2a 和 H4R3me2a，结果表明，饮食引起的 Hcy 升高以组织特异性的方式扰乱整体水平蛋白质精氨酸甲基化，并影响大脑组蛋白精氨酸甲基化。

尽管科研人员已经对同型半胱氨酸和组蛋白修饰的关系做了一定研究，但是到目前为止其具体机制尚未完全阐明，有待进一步探索。

七、妊娠相关疾病及出生缺陷与 Hcy、组蛋白修饰的联系

Wang L 等在用酒精诱导小鼠先天性心脏病的模型研究中，明确了组蛋白 H3 高乙酰化参与了先天性心脏病的发生，进而影响某些与先天性心脏病有关基因的表达，导致间充质干细胞向心肌细胞发育过程受阻，形成多种类型的先天性心脏病。Montgomery RL 等敲除组蛋白去乙酰化酶两个亚型（HDAC1、HDAC2）的基因，小鼠即发生严重的心肌病、右室流出道闭塞、心率失常等，甚至出现死亡。

综合目前的研究结果，Hcy 与妊娠相关疾病及出生缺陷疾病的机制和组蛋白修饰与妊娠相关疾病及出生缺陷疾病的机制已经有了一定进展和证据，有线索提示其可能机制是高 Hcy 影响表观遗传学的改变，从而影响了基因的转录调控方式及染色体结构的改变，同时在妊娠高血压及糖尿病病变中，Hcy 作为一种炎性刺激因子，通过多种途径促发炎症反应，启动由细胞免疫所介导的局部和全身慢性炎症，参与了病理性血管损伤的发生和发展。甲基化程度与 Hcy 浓度呈现负相关关系，Hcy 可以通过影响、调节基因启动子区的甲基化水平进而发挥生物学作用，最终影响疾病的发生与发展。然而，在妊娠相关疾病及出生缺陷与 Hcy 以及组蛋白修饰之间的调控和相互影响究竟是如何引起相关疾病的，其中的原因尚不十分清楚，有待研究人员继续投入大量精力及资金研究其内在机制。

随着科学技术的不断进步和人类思想的不断交流，科研工作全球化、跨学科、多层面互相交叉、优势互补的趋势已经席卷全球，相信在各国、各界学者的通力合作、共同努力之下，这个问题可以在不久的将来得出答案，为人类的生存以及健康增添一份保障。

第六节　炎症与免疫

炎症免疫反应（inflammatory immune responses，IIR）是具有血管系统的活体组织对损伤因子的防御反应，是由损伤因子引起的组织损伤，是机体炎症免疫相关细胞依据内外环境变化所表现出的适度或异常的系统反应，适度的炎症免疫反应对于保护机体免受内外环境病理损害具有重要作用；但过度的炎症免疫反应是多个系统疾病发生发展的病理基础。炎症对机体的危害是由炎症过程中释放的多种炎性介质共同作用所致，过度的变性、渗出、坏死或异常的肉芽增生反应等都会对机体造成不同程度的损伤，而炎症的损伤以血管反应为中心，局部血流适当加速和液体渗出有利于稀释、限制和消除损伤因子，清除坏死组织，有利于组织的再生和修复。炎症免疫反应常引起急性毛细血管通透性增高、炎性渗出增高、组织水肿等症状。炎症免疫反应紊乱的机制十分复杂，可导致分子、细胞、组织、器官和整体的平衡改变，尤其是慢性复杂性疾病的进展性病变，炎症免疫反应是其主要病理特征。

参与炎症免疫反应的细胞除了炎症免疫细胞（如巨噬细胞、树突细胞、T 细胞、B 细胞、NK 细胞、肥大细胞、嗜碱性粒细胞、嗜酸性粒细胞）及其亚型等，还涉及许多非炎症免疫细胞（如胶质细胞、内皮细胞、上皮细胞、成纤维细胞、滑膜细胞、肝细胞等）。各种细胞因子与相应的受体作用，通过类似或不同的信号通路影响细胞功能，表现出非特异性或特异性、先天性或获得性、急性或慢性等不同特征的炎症免疫反应。趋化因子是炎症反应及免疫反应的中间产物，在自身免疫性疾病、感染、肿瘤和血管再生等多种疾病均发挥独特的作用。趋化因子超家族均具有促进炎症反应的特性，共有 50 余种趋化因子。根据来源和功能可将趋化因子分为三类：炎性趋化因子、自稳性趋化因子和双功能趋化因子。CXCL 是双功能趋化因子，促进免疫监视和白细胞的生长发育，同时发挥免疫防御作用。

一、炎症免疫反应相关细胞以及调控通路

（一）炎症免疫反应相关细胞

1. 炎症免疫反应相关的炎症免疫细胞及其亚型　巨噬细胞（macrophage）源自单核细胞，参与先天性免疫和获得性免疫反应，在多个疾病的发生发展中具有重要作用。

树突细胞（dendritic cell，DC）是获得性免疫的主要功能细胞之一，它具有强大的抗原提呈功能，即抗原提呈细胞（antigen presenting cells，APCs）。树突细胞可以分为髓系 DC（DC1）和淋巴系 DC（DC2）两类，起源于多能造血干细胞，但它们的前体细胞并不相同，DC1 的前体细胞是外周血中的单核细胞，与单核细胞及中性粒细胞有共同祖先；而 DC2 的前体细胞是浆细胞样 T 细胞，与 T 细胞、B 细胞和 NK 细胞有共同祖先。单核细胞来源的 DC（monocyte-derived dendriticcells，moDC）在感染、炎症和同种异体反应时明显增加，moDC 与组织中传统 DC（conventional DC，cDC）的功能区别尚不清楚。在直接或间接呈递抗原诱导 $CD4^{+}$T 细胞增殖上，moDC 的作用比 cDC 低 20 倍；但在诱导 Th1 和 Th17 分化上分别比 cDC 高 8 倍和 2 倍；moDC 可明显减少 cDC 刺激 T 细胞增殖的能力，该作用与其促进 NO 产生有关。LPS 诱导骨髓来源 DC（bone marrow-derived DC，BMDC）成熟，IgM 抗白细胞抗体能将 LPS 活化的 BMDC 转换为调节性 BMDC（DCreg），此过程需要 IL-10 和 PD1 表达以及 CD40 和 p65 NF-κB 磷酸化的下调，有利于对组织损伤的保护。

T 细胞（T lymphocyte）来源于骨髓的多能干细胞，在胸腺激素的诱导下分化成熟，经血

液分布至外周免疫器官，并可经淋巴管、外周血和组织液等进行再循环，有利于免疫应答，可以较长期保持免疫记忆。T 细胞的细胞膜上有许多表面抗原和表面受体。T 细胞可分为不同亚群：初始、效应、记忆 T 细胞，$\alpha\beta^{+}$T 细胞和 $\gamma\delta^{+}$T 细胞，Th、CTL 和 Treg 细胞等。T 细胞是获得性免疫的主要效应细胞。T 细胞受到同种异体抗原、丝裂原和 CD3 以及 CD28 抗体刺激时，能迅速发生增殖反应。调节性 T 细胞（regulatory cell，Treg）不同于 Th1 和 Th2，是具有调节功能的成熟 T 细胞亚群，具有免疫抑制功能。

B 细胞（B lymphocyte）来源于骨髓的多能干细胞，成熟 B 细胞经外周血进入脾脏、淋巴结，在抗原刺激后，分化增殖为浆细胞，合成并分泌抗体。B 细胞的细胞膜上有大量表面抗原及表面受体。B1 细胞为 T 细胞非依赖性细胞，B2 为 T 细胞依赖性细胞。B 细胞在体内存活的时间较短，仅数天至数周，但记忆细胞在体内存在的时间较长，可长期存在。哺乳类 B 细胞的分化可经历前 B 细胞、未成熟 B 细胞、成熟 B 细胞、活化 B 细胞和浆细胞 5 个阶段，其中前 B 细胞和未成熟 B 细胞的分化在骨髓中进行，是抗原非依赖性的；成熟 B 细胞在抗原刺激后成为活化 B 细胞是抗原依赖性的，并继续分化为合成和分泌抗体的浆细胞，此阶段主要在外周免疫器官中进行。B 细胞同样存在调节亚型即调节性 B 细胞（regulatory Bcell，Breg 细胞），在控制炎症免疫相关疾病免疫应答、介导免疫耐受中可能发挥重要作用。Breg 通过分泌抑制性细胞因子 IL-10、IL-35 和 TGF-β 负性调控炎症免疫相关疾病的病理过程，TLRsMyD88 信号转导通路在介导 Breg 功能中起到关键作用。B 细胞为体液免疫的主要效应细胞，与间充质干细胞共培养，后者能影响 B 细胞的增殖、凋亡、免疫球蛋白的分泌和趋化性。

NK 细胞也是天然免疫的主要效应细胞之一，通常认为，对于抗病毒的反应起主要作用。NK 细胞具有自发的溶细胞活性，而这些细胞通常缺乏 MHC-Ⅰ分子，NK 细胞的杀伤效应是由在靶细胞上的活化和抑制受体与 MHC 分子之间相互作用传入信号的平衡调节。

嗜中性粒细胞：为天然免疫的主要效应细胞之一，嗜中性粒细胞是加重组织炎症损害的主要效应细胞。

2. 炎症免疫反应相关的非炎症免疫细胞 胶质细胞（glial cell），包括中枢神经系统的星形胶质细胞、少突胶质细胞、小胶质细胞和周围神经系统的施万细胞（schwann，雪旺细胞）、卫星细胞（被囊细胞）等。胶质细胞参与炎症免疫反应。中枢神经系统的星形胶质细胞、小胶质细胞是天然炎症免疫细胞，其炎症免疫反应常不依赖于外周先天性/适应性免疫相互作用。星形胶质细胞、小胶质细胞也参与了中枢神经系统浸润的 T 细胞与天然免疫系统细胞的交叉对话。

内皮细胞（endothelial cell，EC），广泛分布于脑、血管、淋巴结、肺、肝脏、脾脏等组织器官中，血管 EC 不但能完成血液和组织液的代谢交换，而且能合成和分泌多种生物活性物质，保证血管正常的收缩和舒张并参与炎症免疫反应。炎症免疫反应促进了动脉粥样硬化的形成和同种异体移植排斥，IL-1α 从坏死的平滑肌细胞（smooth muscle cell，VSMC）释放后，激活先天性免疫和适应性免疫，诱导血管炎症；同样，IL-1α 从 EC 释放后，参与了同种异体移植排斥。受损的 VSMC 产生 IL-1α 激活邻近的 EC，坏死的 EC 能够激活邻近的正常 EC 和 VSMC，导致炎性因子的释放，上调黏附分子，因而增强炎症免疫反应。

上皮细胞（epithelial cell），位于皮肤或腔道表层的细胞。上皮细胞在维持机体器官内稳态和病原体防护中发挥重要作用，维持内稳态和不适当的炎症免疫激活之间的平衡极其复杂，人们的呼吸道黏膜每天都暴露在数以亿计的抗原颗粒的威胁之中，上皮细胞承受着巨大压力。研究表明，上皮细胞来源的 TGF-β 在肺部免疫反应中起到中心作用，缺乏上皮细胞来源 TGF-β 的小鼠 2 型先天性淋巴样细胞减少，导致 IL-13 减少，表现出气道高敏性；TGF-β 通过作用于 TGF-βRII 增强先天性淋巴样细胞的活性。

成纤维细胞（fibroblast cell），是结缔组织中最常见细胞，由胚胎期的间充质细胞分化而来。根据细胞不同的功能活动状态，分为成纤维细胞和纤维细胞二型，此二型细胞可互相转化。癌症相关成纤维细胞（cancer-associated fibroblast，CAF）在血管新生、侵袭和转移中有重要作用，构成肿瘤特殊的微环境。在头颈部鳞癌研究中发现，CAF 表达共调节分子 B7H1 和 B7DC，但正常成纤维细胞中并不表达。CAF 中的 IL-6、CXCL8、TNF、TGF-β1 和 VEGF 的基因表达水平升高，CAF 培养上清明显抑制 T 细胞的增殖，诱导 T 细胞凋亡，并向 Treg 细胞分化。在肿瘤微环境中 CAF 与肿瘤细胞协同作用，建立了有利于肿瘤免疫逃逸的免疫抑制网络。

滑膜细胞（synoviocyte），包括细胞表面有丝状伪足，有囊泡、线粒体、溶酶体、胞质纤维和高尔基体，具有吞噬功能的巨噬细胞样（A 型）和含有高浓度的内质网，具有合成多种蛋白质的功能成纤维样（B 型）。滑膜细胞不仅是炎症免疫细胞作用的“被动细胞”，而且是影响炎症免疫细胞的“主动细胞”，与炎症免疫细胞之间形成了复杂的 IIR 调控关系。

肝细胞（hepatocyte），有血窦面、胆小管面、细胞连接面 3 种功能面，细胞器发达，粗面内质网合成白蛋白、纤维蛋白原、凝血酶原、脂蛋白和补体等，滑面内质网参与生物转化和代谢，高尔基复合体参与蛋白的加工和胆汁的排泌。采用肝细胞特异性 TAK1（TGF-β-activated kinase 1）缺失（hepatocyte specific deletion of Tak1，Tak1ΔHep）小鼠，观察肝损伤、炎症、纤维化和肝细胞癌的发生发展，结果发现，TGF-β、TGF-βR2 和 p-Smad2/3 水平明显升高，在 1 个月内可以发展为肝纤维化，9 个月内发展为肝细胞癌。注射二硝基二乙基胺可诱导野生型小鼠出现肝细胞癌，但难以在肝细胞特异性 TGF-βR2 缺失（hepatocyte-specific deletion of Tgfbr2，Tgfbr2ΔHep）小鼠诱导成功。

系膜细胞（mesangial cell），肾小球系膜是位于肾小球毛细血管袢之间的一种特殊的间充质细胞，由系膜细胞和系膜基质组成。系膜细胞具有分泌细胞基质、肾素、产生细胞因子、吞噬和清除大分子物质等多种功能。糖尿病肾病是终末期肾病的主要原因和心血管疾病主要危险因素之一，系膜细胞参与了糖尿病肾病的 IIR。高糖可致系膜细胞高表达氧化应激、炎症小体，上调 Th1 基因表达，下调 Th2 相关基因表达，启动并维持 IIR，导致糖尿病肾病。

肥大细胞是参与各类炎症、免疫反应的重要细胞，机体中几乎所有的组织都有肥大细胞，其细胞表面表达数以万计的对免疫球蛋白 E（immunoglobulin E，IgE）具有高亲和力的 Fc 受体（FCεRI），并能参与对 IgE 识别抗原的过敏性炎症反应的早期与晚期过程。当肥大细胞与 IgE 抗原复合物结合后，通过各种机制释放一系列炎症性介质。这些炎症介质包括预先储存在颗粒中的组织胺、肥大细胞蛋白酶、蛋白多糖、重新合成的脂类介质、细胞因子和趋化因子。其中相当部分介质（主要为脂类介质、细胞因子和趋化因子）在 PDS 和 DM 中的作用已有一些探讨，也得到了一些肯定性的结论。肥大细胞释放的两个重要介质类胰蛋白酶（tryptase）与糜酶（chymase）也是近来备受关注的两个炎性介质。类胰蛋白酶与糜酶是肥大细胞中含量非常丰富的介质，血清中的类胰蛋白酶水平与糜酶水平，除了与过敏性相关疾病有关，通常也用于其他疾病的评估。

在炎症反应中，细胞因子和免疫、非免疫细胞的相互作用及细胞间、众多细胞因子之间形成复杂的信号传导网络，并通过级联反应使炎症不断放大。

（二）炎症免疫细胞因子及受体信号转导通路

炎症免疫相关细胞可以产生众多的细胞因子，包括白细胞介素、干扰素、肿瘤坏死因子超家族、集落刺激因子、趋化因子、生长因子等。细胞因子在体内通过旁分泌、自分泌或内分泌等方式发挥作用，具有多效性、重叠性、拮抗性、协同性等多种生理特性，参与多种生理功能调节。细胞因子通过与细胞表面的细胞因子受体特异结合发挥其生物学效应，包括细胞增殖和分化、细胞因子合成、细胞代谢等。细胞因子的作用具有网络性的特点，每种细胞因子可作用于多种细胞，每种细胞可受多种细胞因子的调节，不同细胞因子之间具有相互协同或相互制约的作用，人们对细胞因子网络的认识尚未清楚。

1. 细胞因子信号转导 细胞通过胞膜或胞内受体感受信号分子，经胞内信号转导系统转换，影响细胞功能。水溶性信号分子及前列腺素类与胞膜受体结合，启动胞内信号转导；脂溶性信号分子可进入胞内，与胞质或核内受体结合，改变靶基因的活性（细胞因子及受体信号转导通路见图 4-15）。细胞信号转导所涉及的受体包括：

（1）膜受体：环状受体（离子通道型受体）、蛇型受体（7 个跨膜 α-螺旋受体，如 G 蛋白偶联型受体）、单跨膜 α-螺旋受体（酪氨酸蛋白激酶受体、非酪氨酸蛋白激酶受体）。

（2）胞内受体：位于胞质或胞核，与信号分子结合后，可结合 DNA 顺式反应元件，活化基因转录及表达。

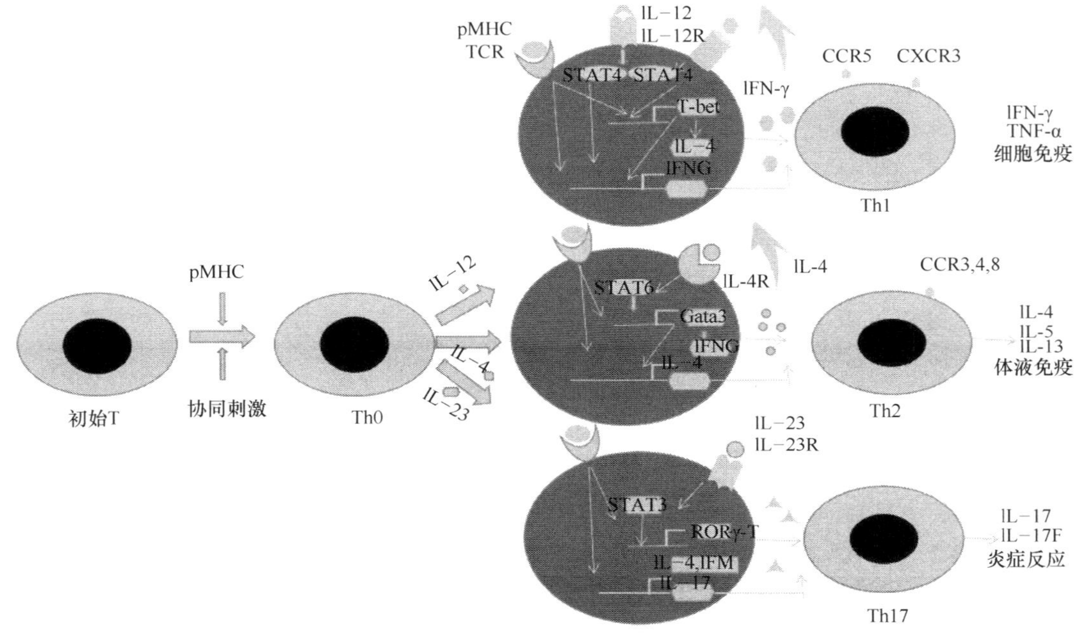

图 4-15 细胞因子及受体信号转导通路图

2. 细胞信号转导途径

（1）G 蛋白偶联信号转导途径（G 蛋白、腺苷酸环化酶、cAMP、PKA、PLC、IP3、DG、Ca^{2+}、PKC 等）。

（2）受体酪氨酸蛋白激酶信号转导途径（TPK、JAK、STAT、Ras、MAPK、PKC、PI3K、AKT 等）。

（3）非受体酪氨酸蛋白激酶途径（受体本身不具有 TPK 活性，配体以细胞因子为主，配体与受体结合使受体二聚化或三聚化后，可引发多种信号转导级联反应）。

（4）受体鸟苷酸环化酶信号转导途径（鸟苷酸环化酶、cGMP、PKG 等）。

（5）核受体信号转导途径（热休克蛋白、激素反应元件等）。

3. 补体系统 补体系统是由几种亚基（C1～9）组成的蛋白水解级联系统，可通过由 C9 组装的称为膜攻击物复合体的孔状结构导致细胞溶解。补体也可以增强吞噬作用（调理素作用）或作为趋化性激活刺激对炎症细胞起作用。脑缺血后，补体被活化并且它们的成分可能在神经胶质细胞和神经元中水平上调；也可能通过破裂的血-脑屏障进入脑组织。补体在缺血性损伤中的参与已经通过内源性补体抑制剂缺失可增加脑损伤的事实证明，所以其水平上调具有保护性作用。

4. 凋亡诱导性受体 缺血后由神经胶质细胞和神经元表达的 Fas（CD95）为 TNF 受体超家族中的一员。然而它的配体 FasL（CD95L）可在神经元、小神经胶质细胞毒性 T 细胞、T 细胞和 NK 细胞中表达，Fas 结合可导致死亡诱导性信号肽复合物形成及随后 Caspase-8 和促凋亡因子 Bid 激活。相似的是，TNF 相关性凋亡诱导配体（TRAIL）缺血后在星状细胞和小神经胶质细胞中可以重新表达，并且它可通过结合神经元和神经胶质细胞上的受体诱导凋亡。这条通路参与缺血性细胞凋亡，因为 TRAIL 抑制或 Fas 突变可减轻缺血性损伤。

5. 穿孔素和颗粒酶 这条通路由细胞毒性 T 细胞、NKT 和 NK 细胞释放穿孔素和粒酶，与 MHC Ⅰ类或Ⅰ样分子相关抗原分子识别。在与辅助性表面受体如细胞间黏附分子（ICAM）-1 结合之后，脱颗粒，释放颗粒酶、蛋白酶与类似于补体亚单位 C9 和蛋白多糖丝蛋白聚糖的穿孔素。这些复合物被靶细胞内化，颗粒酶通过激活 Caspase-3 和 Bid 触发凋亡。

主要在肝脏中产生的 CRP（C 反应蛋白）在炎症反应中发挥重要的作用。CRP 是人体炎症反应的标志物。CRP 的主要生物学功能是在 Ca^{2+}存在下与磷酸胆碱、DNA、组蛋白等结合，还可与凋亡坏死细胞膜破坏的磷脂或外界入侵人体的细菌、真菌、寄生虫的细胞壁磷酸胆碱结合，激活补体系统，调理吞噬功能，促使内源性或外源性清除。

白介素-17（Interleukin-17，IL-17）是 Th17 细胞（T help cell 17，Th17）分泌的促炎因子，可以诱导白介素-6（Interleukin-6，IL-6）、肿瘤坏死因子（tumor necrosis factor，TNF-α）等多种细胞因子的表达，并协同白介素-1（Interleukin-1，IL-1）和 TNF-α 激活急性期蛋白、诱导基质金属蛋白酶（metalloproteinases，MMPs）的合成，参与多种自身免疫性疾病的发生和发展，有学者认为 IL-17 可能参与了胚胎着床及滋养细胞浸润过程，推测 Th17 细胞在妊娠过程中可能发挥着一定作用。

二、免疫炎症与同型半胱氨酸的关系

同型半胱氨酸作为一种炎症刺激物，通过多种途径促发炎症反应，启动由细胞免疫所介导的局部和全身慢性炎症，参与了病理性血管损伤的发生和发展。同型半胱氨酸在金属离子（如 Fe^{3+}、Cu^{2+}）存在的条件下，通过巯基发生自氧化，形成氧自由基，包括过氧化氢（H_2O_2）、超氧化物阴离子 O_2^-和羟自由基 OH^-。同型半胱氨酸也可影响十二烷类代谢及黄嘌呤氧化酶系统，使细胞内氧自由基主要是超氧化物阴离子 O_2^-，同型半胱氨酸产生增多还可降低体内抗氧化酶的活性。ROS 和 NO 在炎症的开始阶段，O_2^-是由主要炎症细胞皆可表达的一种酶（NADPH 氧化酶）产生。在同一时间，大量 NO 通过 iNOS 重新表达而产生。NO 优先与 O_2^-相互作用形成细胞毒性分子过氧亚硝酸盐。来源于 O_2^-歧化的过氧化氢（H_2O_2）通过哈伯-韦斯反应产生高浓度毒性羟自由基，缺血组织中游离铁离子的利用率增加使得羟自由基产生变得更加容易。这些毒性分子改变细胞蛋白质、脂类与核糖核酸，导致细胞功能障碍或死亡，参与缺血后炎症造成的组织损伤。

（一）同型半胱氨酸可促进白细胞因子的产生和表达

同型半胱氨酸可以诱导人的主动脉内皮细胞，平滑肌细胞和单核细胞对白介素-8（interleukin-8，IL-8）的表达。血管内皮细胞功能紊乱、血管平滑肌细胞增生以及细胞外基质的累积是动脉粥样硬化发展的关键步骤。有报道同型半胱氨酸能刺激人单核细胞系产生白介素-6（interleukin，IL-6）。白细胞介素-6（IL-6）作为一种促炎性细胞因子，来源于T淋巴细胞、B淋巴细胞、单核巨噬系统、成纤维细胞、血管内皮细胞等多种细胞，是炎症免疫反应的重要介质。IL-6通过诱导产生肿瘤坏死因子激活淋巴细胞，诱导合成C反应蛋白和纤维蛋白原，参与免疫炎症反应的过程，在炎症反应中起核心调节作用。白细胞介素-6（IL-6）作为一种多向性、多功能促炎性细胞因子，是炎症免疫反应的重要介质，参与免疫炎症反应的过程，并在炎症反应中起核心调节作用，通过多种促炎途径促进AS的发生和发展。同型半胱氨酸刺激单核细胞释放IL-6，并能诱导大鼠VSMC的IL-6表达。IL-6来源于T淋巴细胞、B淋巴细胞、单核/巨噬细胞、成纤维细胞、血管内皮细胞和VSMC等多种细胞。IL-6诱导产生肿瘤坏死因子具有多种生物学效应，是免疫和炎症反应的重要调节因子，在引发细胞因子级联反应中起着决定性作用；TNF-α抑制脂蛋白脂酶（LPL）活性，LPL是脂质代谢的关键酶，促进甘油三酯（TG）的水解，其活性下降，导致TG水平增高，高密度脂蛋白-胆固醇（HDL-C）减少；TNF-α促进血小板源生长因子（PDGF）产生，启动凝血过程，并促进平滑肌细胞迁移和增殖。同型半胱氨酸也可使IL-6生成和表达增加，激活VSMC的NF-κB信号通路，在复杂的细胞因子网络中起着关键的始动作用，由此介导一系列复杂的炎症反应，导致动脉粥样硬化的发生和发展，表明同型半胱氨酸促发炎症反应是其导致动脉粥样硬化的机制之一。同型半胱氨酸通过内质网应激加速动脉粥样硬化的形成，促进脂质沉积于管壁，脂质摄取增加，泡沫细胞形成增多，此外，产生的炎性介质、生长因子、趋化因子等加速细胞与组织的损伤。

（二）同型半胱氨酸对趋化因子的作用

同型半胱氨酸能使培养的人单核细胞主动脉内皮细胞和平滑肌细胞的单核细胞趋化蛋白-1（MCP-1）表达增加，趋化活性增强。在低剂量脂多糖刺激下，从高同型半胱氨酸血症患者外周血分离的单核细胞（PBMC）MCP-1分泌也明显增加。同型半胱氨酸促进中性粒细胞释放细胞内 H_2O_2，并促进中性粒细胞的趋化作用。可见同型半胱氨酸通过影响趋化因子在白细胞趋化、黏附、聚集等炎症反应中有促进作用。

（三）同型半胱氨酸激活核转录因子-κB

核转录因子-κB（NF-κB）是细胞基因表达的重要因子，直接参与机体对炎症及免疫反应的调控。NF-κB存在于B淋巴细胞，心肌细胞，血管平滑肌细胞（VSMC）及血管内皮细胞中。同型半胱氨酸可以诱导血管平滑肌细胞（VSMC）的NF-κB信号通路的激活，促进炎症和动脉粥样硬化的发生。NF-κB的异常激活是机体炎症反应放大与持续的分子生物学机制，是通过增加丝裂素活化蛋白激酶活性而实现的NF-κB激活后可引起细胞因子，黏附分子、趋化因子等各种炎症因子的表达增加和基因的转录调控。由此可以引发细胞黏附增强、炎性细胞趋化，细胞分化和细胞外基质降解，促进炎症的发生，参与并促进动脉粥样硬化的进展。

一氧化氮（NO）和内皮素（ET）是血管内皮细胞合成的重要活性物质，同型半胱氨酸降低时，血管内皮细胞合成、释放NO减少，而ET的合成和释放明显增多，NO的降低和ET的增加可激活NF-κB；同型半胱氨酸在金属离子的存在下自身氧化所产生的氧自由基、超氧化物、H_2O_2等可诱导活化NF-κB；蛋白激酶C（PKC）是一种重要的细胞信息传递因子，高同型半胱氨酸血症时血管紧张素Ⅰ（AngⅠ）明显增高，同型半胱氨酸和AngⅠ均可通过激活PKC引起NF-κB的激活，TNF-α也是NF-κB激活的强诱导剂。

在炎症反应中，细胞因子和免疫、非免疫细胞的相互作用及细胞间、众多细胞因子之间形成复杂的信号传导网络，并通过级联反应使炎症不断放大。同型半胱氨酸通过激活核转录因子-κB，促进白细胞因子、趋化因子、黏附分子的异常产生和表达；通过自身参与氧化应激反应，介导一系列复杂的炎症反应，使白细胞对内皮细胞的趋化，黏附、聚集增强。随之浸润到血管内膜下，单核细胞转变成为巨噬细胞，启动了炎症反应。

三、炎症免疫反应与妊娠相关疾病的关系

1. 正常妊娠　正常妊娠被认为是胚胎植入早期阶段一种受控制的炎症状态，且随后发展为系统性免疫调节。正常妊娠时，受精卵携带父系抗原，对母体来讲相当于同种半异体移植物，其能成功着床于子宫腔并使子宫内膜蜕膜化，形成胎盘，顺利孕育至分娩，母胎界面免疫耐受发挥了重要作用。免疫耐受是成功妊娠的必要条件。正常妊娠时，母胎界面具有由绒毛滋养层细胞和子宫蜕膜细胞组成的与妊娠过程相适应的趋化因子网络，可促进胚胎的成功着床和胎盘的形成与成熟。妊娠的失败或异常可能与这个趋化因子网络调节异常存在一定的关系。正常妊娠早期，某些特异性淋巴细胞在趋化因子的作用下聚集在胎盘附着处，受到同种异型的胎儿抗原刺激后，合成、分泌炎症介质，来调控局部细胞和组织之间的相互作用。正常妊娠早期囊胚着床后，在上述炎性细胞因子的协助下，外滋养细胞开始侵蚀蜕膜化的子宫内膜和肌层的螺旋小动脉，继而血管内滋养细胞逆行性浸润取代正常血管内皮，使得蜕膜层和深肌层的血管进行性扩张，成为直径增加、阻力降低的新血管，完成螺旋小动脉的生理性血管“重铸”，形成以细胞为主的促炎反应，保证胚胎的顺利植入。

在妊娠早期时，母体表现为促炎状态，促进滋养层细胞浸润子宫，有利于妊娠的建立，胎盘的形成；在妊娠中期时，母体表现为辅助性 T 细胞 2（T helper cell 2，Th2）型免疫保护反应，有利于正常妊娠的维持，维持胎儿的正常生长发育；妊娠末期时，则表现与妊娠早期相似，促进胎儿的成熟，协调分娩的发动。对妊娠的维持至关重要的是妊娠期母胎界面 Th1/Th2 平衡机制。胎儿逃避母体免疫系统排斥归功于 T 细胞免疫向 Th2 型偏移且维持平衡，辅助性 T 细胞帮助刺激细胞免疫及炎症反应，也刺激 B 细胞产生多种抗体。在急性抗同种异体移植物中一些 Th1 依赖效应机制起了重要作用，由此可推测 Th1 细胞对于妊娠具有不利作用。另一方面，Th2 型细胞因子被认为是介导及维持同种抗体移植物耐受的主要因素。

妊娠中晚期母体炎性细胞因子保持低水平，形成以细胞为主的体液免疫耐受状态，以利于妊娠的维持。分娩发动时，大量炎性细胞因子进入母胎界面，促进炎症复发，促进分娩的顺利进行。T 细胞及 NK 细胞作为主要的免疫调节细胞，在诱导母胎免疫耐受，维持母胎界面免疫平衡中起重要作用。NK 细胞是非胸腺依赖细胞，其反映的是固有免疫特性。随配体人类白细胞抗原（HLA）表达变化，NK 细胞可能阻止或限制自体免疫应答，在自体免疫疾病发病机制中起重要作用。正常人群中 NK 细胞约占外周血淋巴细胞的 10%，在女性月经周期卵泡期和黄体期外周血 NK 细胞无明显改变，但其溶细胞活性在黄体期可能减弱，且与血中孕酮水平无相关性。正常非孕期妇女子宫在排卵前几乎无 NK 细胞，排卵后子宫内膜白细胞由增殖期的 10% 至分泌期增加到 30%，其中主要是 NK 细胞增加，而至受精后胚胎植入期和妊娠早期，子宫内膜中 NK 细胞数剧增，占内膜淋巴细胞总数的 70%～75%成为白细胞群中的主要成分。子宫内膜 NK 细胞表型特征为 CD66，不同于外周血 NK 细胞，其来源机制可能为：借助于趋化因子的趋化归巢作用，由肝或脾外周血征募迁移至子宫；局部 NK 的增殖或转化，子宫内膜 NK 细胞在分泌期开始增加，月经期急速减少，而受精后剧增，提示此 NK 细胞的增加是为适应胚胎植入而做准备。NK 细胞水平和状态对于妊娠成功均至关重要。在正常早孕期 Th2 型细胞因子在 CD56brightNK 细胞和 NKT 细胞群中较 Th 和 Tc 细胞群中占优势，提示 NK 细胞水平及其

状态可能与 Thl / Th2 平衡密切相关，CD^{+}～CD16-NK 细胞及 NKT 细胞可主导 Th0 向 Th2 型转变，使 T 细胞免疫向 Th2 型偏移，而在复发性流产和子痫前期患者此转变则移向 Th1 型免疫。这种 NK 细胞对 Th 免疫类型转移的影响只发生在妊娠早期，在妊娠晚期在变化。因此 NK 细胞是在人类妊娠早期发挥重要免疫调节作用的固有免疫细胞。NK 细胞在妊娠的建立和维持中有重要作用，孕期任何 NK 细胞亚群水平和活性的异常改变，均可能导致妊娠失败或不良妊娠结局。

2. 细胞之间免疫失衡可导致子痫前期、流产、早产等疾病的发生 在自然流产妇女蜕膜 Treg 细胞对白细胞介素（IL-2）和干扰素（IFN）的反应性增高，Thl 型免疫增强可能缘于 Treg 细胞功能的损伤。Treg 细胞通过 CD3、CD4 表面标志来识别，其控制基因是转录子 FoxP3。T 细胞的增殖及其细胞因子的产生，抑制 B 细胞的生成、NK 细胞的细胞毒活性以及树突细胞的突变，主要起免疫抑制调节和诱导周围免疫耐受的作用，是维护周围免疫耐受的重要细胞，且在妊娠免疫耐受中发挥重要作用。在早孕妇女子宫蜕膜中存在相当数量的 Treg 细胞，这些细胞通过刺激明显抑制自体 T 细胞的增殖,并依赖性减少自体 $CD4^{+}$细胞的增殖。子宫内膜中 Treg 细胞的增加与外周血中相平行，能降调损伤胎儿的 Thl 细胞出现于受精后子宫内膜。在自然流产妇女蜕膜中及在复发性流产妇女蜕膜及外周血中 CD 细胞均减少。

Th17 为炎性效应细胞，选择性分泌促炎性因子 IL-17。在诱发炎性反应中起重要作用，参与自体免疫疾病和急性移植排斥反应的发病机制。研究表明，IL-17 和 Thl7 在妇女外周血和子宫蜕膜组织中均增加，外周血及蜕膜中 Th17 和 Treg 细胞数呈反向关系，Th17 增加而 Treg 减少。且 IL-27 可依赖性抑制子宫内膜中 IL-17 的产生，同时增强 IL-IO 的表达。Th17 的主控转录子 RORc 和 IL-23，并在 Th17 细胞的扩增中起关键作用，且在不明原因复发性流产病例中也增加。现已发现 Th17 细胞在同种异体移植排斥反应中起重要作用，在排斥部位和相关引流淋巴结中也发现了 Th17 和 IL-23 的水平上调。与之前相似的是，妊娠期间同种异体抗原性的胚胎也是作为同种异体移植物“入侵”母体宿主的。因此，研究复发性流产病例中的 Th17 细胞很有意义。在原因不明复发流产病人中，已发现其外周血及蜕膜组织中的 Th17 细胞比例和 Th17 细胞分泌的细胞因子 IL-17、比 IL-23 均高于正常妊娠人群。Thl/2/17 细胞和 Treg 细胞均为 $CD4^{+}$ 细胞，Th0 细胞在某种特定条件下可能会转化为 Th17 或 Treg，Th0 向 Treg 转化依赖于 TGF-的出现，相反，当 IL-6 出现时 Th0 则向 Th17 转变，IL-6 缺乏时可促进其向 Treg 发展，即 IL-6 信号传导可阻断 Treg 细胞发育，诱导 Th17 细胞分化。

免疫抑制性受体 PD-1 可能参与 Treg 细胞的免疫调节机制，亦可能在母胎免疫调节机制中起重要作用。PD-1（CD）是 55kDa 的跨膜蛋白受体，与 CD CTLA-4 和 ICOS 同属免疫球蛋白超家族成员。在人体中 PD-1 以单体形式存在，表达于活化的 T 细胞与 B 细胞、部分髓样细胞和 $CD4^{-}$、$CD8^{-}$胸腺细胞，其配体 PD-L1 和 PD-L2 为 B7 家族成员，其中 PD-L1 在胎盘滋养细胞中表达丰富。PD-1 与其配体 PD-L1 或 PD-L2 相互作用。传递不同于 CTLA-4 的抑制性信号，在免疫应答中发挥负向调节作用。PD-1/PD-L1 通路可抑制自身反应性 T 细胞与 B 细胞和效应 T 细胞而诱导免疫耐受及调节局部炎性反应，故可能在建立和/或维持外周免疫耐受中起重要作用。

3. 子痫前期 子痫前期患者体内存在严重的炎症反应，免疫破坏作用增强导致母胎界面免疫平衡被打破。炎症免疫因素是子痫前期发病的一个重要因素。胎儿对于母体来讲是一种同种半异体移植物，会引起母体对胎儿的炎症免疫反应。免疫系统与炎症反应在正常妊娠的着床、胎盘形成、分娩中均扮演着重要的角色，在子痫前期的发病机制中也具有重要的作用。

子痫前期发生时，免疫耐受平衡被打破，炎症反应进一步扩大，从而产生一系列病理变化。子痫前期发生时炎症细胞大量激活，黏附聚集于血管，释放大量炎症因子，产生严重的炎症反应，导致血管内皮受损，血管重铸异常，从而导致子痫前期的发生。此外，炎症反应的发生，导致母胎界面免疫耐受平衡被打破，Th1/Th2 免疫平衡由正常的 Th2 偏倚发展成 Th1 偏倚，Th17 细胞增加，调节性 T 细胞（regulartory T cell，Treg）表达下降也参与了子痫前期的发生发展。

核因子-κB（nuclear factor-kappa B，NF-κB）、CXC 类趋化因子 10（CXC chemokine 10，CXCL10）参与了子痫前期炎症免疫的发病机制，其表达的异常导致母胎界面的免疫平衡受损，母胎循环阻力增高，导致子痫前期的发生发展。子痫前期的发病可能与胎盘浅着床有关，妊娠早期母胎之间免疫反应机制异常导致螺旋小动脉重铸障碍，子宫滋养层细胞侵入受损，滋养细胞只能侵入子宫壁蜕膜层，而不能深达子宫肌层，且被滋养细胞浸润的血管明显减少，胎盘灌注不足，胎盘血管网络形成不良而发生“胎盘浅着床”。

子痫前期患者胎盘组织中的 Foxp3 表达水平显著下降及 IL-17 表达水平显著升高，提示 Th17/Treg 细胞比值失衡可能在子痫前期致病中发挥作用，可导致免疫抑制功能减弱，炎症反应增强，引发母胎免疫耐受失衡，并影响胎盘及胎儿的发育。TGF-β1 主要由胎盘滋养细胞产生，异常高表达的 TGF-β1 可能主要发挥促炎作用，增强炎症反应，并通过对血管内皮细胞的作用，促进血压升高，参与子痫前期的病理过程，TGF-β1 水平在子痫患者体内显著升高，并与病情程度呈显著正相关，并随着病情的加重而显著升高，TGF-β1 高表达后可能促进血管内皮细胞的内皮素表达水平升高，从而导致血管平滑肌收缩，血压升高，诱导子痫前期的发生及病理变化。

四、同型半胱氨酸、免疫炎症反应与妊娠相关疾病的关系

同型半胱氨酸作为一种炎症刺激物，通过多种途径促发炎症反应，启动由细胞免疫所介导的局部和全身慢性炎症，参与了病理性血管损伤的发生和发展。血管内皮损伤是妊娠期高血压疾病发病机制的中心环节，高同型半胱氨酸血症使妊娠期高血压疾病患者血管壁内皮受损，由于长期受高血压和异常血流的影响，管壁一氧化氮合成减少，而活性氧物质生成增多，损伤的内皮引起炎性细胞黏附，刺激 CRP 的产生，而升高的 CRP 可能导致血压上升。因此高血压和慢性炎症相互促进从而导致和加重了高血压。

同型半胱氨酸使 IL-6 生成和表达增加，激活 VSMC 的 NF-κB 信号通路，在复杂的细胞因子网络中起着关键的始动作用，由此介导一系列复杂的炎症反应，导致动脉粥样硬化的发生和发展，表明同型半胱氨酸促发炎症反应是其导致动脉粥样硬化的机制之一。同型半胱氨酸通过内质网应激加速动脉粥样硬化的形成，促进脂质沉积于管壁，脂质摄取增加，泡沫细胞形成增多，此外，产生的炎性介质、生长因子、趋化因子等加速细胞与组织的损伤；同型半胱氨酸可以诱导人的主动脉内皮细胞，平滑肌细胞和单核细胞对白介素-8（interleukin-8，IL-8）的表达。血管内皮细胞功能紊乱、血管平滑肌细胞增生以及细胞外基质的累积是动脉粥样硬化发展的关键步骤。IL-6 通过诱导产生肿瘤坏死因子激活淋巴细胞，诱导合成 C 反应蛋白和纤维蛋白原，参与免疫炎症反应的过程，在炎症反应中起核心调节作用。白细胞介素-6（IL-6）作为一种多向性、多功能促炎性细胞因子，是炎症免疫反应的重要介质，参与免疫炎症反应的过程，并在炎症反应中起核心调节作用，通过多种促炎途径促进 AS 的发生和发展。同型半胱氨酸刺激单核细胞释放 IL-6，并能诱导大鼠 VSMC 的 IL-6 表达。IL-6 诱导产生肿瘤坏死因子具有多种生物学效应，是免疫和炎症反应的重要调节因子，在引发细胞因子级联反应中起着决定性作用；TNF-α 抑制脂蛋白脂酶（LPL）活性，LPL 是脂质代谢的关键酶，促进甘油三酯（TG）的水解，其活性下降，导致 TG 水平增高，高密度脂蛋白-胆固醇（HDL-C）减少；TNF-α 促进血小板源生长因子（PDGF）产生，启动凝血过程，并促进平滑肌细胞迁移和增殖，增加了妊娠高血压

的发病因素。

炎症因子主要来源于脂肪组织，肥胖可增加炎症因子的表达，加重慢性炎症过程。血浆同型半胱氨酸水平与CRP、IL-6呈正相关，因此推测，同型半胱氨酸水平升高可能是母体肥胖致妊娠糖尿病发生风险增高的一个重要机制。同型半胱氨酸引起血中一系列炎症因子水平升高的机制尚不明确，可能与其损伤血管内皮或刺激免疫细胞有关。而不同的研究中刺激同型半胱氨酸升高的炎症因子种类不同，则可能与不同人群对同型半胱氨酸刺激的免疫反应差异有关。

Th1 细胞因子通过激活血管内皮细胞促凝血因子触发母体子宫胎盘血管血栓形成及炎症发生。这些细胞因子还可通过上调新发现的促凝因子纤维蛋白原来导致流产。而在人类胚胎染色体正常的流产案例中可发现滋养层中纤维蛋白原的表达增加可使凝血素转换为凝血酶，凝血酶使纤维蛋白沉积物形成并激活分叶核白细胞，从而破坏供应胎盘的血管。Th2型细胞因子可拮抗此过程，抑制 Th1 免疫应答。同时，现普遍认为 Th1 细胞因子介导细胞凋亡，内皮细胞促凝血因子将半抗原胚胎与母体免疫系统隔离的滋养层屏障，导致免疫排斥反应及流产。

五、同型半胱氨酸、免疫炎症反应与出生缺陷的关系

同型半胱氨酸诱导细胞功能障碍的分子机制包括炎症细胞因子表达增加，一氧化氮的生物利用度的改变，氧化应激的诱导、细胞凋亡的激活、甲基化的缺陷。体内高浓度的水平具有细胞毒性和胚胎毒性，作用于敏感的胚胎原始神经崎细胞，可造成无脑畸形和脊柱裂等不可逆的损害，现在研究已明确同型半胱氨酸是导致神经管缺陷发生的独立危险因素。同型半胱氨酸水平过高除对胚胎有直接毒性作用外，尚可在子宫母胎界面局部干扰子宫内膜血流和血管完整性，通过刺激自由基的产生和释放，损伤血管内皮细胞，影响其表面的多种凝血因子，形成促凝血生产的环境，使子宫内膜环境不利于胚胎种植或造成发生可能性增加。母体炎症及免疫系统的异常改变，使子宫螺旋小动脉浸润不良，造成胎盘浅着床，胎盘循环阻力增高，胎盘缺血缺氧，不利于胎儿的正常生长发育，也引起母体发生高血压、水肿、蛋白尿等一系列病理改变。

同型半胱氨酸可以诱导细胞分泌炎性因子，Th1 细胞主要分泌促炎性反应细胞因子，激活免疫细胞细胞毒活性，并促进 Tc 细胞增殖。参与细胞免疫与同种异体移植急性排斥反应，因而被认为在妊娠中起毒害作用。在母体子宫胎盘血管，Th1 细胞因子通过激活血管内皮细胞促凝血酶促发血栓形成及炎性反应过程，这些细胞因子可能通过上调促凝血因子 Fg12 使妊娠失败。Fg12 可使凝血素转化成凝血酶，致纤维蛋白沉积及多形核白细胞（PMN）活化，破坏胎盘血管供血，Th2 型细胞因子可对抗此过程，抑制 Thl 反应。Th1 细胞所分泌的促炎性细胞因子可以增加胎儿患出生缺陷的风险。Th1 型细胞因子还可能通过介导 NK 细胞、淋巴细胞激活杀伤细胞及细胞毒性 T 淋巴细胞的发生导致胚胎死亡。

第七节 基因突变

基因突变（gene mutation）是由于 DNA 分子中发生碱基对的增添、缺失或替换，而引起的基因结构的改变。基因突变也可以指基因组 DNA 分子发生的突然的、可遗传的变异现象。从分子水平上看，基因突变是指基因在结构上发生碱基对组成或排列顺序的改变。基因虽然十分稳定，能在细胞分裂时精确地复制自己，但这种稳定性是相对的。在一定的条件下基因也可

以从原来的存在形式突然改变成另一种新的存在形式，就是在一个位点上，突然出现了一个新基因，代替了原有基因，这个基因叫做突变基因，于是后代的表现中也就会突然地出现祖先从未有的新性状。

基因突变在自然界各物种中普遍存在，可以发生在发育的任何时期，通常发生在 DNA 复制时期，即细胞分裂间期，包括有丝分裂间期和减数分裂间期；同时基因突变和脱氧核糖核酸的复制、DNA 损伤修复、癌变和衰老都有关系，基因突变也是生物进化的重要因素之一，所以研究基因突变除了本身的理论意义以外还有广泛的生物学意义。基因突变为遗传学研究提供突变型，为育种工作提供素材，所以它还有科学研究和生产上的实际意义。

一、基因突变的类型以及基因突变对机体的影响

（一）基因突变的类型

1. 碱基置换突变　指 DNA 分子中一个碱基对被另一个不同的碱基对取代所引起的突变，也称为点突变（point mutation）。点突变分转换和颠换两种形式。如果一种嘌呤被另一种嘌呤取代或一种嘧啶被另一种嘧啶取代则称为转换（transition）。嘌呤取代嘧啶或嘧啶取代嘌呤的突变则称为颠换（transversion）。由于 DNA 分子中有四种碱基，故可能出现 4 种转换和 8 种颠换。在自然发生的突变中，转换多于颠换。碱基对的转换可由碱基类似物的掺入造成（图 4-16）。

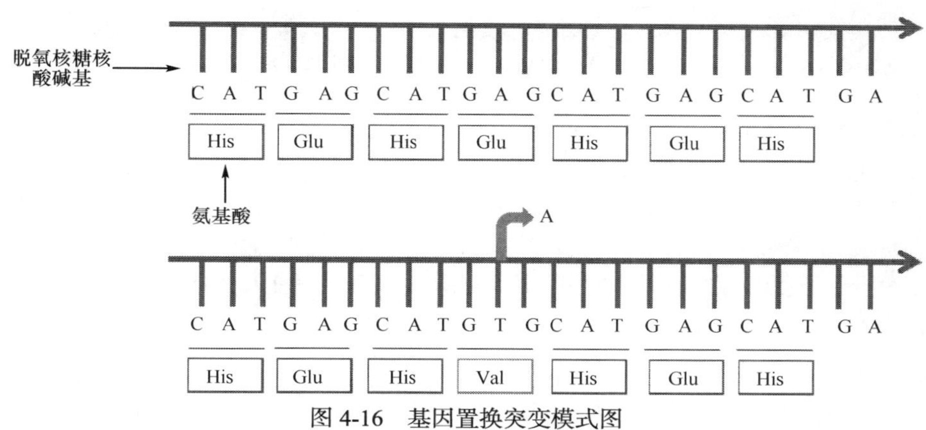

图 4-16　基因置换突变模式图

2. 移码突变　指 DNA 片段中某一位点插入或丢失一个或几个（非 3 或 3 的倍数）碱基对时，造成插入或丢失位点以后的一系列编码顺序发生错位的一种突变。它可引起该位点以后的遗传信息都出现异常。发生了移码突变的基因在表达时可使组成多肽链的氨基酸序列发生改变，从而严重影响蛋白质或酶的结构与功能。嘧啶类诱变剂如原黄素、核黄素、嘧啶橙等由于分子比较扁平，能插入到 DNA 分子的相邻碱基对之间。如在 DNA 复制前插入，会造成 1 个碱基对的插入；若在复制过程中插入，则会造成 1 个碱基对的缺失，两者的结果都引起移码突变（图 4-17）。

3. 缺失突变　基因也可以因为较长片段的 DNA 的缺失而发生突变（图 4-18）。缺失的范围如果包括两个基因，那么就好像两个基因同时发生突变，因此又称为多位点突变。由缺失造成的突变不会发生回复突变。所以严格地讲，缺失应属于染色体畸变。

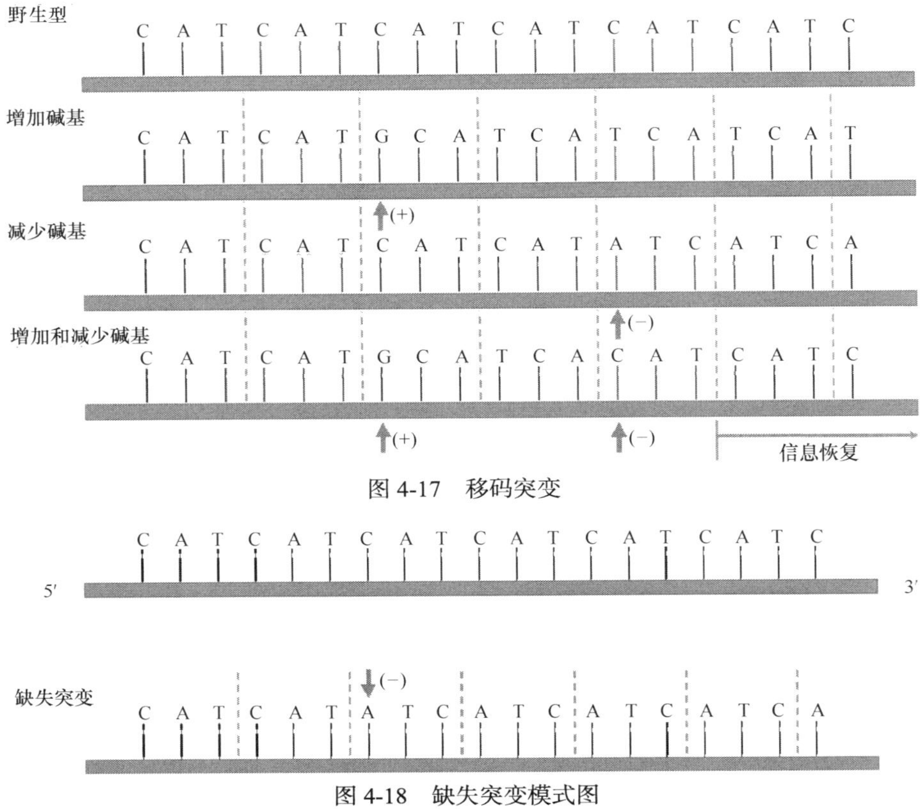

图 4-17　移码突变

图 4-18　缺失突变模式图

4. 插入突变　一个基因的 DNA 中如果插入一段外来的 DNA，那么它的结构便被破坏而导致突变。大肠杆菌的噬菌体 Mu-1 和一些插入顺序（IS）以及转座子都是能够转移位置的遗传因子，当它们转移到某一基因中时，便使这一基因发生突变。许多转座子上带有抗药性基因，当它们转移到某一基因中时，一方面引起突变，另一方面使这一位置上出现一个抗药性基因。插入的 DNA 分子可以通过切离而失去，准确的切离可以使突变基因回复成为野生型基因。这一事件的出现频率并不由于诱变剂的处理而提高（图 4-19）。

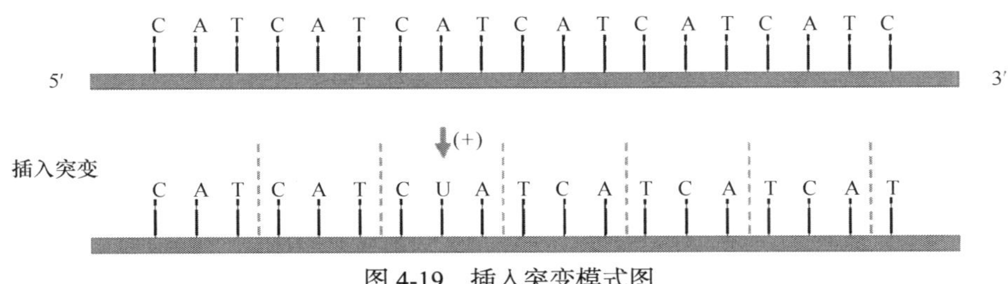

图 4-19　插入突变模式图

广义的突变包括染色体畸变。狭义的突变专指点突变。实际上畸变和点突变的界限并不明确，特别是微细的畸变更是如此。野生型基因通过突变成为突变型基因。突变型一词既指突变基因，也指具有这一突变基因的个体。按照表型效应，突变型可以区分为形态突变型、生化突变型以及致死突变型等。这样的区分并不涉及突变的本质，而且也不严格。因为形态的突变和致死的突变必然有它们的生物化学基础，所以严格地讲一切突变型都是生物化学突变型。根据碱基变化的情况，基因突变一般可分为碱基置换突变（base substitution）和移码突变（frameshift mutation）两大类。

（二）基因突变对机体的影响

无论是碱基置换突变还是移码突变，都能使多肽链中氨基酸组成或顺序发生改变，进而影响蛋白质或酶的生物功能，使机体的表型出现异常。碱基突变对多肽链中氨基酸序列的影响一般有下列几种类型。

1. 同义突变　同义突变（same sense mutation）：碱基置换后，虽然每个密码子变成了另一个密码子，但由于密码子的简并性，因而改变前、后密码子所编码的氨基酸不变，故实际上不会发生突变效应。例如，DNA 分子模板链中 GCG 的第三位 G 被 A 取代，变为 GCA，则 mRNA 中相应的密码子 CGC 就变为 CGU，由于 CGC 和 CGU 都是编码精氨酸的密码子，故突变前后的基因产物（蛋白质）完全相同。同义突变约占碱基置换突变总数的 25%。

2. 错义突变　错义突变（missense mutation）：碱基对的置换使 mRNA 的某一个密码子变成编码另一种氨基酸的密码子的突变称为错义突变。错义突变可导致机体内某种蛋白质或酶在结构及功能发生异常，从而引起疾病。如人类正常血红蛋白 β 链的第六位是谷氨酸，其密码子为 GAA 或 GAG，如果第二个碱基 A 被 U 替代，就变成 GUA 或 GUG，谷氨酸则被缬氨酸所替代，形成异常血红蛋白 HbS，导致个体产生镰刀形细胞贫血，产生了突变效应。

3. 无义突变　无义突变（nonsense mutation）：某个编码氨基酸的密码突变为终止密码，多肽链合成提前终止，产生没有生物活性的多肽片段，称为无义突变。例如，DNA 分子中的 ATG 中的 G 被 T 取代时，相应 mRNA 链上的密码子便从 UAC 变为 UAA，因而使翻译就此停止，造成肽链缩短。这种突变在多数情况下会影响蛋白质或酶的功能。

4. 终止密码突变　终止密码突变（terminator codon mutation）：基因中一个终止密码突变为编码某个氨基酸的密码子的突变称为终止密码突变。由于肽链合成直到下一个终止密码出现才停止，因而合成了过长的多肽链，故也称为延长突变。

（三）影响基因突变的因素

1. 外因

（1）物理因素：X 射线、激光、紫外线、伽马射线等。

（2）化学因素：亚硝酸、黄曲霉素、碱基类似物等。

（3）生物因素：某些病毒和细菌等。

2. 内因　突变是一系列变化的结果。影响这一系列变化的任何一个环节的因素都会对于突变型的出现有一定的影响。DNA 复制过程中，基因内部的脱氧核苷酸的数量、顺序、种类发生了局部改变从而改变了遗传信息。

诱变剂接触 DNA 以前必须首先进入细胞，才能诱发突变。高等植物对于紫外线的诱变作用较不敏感的原因就是因为紫外线不易穿透它的细胞壁。化学药品的渗透和细胞膜的结构有很大的关系。鼠伤寒沙门氏菌有一个改变细胞膜成分的突变型深度粗糙（rfa），它使细胞膜对于许多药物的渗透性增大，从而提高了细胞对许多化学诱变剂的敏感性。诱变剂接触 DNA 以后，能使 DNA 发生局部的损伤，这些损伤如果未经修复，便可阻碍 DNA 的复制而造成细胞死亡。修复 DNA 损伤的机制有两类：一类称为无误修复，它使 DNA 恢复原状但不带来突变；另一类称为易误修复或称错误倾向修复，它使 DNA 复制继续进行，但也常同时带来基因突变。

细胞中的酶可以通过破坏进入细胞的诱变剂减弱诱变效果。例如，过氧化氢酶可以减弱过氧化氢的诱变效果。一些没有诱变作用的物质也可以因为细胞中的酶的活化作用而使该物质转变成为诱变剂，这些物质称为前诱变剂。例如陆蒽酮本身没有诱变作用，但可以通过肝脏中的羟化酶的作用而转变为诱变剂海蒽酮。

细胞中有关 DNA 损伤修复的酶活性的改变，可以改变细胞对于诱变剂的杀伤作用或诱变作用的反应。由于基因突变而使不论哪一种有关 DNA 损伤修复的酶失活时，都必然导致细胞对于紫外线或其他诱变剂的杀伤作用变得更为敏感。可是就诱变结果来讲，则要看这酶是涉及无误修复，还是易误修复。如果属于前者，那么有关的基因发生突变时将使突变更易发生，如果属于后者，那么有关的基因发生突变时将使突变更不易发生，因此这些突变型分别称为增变基因和抗变基因。在大肠杆菌噬菌体 T4 中，基因 43 编码 DNA 多聚酶。基因 43 的突变型有两种。一种是增变基因，它的 DNA 多聚酶的核酸外切酶活性和多聚酶活性之比小于野生型的 DNA 多聚酶；另一种是抗变基因，它的 DNA 多聚酶的这两种活性比大于野生型的 DNA 多聚酶。在其他生物如大肠杆菌、酵母菌和一些真核生物中也曾发现增变基因。

二、基因突变与同型半胱氨酸的关系

引起血同型半胱氨酸水平升高的主要因素是同型半胱氨酸代谢酶基因突变引起的酶活性缺陷及作为代谢酶辅酶的维生素的缺乏。同型半胱氨酸来源于甲硫氨酸的代谢过程，MTRR、MS、MTHFR 及 CBS 均为该代谢途径中的代谢酶，其编码基因杂合性和（或）纯合性突变，可以通过改变相应酶的活性而影响同型半胱氨酸水平。

CBS 缺陷：这种病人 CBS 活性明显下降甚至不能测得，血浆总同型半胱氨酸水平明显升高。导致 CBS 活性严重缺陷的原因主要是一些恶性基因突变，其中以 T833C（I278T）和 G919A（G307S）报道较多。

MTHFR 基因突变：MTHFR 是同型半胱氨酸依赖叶酸重新甲基化的关键酶，能将 N_5，NIO-亚甲基四氢叶酸还原为 N_5-甲基四氢叶酸，后者提供出甲基由同型半胱氨酸获得重新甲基化形成蛋氨酸。MTHFR 基因错义突变是引起此酶缺乏或活性降低的主要机制。亚甲基四氢叶酸还原酶是同型半胱氨酸代谢过程中的关键酶，与血清同型半胱氨酸叶酸水平相关。基因突变是人群中的常见突变，可导致 MTHFR 酶活性下降。A1298C 是同型半胱氨酸代谢转甲基途径的一个关键酶，A1298C 突变引起 MTHFR 活性下降，A1298C 和 C677T 突变的双杂合子可引起同型半胱氨酸水平的显著升高，但单纯 A1298C 突变并不引起同型半胱氨酸水平的改变。

MS 的主要生化功能是催化同型半胱氨酸复甲基为甲硫氨酸。MS 基因发生突变，将引起相应的酶缺乏或活性发生改变，从而导致同型半胱氨酸代谢异常。人 MS 基因定位于染色体带 1q43，靠近长臂端粒区，编码序列包括 3785bp，编码了长度为 1265 个氨基酸的多肽链，有 11-29 个残基超过了已知的 MS 序列的长度，MS 基因包括 1 个 4kb 的外显子，位于长开放阅读框架开始部位的 428 和 429 残基之间。MS 是同型半胱氨酸代谢转甲基途径的关键酶，MS 基因定位于染色体 1q43，其较为普遍的突变目前仅发现 1 种，即 A2756G（D919G）。A2756G 突变可降低同型半胱氨酸的水平，减少心血管事件的再发生率，而且在叶酸水平较高时，A2756G 突变降低同型半胱氨酸水平的作用更明显。

氨酸合成酶还原酶（MSR）在维持 MS 活性的稳定方面起重要作用。MSR 基因（MTRR）定位于染色体 5p15.2-15.3，MSR 基因分布较为普遍的突变为 A66G（I22M），此突变将一个异亮氨酸替换为蛋氨酸。

BHMT 是同型半胱氨酸转甲基途径的另一通路，主要分布于肝脏和肾脏，约占肝脏同型半胱氨酸再甲基化的 50%。即 G595A（G199S）、G716A（Q239R）和 G1218T（Q406H）。

C677T 多态性位于 MTHFR 基因，位于染色体 1p36.3 C 端调节区域，该位点的腺苷酸突变为胞嘧啶，导致编码的谷氨酸被丙氨酸取代，该位点突变破坏了 MboⅡ内切酶的识别位点。MTHFR 基因第 677 位核苷酸纯合突变可导致酶的活性降低被认为是高同型半胱氨酸血症的遗传危险因素。

三、基因突变与妊娠相关疾病的关系

如果是基因内部发生了碱基对的增添，缺失或改变，即基因的内部结构发生了变化，产生了新的基因，则为基因突变，而基因突变与妊娠相关疾病有着十分重要的关系。

葡萄胎（vesicular mole）是一种异常的人类妊娠，其特征是缺乏胚胎发育及绒毛间质水肿伴不同程度滋养细胞增生。葡萄胎根据组织病理检查特点可以将葡萄胎分为部分性及完全性两类，前者表现为绒毛组织全部变为葡萄状组织，其特点是绒毛间质水肿变性、中心血管消失及滋养细胞增生活跃等，无胎儿、脐带或羊膜囊成分而后者则表现为胎盘绒毛部分发生水肿变性及局灶性滋养细胞增生活跃，并可见胎儿、脐带或羊膜囊等成分。对家族性复发性葡萄胎进行关联分系将其遗传易感基因的侯选区域定位于染色 19q13.4 区域，通过定位候选克隆方法识别与复发性葡萄胎及不良生育结局相关的致病基因。至今，已在不同人种患者中发现了关于复发性葡萄胎及不良生育结局有关的大约 42 个 NLRP7 基因突变或变异点，包括终止子突变、重排、接合位点突变和错义突变，NLRP7 基因是一些种族与人群复发性葡萄胎及复发性生育结局不良相关的主要的基因。

妊娠期肝内胆汁淤积症（ICP）是一种妊娠期特发性疾病，一般在妊娠中、晚期出现，以皮肤瘙痒、胆汁淤积和黄疸为特征的并发症，持续至分娩后症状很快消失，生化指标恢复正常，再次妊娠时可复发。对患者本人的影响仅限于妊娠期，妊娠结束后患者临床症状自然消失、血清生化迅速恢复正常，预后良好但胎儿早产、心率异常、羊水粪染及围产儿死亡率明显增加。MDR3 基因也称为 ABCB4 基因蛋白产物是肝脏毛细胆管膜磷脂输出泵，维持着胆汁磷脂的含量，MDR3 基因突变可引起遗传性肝内胆汁淤积症的发生。FIC1（ATP8C1）、BSEP（ABCB11）和 MDR3（ABCB4）等三种基因参与肝脏胆汁分泌过程，突变可分别引起多种遗传性肝内胆汁淤积症。FIC1 基因、MDR3 基因和 BSEP 基因在 ICP 胎盘组织中均有表达。ICP 胎盘中 BSEP 基因的表达可能与胎盘胆汁酸排泌功能无关而 ICP 胎盘 MDR3 基因和 FIC1 基因表达水平明显下降，这可能与胎盘胆汁酸排泌功能受损、ICP 的不良妊娠结局有关。MDR3 基因定位于染色体 7q21.1，跨越 74kb，包含 28 个外显子平均 145pb，范围 55～259bp，其中 27 个包含编码序列，编码产物即 MDR3 蛋白。MDR3 蛋白属于 P 型糖蛋白—超基因家族，位于细胞膜表面，属膜嵌合蛋白，分子量为 170kD，为一糖蛋白，其中蛋白质部分为 140kD。

四、同型半胱氨酸、基因突变与妊娠相关疾病的关系

血浆高同型半胱氨酸血症可引起妊娠期相关性疾病，如妊娠高血压、胎盘血管疾病、先天性心脏病、增加血小板黏附性和致妊娠丢失，严重者危及母子生命。

同型半胱氨酸浓度除受营养因素影响外，还受遗传因素的影响。MTHFR 是调节叶酸代谢的关键酶，C677T 是其常见的突变位点，基因多态性改变可降低酶活性而导致同型半胱氨酸水平升高。当 MTHFR　基因 677 位点由胞嘧啶（C）突变为胸腺嘧啶（T），产生杂合突变型（CT）或纯合突变型（TT），使 MTHFR 生物活性降低，使其催化 5,10-亚甲基四氢叶酸还原为 5-甲基四氢叶酸的能力下降，影响同型半胱氨酸再甲基化此条代谢途径，导致同型半胱氨酸堆

积，而孕妇对同型半胱氨酸较未孕时敏感，血浆中同型半胱氨酸轻度升高，有可能产生全身小动脉痉挛，诱发子痫前期。

MTHFR1298 基因型有三种，即纯合型（CC）、杂合型（AC）和 野生型（AA）。MTHFR 基因在 1298 位发生突变，碱基 A 被 C 替换，其编码的氨基酸也由丙氨酸代替了谷氨酸，也可导致 MTHFR 酶活性降低，被认为是高同型半胱氨酸血症的危险因素。由于酶功能的改变，作为 MTHFR 直接产物的 N_5-甲基四氢叶酸的水平也明显下降，影响了同型半胱氨酸合成蛋氨酸。由于这一反应是同型半胱氨酸重要的代谢途径，因而引起高同型半胱氨酸血症。随着分子生物学技术的不断发展，从分子水平研究子痫前期及其他不良妊娠结局的发病机制并寻找其易感基因成为热点。MTHFR 基因 C677T 多态性与妊娠高血压综合征的发生相关，也与反复流产有着密切的联系。MTHFR 基因 C677T 位碱基 C 被 T 置换，则丙氨酸被缬氨酸替换，MTHFR 酶活性降低，易造成同型半胱氨酸血症，高浓度的同型半胱氨酸将导致血管内皮细胞损伤，可能是妊高征的诱因之一，从而使其妊高征易感性增加。

同型半胱氨酸水平升高与原因不明复发性早期流产密切相关，叶酸水平降低及突变是两个导致同型半胱氨酸水平升高的独立因素，两者同时作用可使同型半胱氨酸水平升高更加明显。经过叶酸的大剂量补充会有效降低同型半胱氨酸浓度，从而有利于妊娠的维持。叶酸是同型半胱氨酸合成甲硫氨酸所必需的辅因子，能促进同型半胱氨酸向甲硫氨酸的转化，叶酸缺乏会引起甲硫氨酸合成减少和高同型半胱氨酸血症。同时叶酸是水溶性族维生素，对于哺乳动物细胞的生物甲基化和从 dUMP 到 dTMP 的合成过程都是关键性的微量元素。

CBS 是一种细胞质中的同源四聚体，由 63kD 的亚基组成，是一种磷酸吡哆醛（pyridoxal，PLP）依赖性酶，是同型半胱氨酸转硫基过程中的重要酶。同型半胱氨酸还可以在蛋氨酸合成酶的调节下从细胞内释放到细胞外，这个过程中胱硫醚合成酶起着一定的作用，同型半胱氨酸可以实现细胞内外的转移，保持动态平衡。CBS 是体内同型半胱氨酸转硫代谢途径的关键酶。在吡哆醛磷酸（pyidoxal-phosphate，PLP）为辅酶参与下，CBS 催化 β-置换反应，使同型半胱氨酸与丝氨酸缩合生成胱硫醚，后者在胱硫醚 γ-酶作用下进一步转变成半胱氨酸和 α-丁酮酸，体内约 53%的同型半胱氨酸被 CBS 和胱硫醚酶不可逆转化为半胱氨酸，可见 CBS 在维持同型半胱氨酸正常代谢、避免血浆同型半胱氨酸异常升高方面起重要作用。人类 CBS 基因定位于染色体 21q22.3，全长 25～30kbp，包含 23 个外显子，编码 551 个氨基酸。在目前已知的 CBS 基因 132 个突变点中，大多数为错义突变和缺失突变，不同的突变部位对 CBS 活性的影响不尽相同。在目前已知的 CBS 基因 140 多个突变点中，以 C833T 和 G919A 为最常见，这两个位点的变异均发生在第 8 外显子，编码 CBS 基因的酶可以通过转硫基作用合成胱硫醚，后者具有抗氧化及甲基化的作用，这两种突变均可以使 CBS 酶的空间构象改变，使酶活性下降，从而干扰转硫基途径，引起高同型半胱氨酸血症。CBSC572T 位点位于编码区第 5 外显子（EX 5）cDNA 的第 572 位（基因组第 6714 位）C 被 T 替代，使第 191 位密码原编码的苏氨酸（T）变为蛋氨酸（M），导致酶活性严重下降，引起同型半胱氨酸代谢障碍、进而可形成高同型半胱氨酸血症。

五、同型半胱氨酸、基因突变与出生缺陷的关系

胎儿生长受限（FGR）是产科重要并发症之一，发生率约 2.75%～15.53%。除直接来源于父母的基因和染色体异常以外，也是同型半胱氨酸代谢过程中的关键酶、同型半胱氨酸、叶酸水平密切相关。正是由于血管破坏作用引起胎盘结构和功能的破坏，同时胎盘血管灌注不足又与螺旋动脉粥样硬化及胎盘血栓形成有关，加大了妊娠的危险性。在 FGR 时由于血栓形成引

起的胎盘灌注下降能够直接导致胎儿生长受损。近年来，越来越多的研究认为遗传性及获得性血栓形成倾向是妊娠并发症如抗磷脂综合征、子痫前期、胎盘早剥、FGR 等的危险因素。MTHFR C 677T 突变的杂合子或纯合子与 MTHFR 酶活性下降、热不稳定性增加有关，是血浆同型半胱氨酸增高的独立危险因素，与血栓形成倾向有关。MTHFR C 677T 碱基 C 突变为 T，导致 MTHFR 酶活性降低 50%，同型半胱氨酸向 Met 的重甲基化过程受阻，并增加叶酸缺乏的作用，引起血中同型半胱氨酸浓度升高，导致引发血管病变。MTHFR 基因定位于 1p36.3 染色体，有 11 个外显子和 10 个内含子，cDNA 全长大约 2.2kb。MTHFR 基因至少有 7 个位点易发生 C→T 碱基变异，目前认为位于第 4 外显子的 C677T 位碱基突变最常见，这一突变可以使编码的氨基酸丙氨酸被缬氨酸取代，酶活性下降，使同型半胱氨酸不能再甲基化，因此使血浆同型半胱氨酸升高。C677T 纯合子在叶酸水平低时才增加同型半胱氨酸的浓度，提示同型半胱氨酸代谢过程中存在着基因-营养相互作用，其本身可能是一个最终代谢缺陷的标志。

神经管缺陷（NTD）是中枢神经系统中严重的先天性畸形。高同型半胱氨酸代谢异常与妊娠并发症及妊娠结局包括神经管畸形，胎盘早剥有关。叶酸通过二氢叶酸还原酶（DHFR）转化成活性四氢叶酸，然后参与一碳单位转移的过程，该过程在 DNA 的甲基化中起关键作用。有研究结果显示对怀孕小鼠注射甲氨蝶呤（MTX），MTX 是对 DHFR 的特异性抑制剂，DHFR 是叶酸代谢途径中的必需酶，导致叶酸被降低为四氢叶酸的失败，导致在胚胎中神经管组织中一碳单位的水平降低，进一步支持叶酸代谢紊乱和 NTDs 之间紧密联系。同型半胱氨酸可以使叶酸的代谢紊乱，从而影响 DNA 的甲基化，增加了患神经管缺陷的风险。同型半胱氨酸导致 miR-124 表达明显下调，与去甲基化药物 5-氮杂脱氧胞苷（5-AZA）联合处理能部分恢复表达，表明 miR-124 的调控与启动子区超甲基化有关。免疫组化显示 miR-124 调控的靶基因 SCP1 表达上调，神经前体细胞 marker Pax6 表达上调，神经元 marker Tuj1 表达下调。

唐氏综合征（DS）是由位于 21 号染色体上三个拷贝基因的存在和表达引起的。研究已经显示，除了 CBS 基因的过表达外，叶酸/Hcy 的浓度也对其代谢途径有一定的影响。参与叶酸/同型半胱氨酸代谢的 DHFR 19-bp 缺失和 SHMT C1420T 多态性与几种群体中同型半胱氨酸和叶酸的浓度变化相关。研究发现 MTHFR 677TT 基因型可以使个体中 Hcy 的浓度增加。唐氏综合征和 MTR 2756 AG 或 GG 基因型的个体呈现的是增加的 Hcy 浓度。同型半胱氨酸浓度的升高可以增加患唐氏综合征的风险。

第二篇 同型半胱氨酸与妊娠相关疾病

第五章 同型半胱氨酸与妊娠相关疾病

第一节 同型半胱氨酸与妊娠相关疾病概述

正常血浆同型半胱氨酸浓度依赖于Hcy合成与分解的动态平衡，其受多种因素调节，包括代谢酶、营养状态、潜在疾病、药物、年龄及妊娠等，其中妊娠是唯一特异性降低血浆Hcy浓度的因素。妊娠期血浆同型半胱氨酸水平较非孕期整体降低，即妊娠早期开始下降，在妊娠中期下降到最低点，妊娠晚期轻微上升达到妊娠早期水平，分娩1周后恢复到非孕期水平。在妊娠孕28～40周，总Hcy水平恢复到非孕水平。这可能与妊娠晚期甲基化和转甲基作用加强有关。也可能与早孕期胎儿对半胱氨酸需求较高，而晚孕期胎儿快速生长更需要蛋氨酸有关。Hcy的改变可能与妊娠期生理学改变相关，如血液稀释、白蛋白下降、肾脏功能增强都会导致Hcy水平的降低。同时，孕早期补充叶酸及雌激素水平增高也会对Hcy降低造成影响。同型半胱氨酸是甲硫氨酸代谢过程中产生的一类含硫氨基酸，当维生素B_6、维生素B_{12}、叶酸或者某些代谢酶缺乏时，则会出现高同型半胱氨酸血症。正常成人血浆Hcy水平为5～15μmol/L。研究表明，正常妊娠时，Hcy水平会降低，孕20～32周可降至孕前的50%～60%。由于妊娠期妇女对Hcy损伤敏感性增强，血浆Hcy水平轻度升高就可能导致一系列的血管损害。近年来研究发现，母亲Hcy水平升高与妊娠期并发症的发生有关，严重影响孕妇及胎儿的健康。母亲高同型半胱氨酸血症易并发妊娠期高血压疾病、妊娠期糖尿病、胎盘血管病变、习惯性流产。

妊娠期高血压疾病（hypertensive disorders complicating pregnancy，HDCP）是妊娠期特有的疾病，我国发病率为8.4%～10.4%。HDCP严重威胁母婴健康，可导致孕妇多器官功能衰竭、凝血功能障碍、母胎死亡等，是孕产妇和围生儿发病及死亡的主要原因之一，HDCP引起孕产妇死亡仅次于产后出血，位居第二。妊娠期高血压疾病的病因复杂，与多种因素相关，遗传、血管内皮受损、免疫失衡及炎症反应等均有参与。其中，血管内皮损伤因子水平增高、血管内皮保护因子降低是该病发生的中心环节，然而免疫失衡及炎症反应进一步加重血管内皮损伤，多种机制相互作用导致妊娠期高血压疾病的发生。妊娠期高血压疾病的发病机制有多种学说，目前公认的是内皮细胞激活和损伤学说。内皮细胞激活导致内皮细胞合成或分泌的血管收缩因子（如内皮素、血栓素A_2）增加，血管舒张因子（如一氧化氮、前列环素）下降，凝血因子（如凝血酶调节素）减少，继而引发小动脉痉挛等一系列病理生理表现。氧化应激导致血管内皮损伤是妊娠期高血压疾病病因的重要学说之一，它吻合了高同型半胱氨酸血症产生活性氧物质，引起氧化应激反应，损伤血管内皮的研究成果。二者之间的因果关系，正是目前研究的热点。Won HS等发现HDCP可使孕妇发生静脉血栓的风险增加9.8倍。近年来许多研究发现，孕妇Hcy水平升高是HDCP发生的原因之一，而且Hcy水平高低与HDCP的严重程度相关。也有研究发现，MTHFR基因突变与妊娠期高血压疾病密切相关。这可能与MTHFR基因中第677位核苷酸发生C→T突变，导致丙氨酸被缬氨酸取代，使其代谢酶缺乏，引起Hcy积聚有关。

有研究者对轻度子痫前期、重度子痫前期及正常孕妇各 26 名进行病例对照研究，发现重度子痫前期孕妇血清及脐血的 Hcy 水平明显高于轻度子痫前期组以及正常组孕妇，而轻度子痫前期及正常孕妇两组间 Hcy 水平无明显差异。孕中期 Hcy 水平升高可使 HDCP 的风险增加 3.2 倍，再次妊娠 HDCP 再发的风险将会增加 50%。目前普遍认为先兆子痫的发病机制是血管内皮细胞损伤。Hcy 水平升高是血管内皮损伤和血管性疾病如动脉粥样硬化及血管闭塞性疾病的危险因子。因此，高同型半胱氨酸血症也许是 HDCP 的独立危险因子。当 Hcy 水平升高时，容易被氧化成同型半胱氨酸化合物，同时产生过氧化氢和超氧离子自由基，导致血管内皮细胞损伤和血管细胞增殖，由于内皮细胞长期暴露于较高水平的 Hcy 中，细胞释放 NO 产物的量就会减少，内皮细胞介导的抑制作用将减弱，从而使血小板黏附聚集，而且 Hcy 晶体可以为血管内凝血因子的接触活化过程提供“致病表面”，引起血管性疾病而影响子宫胎盘血流，最终发生 HDCP。妊娠期高血压疾病孕妇血浆 Hcy 含量与其综合评分指数呈正相关。测定妊娠期高血压疾病患者 Hcy 含量，对其病情监测及预后的判断有一定临床意义，对指导临床治疗有一定帮助。

妊娠期糖尿病（gestational diabetes mellitus，GDM）是指在孕期首次发现的糖尿病。欧洲妇女孕期 GDM 发病率约为 12.4%，北美为 3%～8%，亚洲国家约 1.23%。不同地区、不同诊断标准，GDM 发病率不尽相同，但对母胎的影响结果相似，可增加母亲发生妊娠期高血压疾病、羊水过多等风险，导致早产、过期产、新生儿低血糖、呼吸窘迫综合征，从而增加新生儿住院率，合并妊娠期高血压疾病时则大大增加剖宫产的风险。GDM 不但影响胎儿发育，也危害母亲健康，因此寻找 GDM 发生的可能原因、预防 GDM 的发生、改善 GDM 的围产期结局有着重要的意义。GDM 的病因尚不十分明确，目前认为与多种因素相关，包括免疫遗传因素、胰岛素抵抗、激素、脂代谢、炎症反应等，其中胰岛素抵抗被认为是 GDM 发生的中心环节。事实上，妊娠期糖尿病除了糖代谢异常外，也存在脂类、蛋白质（主要是氨基酸）的代谢异常。近年研究显示，GDM 孕妇存在高同型半胱氨酸血症。糖尿病的发生通常伴随血管病变，包含微血管和大血管，同型半胱氨酸与血管内皮损伤有密切关系。已有研究，推测高同型半胱氨酸血症极有可能是导致妊娠期糖尿病发生的危险因素之一。

Hcy 引起妊娠期糖尿病的可能机制：①炎性反应。研究者发现在许多糖尿病患者中 Hcy 和超敏 C 反应蛋白（CRP）增高，引起血管内皮紊乱，导致血管内皮增生，引起血小板和凝血-纤溶系统紊乱，从而引起血管硬化。②胰岛素抵抗。妊娠期糖尿病患者长期处于高血糖状态，随着血糖升高时间的延长，会出现各时间段血糖的明显升高和胰岛素敏感性的显著下降，其中抵抗素起关键作用。妊娠期糖尿病的发展伴随氧化应激的发生，同时伴随着脂质代谢的紊乱。研究发现，GDM 妇女 Hcy 水平明显升高。高水平 Hcy 与妊娠期糖尿病患者妊娠结局具有相关性，高水平 Hcy 的妊娠期糖尿病患者更易发生早产、巨大儿、新生儿低血糖等。GDM 被认为是胰岛素抵抗综合征。Idzior-Walus B 等研究发现 GDM 妇女的胰岛素抵抗指数较高，近年来许多研究发现，Hcy 水平升高与胰岛素抵抗有关。研究发现，在胰岛素抵抗状态下 Hcy 水平与胰岛素抵抗呈明显的正相关。然而，在正常人群中，高胰岛素血症可使 Hcy 水平降低，但在 2 型糖尿病患者则没有这种关系。Hcy 升高是胰岛素抵抗的原因还是结果，则需要进一步的研究来证明。

胎盘血管疾病包括胎盘血管瘤、胎盘绒毛膜血管瘤等，可导致胎盘早剥、胎盘梗死，严重时可致母婴死亡。Hcy 被认为是血管疾病和内皮损伤的独立危险因子。故 Hcy 也是胎盘血管病变的危险因子，妊娠期 Hcy 水平增高将直接影响胎盘功能，从而诱发妊娠期相关疾病的发生，进一步影响胎儿发育。已有研究表明，Hcy 是胎盘血管疾病的独立危险因素，Hcy 可以通过胎盘屏障，从母体输送给胎儿，Hcy 水平增高时，通过诱导内皮细胞凋亡，引起胎盘血管内皮损伤，甚至引起胎盘血管功能改变。Hcy 可增加胎盘血管病变发生的风险。目前认为 Hcy 对血管的影响，主要包括以下几方面：①Hcy 诱导氧化应激从而导致血管和血细胞氧化损伤。②HHcy 可动员细胞内钙，产生内质网应激，从而导致细胞凋亡、慢性炎症，进而引起内皮损伤和细胞外基质重塑。③可以通过改变甲基化状态来调节基因的表达，影响内皮细胞增殖过程中 DNA 甲基化作用而导致血管损伤。

自然流产作为妊娠期间较为常见的不良事件，严重损害孕妇身心健康，为妇女家庭造成诸多负面困扰。虽然医学不断发展，妇产科学关于自然流产的研究也在诸多增多，但目前关于具体的发病原因和机制仍然处于未明了的阶段。Hcy 属于甲硫氨酸（即 MET）代谢产物之一，其富含硫氨基，Hcy 能够通过生成超氧化物、过氧化物等物质对血管内皮细胞直接造成损伤，由于其能够破坏血管壁和胶原纤维、促进血管平滑肌增殖、诱导动脉粥样硬化形成等，因此，对于机体健康损伤较大。正常情况下，Hcy 能够在细胞内发生分解代谢，血液中仅有极少量存在（成年女性 5～15mol/L），但是在妊娠期间，血浆 Hcy 会发生波动，但是主要以下降为主（孕前 50%左右）。Hcy 虽然并不直接参与蛋白质合成、分解等过程，但由于能够干预甲基化、硫化等关键性代谢过程，因此，对于蛋白质形成具有间接性影响。目前临床普遍认为 Hcy 导致自然流产机制主要包括以下几点：①直接损伤血管内皮、增强血小板活性，通过促进形成高凝状态引发栓塞至胎盘死亡；②增加氧自由基，通过改变氧化水平导致代谢紊乱而阻碍胚胎存活；③阻碍神经管发育，导致畸形；④引发 DNA 合成异常和蛋白质甲基化变异，导致胚胎停止发育而流产。血清 Hcy 过高、叶酸过低是自然流产独立危险性因素，对于孕早期高 Hcy、低叶酸的孕妇应高度警惕自然流产的发生。

胎儿生长受限（fetal growth restriction，FGR）指的是出生体重相较于同孕龄同性别胎儿均值要低 2 个标准差或第 10 百分位数，该病属于妊娠期常见并发症，与同孕龄出生的正常体重儿比较，胎儿生长受限者更易发生胎儿窘迫、胎死宫内，并且其出生后新生儿死亡率和并发症发生率较正常体重儿也明显增高。影响胎儿生长的因素包括母亲的营养状况、胎盘的转运功能以及遗传因素等，但是其他可能影响到胎儿生长受限的因素不可忽视。有研究表明，高同型半胱氨酸血症可能会损伤血管内皮细胞，是胎盘血管疾病的独立危险因素，可能会导致一些不良妊娠结局，而 FGR 的发生也与胎盘血管病变有关。胎儿生长受限的病因及发病机制至今尚不十分清楚，但 FGR 对人类的危害却日益被人们所认识，如对远期体格与智能发育也有一定影响，甚至与成年后某些疾病如高脂血症、心血管病等密切相关，严重影响人口质量。Hcy 为一种血管毒性物质，抑制血管内皮细胞的增殖和修复功能。研究表明，FGR 孕妇血浆 Hcy 水平明显高于健康孕妇，虽然妊娠期妇女体内 Hcy 水平较孕前显著降低，由于妊娠期妇女对 Hcy 损伤敏感性增强，所以血浆 Hcy 水平轻度升高就可能导致一系列的血管损害。血浆中氨基酸以主动运输方式通过胎盘，其浓度胎儿血高于母血，但是由于 FGR 患者胎盘的灌注量下降，而且 FGR 孕妇血浆中 Hcy 浓度显著高于健康的孕妇，故 FGR 新生儿血浆中 Hcy 的浓度低于其母亲血浆中 Hcy 的浓度，高于健康新生儿血浆中 Hcy 的浓度。有研究显示，由于 MTHFR 基因在 667 位发生了突变，导致 MTHFR 酶活力降低或丧失，引起血浆中同型半胱氨酸浓度增加和叶酸降低，因此 MTHFR 基因 677CyT 的突变是引起高同型半胱氨酸的最常见的遗传因素。FGR 新生儿是否存在 MTHFR677CyT 突变，这种突变是否是引起 FGR 新生儿血浆 Hcy 水平升高的原因，有待进一步研究。高同型半胱氨酸血症可能是 FGR 发病的危险因子，及早预防和纠正 HHcy 可能对减少 FGR 的发生具有重要意义，为临床上对这类新生儿及成年后的生活习惯、生活方式提供指导，提高生活质量有着重要的意义。

第二节 同型半胱氨酸与妊娠期高血压疾病

妊娠期高血压疾病（hypertensive disorders in pregnancy）是妊娠期特有疾病，包括妊娠期高血压、子痫前期、子痫、慢性高血压并发子痫前期及妊娠合并慢性高血压，临床上收治的妊娠期高血压疾病患者中子痫前期占大多数，约为41%。

近几年来国内外许多试验、研究显示高同型半胱氨酸血症与某些疾病具有相关性。据研究显示，高同型半胱氨酸血症与心血管疾病（如外周血管病、冠心病、动脉血栓栓塞性疾病等）、脑出血、缺血性脑血管疾病、认知障碍性疾病（如阿尔茨海默病、流产、妊娠期高血压疾病、多囊卵巢综合征、肝脏疾病、糖尿病、肾功能受损、神经管缺陷）等相关。当人体血浆中的同型半胱氨酸水平大于10μmol/L即可称为血浆同型半胱氨酸水平升高或高同型半胱氨酸血症。所有原发性高血压患者血浆中伴同型半胱氨酸升高的，即称为H型高血压。在我国，H型高血压发病率可高达75%。流行病学资料证明，高血压患者通常会伴有高同型半胱氨酸血症，Hcy升高的水平和血压呈正相关。据相关研究显示，血浆Hcy水平每升高5μmol/L，冠状动脉疾病危险度增加33，脑血管疾病危险度增加59，外周血管疾病危险度增加60，故越来越多的妇产科学者研究Hcy与妊娠期高血压疾病的关系。孕妇血浆中的同型半胱氨酸水平升高，其发生肝功异常、流产、血小板数异常、胎死宫内、子痫前期、分娩小于胎龄儿等风险性增加。

一、妊娠期高血压疾病的流行病学

妊娠期高血压疾病最具意义的流行病研究工作始于1978年美国学者Chesley等，此后的几十年内大量的流行病学、临床及实验室研究揭开了围绕妊娠期高血压疾病的谜团，确定了许多新的流行病学高危相关因素。

妊娠期高血压疾病的发病率各地报道有一定的差异，原因归结于妊娠期高血压疾病定义的差别、人口统计学、人口组成不同和产科特征与实际发病率不同。最近国外报道初产妇无糖尿病病史者和慢性高血压者，其妊娠期高血压的发病率为5%～9%；先兆子痫的发病率为5%～7%；初产妇妊娠期高血压疾病的发病率是经产妇的4～5倍。1979～1986年美国先兆子痫的发病率和1992年英国先兆子痫的发病率都接近1/2000，其发病率在过去的20年内逐年呈大幅度下降趋势。1996年，BERG及其同事研究报道，1987～1990年美国1450例孕妇死亡中大约18%由妊娠期高血压的并发症引起。

妊娠期高血压疾病的发病率在整个妊娠晚期的分布并不均衡，伴随着孕龄的增加其发病率相应增加，近半的妊娠期高血压疾病发生于孕37周以后。妊娠早期发生的妊娠期高血压疾病通常演变为严重的先兆子痫。值得注意的是高血压的严重程度与蛋白尿的存在和严重程度并不成正比，且不能反映妊娠期高血压疾病的持续时间。严重的先兆子痫发展迅速，其中1/3的子痫发生在高血压和蛋白尿同时出现之前。尽管普遍接受妊娠期高血压疾病为妊娠特发疾病且在分娩后逐渐恢复，但仍有一定比例的子痫于产褥期发生初次抽搐，因此基于妊娠期高血压疾病的流行病学特征，妊娠期高血压疾病的亚分类指标依据蛋白尿和高血压的发生时间和严重程度。

我国妊娠期高血压疾病发病率各地报道相差很大。尤以华东（12.6%）及中南（12.2%）地区最高，西南（7.4%）及西北（6.4%）地区最低。1991年全国妊高征科研协作组对25个省、市、自治区进行流行病学调查发现妊娠期高血压疾病发病率为9.4%，其围产儿死亡率为1.66%。

根据我国对 30 个省、市、直辖市 1989～1991 年的监测治疗分析，妊娠期高血压疾病造成的孕产妇死亡率为 7.7/10 万，占死亡总数的 10%，是造成孕产妇死亡的第二大原因。在我国，妊娠期高血压疾病发病率在城市与农村也存在差异，目前农村低于城市，农村轻度妊娠期高血压疾病的构成比低于城市，重度妊娠期高血压疾病的构成比高于城市；农民、年龄＜25 岁或＞35 岁、矮胖体型、文化程度低、双胎或多胎妊娠者高发；不同受孕和分娩季节妊娠期高血压疾病的构成比不同，春夏受孕者妊娠期高血压疾病的构成比高于秋冬受孕者。近年随着对妊娠期高血压疾病病因病理的深入认识和围产保健水平的提高，重度妊娠期高血压疾病的发生率逐年下降，从另一个侧面反映了重度妊娠期高血压疾病的发病与围产保健的密切关系。

二、妊娠期高血压疾病的病因

妊娠期高血压疾病病因至今不明，因该病在胎盘娩出后常很快缓解或可自愈，有学者称之为“胎盘病”，但很多学者认为是胎盘、母体、胎儿等众多因素作用的结果。关于妊娠期高血压疾病病因主要有以下学说：

（一）子宫螺旋小动脉重铸不足

正常妊娠时，子宫螺旋小动脉管壁内皮细胞凋亡、平滑肌细胞、代之以绒毛外滋养细胞，且深达子宫壁的浅肌层。充分的螺旋小动脉重铸使血管管径扩大，形成子宫胎盘低阻力循环，以满足胎儿生长发育的需要。但妊娠期高血压患者的滋养细胞浸润过浅，只有蜕膜层血管重铸，俗称“胎盘浅着床”。螺旋小动脉重铸不足使胎盘血流减少，从而引发子痫前期一系列表现。造成子宫螺旋小动脉重铸不足的机制尚待进一步研究。

（二）炎症免疫过度激活

胎儿是一个半移植物，成功的妊娠要求母体免疫系统对其充分耐受。子痫前期患者无论是全身还是母胎界面局部均存在着炎症免疫反应过度激活现象。现有的证据显示，母胎界面局部处于主导地位的天然免疫系统在子痫前期发病中起重要作用，蜕膜自然杀伤细胞（dNK）、Toll 样受体家族、巨噬细胞等的数量、表型和功能异常均可影响异常子宫螺旋小动脉重铸，造成胎盘浅着床。特异性免疫的研究集中在 T 细胞，正常妊娠时母体 Th1/Th2 免疫状态向 Th2 漂移，但子痫前期患者蜕膜局部 T 淋巴细胞向 Th1 型漂移。近年发现，$CD4^+$、$CD25^+$调节性 T 细胞（regulatory Tcell，Treg 细胞）参与 Th1/Th2 免疫状态的调控。当 Treg 细胞显著减少时，促进 Treg 细胞占优势，使母体对胚胎免疫耐受降低，引发子痫前期。

（三）血管内皮细胞受损

血管内皮细胞损伤是子痫前期的基本病理变化，它使扩血管物质如前列环素 I_2、一氧化氮（NO）合成减少，而缩血管物质如血栓素 A_2、内皮素（ET）等合成增加，从而促进血管痉挛。此外血管内皮损伤还可激活血小板及凝血因子，加重子痫前期高凝状态。引起子痫前期血管内皮损伤的因素很多，如炎性介质白细胞介素-6、肿瘤坏死因子、极低密度脂蛋白和氧化应激反应等。

（四）纤溶系统失调与凝血系统失调学说

正常妊娠时，特别在孕晚期即有生理性的高凝状态，各种凝血因子及纤维蛋白原均较非孕妇女增多。同时，孕期纤溶系统的活性也增强。因此，正常妊娠期凝血与纤溶之间处于一种动态平衡。妊高征时，凝血系统活性包括各种凝血因子及血小板的功能增强，而抗凝血酶Ⅲ及抗凝因子与组织型纤溶酶原激活物、纤溶酶原、纤溶酶等活性降低，纤溶酶原活性抑制因子及纤维结合蛋白升高。上述变化导致凝血系统与纤溶系统失去动态平衡，这种失调可能成为妊高征的发病因素之一。

（五）遗传因素

妊娠期高血压疾病具有家族倾向性，提示该病发生与遗传因素有关，但遗传方式尚不明确。由于子痫前期的异质性，尤其是其他遗传学和环境因素的相互作用产生了复杂的表型。在子痫前期遗传易感性研究中。尽管目前已定位了十几个子痫前期染色体易感区域，但在该区域内进一步寻找易感基因仍面临很大的挑战。影响子痫前期表型和基因型的其他因素，包括：基因种族特点、多基因型、遗传倾向和选择、基因相互作用及环境。特别是基因和环境相互作用是极重要的。

（六）营养因素

已发现多种营养因素，如低白蛋白血症，钙、锌、镁、硒等缺乏与子痫前期发生发展有关。有研究发现饮食中钙摄入不足者血清钙下降，导致血管平滑肌细胞收缩。锌在核酸和蛋白质的合成中有重要作用。硒可防止机体受脂质过氧化物的损害，提高机体的免疫功能，避免血管壁损伤。维生素 C 和维生素 E 均为抗氧化剂，可抑制磷脂过氧化作用，减轻内皮细胞的损伤。这些证据需要核实。

（七）胰岛素抵抗

近年研究发现有妊娠期高血压疾病患者存在胰岛素抵抗，高胰岛素血症可导致 NO 合成下降及脂质代谢紊乱，影响前列腺素 E_2 的合成，增加外周血管的阻力，升高血压。因此认为妊娠期高血压疾病的发生与胰岛素抵抗密切相关。

三、妊娠期高血压疾病的发病机制

迄今为止，本病的发病机制尚未完全阐明。有学者提出子痫前期发病机制“两阶段”学说。第一阶段为临床前期，即子宫螺旋动脉滋养细胞重铸障碍，导致胎盘缺氧、缺血，释放多种胎盘因子；第二阶段胎盘因子进入母体血液循环，则促进系统性炎症反应的激活及血管内皮损伤，引起子痫前期、子痫各种临床症状。

（一）妊娠期高血压疾病的发病机制的两个阶段

1. 第一阶段 第一阶段为胎盘形成的早期，滋养细胞侵蚀子宫内膜不完全，子宫螺旋小动脉重铸异常，导致胎盘血流量减少。胎盘的缺氧、缺血，促使胎盘释放一系列炎性因子，如白血病抑制因子、血管内皮生长因子、血管细胞黏附分子-1、妊娠相关血浆蛋白-A、肿瘤坏死因子-α、可溶性细胞分化抗原等，这些均在血管内皮的形成与损伤中产生了一定的影响，进而导致 HDCP 的发生。这是子痫前期发病的起始因素。

2. 第二阶段 第二阶段胎盘由于缺氧、缺血而释放的炎性因子，进入母体血液循环后可引起血管内皮细胞受损和氧化应激，进一步引起后续的临床症状及妊娠结局。人体表达的 Apelin

和 APJ 均参与了血管功能稳态的调节、免疫调节、炎症反应、胰岛素抵抗等重要的生理过程。INUZUKA 等发现与血压正常的孕产妇相比，HDCP 患者的体内及胎盘组织中 Apelin 的表达都存在异常，随着病情的进展这种差异越显著，由此认为 Apelin/APJ 对子宫螺旋动脉的血管状态的调节发挥着重要的作用。一些其他实验也发现，HDCP 患者的胎盘和外周血中炎症因子如肿瘤坏死因子-α、C-反应蛋白、白细胞介素-6、核转录因子-κB 等水平明显升高，都参与了 HDCP 的病理生理过程，与全身炎症反应及病情的严重情况有不同程度的相关性。

（二）同型半胱氨酸引起妊娠期高血压疾病的可能机制

高同型半胱氨酸促进氧自由基的生成，使氧化还原系统平衡失调，呈现氧化应激状态，导致血管内皮细胞受损，继而引发小动脉痉挛等一系列病理生理表现，符合妊娠期高血压疾病的发病机制，其具体机制有如下几点。

1. 高同型半胱氨酸与氧化应激　在妊娠期高血压疾病患者血清中，同型半胱氨酸水平升高。同型半胱氨酸容易在自身氧化过程中产生一系列活性氧（过氧化氢、超氧化物阴离子、羟自由基等），致使丙二醛水平升高，丙二醛与同型半胱氨酸水平呈正相关，并且随病情加重呈递增趋势，谷胱甘肽过氧化物酶水平降低，而氧化物质逐渐增加，抗氧化物质减少，氧化还原系统平衡失调，呈现氧化应激状态，损伤血管内皮细胞，导致妊娠期高血压疾病的病理改变。外源性给予金属硫蛋白可显著拮抗同型半胱氨酸所致的脂质过氧化作用及内皮细胞损伤，改善细胞的抗氧化能力。不过在临床上应用抗氧化剂对降低妊娠期高血压疾病发病率是否有意义，还需要大样本的临床研究加以证实。

2. 高同型半胱氨酸与内皮细胞损伤　内皮素和一氧化氮是内皮依赖的收缩因子和血管舒张因子。一氧化氮通过环化鸟苷酸途径，松弛血管平滑肌，并抑制内皮素 I 的生成和释放。内皮素 I 则通过 β 受体促进 NO 释放，α 受体介导血管收缩。依前列醇具有抑制血小板聚集和增强血管扩张的作用，而血栓素 A_2 则与其作用相反。正常妊娠时，内皮素和一氧化氮、依前列醇和血栓素 A_2 处于动态平衡。高浓度的同型半胱氨酸导致内皮细胞损伤，新增内皮细胞数量增加，但内皮细胞的内分泌功能出现异常，导致血管收缩因子（血栓素 A_2、内皮素）的合成增加，血管舒张因子（依前列醇、一氧化氮）的合成与释放减少，使血管收缩，导致外周阻力增加，继而引发小血管痉挛等一系列病理生理现象。动物实验通过给予蛋氨酸负荷至 Wistar 大鼠形成高同型半胱氨酸动物模型显示，血浆一氧化氮浓度较实验前明显降低，证实了高同型半胱氨酸血症对血管内皮功能的损害作用。高浓度的同型半胱氨酸及其产生的过氧化物超过了细胞的清除能力，破坏了细胞的防御性保护反应，导致内皮细胞损伤，实验研究发现高同型半胱氨酸血管内皮损伤的特殊标志物：血管细胞黏附因子-21、血管内皮生长因子、纤维结合素均生成增加。

以上研究结果证明了同型半胱氨酸与内皮细胞功能间的关系，说明同型半胱氨酸在妊娠期高血压疾病内皮细胞损伤中起着重要作用。

3. 同型半胱氨酸代谢酶基因多态性　同型半胱氨酸为一种含硫氨基酸，是蛋氨酸和半胱氨酸代谢过程中的中间产物。N_5,N_{10}-亚甲基四氢叶酸还原酶、胱硫醚 β-合成酶、蛋氨酸合成酶及蛋氨酸合成酶还原酶均为同型半胱氨酸代谢途径中的代谢酶，其编码基因杂合性和（或）纯合性突变，会引起相应酶的活性改变，从而影响同型半胱氨酸水平，很多研究通过分析同型半胱氨酸代谢酶基因的多态性变化，来探讨妊娠高血压疾病发病的遗传学机制。

关于妊娠期高血压疾病与 MTHFR 基因多态性的关系的研究是最为热烈的。一项涉及 2800 例观察者的 Meta 分析认为：高血压及妊娠期高血压疾病与 C677TMTHFR 的基因多态性有关，但仍然有大量的研究得出不同意见，在白种人中 C677TMTHFR 的基因多态性并不导致孕妇的同型半胱氨酸的升高，而血叶酸水平更能影响血同型半胱氨酸的水平。是否妊娠期高血压疾病与 C677TMTHFR 的基因多态性的相关性与种族有关，还有待进一步研究。目前已发现人 MS 有 8 种突变，其中以 D919 突变多见，妊娠期高血压疾病组 MS 野生型 A 等位基因频率明显高于对照组，而突变型 G 等位基因频率显著低于对照组，提示在 MS 基因核苷酸序列的 2756 位，野生型等位基因 A 与妊娠期高血压疾病呈正相关，而突变型 G 等位基因具有明显抑制妊娠期高血压疾病的作用，且是抑制妊娠期高血压疾病发生的保护性因子，即使一个杂合子突变的携带者也明显对妊娠期高血压疾病不易感。此外，目前的研究表明蛋氨酸合成酶还原酶多态性、C572TCBβS 的基因突变与妊娠期高血压疾病并无明显相关性。

总之，蛋氨酸合成酶 2756G 基因多态性和 MTHFRC677T 与妊娠期高血压疾病发病密切相关。这对于妊娠期高血压疾病的早期检测、及时预防和基因治疗能够提供重要线索。

四、妊娠期高血压疾病的临床表现

（一）多发群体

孕妇年龄≥40 岁、子痫前期病史、高血压病史、抗磷脂抗体阳性、肾脏病病史、糖尿病病史、初次产检时 BMI≥28g/m^2、子痫前期家族史（母亲或姐妹）、多胎妊娠、本次妊娠为首次怀孕、妊娠间隔时间≥10 年、孕早期收缩压≥130mmHg 或舒张压≥80mmHg。其他易发生妊娠期高血压疾病的人群还有：孕前血甘油三酯升高、易栓症、社会经济地位低、心血管疾病家族史、药物滥用（可卡因/甲基苯丙胺）、孕妇血尿酸升高等。

（二）症状

1. 高血压　血压升高≥140/90mmHg 是妊娠期高血压疾病的临床表现特点。血压缓慢升高时患者多无自觉症状，于体检时发现血压增高，或在情绪激动、精神紧张、劳累后，感头晕、头痛等；血压急骤升高时，患者可出现剧烈头痛、心悸气促、视力模糊，可引起心脑血管意外。重度子痫前期患者血压继续升高，出现严重高血压≥160/110mmHg。

2. 蛋白尿　蛋白尿可随着血管痉挛的变化在每一天中有所变化。重度子痫前期患者尿蛋白继续增加，出现大量蛋白尿，尿蛋白定性≥（++），或 24 小时尿蛋白定量≥5g。

3. 水肿　水肿可表现为隐性水肿和显性水肿。隐性水肿是指液体潴留于组织间隙，主要表现是体重的异常增加。显性水肿多发生于踝部及下肢，也可表现为全身水肿。特点为休息后不消失，或突然出现，迅速波及全身甚至出现包括腹腔、胸腔、心包腔的浆膜腔积液。

4. 自觉症状　一经诊断为妊高征，应随时注意有无眼花、头痛、胸闷、恶心及呕吐等症状。这些自觉症状的出现，表示病情发展已进入先兆子痫阶段，应及时作相应检查与处理。

5. 抽搐与昏迷　抽搐与昏迷是本病发展到严重阶段的表现，应特别注意发作频率、状态、持续时间及间隔时间，注意神志情况。

五、妊娠期高血压疾病的诊断标准

目前国内外对于妊娠期高血压疾病的分类及诊断已有明确的和被广泛接受的标准。按发病基础、脏器损害程度将妊娠期高血压疾病分为五类，即妊娠期高血压、子痫前期、子痫、慢性高血压伴发子痫前期、妊娠慢性高血压。妊娠期高血压疾病的诊断标准见表 5-1。

表 5-1 妊娠期高血压疾病的诊断标准

分类	诊断标准
妊娠期高血压	妊娠期首次出现高血压，收缩压≥140mmHg 和（或）舒张压≥90mmHg，于产后 12 周内恢复正常。尿蛋白阴性。产后方可确诊。少数患者可伴有上腹部不适或血小板减少
子痫前期	血压和尿蛋白持续升高，发生母体脏器功能不全或胎儿并发症。出现下述任一不良情况可诊断为重度子痫前期：①血压持续升高：收缩压≥160mmHg 和（或）舒张压≥110mmHg；②蛋白尿≥5.0g/24 小时或随机蛋白尿≥（+++）；③持续性头痛或视觉障碍或其他脑神经症状；④持续性上腹部疼痛，肝包膜下血肿或肝破裂症状；⑤肝脏功能异常：肝酶 ALT 或 AST 水平升高；⑥肾脏功能异常：少尿（24 小时尿量<400ml 或每小时尿量<17ml）或血肌酐> 106μmol/L；⑦低蛋白血症伴胸腔积液或腹腔积液；⑧血液系统异常：血小板呈持续性下降并低于 100×10^9/L；贫血、血管内溶血、黄疸或血 LDH 升高；⑨肺水肿、心力衰竭；⑩胎儿生长受限或羊水过少；⑪早发型即妊娠 34 周以前发病
子痫	子痫前期基础上发生不能用其他原因解释的抽搐 子痫发生前可有不断加重的重度子痫前期，但也可发生于血压升高不显著、无蛋白尿病例通常产前子痫较多，发生于产后 48 小时者约 25%。子痫抽搐进展迅速，前驱症状短暂，表现为抽搐，口吐白沫、面部充血、深昏迷；随之深部肌肉僵硬，很快发展成典型的全身高张阵挛惊厥、有节律的肌肉收缩和紧张，持续 1～5 分钟，其间患者无呼吸动作；此后抽搐停止，呼吸恢复，但患者仍昏迷、最后意识恢复，但困惑、易激惹、烦躁
慢性高血压伴子痫前期	子痫前期基础上发生不能用其他原因解释的抽搐 子痫发生前可有不断加重的重度子痫前期，但也可发生于血压升高不显著、无蛋白尿病例通常产前子痫较多，发生于产后 48 小时者约 25%。子痫抽搐进展迅速，前驱症状短暂，表现为抽搐，口吐白沫、面部充血、深昏迷；随之深部肌肉僵硬，很快发展成典型的全身高张阵挛惊厥、有节律的肌肉收缩和紧张，持续 1～5 分钟，其间患者无呼吸动作；此后抽搐停止，呼吸恢复，但患者仍昏迷、最后意识恢复，但困惑、易激惹、烦躁
慢性高血压	慢性高血压孕妇妊娠前无蛋白尿，妊娠后出现蛋白尿≥0.3g/24h；或妊娠前有蛋白尿，妊娠后蛋白尿明显增加或血压进一步升高或出现血小板减少<100×10^9/L

六、妊娠期高血压疾病的预防及治疗

（一）预防

对低危人群目前尚无有效的预防方法，对高危人群可能有效的预防措施如下。

1. 适度锻炼 妊娠期应适度锻炼合理安排休息，以保持妊娠期身体健康。

2. 合理饮食 妊娠期间不推荐严格限制盐的摄入，也不推荐肥胖孕妇限制热量摄入。

3. 补钙 低钙饮食（摄入量<600mg/d）的孕妇建议补钙。口服至少 1g/d。

4. 阿司匹林抗凝治疗 高凝倾向孕妇孕前或孕后每日睡前口服低剂量阿司匹林（25～75mg/d）直至分娩。

（二）治疗

1. 治疗目的 妊娠期高血压疾病治疗目的是控制病情、延长孕周、确保母儿安全预防重度子痫前期和子痫的发生，降低母胎围生期病率和死亡率，改善母婴预后。治疗基本原则是休息、镇静、解痉，有指征地降压、利尿，密切监测母胎情况，适时终止妊娠。应根据病情轻重分类，进行个体化治疗。

（1）妊娠期高血压休息、镇静、监测母胎情况，酌情降压治疗。

（2）子痫前期镇静、解痉，有指征地降压、利尿，密切监测母胎情况，适时终止妊娠。

（3）子痫控制抽搐，病情稳定后终止妊娠。

（4）妊娠合并慢性高血压以降压治疗为主，注意子痫前期的发生。

（5）慢性高血压并发子痫前期同时兼顾慢性高血压和子痫前期的治疗。

2. 评估和监测 妊娠期高血压疾病病情复杂、变化快，监测和评估的目的在于了解病情轻重和进展情况，及时合理治疗。

（1）基本检查：了解头痛、胸闷、眼花、上腹部疼痛等自觉症状，检查血压、尿常规、体重、尿量、胎心、胎动、胎心监护。

（2）孕妇特殊检查：包括凝血功能、眼底检查、心肝肾功能等检查。

（3）胎儿的特殊检查：包括胎儿发育情况、B超监测胎儿宫内状况和脐动脉血流等。

3. 一般治疗

（1）妊娠期高血压患者可在家或住院治疗，轻度子痫前期患者应住院评估决定是否院内治疗，重度子痫前期及子痫患者应住院治疗。

（2）应注意休息并取侧卧位，但子痫前期患者住院期间不建议绝对卧床休息。保证充足的蛋白质和热量。不建议限制食盐摄入。

（3）保证充足睡眠，必要时可睡前口服地西泮 2.5～5mg。

4. 降压治疗 降压治疗的目的：预防心脑血管意外、子痫和胎盘早剥等严重母胎并发症。血压≥160/110mmHg 的高血压孕妇必须降压治疗；血压≥140/90mmHg 的高血压孕妇可以使用降压治疗；妊娠前已用降压药治疗的孕妇应继续降压治疗。

目标血压：孕妇无并发脏器功能损伤，收缩压应控制在 130～155mmHg，舒张压应控制在 80～105mmHg；孕妇并发脏器功能损伤，则收缩压应控制在 130～139mmHg，舒张压应控制在 80～89mmHg；降压过程力求下降平稳，不可波动过大。为保证子宫胎盘血流灌注，血压不可低于 130/80mmHg。

常用的口服降压药物有：硝苯地平短效、拉贝洛尔或缓释片、肼屈嗪。如口服药物血压控制不理想，可使用静脉用药：拉贝洛尔、酚妥拉明、尼卡地平、肼屈嗪。为防止血液浓缩、有效循环血量减少和高凝倾向，妊娠期一般不使用利尿剂降压。不推荐使用阿替洛尔和哌唑嗪。禁止使用血管紧张素转换酶抑制剂和血管紧张素受体拮抗剂。

5. 硫酸镁防治子痫 硫酸镁是子痫治疗的一线药物，也是重度子痫前期预防子痫发作的预防用药。硫酸镁控制子痫再次发作的效果优于地西泮、苯巴比妥和冬眠合剂等镇静药物。除非存在硫酸镁应用禁忌或硫酸镁治疗效果不佳，否则不推荐使用苯二氮䓬类（如地西泮）和苯妥英钠用于子痫的预防或治疗。对于子痫前期患者可考虑应用硫酸镁。

6. 扩容疗法 扩容疗法可能导致肺水肿、脑水肿等严重并发症。因此，除非有严重的液体丢失（如腹泻、呕吐、分娩失血），一般不推荐扩容治疗。

7. 镇静药物的应用 镇静药物可缓解孕产妇焦虑症状、精神紧张，改善睡眠，当应用硫酸镁无效或有禁忌时可用于预防并控制子痫。如冬眠药物、地西泮和苯巴比妥钠等。

8. 有指征者利尿治疗 子痫前期患者不主张常规应用利尿剂，仅当患者出现全身性水肿、脑水肿、肺水肿、肾功能不全、急性心力衰竭时，可酌情使用呋塞米等快速利尿剂。

甘露醇主要用于脑水肿，该药属于高渗性利尿剂，患者心衰或潜在心衰时禁用。甘油果糖适用于肾功能有损伤的患者。严重低蛋白血症有腹腔积液者应补充白蛋白后再应用利尿剂效果较好。

9. 分娩时机和方式 子痫前期患者经积极治疗母胎状况无改善或者病情持续进展的情况下，终止妊娠是惟一有效的治疗措施。

10. 子痫的处理 子痫发作时的紧急处理包括一般急诊处理、控制抽搐、控制血压、预防子痫复发及适时终止妊娠等。需要与其他抽搐性疾病（如癫痫、癔病、颅脑病变等）进行鉴别。同时，应监测心、肝、肾、中枢神经系统等重要脏器功能、凝血功能和水电解质酸碱平衡。

（1）一般急诊处理：子痫发作时需保持气道通畅，维持呼吸、循环功能稳定，密切观察生命体征、尿量（应留置导尿管监测）等。避免光、声等刺激。预防坠地外伤、唇舌咬伤。

（2）控制抽搐：硫酸镁用法及注意事项参见“硫酸镁防治子痫”。当患者存在硫酸镁应用禁忌或硫酸镁治疗无效时，可考虑应用地西泮、苯妥英钠或冬眠合剂控制抽搐。子痫患者产后需继续应用硫酸镁 24～48 小时，至少住院密切观察 4 天。

（3）控制血压。

（4）适时终止妊娠。

11. 产后处理

（1）产褥期处理（产后 6 周内）：重度子痫前期产后应继续使用硫酸镁 24～48 小时预防产后子痫。子痫前期患者产后 3～6 天，蛋白尿、高血压等症状仍可能反复出现甚至加重，如血压≥160/110mmHg 应继续给予降压治疗。子痫前期患者产前卧床休息时间超过 4 天或剖宫产术后 24 小时，可酌情使用低分子肝素、阿司匹林或者中草药如丹参等抗凝药物以预防血栓形成；

（2）远期随访（产后 6 周后）：患者产后 6 周血压仍未恢复正常应于产后 12 周再次复查血压排除慢性高血压。

七、同型半胱氨酸引起妊娠期高血压疾病的预防及治疗

（一）叶酸预防同型半胱氨酸引起妊娠高血压疾病

有研究结果显示，在子痫前期发生之前，患者血清同型半胱氨酸浓度已略高于正常孕妇，这便为妊娠高血压疾病的早期诊断、早期预防赢得了时间。一项前瞻性多中心的队列研究表明，2951 例孕妇从中孕期（孕 12～20 周）开始补充多种维生素（其中包括叶酸）直至妊娠结束，从而提高叶酸水平，降低同型半胱氨酸的含量，进而降低先兆子痫的发生风险。另有一项随机单盲对照研究对整个孕期口服叶酸 5mg/d 和 0.5mg/d 的两组孕妇进行观察，发现这两种干预都可以降低血清同型半胱氨酸的水平，降低妊娠高血压疾病的发生，与叶酸的剂量无关，但是每天 5mg/d 比 0.5mg/d 使血同型半胱氨酸水平的降低幅度更大。以上研究证实叶酸对降低孕妇血清同型半胱氨酸的水平有重要的作用，因此我们在临床上可用叶酸来预防患者的血清同型半胱氨酸浓度，从而减少妊高征的发生。具体预防措施如下：

（1）妊娠早期通过补充维生素类及叶酸类药物，如服用叶酸、维生素 B_6 和维生素 B_{12}，对患者血中 Hcy 进行早期干预，从而减少妊娠高血压疾病的发生几率。

（2）对孕妇进行健康教育，让其认识妊娠高血压疾病发生的危险，从自身角度预防其发生。

（二）叶酸治疗同型半胱氨酸引起妊娠高血压疾病

国外研究报道，叶酸是降低血清同型半胱氨酸水平最基本且最有效的药物，对妊娠期高血压疾病伴高同型半胱氨酸血症患者应用叶酸进行治疗后，可降低其血清同型半胱氨酸水平，同时减少高同型半胱氨酸对血管的毒性作用，有助于改善妊娠期高血压疾病患者的疾病转归。对于早发型重度子痫前期伴高同型半胱氨酸血症患者，同样也可以减少高同型半胱氨酸对血管的毒性反应。叶酸可能成为妊娠高血压疾病特别是早发型重度子痫前期患者期待治疗的辅助药物。

有权威学者强调，为预防因服用叶酸可能引起神经病变的不良反应，建议服用叶酸时必须合用维生素 B_{12}。有学者对妊娠高血压患者进行了单用叶酸、单用甲古胺和叶酸联合甲古胺，

三组治疗的随机对照研究，经过 1 个月治疗后，叶酸治疗组和叶酸联合甲钴胺治疗组均可显著降低患者血清同型半胱氨酸水平、24 小时尿蛋白含量和平均动脉压，且叶酸联合甲钴胺治疗组下降最明显。但也有学者认为单用叶酸和叶酸联合甲钴胺两种治疗方法对降低血浆同型半胱氨酸无明显区别，可能与人体维生素 B_{12} 生理需要量减少、贮存量增多，并且与食物中含量丰富有关。

在应用叶酸进行治疗的方案中，大多数应用的是给予叶酸 5mg，每日 3 次，疗程 4 周至 1 个月，也有学者对子痫前期重度的患者进行 15mg/d 和 30mg/d 不同的给药方案的治疗，结果显示，给予叶酸 15mg/d 就可最大限度地降低血浆同型半胱氨酸水平，增加叶酸剂量（30mg/d）不能进一步降低血浆同型半胱氨酸水平，推测这可能与参与同型半胱氨酸代谢的红细胞内的叶酸已达到饱和有关，但尚缺乏对叶酸最佳剂量及疗程的研究，考虑与发生妊娠高血压疾病时的病情变化、孕周及治疗效果有关。

目前，叶酸治疗妊娠期高血压疾病已在临床广泛应用，并且以将其纳入妊娠期高血压疾病的治疗指南。

第三节 同型半胱氨酸与妊娠期糖尿病

同型半胱氨酸是人体内蛋氨酸经过代谢通路过程中形成的一种含硫氨基酸，是循环中间产物，也是一种引起反应性血管损伤的氨基酸，其浓度增加是引发血管病变的独立危险因素之一。妇女妊娠前期的糖代谢通路正常或有潜在糖耐量减退现象，但妊娠期才出现的糖尿病称为妊娠期糖尿病（gestational diabetes mellitus，GDM），妊娠期糖尿病通常发生在妇女妊娠中、晚期，并伴有明显的代谢通路的改变。GDM 又是首次识别或妊娠期间发生的严重程度不同的糖类不耐受，若孕早期就发生不排除糖类不耐受在妊娠前已经存在的可能性。GDM 即有可能导致孕妇发生难产、产道损伤、感染，又极易引起孕妇早产、新生儿呼吸窘迫、巨大儿，甚至可导致孕后期发生流产，严重威胁孕妇生命安全，因此，妊娠期糖尿病越来越得到临床上的密切重视。近年来，有研究发现血清 Hcy 水平与孕妇发生妊娠期糖尿病有关。注意与糖尿病合并妊娠的区别，孕前没有糖尿病，妊娠后方患的糖尿病称为妊娠期糖尿病，如果孕前就患有糖尿病，则称为糖尿病合并妊娠。

糖尿病孕妇中 90%以上为 GDM，糖尿病合并妊娠者不足 10%。GDM 发生率世界各国报道为 1%～14%。我国 GDM 发生率 1%～5%。GDM 患者糖代谢多数于产后能恢复正常，但将来患 2 型糖尿病机会增加。妊娠期糖尿病的发病率在亚洲国家的妇女中达到 5%～10%，并逐年增高，对母儿造成较大危害。2010 年国际妊娠与糖尿病研究组织（International Association of Diabetic Pregnancy Study Group，IADPSG）重新制定了妊娠期糖尿病的诊断标准，扩大了纳入妊娠期糖尿病诊断范围的人群。此举使妊娠期糖尿病再次引起广大医务工作者的关注，相关的研究也日益增多。近年，血清同型半胱氨酸和各种疾病的密切联系进入学者的视线。同型半胱氨酸是不参与蛋白合成的含硫氨基酸，它通过再次甲基取代作用或转硫基作用代谢。在生物学和药理学，关于同型半胱氨酸的研究得到了可靠的线索，证实血浆同型半胱氨酸的上升与人类从早期的生命状态到老年期的发病率和死亡率的提高有直接相关性。血清 Hcy 水平的增加，已被确定为许多疾病包括心血管疾病的危险因素。有研究发现，在怀孕期间，同型半胱氨酸的浓度增加与自然流产，胎儿宫内发育迟缓，胎盘梗死，神经管缺陷及先兆子痫发病率上升有关。近期有研究发现妊娠期糖尿病患者中血清 Hcy 显著增加。

一、妊娠期糖尿病的流行病学

GDM 是糖尿病的一种特殊类型，表现为妊娠期发生或首次发现的不同程度的葡萄糖耐量异常，发生率为 1%～6.6%。妊娠糖尿病为妊娠期间对母婴危害较为严重的妊娠并发症。通过近半个世纪以来对 GDM 认识的发展回顾可以发现，自 19 世纪 40 年代，GDM 由于发生新生儿出生后死亡或在妊娠期胎死宫内，母亲在分娩后若干年内发展为临床显性糖尿病而被人们所重视，由于直到 19 世纪 60 年代，才首次由 O.sullivan 提出 GDM 的诊断标准，进而发展到目前全球许多国家开始对 GDM 进行筛查。

近年来，由于生活方式的西化及经济飞速发展，我国 GDM 的发病率逐年上升，成为妊娠期常见的并发症。GDM 对围产儿、孕妇的影响正逐渐被人们重视，而在孕期对 GDM 的规范化治疗不仅有助于减少这些妇女及其子代远期并发症（如 2 型糖尿病）的风险，而且也可以改善妊娠结局。虽然 GDM 是一个被公认的产科并发症的原因，但对其流行病学尚未进行很好的系统研究过，原因之一在于 GDM 的性质，正如当前所给的定义标准，包括孕前存在的但没有诊断出的糖耐量异常。因此，在某一特定群体中临床的监测水平会明显影响到对 GDM 患病率的估计。另一方面，由于各国学者对 GDM 采用的筛查、诊断方法和标准尚未完全统一，各国报道的发病率差别很大，1.5%～14.0%。

二、妊娠期糖尿病的病因

（一）妊娠期糖尿病的危险因素

年龄、体重、体重指数、家族史是妊娠期糖代谢异常发病有意义的危险因素，做多因素 Logistic 回归分析后，年龄、体重、BMI、糖尿病家族史仍为独立的危险因素。这与国内外研究结果相似。在对加拿大孕妇的研究中，McMahon 等报道的危险因素有孕前高体重、高龄、死产史、自然或人工流产史、慢性高血压。Jang 等报道了父母糖尿病、BMI、孕妇高矮、年龄、孕期增重等因素与韩国孕妇患 GDM 之间的关系。在妊娠早、中期，随孕周增加，胎儿对营养物质需求量增加，通过胎盘从母体获取葡萄糖是胎儿能量的主要来源，孕妇血浆葡萄糖水平随妊娠进展而降低，空腹血糖约降低 10%。血糖降低原因：①胎儿从母体获取葡萄糖增加；②孕期肾血浆流量及肾小球滤过率均增加，但肾小管对糖的再吸收率不能相应增加，导致部分孕妇排糖量增加；③雌激素和孕激素增加了母体对葡萄糖的利用。因此，空腹时孕妇清除葡萄糖能力较非孕期增强。孕妇空腹血糖较非孕妇低，是孕妇长时间空腹易发生低血糖及酮症酸中毒的病理基础。到妊娠中晚期，孕妇体内抗胰岛素样物质增加，如孕酮、胎盘生乳素、皮质醇、雌激素和胎盘胰岛素酶等使孕妇对胰岛素的敏感性随孕周增加而下降，为维持正常糖代谢水平，胰岛素需求量必须相应增加。对于胰岛素分泌受限的孕妇，妊娠期不能正常代偿这一生理变化而使血糖升高，使原有糖尿病加重或出现 GDM。

（二）Hcy 引起妊娠期糖尿病的病因

妊娠期糖尿病的病因与母体和胎盘的抗胰岛素激素分泌增加有关，胰岛素抵抗可引起血 Hcy 增高，而 HHcy 可加重糖尿病的血管病变，两者相互关联相互影响。而血管病变是妊娠高危因素之一，因此通过监测妊娠期糖尿病组血 Hcy 浓度变化，了解它在妊娠期糖尿病中的作用，妊娠期糖尿病组 Hcy 浓度比健康对照组显著增高，而与正常妊娠组差异无统计学意义。这说明血 Hcy 浓度与妊娠期糖尿病相关。空腹血糖与 Hcy 浓度呈正相关，这也说明了妊娠期糖尿病患者中血 Hcy 的浓度能有效的反映血糖的控制情况。因此血 Hcy 是妊娠期糖尿病病情监测的重要指标。一般空腹血浆 Hcy 浓度范围为 5～15μmol/L，高于 15μmol/L 为高同型半胱氨酸血症。高同型半胱氨酸血症产生的原因包括：①遗传因素如基因突变、基因缺陷等；②生理因素如年龄、营养水平、性别、种族、饮食习惯等；③病理因素如体内维生素 B_6、叶酸、维生素 B_{12} 缺乏等。

糖尿病并发症众多，尤以血管病变为重，且为患者主要的致残、致死原因，研究表明其发病与脂代谢紊乱、血管内皮细胞损伤及功能紊乱、血液高凝状态、肥胖等密切相关。经统计学分析，血同型半胱氨酸水平与 OGTT 2 小时血糖、血尿酸及胰岛素抵抗指数呈正相关，而与空腹血糖、血脂无明显相关性，监测孕妇血同型半胱氨酸水平及相关因素对判断妊娠期糖尿病患者的病情及治疗具有重要意义。同型半胱氨酸是能量代谢和许多甲基化反应的重要中间产物，其缺乏将导致能量代谢障碍及激素生成障碍等代谢性疾病发生，Hcy 是血管病变的一个独立危险因素。妊娠期糖尿病是常见的妊娠合并症，代谢紊乱可引起胎儿窘迫、巨大儿等情况，甚者并发微血管病变，其与 Hcy 水平相关性引起广大医师的关注。在高 Hcy 水平的 2 型糖尿病患者中胰岛素抵抗加重，且研究证实高 Hcy 与胰岛素抵抗独立相关。有关于尿酸、血糖、血脂等与血同型半胱氨酸水平相关性则观点不统一，但与糖尿病的病情程度相关得到了肯定，尤其有慢性血管并发症者病情越重，Hcy 水平越高。

三、妊娠期糖尿病的发病机制

妊娠期糖尿病是一种免疫性疾病，是细胞因子介导的炎症反应，炎症一直贯穿于妊娠期糖尿病的始终，由于胰岛素缺乏加剧，导致炎症反应剧烈，炎症介质侵袭小血管可导致妊娠期糖尿病合并肾病，侵袭大血管可导致妊娠期糖尿病合并心脏病。

（一）应激引起妊娠期糖尿病的机制

应激状态是机体在受到重大刺激时，如创伤、感染、长期血糖增高、膳食结构迅速改变、精神高度紧张等情况，机体的自我保护机制。应激状态下体内发生的最大改变是应激激素大量分泌。这些激素包括生长素、糖皮质激素、胰高血糖素、肾上腺素等。机体通过分泌应激激素以动员器官储备功能来应付超常需求。如果应激状态是一过性的，不会对机体造成伤害。但如果这一应激反应持续超过一定时限，不仅不能保护机体，相反还会破坏内分泌、糖代谢平衡。应激激素大多是对抗胰岛素的、对代谢的影响起分解作用。由于升血糖的激素大幅增加，为了保持血糖相对稳定，势必会加大胰岛 β 细胞的工作负荷，分泌更多胰岛素以试图稳定血糖，久之寡不敌众，胰岛 β 细胞功能减退，甚至衰竭、血糖代谢平衡被彻底打破，出现持续性高血糖。现代都市人生活节奏加快，生活压力较大，造成心理压力增大而发生应激激素分泌过多，出现糖代谢平衡失调易诱发 GDM。

（二）生长因子引起妊娠期糖尿病的发病机制

Hakonen 等利用转基因技术建立显性抑制表皮生长因子受体（EGFR）小鼠模型，评价妊娠期 β 细胞增殖和 β 细胞群的增加。结果显示野生型小鼠妊娠期 β 细胞群较妊娠前显著增加，模型小鼠胰岛 β 细胞群却没有增加。且免疫组化法也得出一致结果。表明正常表皮生长因子（EGF）及其受体信号传导通路是妊娠期 β 细胞群扩增所必需。肝细胞生长因子（HGF）是一种促细胞分裂、抗细胞凋亡剂和促胰岛素生产剂，在胰岛β细胞上尤其受体c-Met的表达。机体处于正常状态下，c-Met基因缺失并不引起胰岛β细胞增殖和功能异常。但在妊娠状态下，c-Met基因缺失或HGF下降，可提高胰岛内部的渗透性。NO和趋化因子等多种因子的产生和渗透增多，可能导致胰岛β细胞凋亡，加速糖尿病的发展。随后进一步研究证明胰岛期血循环及胰岛中c-Met和HGF表达增加，HGF/c-Met信号缺失导致胰岛β细胞增殖下降和过早凋亡，且导致胰岛β细胞上其他信号分子的变化，这些作用共同导致GDM的发生。预示着提高胰岛β细胞上HGF受体表达能治疗和预防GDM。

（三）同型半胱氨酸引起妊娠期糖尿病的发病机制

妊娠期糖尿病可能导致新生儿和孕产妇不利的结果，这在很大程度上是由于在24～28周的高血糖水平增加。通常，妊娠期糖尿病女性怀孕后会恢复葡萄糖的正常代谢；然而，他们未来10～20年仍然有35%～60%的概率患上2型糖尿病。这种风险相比从来没有GDM经历的女性要高出7倍。与此同时，血清Hcy水平反映血管内皮受损的程度，其增加被证实为心脑血管疾病的危险因素之一，成为近年来研究的热点因素。妊娠期糖尿病患者在妊娠过程中会发生累及小血管的病变，因此，越来越多的研究表明血清Hcy水平与妊娠期糖尿病之间有密切关系。

1. 同型半胱氨酸、胰岛素抵抗与妊娠期糖尿病 近期研究发现，糖尿病患者通常合并HHcy，同时血浆Hcy浓度增加也发生在其他胰岛素抵抗疾病如肥胖、子痫前期中，目前HHcy与胰岛素抵抗的关系还存在着争议。有学者认为HHcy是胰岛素抵抗的诱因。Gollahar等用雄性斯普拉-道氏大鼠通过高Hcy食物喂养制造HHcy模型，发现高Hcy喂养的大鼠胰岛素水平明显高于未喂养Hcy食物的大鼠，并最终导致胰岛素抵抗。Najib等指出，Hcy硫代内酯的形成是Hcy的血管毒性作用的主要来源。他用人源胰岛素受体转染肝癌小鼠肝细胞，并使细胞暴露在50μmol/L Hcy硫代内酯中10min。结果发现，其与磷脂酰肌醇3激酶p85调节亚基的作用、胰岛素受体β亚基、胰岛素受体底物-1、p60-70酪氨酸磷酸化作用明显受到抑制，磷脂酰肌醇3激酶活性减弱，肝细胞糖原合成通路受到抑制。另一项研究发现，HHcy影响胰岛素信号通路是通过对小鼠附睾白色脂肪组织抵抗素基因表达的上调，抑制脂肪细胞摄取和利用葡萄糖，导致外周的胰岛素抵抗和高血糖发生。也有学者认为，引起血浆Hcy浓度升高的重要原因是胰岛素抵抗的发生。Fonseca等研究了胰岛素对正常人和2型糖尿病患者血浆Hcy浓度的影响，应用葡萄糖钳夹试验完成。在输注胰岛素后，正常人血浆Hcy浓度下降明显，而2型糖尿病患者血浆Hcy浓度没有改变，可能是由于2型糖尿病患者导致的外源性胰岛素的作用降低。Vaya等研究发现，胰岛素抵抗对Hcy水平有显著影响，引起HHcy的机制可能与胰岛素对肝脏Hcy转硫基作用的影响有关。而Pouwels等认为2型糖尿病中高血糖诱发的胰岛素抵抗不会改变血浆Hcy浓度，Hcy与2型糖尿病患者代谢控制程度也无关系。经过大量研究目前普遍认为，IR是引起GDM发生的主要机制。由于Hcy水平受到IR的影响，因此Hcy可通过IR诱导GDM的发生。

2. 同型半胱氨酸、脂代谢与妊娠期糖尿病 正常妊娠时，胰岛素抵抗因素及肠道的脂肪吸收能力增强，导致孕期妇女伴有高血脂状态。与正常妊娠妇女相比，GDM脂代谢变化更明显。目前研究发现，Hcy内皮功能的影响主要通过氧化应激系统，促进低密度脂蛋白系统（lowdensitylipoproteinsystem，LDLs）修饰，从而使动脉粥样硬化过程加速。GDM妇女妊娠时胰岛素抵抗比正常妊娠妇女更严重，主要表现为LDL、三酰甘油（triglyceride，TG）、极低密度脂蛋白（verylowdensitylip-oprotein，VLDL）水平升高以及高密度脂蛋白（highdensitylipoprotein，HDL）水平下降。Vitoratos等研究了孕晚期15名饮食控制的GDM孕妇与21名正常孕妇的血清Hcy水平与血脂两者间的关系。结果显示，两组间血清TG、Hcy、总胆固醇（cholesterol，

TC）、LDL 水平差异不明显，GDM 组仅 LDL 水平与 Hcy 浓度轻度相关，但两者的关系无显著性。Idzior-Walus 等也发现，GDM 组血浆 Hcy 浓度与 TG 及 HDL 无相关关系。Werstuck 等发现 Hcy 可诱发内源性甾醇应答途径失调，内质网应激反应，肝细胞对 TG 及胆固醇的摄取及合成增加，通过采用体外试验已经证实此结论。所以 Hcy 浓度升高可能是脂代谢紊乱诱发 GDM 的一个重要机制。

3. 同型半胱氨酸、肥胖与妊娠期糖尿病 目前已证实，母体肥胖与 GDM 发生密切相关。Chu 等发现严重肥胖人群、肥胖及超重发生 GDM 的 OR 值分别为 8.56、3.56 及 2.14，且不受资料收集方法、地域、胎产次的影响，通过 Meta 分析研究得出此结论。Martos 等研究发现，存在高胰岛素血症肥胖儿童比非高胰岛素血症儿童的血清 Hcy 浓度高，并且有统计学意义。多因素回归分析显示，血清 Hcy 浓度的独立预测因子之一是 HOMA-IR。此外，Bravo 等发现，高脂饮食诱发的非酒精性肝硬化大鼠伴有 HHcy 发生，而其血清 Hcy 浓度增加可由肝脏胱硫醚 γ 和 CβS 分解酶活性下降引起，使血浆 Hcy 浓度通过转硫基途径清除下降。近年研究还发现，炎症因子如白细胞介素（interleukin，IL）、C 反应蛋白（creactive protein，CRP）、肿瘤坏死因子（tumor necrosis factor alpha，TNF-α）等在 GDM 的发生发展中有重要作用。daCunha 等通过给 Wistar 大鼠静脉注射 Hcy（0.6μmol/g 体重）干预后发现，血中 IL-1β、TNF-α、单核细胞趋化蛋白 1 及 IL-6 明显增多，注射后 15min 及 1h 血中单核细胞及白细胞比例明显上升。炎症因子主要来源于脂肪组织，炎症因子的表达增加能引起肥胖，使慢性炎症过程加重。虽然 Hcy 引起血中一系列炎症因子水平增加的机制尚不清楚，可能与其刺激免疫细胞或损伤血管内皮有关。不同的研究中不同种类炎症因子刺激 Hcy 浓度增加，可能与不同人群对 Hcy 刺激的免疫反应不同有密切关系。但有研究指出，肥胖儿童血清 Hcy 浓度与 IL-6、CRP 呈正相关，由此得出，Hcy 浓度升高可能是母体肥胖导致 GDM 发生风险增高的一个重要机制。

（1）炎症因子 TNF-α 引起妊娠期糖尿病的发病机制：在糖耐量正常和 GDM 妇女中 TNF-α 是妊娠期胰岛素敏感性的显著预测指标。TNF-α 通过与细胞表面的受体结合后，抑制胰岛素的生物作用，减少脂肪组织和肌肉组织对葡萄糖的吸收和利用，从而引起血糖的增高。因此可能参与 GDM 的发病。体内 TNF-α 的增多可导致胰岛素抵抗（insulin resistance，IR）。过度表达的 TNF-α 在介导 IR 中起到了中心介质的作用，它从不同层次干扰胰岛素的功能，影响脂代谢和糖代谢以及升糖激素的分泌。胎盘及脂肪组织作为孕期 TNF-α 的重要来源，由 TNF-α 介导的 IR 途径可能是 GDM 胰岛素抵抗发生的根本原因。TNF-α 升高引起 IR 的机制可能与以下原因有关：

1）高浓度的 TNF-α 可直接引起胰岛素受体数量下降，低浓度时则使胰岛素受体活性下降。TNF-α 通过抑制转录因子 C/ERB 基因的转录，可抑制胰岛素受体表达，使其受体数量降低。

2）TNF-α 还能直接促进胰岛素受体底物-1（insulin receptor substrate-1，IRS-1）丝氨酸/苏氨酸残基的磷酸化活性，从而抑制胰岛素受体酪氨酸残基的磷酸化和 IRS-1 活性，由此引起胰岛素信息传递障碍。

3）TNF-α 的增多可引起机体促肾上腺皮质激素、肾上腺素、皮质酮或皮质醇、胰高血糖素上升，而这些激素水平的上升可通过细胞 cAMP 信息传递通路激活蛋白激酶 A（protein kinase A，PKA），引起胰岛素受体 β 基因上丝氨酸/苏氨酸残基的磷酸化，使受体酪氨酸蛋白激酶的活性下降，引起胰岛素敏感性下降，产生 IR。

4）TNF-α 能够降低肌肉细胞葡萄糖转运蛋白 mRNA 及其蛋白水平，产生葡萄糖转运障碍，引起 IR。

5）TNF-α 可使脂蛋白酶（LPL）的活性减弱，在基因表达水平抑制 LPLmRNA 的形成。并通过增加激素敏感的脂肪酶活性促进脂肪动员，产生大量游离脂肪酸，游离脂肪酸参与介导了肝及外周组织的 IR。

6）TNF-α 基因启动子区 308bp 处 G 转向 A 变异，这种多态性被称为 TNF-2，可导致 TNF-α 在组织中表达增加，使脂肪分解增加，变异纯合子和杂合子携带者具有更高的血浆胰岛素水平，更易患 IR。TNF-α 基因多态性的改变会使机体对孕期 IR 的易感性升高，干扰 IR 与胰岛素分泌的平衡，导致 GDM 和妊娠期糖耐量下降。

（2）C 反应蛋白水平增多引起 GDM 的机制

1）胰岛素抵抗：胰岛素对于肝脏急性时相反应蛋白的合成具有不同的作业，可促进白蛋白的合成而抑制 CRP 和纤维蛋白原的合成。而胰岛素敏感性下降、IR 则会抑制胰岛素的生理作用，导致 CRP 合成增加，并通过抑制胰岛素受体酪氨酸激酶活性而加重 IR，促进巨噬细胞转移抑制因子的产生。

2）胰岛素分泌不足：高血糖水平可促进胰岛细胞分泌 IL-6，大量的 IL-6 则可促进 B 淋巴细胞分化，而产生过量 IgG，还可促进杀伤性 T 淋巴细胞克隆的过度激活，此作用与效应因子和其他细胞因子产生的细胞毒作用结合，可以引起胰岛 β 细胞死亡，同时 IL-6 可刺激血管内皮因子的释放，使内皮细胞通透性增加和平滑肌细胞增生——早期血管受损表现，高水平 IL-6 作用于肝脏使 CRP 生成增加。

4. 同型半胱氨酸、血管内皮损伤与妊娠期糖尿病 目前认为，GDM 本身所导致的微血管病变是引起母儿并发症的病理基础，如宫内发育迟缓（intrauterine growth retardation，IUGR）、妊娠期高血压疾病（pregnancy induced hypertension，PIH）。研究发现，体内重要的血管舒张因子是一氧化氮（nitricoxide，NO），内皮源性一氧化氮合酶（endothelialnitric oxidesynthase，eNOS）催化 L-精氨酸产生是其主要通路，NO 松弛血管平滑肌是通过环化鸟苷酸途径，并抑制血管收缩因子内皮素 1 的生成释放及血小板黏附聚集。国内外已有较多关于 PIH 与 HHcy 关系的研究报道，PIH 发生发展的危险因子之一是 HHcy，主要与高 Hcy 致平滑肌细胞、内皮细胞功能发生变化及活性氧簇生成增多有关。氧化型 LDL 在血管壁沉积及泡沫细胞形成可由内皮细胞黏附因子表达增加刺激引起，增加 ROS 生成，促进血栓及氧化应激形成，同时 ROS 形成还可增加 NO 灭活及 LDL 氧化，促进内皮细胞血小板聚集、血管收缩，从而导致小动脉痉挛发生等一系列典型的病理生理症状。此外，Khosrowbeygi 等研究发现，血清 Hcy 浓度还与子痫前期严重程度有关系，其研究了 30 名正常孕妇孕晚期、17 名轻度子痫前期及 13 名重度子痫前期的血清 Hcy 水平，发现子痫前期患者血清 Hcy 浓度较正常对照组明显增高，且重度子痫前期患者血清 Hcy 浓度明显高于轻度子痫患者。Tikvica 等研究发现，IUGR 妊娠胎盘 NO 水平明显高于正常妊娠组，可能是为改善血小板黏附聚集或抑制胎盘血流的代偿作用。高 Hcy 水平可抑制 eNOS 表达，可降低其活性使 NO 生成减少，进而对血管内皮造成损伤，影响胎儿的生长发育状况。Murphy 等报道，母亲孕 8 周时血清 Hcy 水平≥7.09μmol/L，新生儿出生体重低于 3120g 的机会增加 3.26 倍。Takimoto 等研究发现，校正母亲年龄、孕产次及妊娠前体重指数后，母亲孕晚期血清 Hcy 每升高 1μmol/L，胎儿出生体重下降 151g。最新研究指出，Hcy 主要由系统 L、A 及 y+L 转运通过。154 名西班牙正常妊娠孕妇在孕 12、15、24 周时的空腹血清 Hcy 水平的变化情况，研究者发现血清 Hcy 浓度在孕中期下降比较明显，孕晚期时达到最低浓度。但是妊娠期血清 Hcy 浓度下降的机制还不清楚，可能与雌激素增多、血容量增多导致血液被稀释、妊娠期生理反应或胎儿及母体的甲硫氨酸的需求增多有关。研究发现，甲硫氨酸浓度在早孕期羊水中比在母体多一倍，而在羊水中的 Hcy 浓度却很低，可能是由于胎儿组织为满足生长发育的需要，Hcy 的再甲基化增加。也可能是由于妊娠期妇女增加 Hcy 的损失敏感性，血清 Hcy 浓度轻度增加就可能引起一系列的血管发生损伤。

四、妊娠期糖尿病的临床表现

（1）显性糖尿病：孕妇有糖尿病的临床表现多食、多饮、多尿、体重减少（三多一少），空腹血糖升高，尿糖阳性，糖耐量减低。其中部分孕妇在妊娠前已患有糖尿病，经治疗后受孕。部分孕妇则在妊娠后才发现患有糖尿病，分娩后糖尿病继续存在。

（2）潜在糖尿病：此类孕妇妊娠前后均无糖尿病的临床表现，但糖耐量异常，经过一定时间后，可能发展成显性（临床）糖尿病。

（3）妊娠期糖尿病：妊娠前无糖尿病的临床表现，糖代谢功能正常。妊娠后出现糖尿病的症状和体征，部分孕妇出现糖尿病并发症（妊娠高血压综合征、巨大胎儿、死胎及死产等），但在分娩后糖尿病的临床表现均逐渐消失，在以后的妊娠中又出现，分娩后又恢复。这部分患者在数年后可发展为显性（临床）糖尿病。

（4）糖尿病前期：这类孕妇有糖尿病的家族史，但孕妇则无明显糖代谢紊乱，可在妊娠后出现类似糖尿病孕妇的并发症（巨大胎儿、畸形儿及羊水过多等）。若干年后多数将出现显性（临床）糖尿病。

五、妊娠期糖尿病的诊断标准

目前国际上主要采用 WHO、美国糖尿病资料组（National Diabetes Data Group，NDDG）和美国糖尿病协会（American diabetes Association，ADA）制定的诊断标准。我国主要采用 ADA 或 NDDG 标准，很少采用 WHO 标准（香港特区采用此标准），而欧洲国家大多采用 WHO 的诊断标准。WHO 的 GDM 诊断标准低于 ADA 和 NDDG 标准，对诊断亚洲人 GDM 具有特殊意义，原因在于 WHO 标准可以诊断出更多的 GDM 患者（15.7%与 1.4%），可有效识别不同的妊娠结局和个体差异，并可减少围生期并发症的遗漏。

我国 GDM 的诊断标准以谢幸主编妇产科学教科书 GDM 判断标准，对 GCT 异常者行 75 克口服葡萄糖耐量试验（oral gluose tolerance text，OGTT）。采用最新《妊娠期糖尿病诊断》（WS331-2011）标准并结合就诊孕妇实际情况：第一步：对首次孕检者，进行空腹血糖（Fasting plasma glucose，FPG）检测，如属早孕期 FPG≥7.0 mmol/L 者，定为孕前 DM；FPG（24 周以上）≥5.1mmol/L，则诊断 GDM。对于早孕 FPG≥4.4mmol/L，但＜7.0mmol/L 者，进行第二步。第二步：在孕 24～28 周间直接行 75g OGTT。75g OGTT：空腹、服葡萄糖后 1 小时、2 小时血糖界值依次为：5.1mmol/L、10.0mmol/L、8.5mmol/L。达到或超过 3 项血糖值中的任何 1 项标准即诊断 GDM。血糖测定方法采用葡萄糖氧化酶或干化学法。有效控制标准：孕妇无显著的饥饿感，FPG 范围 3.3～5.3 mmol/L；餐前 30 分钟：3.3～5.3mmol/L；餐后 2 小时：4.4～6.7 mmol/L；午夜：4.4～6.7mmol / L；三餐后 90 分钟测尿酮体阴性。首次产检时应明确是否存在妊娠前糖尿病，达到以下任何一项标准应诊断糖尿病合并妊娠：①空腹血糖（FPG）≥7.0mmol/L；②糖化血红蛋白（GHb1Ac）≥6.5%；③伴有典型的高血糖或高血糖危象症状，同时任意血糖≥11.1mmol/L，若没有明确高血糖症状，任意血糖≥11.1mmol/L，需要次日重测①或②。不同国家及组织 GDM 诊断标准见表 5-2。

表 5-2 不同国家及组织 GDM 诊断标准

标准	OGTT（g）	血糖（mmol/L）				
		空腹	1h	2h	3h	OGTT 中的异常值
WHO	75	7.0		7.8		≥1
NDDG	100	5.8	10.6	9.2	8.1	
ADA	75	5.3	10.0	8.6		≥2
	100	5.3	10.0	8.6	7.8	≥2
中国	75	5.1	10.0	8.5	6.7	≥1
IADPSG	75	5.1	10.0	8.5		≥1
EASD		6		9		≥1
加拿大		5.3	10.5	8.9		≥2
新西兰		5.6		9		≥1
澳大利亚		5.6		8		≥2

六、妊娠期糖尿病的治疗和预防

（一）妊娠期糖尿病的治疗

GDM 一般发生在妊娠中期，主要是孕妇碳水化合物代谢和胰岛素敏感性改变所致。抗胰岛素分泌的高峰在 24～28 周，此期易检出 GDM，是孕妇 GDM 筛查最适宜的时间，对有高危因素的孕妇可在早期进行，以利早期进行规范化治疗。国外许多文献认为，妊娠期糖尿病对母儿的影响主要是由于孕期漏诊或确诊晚，使孕妇血糖得不到控制或满意控制，导致母婴并发症增高，妊娠可使糖尿病病情加重并复杂化，孕期易发生早产、流产、酮症酸中毒及畸胎。孕产妇及围产儿病死率增高，故必须对糖尿病孕妇进行严格的管理，严密监测血糖，特别是加强早、中孕期的监测。GDM 患者大多数无自觉症状，且多数空腹血糖值正常，易漏诊。如发现较晚，得不到及时系统的治疗，极易引起并发症，对母婴均有较大的危害。治疗方案采用个体化加综合措施，包括孕期心理干预、饮食控制、适度运动和药物治疗，有效降低母儿并发症。

1. 心理干预 对孕妇宣教、解释病因、后果及预防措施，让患者增加预防对母儿并发症发生的认识，有利于其严格饮食控制，主动配合治疗，对获得良好的治疗效果十分重要。心理干预首先进行个体化的评估，每个孕妇都是独特的，对其宣教、解释将随着文化、年龄、生活方式等的不同而不同。然而，对于每个病人来说，给予过多的信息与得不到足够的信息同样有害。

2. 饮食疗法 饮食控制极为重要，大部分患者仅需饮食控制，便能使血糖维持在良好水平，饮食疗法的原则为少量多餐，富含纤维素、各种维生素及微量元素。其中美国糖尿病协会（ADA）要求空腹血糖应低于 5.5mmol/L，餐后 2 小时血糖应低于 7.2mmol/L，糖化血红蛋白低于 6%，并且没有发生低血糖或酮症酸中毒。达到这样的标准可以认为控制比较理想。

（1）能量摄入：根据 1990 年美国国家科学院推荐，妊娠期能量摄入应基于妊娠期妇女孕前体重和合适的体重增长率，以达到相对满意的孕期体重增长。Zhang 等建议理想体重的糖尿病孕妇的能量摄入为 126kJ/（kg · d），低体重孕妇（低于标准体重 80%）为 167kJ/（kg · d），肥胖孕妇（高于标准体重 80%）为 100kJ/（kg · d）。

（2）碳水化合物：糖尿病营养治疗中碳水化合物的含量从 1921 年的 20%逐渐增至 1986 年的 55%～60%。按照 2007 年 ADA 推荐，糖尿病患者每日 40%～65%的能量来自碳水化合物，并且不建议每日碳水化合物摄入低于 130g。英国糖尿病学会推荐 55%的热能来自于低血糖指数食物，以便最大程度降低餐后血糖。但是对于 GDM 患者碳水化合物摄入占总热能的 40%～50%的比例，可能对维持孕期血糖正常更为合适。

（3）蛋白质：美国国家科学院推荐妊娠糖尿病膳食中蛋白质的需求量是 80g/d 或大约 110～112g/（kg · d），或者饮食中蛋白质占总热能的 12%～20%。该比例必须满足母体的孕期生理调节和胎盘及胎儿生长发育之所需。由于孕期蛋白质储存和利用效率难以确定，且摄入量缺乏会导致潜在的营养不良危险。因此，充足的蛋白质以及优质蛋白质摄入对孕妇来讲是非常必要的。

（4）脂肪：为了保持正常的血糖水平，膳食中脂肪总量所占的能量百分比可达 35%～40%。但在总脂肪摄入量中，椰子油、普通的烧烤、肉类、全牛奶制品和动物油脂食品中的饱和脂肪酸所提供的能量应限制在脂肪供热的 1/3 或更少。而主要含在山茶油或橄榄油中的单不饱和脂肪酸所提供的能量应占脂肪所提供总量的 1/3 以上。其余能量可由部分坚果类糖和鱼中富含的多不饱和脂肪酸提供。对于 GDM 患者给予更低比例的饱和脂肪酸与反式不饱和脂肪酸，适量增加鱼肉类等不饱和脂肪酸可得到更好的预后。

（5）膳食纤维：按理化性质分为可溶性纤维和非可溶性纤维。膳食纤维的供给方式以进食天然食物为佳，并与含高碳水化合物的食物同时食用。Ney 等报道高复合碳水化合物、高膳食纤维低脂肪膳食能够降低 GDM 患者胰岛素需要量和较好地控制糖尿病的血糖水平。Zhang 等分析美国护士研究的结果发现低膳食纤维、高血糖负荷的膳食习惯与 GDM 发生显著性相关，每增加 10g/d 的膳食纤维可降低 GDM 发生危险，尤其与可溶性的燕麦及水果纤维有关。推荐每日摄入 25～35g 膳食纤维。

（6）维生素及矿物质：妊娠时对铁、叶酸、维生素 D 的需要量增加了一倍，钙、磷、硫胺素、维生素 B_6 的需要量增加了 33%～50%，蛋白质、锌、核黄素的需要量增加了 20%～25%，维生素 A、维生素 B_{12}、维生素 C 和能量、硒、钾、生物素、烟酸的需要量增加了 18%左右。因此建议在妊娠期有计划地增加富含钾、铁、钙、铜、锌、维生素 B_6 的食物（如鱼、瘦肉、家禽、蔬菜、奶制品、新鲜水果和虾等）。

（7）计划合理的餐次：一般说来，GDM 患者和糖尿病妊娠患者的营养需求是相似的，但在餐次安排方面却存在一定差别。对于需要依靠注射胰岛素才能获得满意血糖控制的患者，要求其碳水化合物的摄入量与胰岛素（内源性或外源性）剂量保持一致。与此同时，应根据糖尿病患者的生活方式、活动、社会习惯来调整个人的餐次安排。Jovanovic-PeterSon 等证明对于维持血糖水平来说早、中、晚三餐的碳水化合物的含量应控制在 33%、45%、40%。包括加餐，全天碳水化合物所提供的能量可占总热能的 45%～60%。

3. 运动对 GDM 同样重要　运动可使葡萄糖进入肌肉和脂肪组织，增加胰岛素的反应，增强细胞内糖代谢，从而降低血糖。ADA 推荐糖尿病患者进行积极的体育锻炼，主要是有氧性运动（快步走、游泳、跳舞等），有助于降低血糖并改善胰岛素抵抗状态。在 GDM 患者，由于妊娠的特殊状态，不提倡进行过多剧烈的活动，但是要求每周 3～5 次，每次 30min 的运动锻炼有助于改善餐后血糖。有研究显示有氧运动能够改善 GDM 者的血糖水平，同时阻力运动也可以达到类似效果。

4. 胰岛素治疗　是被临床证实对胎儿无影响的一种药物。具有使用方便，用药剂量易调整的优点。应用胰岛素治疗的糖尿病孕妇不能放松，仍要坚持饮食控制。短效胰岛素发挥作用较快，维持时间短且易调整剂量，使餐后血糖有效的控制在理想范围内，对下餐前的血糖影响不大，避免了中、长效胰岛素发挥作用慢，维持时间长。

（二）妊娠期糖尿病的预防

高血糖糖基化作用导致的微血管病变可引起多器官多系统功能损伤，其中以肾功能损伤最为常见，危害性最大，因此对妊娠糖尿病患者早期肾功能的监测具有重要的临床意义。传统的肾功能监测指标诸如尿素氮（BUN）、肌酐（Cr）对早期肾损伤监测价值不大，肾功能早期监测指标一直为临床研究的热点，随生活条件的改善，妊娠期糖尿病的发病率不断攀升，我国妊娠糖尿病的发生率为 1%～5%。妊娠期糖尿病及其并发症对母婴的生命健康形成严重的威胁，肾功能损伤为妊娠期糖尿病较常见的并发症。妊娠期间因母婴生理需要，肾小球常处于高灌注、高滤过状态，肾小球滤过率相对于健康非孕妇女增加 50%～80%。一方面肾脏负荷较重，另一方面持续的高血糖对肾小球微血管的糖基化作用，导致肾小球毛细血管基底膜通透性增加，长期的慢性过程易引起肾实质损伤。妊娠期糖尿病患者早期肾功能监测对肾功能损伤的早期防治有重要的临床意义。临床用于肾功能监测指标均有一定的滞后性，寻找早期监测指标为临床相关研究的热点之一。Hcy 为蛋氨酸代谢的中间产物，为含硫的非必需氨基酸，其对微血管内皮细胞有较强的损伤作用，对 B 细胞胰岛素的分泌有抑制作用，并能促进高血糖对微血管的糖化作用。妊娠期糖尿病为特殊类型的糖尿病，孕期激素对胰岛素的拮抗作用，导致患者胰岛素的敏感性下降，血糖出现增加，肾脏因其生理及病理因素而发生损伤。Hcy，尤其 CysC 适合于妊娠期糖尿病早期肾损伤监测。

（三）高同型半胱氨酸血症引起的妊娠期糖尿病的治疗和预防

同型半胱氨酸浓度与血糖的控制有着密切关系。妊娠期间血溶量增加，血液被稀释，导致胰岛素相对缺乏，再加上胰岛素被胎盘分泌的激素抑制，这使得机体会通过调节胰岛素的分泌量而维持正常状态。妊娠期糖尿病患者由于胰岛素分泌缺乏，血糖增加，导致机体正常代谢被破坏。空腹血糖与同型半胱氨酸浓度呈正相关。在同型半胱氨酸浓度过高的情况下，患者的大血管和微血管被损伤，因此可通过监测患者同型半胱氨酸浓度来判断妊娠期糖尿病患者的大血管和微血管损害程度，判断病情进展。

Hcy 代谢过程需要维生素 B_{12}、叶酸等参与，妊娠期糖尿病血糖增加引起过度排尿使维生素 B_{12}、叶酸丢失，导致高同型半胱氨酸血症。同时当 Hcy 代谢和排泄受阻就在细胞内积聚进入血液循环形成高同型半胱氨酸症。因病因不同，HHcy 的防治措施不同。可以从抑制 Hcy 的生成、促进其代谢和对抗其作用等三方面来进行。补充维生素 B_{12}、叶酸和维生素 B_6 是防治 HHcy 最经济有效的方法。每日补充叶酸 0.4mg 能降低生育年龄妇女血 Hcy 浓度。中国妇婴保健中心对我国南方和北方近 20 万育龄妇女进行叶酸（0.4mg/d，1 年）药物干预实验，证明可以降低 NTDs 和 CHD 的发病率。美国于 1996 年实行叶酸强化政策，其后进行的费雷明汉心脏病调查研究结果显示，叶酸强化地区 HHcy 发生率下降了近 50%。Tannet 通过对大量的临床叶酸干预实验预测，每日摄入 200μg 叶酸可使血清 Hcy 平均降低 4μmol/L，美国每年死于心血管疾病者可减少 13500～50000 人。补充叶酸时应注意：

（1）在叶酸治疗前需排除维生素 B_{12} 缺乏，否则将加重维生素 B_{12} 缺乏的神经合并症。

（2）长期大量服用叶酸将影响锌的吸收。

（3）少数服用者有超敏反应。Hcy 与多种疾病有关，它作为环境营养因素、基因和疾病的中介和桥梁，为人类研究环境与疾病，环境与基因，基因与疾病提供了一个良好的模式。

第四节　同型半胱氨酸与胎儿生长受限

同型半胱氨酸代谢酶的辅助因子叶酸、维生素 B_{12} 缺乏可导致 Hcy 在体内蓄积。Hcy 通过氧化应激、影响血管内皮功能、促进平滑肌细胞增生等作用致血管损伤，造成子宫胎盘间血循环不足，胎儿从母体获取营养物质和氧气受限，严重影响了胎儿生长发育，了解其代谢过程可为临床上胎儿生长发育异常的诊断、治疗和预后评估提供新的思路。

一、胎儿生长受限概述

胎儿宫内生长受限是指孕期在母亲子宫内的胎儿生长缓慢；是指经超声评估的胎儿体重低于相应孕周应有胎儿体重的第 10 百分位数，低于第 3 百分位数属于严重胎儿生长受限。随着二孩政策的放开，高龄产妇人数增多，更多临床医生将直面胎儿生长受限。

胎儿生长受限亦称胎盘功能不良综合征或胎儿营养不良综合征，为生长潜力低下的小于孕龄儿，系指孕 37 周后胎儿出生体重小于 2500g，或低于同孕龄平均体重的两个标准差。与同孕龄出生的正常体重儿比较，胎儿生长受限者更易发生胎儿窘迫、胎死宫内，并且其出生后新生儿死亡率和并发症发生率较正常体重儿也明显增高。胎儿生长受限不但病因复杂，围生儿死亡率高，而且对出生后患儿的体格和智力发育均有影响，是围生期主要并发症之一。目前已知胎儿生长过程与许多因素有关，妊娠早期主要与基因有关，晚期环境因素、营养因素和激素影响则显得越来越重要。造成胎儿生长受限的原因已经被广泛研究，大多数是从遗传因素、胎儿感染、胎盘因素等方面去研究，营养因素对胎儿的生长发育的影响研究相对较少。

国外某研究者经过 6 年的随访追踪发现，胎儿生长受限患儿的生长参数、神经发育评分及智商等均显著低于正常胎儿。研究报道，动物宫内发育迟缓模型显示动脉供氧不足会造成脑神经细胞成熟障碍、神经元移行异常；另有对新生儿行为评分的研究显示，足月小于胎龄儿的运动、反应评分相对较低，其防御反应、社会交往能力均较差。胎儿生长受限不仅近期会影响胎儿宫内的生长发育，而且远期还能影响儿童和青春期体能和智力的发育，是导致婴幼儿发病率及死亡率升高的主要原因，患儿成年后心血管、神经系统和代谢性疾病发病率升高，严重影响人口质量。母体孕期健康与疾病治疗对胎儿生长受限影响非常大，及时处理可改善胎儿生长受限的预后。

（一）胎儿生长受限分类

胎儿发育分三个阶段。第一阶段（妊娠 17 周之前）：主要是细胞增殖，所有器官的细胞数目均增加。第二阶段（妊娠 17～32 周）：细胞继续增殖并增大。第三阶段（妊娠 32 周之后）：细胞增生肥大为其主要特征，胎儿突出表现为糖原和脂肪沉积。根据胎儿生长受限发生时期，胎儿体型及结合发病原因分为三类：

1. 内因性匀称型胎儿生长受限　内因性匀称型胎儿生长受限即原发性胎儿生长受限，于受孕或胚胎早期，有害因素即产生作用，使胎儿在体重、头围和身长三方面受到抑制。因头围和腹围均小，故为匀称型胎儿生长受限。其原因多为遗传物质如基因染色体异常或外界有害因素如病毒感染、中毒、放射性物质影响。

2. 外因性不匀称型胎儿生长受限　孕早期胚胎发育正常，晚期才受到有害因素影响，因而胎儿内部器官发育正常，头围身高不受影响，但体重较轻，显得胎头较大，故为不匀称型胎儿生长受限。其基本原因为胎盘功能不足。常见病因为妊娠期高血压疾病、慢性高血压、慢性肾炎、糖尿病、双胎、过期妊娠、烟酒等。

3. 外因性匀称型胎儿生长受限　为以上两种类型的混合型。由于重要生长因素如叶酸、氨基酸或其他营养物质缺乏引起，致病因素虽是外因，但在整个妊娠期却都发生影响，所以后果类似内因性胎儿生长受限。

（二）胎儿生长受限临床表现

1. 内因性匀称型胎儿生长受限

（1）新生儿体重、头围、身长匀称，但与孕周不符，外表无营养不良状态，器官分化和成熟度与孕周相称，但各器官的细胞数均减少；脑重量低，神经功能不全和髓鞘形成延缓；胎盘较小，除非胎盘受到感染，组织无异常。

（2）半数胎儿有严重先天性畸形。

（3）无胎儿缺氧现象，但有轻度代谢不良。

（4）新生儿生长发育有困难，常伴有脑神经发育障碍。

2. 外因性不匀称型胎儿生长受限

（1）胎儿发育不均匀，头围和身长与孕周符合，体重偏低，胎头较大而腹围较小；外表有营养不良或过熟情况；各器官细胞数正常，但细胞体积缩小，尤其是肝脏内细胞团数目减少；胎盘常有病理变化，但体积不小，DNA 含量基本正常。

（2）常有胎儿缺氧现象及代谢不良。

（3）由于肝脏较小，要供应葡萄糖给相对较大的大脑，故出生后常发生新生儿低血糖。

（4）新生儿出生后躯体发育正常，但由于在围产期缺氧，常有神经损伤。

3. 外因性匀称型胎儿生长受限

（1）新生儿体重、身长与头径均减少，发育匀称但有营养不良表现；各器官均小，肝脾更严重；器官的细胞数目可减少 15%～20%，有些细胞体积也缩小；胎盘小，外表无异常，但 DNA 量减少。

（2）在新生儿期还受到营养不良的影响，60%的患儿脑细胞数目也减少。

（三）胎儿生长受限症状

1. 内因性匀称型胎儿生长受限 在妊娠开始或在胚胎期，危害的决定因素已发生作用，其特点为新生儿的体重、头径、身高相称，但和孕期不相称；各器官的细胞数减少、脑重量低；半数新生儿有畸形，能危及生存；主要病因为先天性或染色体病变、病毒或弓形虫感染等。

2. 外因性不匀称型胎儿生长受限 危害因素在妊娠晚期才发生作用，胎儿内部器官基本正常，仅营养缺乏，故体重减轻而头围与身长不受影响，其特点为新生儿发育不匀称，头围和身体与孕期相符合而体重偏低；外表呈营养不良或过熟状态；基本病因为胎盘功能不良或失调，常伴有妊高征、慢性肾炎、过期妊娠等病因。

3. 外因性匀称型胎儿生长受限 外因性匀称型胎儿生长受限是一种混合型，由于营养不良，缺乏重要营养物质如叶酸、氨基酸等引起。致病因素是外因，但是在整个妊娠期都发生影响，所以后果类似内因性胎儿生长受限。其特点为新生儿体重、身长与头径均减少，同时有营养不良状态；各器官体积均小，肝脾更为严重，细胞数减少 15%～20%，有些细胞体积也缩小。

二、胎儿生长受限的流行病学

胎儿生长受限（FGR）又称宫内生长受限（IUGR），是指胎儿大小异常，在宫内未达到其遗传的生长潜能。胎儿出生体重低于同孕龄平均体重的两个标准差，或低于同龄正常体重的第 10 百分位数。鉴于并非所有低于第 10 百分位数的胎儿均为病理性生长受限，也有人提出以低于第 3 百分位数为准。我国发生率为 6.39%，是围生儿死亡的第二大原因。死亡率为正常发育儿的 6～10 倍。在死亡中约占围生儿的 30%，产时宫内缺氧围生儿中 50%为 FGR。全世界每年有400万新生儿死亡，其中至少60%与低出生体重相关，而低出生体重则由宫内生长受限，早产和基因/染色体异常引起，相关表明营养不良已成为新生儿健康的首要问题。

胎儿生长受限儿的围生期死亡率较同期正常围生儿高4～6倍。在妊娠期给予适当的早期治疗能使胎儿生长受限围生期死亡率自25.5%下降到10.6%。其中较重的先天性畸形或遗传病常造成死胎、早产、宫内窘迫或新生儿窒息，是胎儿生长受限儿死亡的原因。如胎儿无上述先天异常，由其他因素所致的胎儿生长受限，只需能得到较早期的正确诊断，通过适当治疗，均能存活到足月分娩。

因胎儿生长受限儿处于低氧环境中，故临产时胎儿窘迫的发生率为正常的3～4倍。因此，出生后常易发生新生儿窒息、低氧血症、胎粪吸入综合征、红细胞增多症、酸中毒、低血糖等。

此外，胎儿生长受限儿皮下脂肪少，出生后体温不易维持。由于体温低，易发生硬肿症。一般胎儿生长受限儿出生后度过刚出生时一些不良预后，在最初的一周内生长发育可较正常新生儿为快，但以后生长速度就减慢，至5岁时，可比正常儿体重低20～25个百分位，且智力发育显著较差。

三、胎儿生长受限的诊断标准

诊断胎儿生长受限需基于临床，金标准则是超声。一般孕妇在28～32周接受超声检查，通过测定胎儿腹围、头围、双顶径、股骨长度等指标来预测胎儿体重，并参考不同孕周正常胎儿的体重标准来诊断胎儿生长受限。

孕期准确诊断胎儿生长受限并不容易，往往需要在分娩后才能确诊。密切关注胎儿发育情况是提高胎儿生长受限诊断率及准确率的关键。没有高危因素的孕妇应在孕早期明确孕周，并通过孕妇体重和子宫长度的变化，初步筛查出胎儿生长受限，进一步经超声检查确诊。有高危因素的孕妇还需从孕早期开始定期进行超声检查。根据各项衡量胎儿生长发育指标及其动态情况，及早诊断胎儿生长受限。

（一）测量子宫长度、腹围、体重，推测胎儿大小

（1）子宫长度、腹围值连续3周测量均在第10百分位数以下者，为筛选胎儿生长受限指标，预测准确率达85%以上。

（2）计算胎儿发育指数。胎儿发育指数=子宫长度（cm）–3×（月份+1），指数在–3和+3之间为正常，小于–3提示可能为胎儿生长受限。

（3）于孕晚期，孕妇每周增加体重0.5kg。若体重增长停滞或增长缓慢时，可能为胎儿生长受限。

（二）尿雌三醇测定

可以协助诊断胎儿、胎盘功能，在内因性不匀称型胎儿生长受限中，尿雌三醇值曲线位于正常值和2个标准差之间，呈平行状态。在外因性不匀称型胎儿生长受限中，除非有肾上腺发育畸形，则直到37孕周时，尿雌三醇值还和正常值符合，以后则不再增长，以致到孕38周时，处于2个标准差以下，指示有严重功能不足，若尿雌三醇值直线下降，常提示胎儿有危险。

（三）妊娠特异蛋白（SP1）测定

在孕28周以后，如SP1值小于第10百分位数，则多提示有胎儿生长受限，故SP1值测定有一定价值，可供临床参考。

（四）超声检查

对疑有胎儿生长受限者，应进行系统地超声测量胎头双顶径，每 2 周 1 次，观察胎头双顶径增长情况。正常胎儿在孕 36 周前其双顶径增长较快，如胎头双顶径每 2 周增长＜2mm，则为胎儿生长受限，若增长＞4mm，则可排除胎儿生长受限。应用 B 超测定胎儿身体不同部位的数值，包括胎儿头臀长，胎头双顶径头围、胸围、腹围、股骨长等参数值作为生长指标，以评估胎龄及胎儿生长情况。利用头围腹围比值（HC/AC）可发现 85%的胎儿生长受限。正常发育胎儿 HC/AC 于孕 32 周大于 1，孕 32～36 周以后则小于 1，对称型胎儿生长受限比值可正常；不匀称型胎儿生长受限比值随孕周上升。

（五）脐动脉速率波形

应用脐动脉速率波形可早期发现胎儿生长受限。通过脐动脉的收缩（S）与舒张（D）血流峰值 S/D 比值，来观察胎儿胎盘血管动力学的情况。S/D 比值随胎龄增高逐渐下降，表示胎儿发育良好。如果比值上升表示胎盘血流阻力升高，说明胎儿发育不良，以预测胎儿生长受限。

此外，B 型超声测胎儿胸廓前后径、腹部横径及腹部周径也能预测低体重儿体重，其中以胸廓周径较为正确。近年来，国外应用宫腔总容积（TIUV）测定也可早期诊断胎儿生长受限，其公式为 $V=0.523\times ABC$（0.523 为常数），A=宫底至宫颈内口距离，B=宫腔横径，C=宫腔最大前后径。

由于受到腹壁厚度、羊水量、胎先露部位以及是否入盆等因素的影响，根据孕妇宫底高度和腹围来判断胎儿大小，甚至仅凭有经验医生徒手进行产科检查并不能准确诊断胎儿生长受限。超声是诊断胎儿生长受限的金标准，能直接检测胎儿的情况。胎儿腹围是超声检测中最重要的指标，若腹围小于相应孕周的第 5 百分位数，则可直接诊断胎儿生长受限。但在更多情况下，是通过头围、腹围、股骨长度等来进行综合判断。

值得注意的是，诊断准确性与超声医生的技术水平和质控情况密切相关。建议超声医生严格按照标准化平面进行检测；对于诊断为胎儿生长受限的胎儿，应随访其出生体重，与超声结果相互验证，从而不断优化检测和质控水平。

四、Hcy 致胎儿生长受限的病因与发病机制

近年来，随着分子生物学的研究与发展，某些营养物质如 FA、维生素 B_{12} 对胎儿生长受限的影响，已受到学者的广泛关注。

从生命的早期状态到老年期，许多疾病发病率和死亡率的提高都与 Hcy 的升高有直接的相关性，这些已经经过大量的生物学和药理学研究得以证实。Hcy 不参与蛋白合成，它由蛋氨酸经过几个步骤形成，通过再次甲基取代作用或转硫基作用代谢。它的代谢过程容易受叶酸、维生素 B_{12}、维生素 B_6 等 B 族维生素水平的影响，当后者的血清浓度降低时，Hcy 的代谢受阻，从而发生 Hcy 蓄积升高。Hcy 致胎儿生长受限的发病机制有以下几方面：

（一）血管内皮细胞损伤

大量实验研究证明，Hcy 能损伤血管内皮细胞，Hcy 是许多血管疾病的危险因素。Hcy 引起内皮细胞损伤的机制尚不清楚，目前认为主要与氧化损伤有关。张冀等通过观察不同浓度同型半胱氨酸在生理浓度 Cu^{2+} 介导下诱导培养中的人脐静脉内皮细胞凋亡的情况，发现不同浓度（0.1mmol/L、0.5mmol/L 和 1.0mmol/L）的 Hcy 在生理浓度 Cu^{2+}（0.01mmol/L）介导下，均可

引起血管内皮损伤，该损伤具有一定的浓度效应和时间效应，而单独 Hcy 作用下（未加入生理浓度的 Cu^{2+}），未见对细胞有明显影响。Hcy 可能与 Cu^{2+}及氧共同作用发生氧化还原反应，产生过氧化氢和氧自由基，后者作用于细胞膜内的不饱和脂肪酸，启动膜脂过氧化链式反应，破坏细胞膜的完整性，增加细胞膜的通透性，改变内皮细胞的功能，诱导内皮细胞凋亡。Hcy 诱导血管内皮细胞凋亡失衡，导致血管重塑，破坏血管正常结构，也许是其引起心血管畸形的主要机制之一。

（二）刺激平滑肌细胞增生

徐志红等使用不同浓度的 Hcy（0.025mmol/L、0.05mmol/L、0.1 mmol/L、0.2 mmol/L、0.5 mmol/L、1.0 mmol/L、1.5 mmol/L、2.0 mmol/L、3.0 mmol/L、5.0mmol/L）刺激原代培养的大鼠胸主动脉平滑肌细胞，发现较低浓度的 Hcy（0.025 mmol/L 和 0.05mmol/L）刺激大鼠血管平滑肌细胞增殖加速。研究发现，S-腺苷同型半胱氨酸水解酶表达下调，使 SAM 与 SAH 比值（SAM/SAH）下降可能是 Hcy 引起平滑肌细胞增殖的主要机制之一。

（三）凝血功能异常

Hcy 可通过多种方式影响凝血功能。同型半胱氨酸及其代谢物同型半胱氨酸巯基内酯可修饰蛋白质分子中的巯基或氨基，此反应在同型半胱氨酸巯基内酯浓度低达 10nmol/L 时也能发生。纤溶酶溶解由被修饰后的纤维蛋白原生成的纤维蛋白所需时间增加。此外，Hcy 可选择性地与 annexin Ⅱ 分子中的组织纤溶酶原激活剂（tissue plasminogen activator，t-PA）结合域的 Cys-9 结合，从而抑制 t-PA 与 annexin Ⅱ 的结合能力，影响纤溶系统活性，削弱血管壁的抗血栓能力。

（四）脂代谢异常

黄丹文等通过高蛋氨酸饮食诱导小鼠 HHcy，分析肝细胞内甘油三酯（TGE）、胆固醇（CHO）含量的变化，并检测内质网应激蛋白 SREBP-1C 和 GRP-94mRNA 及其蛋白表达，结果发现高蛋氨酸饮食后小鼠各时点血清 Hcy 及肝细胞内 TGE、CHO 含量均显著升高，而血浆 TGE、CHO 含量升高并不明显，小鼠肝细胞内质网应激蛋白 SREBP-1C 和 GRP-94mRNA 及其蛋白表达也显著升高。从而得出，Hcy 诱导的内质网应激可引起 SREBP-1C、GRP-94 的表达变化及内源性胆固醇调节通路失调，增强肝细胞脂质生物合成或摄取，并进而影响肝细胞脂肪变性与肝组织炎症。有研究发现，同型半胱氨酸可与内质网蛋白发生二硫键交换反应，介导内质网应激，引起新合成的分泌蛋白、膜蛋白错误折叠，可导致酯类代谢失调、炎性反应激活、胰岛素的信号转导途径被抑制。

（五）神经毒性作用

张福林等对大鼠胚胎海马神经元细胞进行体外培养，观察不同浓度的 Hcy（0.01 mmol/L、0.1 mmol/L、1.0 mmol/L、10.0 mmol/L、100.0mmol/L）对细胞分化和增殖的影响。结果发现，同型半胱氨酸可抑制胚胎海马神经元细胞分化和增殖，作用呈剂量反应效应。提示 Hcy 可能通过抑制神经元的分化与增殖，在导致神经管畸形的过程起着重要作用。Hcy 不仅对中枢神经系统产生毒性作用，对周围神经也具有损伤作用。有研究通过高蛋氨酸饮食建立 Hcy 大鼠模型，发现大鼠的髓神经纤维出现了髓鞘脱失、轴突肿胀、间质水肿等超微结构改变，Hcy 可造成大鼠周围神经组织结构与传导功能的损害。

（六）免疫代谢异常

有研究提出，Hcy 致病可能与免疫系统激活有关，Hcy 可诱导单核细胞和 T 细胞分泌趋化因子和细胞因子，还可以直接刺激 B 细胞增殖及 IgG 分泌。

（七）其他

Hcy 是胎盘血管病变的危险因子，孕妇 Hcy 水平升高会影响胎盘功能，从而影响胎儿生长发育。国外学者研究证实 Hcy 是胎盘血管疾病的独立危险因素。研究表明，Hcy 可以通过人类的胎盘屏障，从母体输送给胎儿。当有不同的原因导致孕妇血清 Hcy 浓度发生变化时，胎盘的功能受到影响，并且对胎儿发育存在潜在的伤害。

当 Hcy 在胎盘合体膜的表达发生异常，能潜在的导致胎盘代谢、胎盘血管内皮损伤以及胎盘血管功能的改变，甚至会诱导凋亡。此外，在 Hcy 的代谢过程中，蛋氨酸等基本氨基酸在和 Hcy 的竞争中被剥夺，由此产生的胎儿受损必须在胎儿此后的发育过程中修复，从而发生胎儿生长受限。此外，同型半胱氨酸水平升高常伴随叶酸或其他 B 族维生素的低水平状态。叶酸缺乏容易导致贫血，且孕期此类贫血更为显著。不仅叶酸及 B 族维生素参与人体内多种代谢如糖、蛋白质、脂类代谢，而且 B 族维生素还可影响神经系统及维持组织正常功能。因此叶酸或其他 B 族维生素不足时，同样对胎儿生长发育造成危害。

国外学者早在 2000 年就有研究证实，血浆 Hcy 水平与胎盘血管疾病的发病有一定的关系。保证胎儿宫内生长发育的最佳环境，主要依靠胎儿与胎盘间的血循环、子宫与绒毛间隙间的血循环及胎盘中的物质交换。刘伯宁等认为胎盘形态学、胎盘本身的变化及胎盘床的变化可导致胎儿生长受限。许多生长因子，如血管内皮生长因子、胎盘生长因子、血管形成素及血管生成抑制素等在绒毛内产生后，经其受体局部起作用，控制血管形成。国内有学者对胎儿生长受限胎盘组织进行病理学研究发现，胎儿生长受限组绒毛数目明显减少，绒毛血管减少。绒毛膜血管病、闭塞性血管病等胎盘自身发育异常都可引起胎盘滋养层表面交换面积减少，限制了营养物质的摄取和转运，从而影响胎儿发育，致使胎儿生长受限发生的危险性增大。

高同型半胱氨酸可引起血管内皮功能失调，表现为循环内皮细胞增多、NO 和前列腺环素等血管活性物质分泌异常、内皮抗凝和纤溶功能受损、抑制内皮依赖性血管舒张反应、导致内皮细胞损伤、增加氧化应激、增加内皮细胞纤维蛋白溶解等，目前认为可能主要与 Hcy 自身氧化应激产生活性氧物质引起的内皮细胞毒性作用及非折叠蛋白反应等分子机制有关。内皮细胞长期暴露于较高水平的 Hcy 中，会导致细胞释放 NO 产物减少，内皮细胞介导的血小板抑制作用减弱，而且 Hcy 的活化形式可使血小板黏附聚集，改变凝血因子的功能，增加血栓形成倾向，造成血管部分或完全阻塞，子宫胎盘间血循环不足，胎儿从母体摄入营养物质和氧气受限，胎盘缺氧直接造成绒毛间质纤维化和坏死，损伤绒毛血管内皮细胞，影响胎儿生长发育。

五、胎儿生长受限防治

胎儿生长发育是一个多因素参与的综合过程，胎儿生长受限的诊断绝大多数在胎儿出生后才确诊，延误了治疗时机，故对胎儿生长受限孕妇的治疗要做到早发现早治疗。大量研究证实，营养因素及妊娠贫血所致胎儿生长受限占首位，可见合理调整饮食结构也是临床工作者对孕妇进行早期宣教的重要内容。同时，检测孕妇血与脐血中 Hcy 浓度，可为临床预测胎儿生长受限提供更全面的监测指标，有助于判断胎儿生长发育趋势，为临床上胎儿生长发育异常的诊断、治疗和预后评估提供新的思路。

胎儿生长受限一般治疗

1. 一般处理

（1）卧床休息：左侧卧位，可使肾血流量和肾功能恢复正常，从而改善子宫胎盘的供血。临床上可以见到不少病例，在卧床休息 1～2 周后，宫底高度从第 10 百分位数以下很快升高至第 50 百分位数，最后胎儿生长受限得以纠正，分娩出发育良好的新生儿。

（2）胎儿生长受限的病因众多，其中包括母血中营养物质利用度的降低，或者是因影响通过胎盘的交换。所以胎儿生长受限治疗的理论基础有补充治疗，但迄今这种疗法成效不大。近年来通过脐血管穿刺直接进入胎儿循环，为宫内治疗开辟了新的途径，治疗措施集中在 2 个方面：

1）积极营养补充：实验性胎儿生长受限，通过降低营养物质进入发育中胎儿有许多方式。charhon 等在胎羊实验模型上，对增加胎儿营养物质的利用度防止胎儿生长受限的方法进行评估，该实验应用重复子宫微球栓塞损害胎盘引起胎儿严重胎儿生长受限。在栓塞组注入葡萄糖和氨基酸补充以防止胎儿生长受限的发生，并与对照组比较。通过股静脉给予营养物质后观察到增加了胎儿胎盘的体积。该研究提示通过股静脉输入营养物质可防止胎儿和胎盘生长受限的发生。1990 年 Takeda，提出应用麦芽糖-肝素输注治疗胎儿生长受限，应用 10 天，通过胎儿双顶径测定发现明显促进了胎儿生长，这些药物也可直接通过胎儿循环给予。①葡萄糖：碳水化合物是胎儿生长发育的主要营养成分之一。每天给 25%～50%葡萄糖 100ml 静脉推注或 5%葡萄糖液 500ml 与能量合剂静脉滴注，7～10 天为 1 个疗程。②胎儿的生长发育每天需一定量的蛋白质，目前应用必需氨基酸溶液静脉滴注来治疗胎儿生长受限，可见胎头双顶径明显增加。③妊娠期高血压综合征或慢性肾炎合并妊娠所致的胎儿生长受限，可用肝素治疗。肝素剂量为 25mg 溶于 500ml 右旋糖酐-40（低分子右旋糖酐）溶液中，1 次/天，7 天为 1 个疗程，有眼底出血、溃疡病出血或其他出血倾向者禁用。

2）改善胎儿酸碱状态：胎儿生长受限的胎儿有慢性血氧过低，有几组试验通过母体氧疗，改善了胎儿的酸碱平衡。

（3）β_2 型拟肾上腺药物：如沙丁胺醇（舒喘灵）等，用以达到扩张血管，松弛子宫体及子宫颈平滑肌，改善子宫胎盘供血，在治疗因妊高征、妊娠合并慢性肾炎和慢性高血压等疾病引起的胎儿生长受限取得良好的效果。其他扩血管药物如氨茶碱，或静滴硫酸镁也可增加 21%～45%子宫胎盘供血量。

（4）小剂量阿司匹林（aspirin）、双嘧达莫（dipyridamole）治疗：可降低血栓素合成，可以增加依前列醇（前列环素）对血栓素比率，达到改善子宫胎盘血液循环。这种治疗有助于防止复发的特发性胎儿生长受限。

2. 产科处理适时分娩

（1）近足月：足月或近足月的胎儿生长受限，应积极终止妊娠，可取得较好的胎儿预后。孕龄已达 34 周或以上时，如果有明显羊水过少应考虑终止妊娠。胎心率正常者可经阴道分娩，但这些胎儿与适于胎龄儿相比，多数不能耐受产程与宫缩，故应采取剖宫产。如果胎儿生长受限的诊断尚未确立，应期待处理，加强胎儿监护，等待胎肺成熟后终止妊娠。

（2）孕 34 周前：确诊胎儿生长受限时如果羊水量及胎儿监护正常，继续观察，每 2～3 周 B 超检查 1 次，如果胎儿正常并继续长大时，应允许继续妊娠等待胎儿成熟，否则考虑终止妊娠。须考虑终止妊娠时，酌情行羊膜腔穿刺，测定羊水中 L/S 比值、肌酐等，了解胎儿成熟度，有助于临床处理决定。

（3）临产及分娩期：胎儿生长受限一般存在胎盘功能不全，引产或临产后整个产程均应加强胎儿监护，如发现胎儿窘迫应放松剖宫产指征。

（4）孕 36 周前终止妊娠者，为促使胎儿肺表面活性物质产生，可用地塞米松 5mg 肌内注射，每 8 小时 1 次或 10mg 肌内注射，2 次/天，共 2 天。

3. 新生儿处理 胎儿生长受限儿存在缺氧，容易发生胎粪吸入，故应有熟练的新生儿科医生在场处理新生儿，清理声带下的呼吸道，吸出胎粪，并做好新生儿复苏抢救。及早喂养糖水以防止血糖过低，并注意血钙过低，防止感染及纠正红细胞增多症等并发症。治疗越早，效果越好，小于孕 32 周开始治疗效果好，孕 36 周后治疗效果差。

第五节 同型半胱氨酸与妊娠期甲状腺功能异常

甲状腺是人体内最大的内分泌器官，主要具有合成、分泌与储存甲状腺激素的作用，母体的甲状腺功能状态与胎儿的生长发育关系密切。在孕期，甲状腺疾病不仅与不良的妊娠结局相关，而且还对子代的认知发育产生远期影响。目前已知的与妊娠相关的甲状腺疾病包括：临床甲状腺功能减退症（甲减）、亚临床甲状腺功能减退症（亚临床甲减）、临床甲状腺功能亢进症（甲亢）、亚临床甲状腺功能亢进症、低甲状腺素血症（低 T_4 血症）和甲状腺功能正常的单纯甲状腺过氧化物酶抗体阳性，目前总患病率约为 15%，为第二大妊娠期内分泌疾病，因此，妊娠期甲状腺疾病已成为近几年来内分泌、围生医学界专家探讨的重要课题。

一、妊娠期甲状腺功能减退

妊娠期间由于血清甲状腺素结合球蛋白及人绒毛膜促性腺激素水平增加、甲状腺体积代偿性增大、母体血容量增加等原因致体内碘被稀释，同时肾脏对碘的清除率增加等，使妊娠期甲状腺激素的产生、循环、代谢和调节随妊娠的不同阶段而变化，这些生理变化可能导致妊娠期间发生甲状腺功能减退（甲减）。妊娠期甲减严重影响患者妊娠结局与胎儿的智力发育，已受到医学界的广泛重视。大量的研究证实：妊娠期甲减会造成孕妇早产、剖宫产、自然流产、妊娠高血压、胎死宫内、胎儿宫内生长受限等。目前已知的妊娠期临床甲减主要包括：临床甲状腺功能减退症（甲减）、亚临床甲状腺功能减退症（亚临床甲减）。

（一）临床甲减的流行病学特征

甲状腺功能减退症（甲减）是内分泌系统的常见病之一，亚临床甲减在富碘国家更常见，补充碘可能增加其发病率。显性甲减和亚临床甲减分别约占普通人群的 1%和 3%，亚临床甲减在成年人群中的发病率为 4%～20%。各地区的发病率差别大是由年龄、性别、体重指数、种族、饮食碘的摄入量和 TSH 正常值范围等方面的差异造成的。NHANESIII 研究结果显示美国人群的亚临床甲减发病率为 4.3%，而参加人数超过 25000 的 Colorado 研究显示发病率为 9.5%。白种人的促甲状腺激素（TSH）浓度升高的发生率高于黑种人，一般人群的患病率为 4.0%～8.5%，患病率随年龄增加而增加，并具有性别与种族差异，女性患病更为常见，在女性甲减患者中，白人以及年长者占多数。国外文献研究显示妊娠妇女临床甲减的患病率是 0.3%～0.5%；亚临床甲减 2%～3%；甲状腺自身抗体在育龄妇女的阳性率是 5%～15%。美国的一项 9471 例前瞻性研究发现，在孕 13～26 周测定 TSH 的浓度，临床甲减和亚临床甲减的患病率是 2.2%，其中自身免疫甲状腺炎（AIT）占 55%，临床甲减中 AIT 占 80%。沈阳一项筛查 4800 例妊娠 8 周妇女的研究则发现：亚临床甲减为 6.15%、低 T4 血症为 1.11%、TPOAb 阳性为 9.6%。

（二）临床甲减的诊断

妊娠期甲状腺激素参考值来自下述条件的正常人群。依据美国临床生化研究院（NACB）的标准：①妊娠妇女样本量至少 120 例；②排除甲状腺激素抗体阳性者（免疫化学发光等敏感测定方法）；③排除有甲状腺疾病个人史和家族史者；④排除可见或者可以触及的甲状腺肿；⑤排除服用药物者（雌激素类除外）。美国甲状腺协会（ATA）推荐的是妊娠三期特异的参考值，即 T_1 期为妊娠 1～12 周（妊娠早期），T_2 期为妊娠 13~27 周（妊娠中期），T_3 期为妊娠 28～40 周（妊娠晚期）。妊娠期促甲状腺激素（TSH）和血清游离甲状腺素（FT_4）参考值具有孕龄特异性。建立妊娠期 TSH 和 FT_4 参考值可以选择 95%可信区间，即 2.5th 为下限和 97.5th 为上限。妊娠期间母体对甲状腺激素的生理需求大大增加，甲状腺处在“应激”状态，如果由于各种原因引起甲状腺不能随孕期发生相应的变化，则会发生妊娠期甲状腺功能减退症（甲减）。2011 年美国甲状腺学会（ATA）首次颁布了《妊娠期和产后甲状腺疾病诊断和处理：美国甲状腺学会指南》（ATA 指南）。该指南指出血清 TSH 是评估甲状腺功能最主要的指标，建议应该在碘营养状态充足的妇女中制定妊娠特异的 TSH 参考范围，并提出 T1 期妊娠妇女如 TSH＞10mU/L，无论有否 FT_4 降低，都可以诊断为临床甲减，但关于 TSH＞10mU/L 这一标准，学术界尚未取得一致意见。如果不能获得妊娠特异的 TSH 参考范围，可以采用以下标准：妊娠早期 0.1～2.5mU/L；妊娠中期 0.2～3.0mU/L；妊娠晚期 0.3～3.0mU/L。我国目前执行的妊娠期临床甲减的诊断标准是：血清 TSH＞妊娠期参考值的上限（97.5th），血清 FT_4＜妊娠期参考值下限（2.5th）。鉴于不同实验室采用的测定方法不同，所在地区人群的遗传背景、生活环境不同，国内外不少学者建议除针对不同孕周采用不同的标准外，还应建立本地区和本实验室的甲状腺指标正常值范围。

（三）同型半胱氨酸与甲减

同型半胱氨酸是蛋氨酸和半胱氨酸代谢的含硫非必需氨基酸，妊娠期间孕妇子宫逐渐增大压迫胃肠道，可致胃肠蠕动减慢、吸收减少；临床或亚临床甲状腺功能减退症（甲减）时，患者也会发生由于机体代谢率减慢而出现胃肠道吸收不良，上述两种情况均可能影响血Hcy 代谢，而诱发高同型半胱氨酸血症，Hcy 与多种妊娠并发症的发生密切相关，目前 Hcy 与妊娠期甲状腺疾病的研究主要集中在妊娠期甲减，对于妊娠期其他甲状腺疾病目前研究相对较少。

1. 同型半胱氨酸正常代谢　正常情况下，Hcy 在体内的代谢途径主要有以下 3 种：①再甲基化形成蛋氨酸：Hcy 以维生素 B_{12} 为辅酶在蛋氨酸合成酶（MS）催化下，以 5-甲基四氢叶酸为甲基供体，再甲基化合成新的蛋氨酸；在肝细胞中另有一特异性途径，即以甜菜碱为甲基供体，在甜菜碱-Hcy 甲基转换酶的作用下合成蛋氨酸。②转硫途径：Hcy 由 CBS 催化、以维生素 B_6 为辅酶，与丝氨酸缩合成胱硫醚，然后在 γ-胱硫醚酶催化下裂解为半胱氨酸，最后生成丙酮酸、硫酸和水，进入三羧酸循环或由尿排出。③释放到细胞外基质：释放到细胞外基质是细胞内 Hcy 的清除途径之一，主要受细胞内蛋氨酸浓度的影响，同时受 MS 和 CBS 活性调节，即低浓度蛋氨酸时，MS 影响细胞释放 Hcy，高浓度时 CBS 影响细胞释放 Hcy。

血 Hcy 代谢障碍通常是由于营养缺乏或 Hcy 代谢酶的遗传缺陷造成的，叶酸、维生素 B_{12} 不足及叶酸缺乏相关的 MTHFR 基因突变均可能会导致 Hcy 水平升高。叶酸、维生素 B_{12}、维生素 B_6 都是 Hcy 代谢过程中的必需物质，某一种维生素的过量摄入，如人为补充叶酸过量，而致另外一种维生素相对缺乏，也可能会改变 Hcy 代谢途径。

2. 妊娠对同型半胱氨酸代谢的影响　对于妊娠期间 Hcy水平变化，各种研究不尽相同。有研究认为 Hcy 浓度在正常妊娠妇女孕早期时下降，孕 20～32 周时降至孕前的 30%～60%，在孕晚期时又略有回升，保持稳定水平至分娩，并在产后逐渐恢复至孕前水平。目前血中 Hcy 水平随孕周增加而降低的原因尚不明确，可能机制包括：①妊娠期间母体雌激素水平升高，可能引起纤维蛋白合成增加，激活纤溶系统致纤维蛋白降解产物、D-二聚体生成增多，而有研究证实 Hcy 与 D-二聚体之间呈负相关；②妊娠期间母体血容量增加，血液稀释；③孕妇肾小球率过滤增加；④母体和胎儿对必需氨基酸的需求量增加，使 Hcy 过度甲基化；⑤70%的血清 Hcy 与白蛋白结合，妊娠期间血浆白蛋白逐渐下降，可能导致 Hcy 水平下降。也有学者认为妊娠期间的激素水平，尤其是雌激素的变化对 Hcy 的影响可能更大。血 Hcy 水平的降低可能是维持正常妊娠期间凝血-纤溶系统平衡的一种代偿方式，与防止血栓形成相关。这种 Hcy 水平降低有助于维持母体血管内皮细胞的完整性和冠状动脉的弹性，在调节母体血管对妊娠适应能力方面意义重大。

同时，妊娠期间随着子宫逐渐增大导致胃肠道受压、蠕动减慢，叶酸、维生素 B_{12} 等营养物质吸收减少，胎儿生长发育快速、母体血容量增加、乳房及胎盘的发育使叶酸的需要量大增，但人体自身却无法合成，均可引起叶酸、维生素 B_{12} 量相对或绝对不足，从而引起 Hcy 代谢途径障碍；另外，妊娠期雌激素水平升高加快了嘌呤代谢，叶酸和维生素 B_{12} 利用增加致相对缺乏，均可能引起 Hcy 水平升高。

3. 母体同型半胱氨酸浓度对妊娠期甲减的影响 甲状腺功能减退时体内代谢率减慢、胃酸分泌减少、肠道吸收功能减弱，同时肝脏 MTHFR 水平降低影响了叶酸吸收，导致人体内叶酸和维生素 B_{12} 的缺乏，而叶酸和维生素 B_{12} 的缺乏和甲减所致的氧化代谢减慢使 5,10-MTHFR 和 CBS 活性下降，Hcy 甲基化途径受阻，造成 Hcy 在体内代谢障碍，从而引发血 Hcy 水平升高，但目前亚甲减与血 Hcy 水平的关系不同的研究结论存在争议。国内一项研究选取 24 例亚甲减患者的研究发现亚甲减患者血 Hcy 水平显著升高，经 L-T_4 治疗，随着 TSH 水平的下降，Hcy 水平也显著下降。Sengul 等对 33 例亚甲减妇女（血肌酐＜1.4mg/dl）进行观察，发现她们的 Hcy 水平明显高于同龄的健康孕妇，在使用 L-T_4 0.05～0.1mg/d 治疗 4 个月后，亚甲减组患者 Hcy 水平也显著降低。有资料显示，血清 TSH 水平与血浆 Hcy 显著相关，且存在对数直线关系，血清 TSH 水平较小的变化即可导致血 Hcy 水平较大的变化。然而也有文献报道持不同观点，Cakal 等研究示亚甲减患者血 Hcy 水平与对照组比较差异无统计学意义。

（四）甲减的危害

1. 妊娠期甲减对孕妇的影响 近年来妊娠期亚甲减对妊娠结局及子代智力发育的不良影响已经引起诸多学者的广泛关注，对妊娠期亚甲减的诊治已成为内分泌学、妇产科学等学界研究的热点领域之一。诸多研究显示临床甲减及亚临床甲减（亚甲减）导致孕妇自然流产、早产、妊娠期高血压疾病、剖宫产、胎儿宫内生长受限、胎死宫内等的风险增高。Surks 研究指出，高 TSH 水平与流产的高发生率有关，当孕妇 TSH＞10mU/L 时，死胎的发生率显著增加。Casey 等对 17298 名孕期≤20 周的孕妇进行甲状腺功能筛查，结果 404 例（2.3%）符合临床甲减的诊断，同时该 404 例孕妇发生胎盘早剥的几率是正常孕妇的 3 倍，分娩早产儿的几率是正常孕妇的 2 倍，并先后于 2005 年、2007 年发表了关于妊娠期甲减与妊娠不良结局的大规模调查研究结果，显示亚甲减患者早产、胎盘早剥、糖尿病、新生儿 ICU 入住的发生率明显升高。Poppe 等也发现甲减自身免疫性甲状腺炎患者的不育症、流出、早产，先兆子痫的发生率高于正常妇女。可见，甲减可能导致流产率升高、胎儿早产、胎盘早剥等。

然而，来自 Cleary-Goldman 等的一项大规模前瞻性多中心研究，结果显示亚甲减与妊娠不良结局无明显相关，妊娠期甲状腺过氧化物酶抗体（TPOAb）阳性者发生早产胎膜早破的几率较抗体阴性者显著升高。由于 Cleary-Goldman 等的研究中亚甲减孕妇 TPOAb 的阳性率仅 15%，而 Casey 等的研究中亚甲减孕妇 TPOAb 的阳性率为 31%，提示甲状腺自身抗体 TPOAb 阳性会增加亚甲减孕妇发生不良妊娠结局的风险。

2. 甲减对子代的影响

（1）甲状腺激素与胎儿发育：甲状腺激素对胎儿的生长和智力发育都至关重要，动物试验和临床研究也发现，甲状腺激素直接促进胎儿大脑的发育、成熟，因此，甲状腺激素的水平不足会引起严重后果。自妊娠 11 周起，胎儿的下丘脑和垂体开始分泌 TSH 释放激素（TRH）和 TSH，甲状腺组织亦具备了摄碘能力。虽然自妊娠 12 周起，胎儿甲状腺开始分泌甲状腺激素，但直至妊娠中期胎儿甲状腺功能才完全建立。研究表明，胎儿体内的甲状腺素（T_4）水平自妊娠 18～20 周起逐渐增加，至 35～37 周达到高峰，在胎儿甲状腺功能完善前后，母体 T_4通过胎盘向胎儿的转运对胎儿的发育很重要。出生时脐带血中 30%的 T_4仍来自于母体。近年来研究证实母体甲状腺激素可穿过胎盘到达胎儿体内，对孕早期胎儿的脑发育起重要作用。孕早期母体甲状腺激素水平对胎儿的脑发育最为重要。

（2）妊娠期甲减对子代的影响：碘是甲状腺素合成的重要原料，足够的碘摄入对维持正常妊娠过程至关重要，因为孕期胎儿碘的唯一摄取途径来自母体。妊娠前 20 周胎儿大脑发育所需要的甲状腺激素完全或主要来源于母体，母体内充足的甲状腺激素水平对胎儿大脑发育以及身体、神经心理发育至关重要。妊娠期间碘缺乏使孕妇甲状腺素合成减少，而母体轻微的甲状腺激素缺乏如亚甲减就可以导致子代神经智力的不可逆损伤；碘过量同样会对机体产生不利影响，即使轻微的碘过量也可能导致母体甲状腺素合成障碍，高碘地区孕妇和育龄妇女甲状腺疾病总患病率明显升高，其中亚甲减患病率为最高。有报道发现母亲妊娠期亚甲减可导致胎儿头围小、低出生体重儿，并可增加胎儿宫内窘迫、早产、死胎、先天性畸形、视力发育不良、神经发育迟缓的风险。近期多项研究发现妊娠期患亚临床甲减的孕妇其胎儿大脑的发育不良，Pop 等对 220 名孕 12 周的妇女进行 FT_4检测，并于婴儿出生后 10 个月时对其神经精神系统的发育进行评价后发现，孕 12 周时 FT_4水平位于最后 10 个百分位点的孕妇，其后代出现神经精神系统发育障碍的危险性是 FT_4水平位于前 90 个百分位点孕妇分娩婴儿的 5.8 倍，并继续对这些儿童进行随访，于 1 岁和 2 岁时再次评价其神经精神系统，进一步证实了上述结果。Calvo 等认为，胎儿体内的 T_4水平与母亲血循环的 T_4水平相关，即使亚甲减妇女的 FT_4正常，其胚胎及胎儿组织对 FT_4的利用率也是降低的，致使胎儿体内 FT_4水平和脑发育所需的 T_4供应不足，影响胎儿脑组织的发育。另有研究在检测了 25216 名孕妇妊娠 4～6 个月（T_2期）时的 TSH 水平后发现 62 名孕妇符合亚临床甲减的生化诊断标准，对这 62 名妇女的后代于 7～9 岁时进行智力评价，发现母亲于确诊后立即采用 T_4补充治疗的 14 例儿童的智商（IQ）与 124 名母亲甲状腺功能正常的同龄儿童无差别，但母亲未采用 T_4治疗的 48 例儿童，其 IQ 较对照组儿童平均低 7 分左右，其中 IQ 低于 85 分者占 19%，而对照组仅占 5%。这些观察均提示妇女在妊娠期发生亚临床甲减可影响其后代大脑的发育，并伴有继发的神经精神异常。可见，妊娠期甲减对胎儿的生长发育和神经系统成熟及智力远期开发具有深远的影响。

（五）妊娠期甲减的防治

有关妊娠期亚甲减对妊娠不良结局影响的研究结果不尽一致，考虑可能与妊娠期亚甲减的定义标准不统一、治疗的力度不同、诊断的时间存在差别等有关。有必要规范妊娠期亚甲减的诊断标准，便于客观准确地评估妊娠期亚甲减对孕妇及其子代可能产生的影响。

二、临床甲状腺功能亢进症

随着激素测定技术及医学影像学技术的日益发展，许多内分泌疾病逐步被认识并呈现在我们的面前。其中妊娠合并甲状腺功能亢进症备受内分泌界学者的关注，很多的学者提出自己独特的建议及处理。妊娠合并甲状腺功能亢进症为妊娠妇女常见的并发症之一，其发生率在国内及国外报道各异，国内报道妊娠妇女在妊娠期发生甲状腺功能亢进的发病率为 0.2‰～1.0‰，国外报道妊娠妇女在妊娠期发生甲状腺功能亢进的发病率为 0.5‰～2‰。孕妇由于下丘脑-垂体-甲状腺轴处于一种特殊的应激状态，甲状腺激素的产生及代谢发生改变，同时妊娠也带来母体免疫状态的变化。妊娠合并甲状腺功能亢进的孕妇如未及时诊治会对孕妇及胎儿造成严重的危害，对于孕妇，可增加其甲状腺功能亢进症并发的甲亢危象、子痫前期（包括轻度、中度及重度子痫前期）、胎膜早破、流产、产后出血、心力衰竭、心功能不全的发病风险，导致产后的甲状腺功能的紊乱；对于胎儿来说则可造成严重的并发症如早产、新生儿甲状腺功能异常（新生儿先天性的甲状腺功能亢进症及新生儿甲状腺功能减退症）胎儿死亡、畸胎、甲状腺肿、宫内生长发育受限、新生儿窒息、低体重儿、神经系统发育不全、胎膜窘迫、Apgar 评分异常等。因此提高对妊娠合并甲状腺功能亢进症的认识，给予及时恰当的诊断及治疗则会对母亲及其胎儿的预后得到明显的改善。目前临床上用于诊断和筛查孕妇妊娠期间甲状腺功能紊乱的主要方法是实验室检查即定期监测甲状腺功能。甲状腺功能的监测有着重要的临床应用价值可作为孕妇甲状腺功能紊乱产前诊断的指标之一，以提高妊娠期甲状腺功能紊乱的诊断水平，以便正确筛选、早期诊断、及时干预。

（一）妊娠合并甲亢的诊断

正常妊娠由于母体甲状腺形态和功能的变化在许多方面类似于甲亢的临床表现如心动过速、心输出量增加、甲状腺增大、皮肤温暖、多汗、畏热、食欲亢进等，在妊娠和甲亢中都较常见故使妊娠合并甲亢的诊断有一定困难。在产前检查时发现有甲亢的症状和体征时，应进一步做甲状腺功能测定以明确诊断。妊娠合并甲亢的诊断标准：①高代谢症候群；②TT_3≥3.54nmol/L，TT_4≥180.63.54nmol/L，FT_4≥12.8pmol/L；③轻度甲亢：TT_4 最高水平＜1.4 倍正常值上限者；中度甲亢：TT_4＞1.4 倍正常值上限；重度甲亢为有危象、甲亢性心脏病以及心力衰竭、肌病等。妊娠期表现出高代谢征候群和生理性甲状腺肿均与甲亢极为相似如妊娠妇女体重不随妊娠月数而相应增加、四肢近端消瘦、休息时心率在 100 次/分以上应疑为甲亢。如血清 TSH 降低，FT_3 或 FT_4 升高可诊断为甲亢。如果同时伴有浸润性突眼、弥漫性甲状腺肿、甲状腺区震颤或血管杂音、TRAb 阳性可诊断为 Graves 病。

（二）妊娠期甲亢对妊娠造成的影响

国外报道甲状腺功能亢进症在妊娠期的患病率为 0.05%～3.0%，其中约 85%为 Graves 病，10%为妊娠甲亢综合征，也称一过性甲亢，另有甲状腺高功能腺瘤，结节性甲状腺肿伴甲亢及葡萄胎等，仅占 5%。若不加干预，Graves 病可在不同孕期存在病情波动，如在孕早期因 hCG 升高而加重，孕晚期缓解，产褥期再次加重。这主要因为妊娠期母体的免疫系统变化所致，为了使带有父亲组织相容性抗原的胎儿存活，免疫系统将以 Th1 细胞介导的免疫反应降低到最低程度，避免免疫排斥反应损伤胎儿。此时 Th2 型细胞因子作用占优势，自身免疫性甲状腺疾病（AITD）可以得到缓解。当胎儿娩出后，母体免疫系统重新调整，由 Th2 介导的细胞免疫向 Th1 转化，AITD 发生反跳现象。妊娠甲亢本身和不恰当的治疗过程都会对母体和胎儿双方造成负面影响，若孕期甲亢控制不佳，可导致早产，胎儿宫内发育迟缓，低出生体重，先兆子痫，充血性心衰和胎死宫内。但若治疗过度，可致胎儿甲减。由于 TRAb 可以通过胎盘，且孕 22～26 周高滴度的 TRAb 是胎儿及新生儿甲亢的危险因素，因此对现患 Graves 病，或孕前因 Graves 病接受同位素碘治疗的孕妇，应在孕 22 周前检测甲状腺自身抗体，若 TRAb 超过正常值上限 3

倍，则胎儿甲亢发生风险明显升高，可表现为宫内发育迟缓，胎儿心动过速，胎儿甲状腺肿大，骨龄加速，羊水过多，早产和胎死宫内，需及时治疗。

另外，妊娠早期甲亢症状可被妊娠剧吐掩盖，若有甲状腺肿大和双手震颤，则提示有甲亢可能，需进一步测定甲状腺功能及自身抗体，排除 hCG 和 TBG 干扰后，结合妊娠期特异性甲状腺功能参考范围进行诊断。当 TT_4 高于妊娠特异性参考范围上限 1.5 倍，TSH＜0.01mU/L，促甲状腺激素受体抗体（TRAb）阳性时需要考虑抗甲状腺治疗。甲巯咪唑（MMI）和丙基硫氧嘧啶（PTU）是妊娠甲亢的主要药物选择。

三、低 T_4 血症

低 T_4 血症在妊娠妇女中十分常见，其定义为血清 TSH 水平正常，FT4 水平低于参考值范围的第 5 或第 10 个百分位点，此时孕妇只能提供足够的甲状腺激素维持自身代谢，而不能提供充足的甲状腺激素保证胎儿正常发育。指南发表了我国学者提出的不同试剂公司各孕期的 FT_4 的第 10 百分位切点值，常用的罗氏试剂各孕期参考值为 FT_4 14.07pmol/L、10.54pmol/L 和 9.99pmol/L，而拜耳试剂的参考值为 12.70pmol/L、11.70pmol/L 和 10.30pmol/L。据此，可在临床工作中更多地发现亚临床甲状腺功能异常。

低 T_4 血症是否会像甲减及亚临床甲减一样，对后代大脑发育产生影响？Pop 等观察了碘充足地区母体低 T_4 血症和子代的神经系统发育情况，发现若孕 12 周时 T_4 水平位于第 10 个百分位数以下，即使孕 22 周时恢复正常，也可导致 10 月龄的婴儿神经系统发育延迟。随后他们进行了为期 3 年的随访研究，发现其子代 1 岁和 2 岁时的表达及认知能力均低于孕期 FT_4 水平处于 50～90 百分位数之间的孕妇后代。为了避免出生后喂养因素的干扰，一项生后 3 周的新生儿行为能力评估显示，评分偏低的新生儿，其母多有孕 12 周时低 T_4 血症，但跟孕 24 周及 32 周时 T_4 水平并无明显相关，这亦间接证明，孕早期是胎儿神经系统发育的关键时期，保证此期的胎儿甲状腺激素供给十分重要。同样，我国学者观察到妊娠早、中期低 T_4 血症的孕妇，其子代 20～30 月龄时的智力评分和运动评分均低于正常婴儿。以上循证医学依据表明，低 T_4 血症同甲减及亚临床甲减一样，会影响后代的神经系统发育，同亚临床甲减一样，指南认为目前缺乏循证医学依据，不推荐常规 L-T_4 治疗，需要更多的大型随机对照临床研究来明确 L-T_4 治疗是否明确获益。

关于比较 TT_4 和 FT_4 测定两者优劣性的问题，一直存在争论，TT_4 在血液中有 99.97%与甲状腺结合球蛋白结合，虽会受到雌激素、白蛋白等相关因素影响，但在各种测定方法之间均有可比性，比较稳定；而 FT_4 虽能准确反映甲状腺功能，由于在循环中含量极微，这就对检测方法提出很高要求。30 余年来一直使用的放射免疫法是经标准曲线求出的推测值，并非实际测得值，而化学发光免疫分析法在准确性、精密度及试剂盒的有效期方面均由于放射免疫法。若实验室条件不完善，那么相比放射免疫法测定 FT_4 来说，妊娠期测定 TT_4 更为准确。非妊娠人群 TT_4 正常范围为 15～150nmol/L，用于妊娠期甲状腺疾病的诊断时需将参考值提高到原来的 150%，国内单忠艳教授推荐 TT_4 以 100nmol/L 为下限。

四、单纯甲状腺自身抗体阳性

习惯性流产发生于 1%～2%的夫妻，造成习惯性流产的因素多种多样，包括染色体异常、盆腔解剖异常、抗心磷脂抗体阳性、内分泌疾病如未控制的糖尿病、高泌乳素血症及甲状腺疾病等。甲状腺功能正常的甲状腺自身免疫状态患者，其自然流产率为正常人群的 2～5 倍。在我国，适碘地区育龄妇女 TPOAb 与 TgAb 的阳性率分别为 9.8%和 9.0%，妊娠早期越有 10%～20%的孕妇单纯 TPOAb 或 TgAb 阳性而甲状腺功能正常。近来学界对于单纯性甲状腺抗体阳性妊娠结局和后代影响方面的研究逐渐增多，但仍缺乏大规模干预性临床研究阐明此类问题。

英国伦敦女王玛丽大学分析了甲状腺自身抗体与早产关系的 5 个研究，涉及对象 12566 例，结果提示甲状腺自身抗体阳性组早产发生率升高 2 倍，L-T_4 治疗可以使早产的发生风险减少 69%。一项不设盲的前瞻性研究也显示，AITD 母亲子代脐带血中 NK 细胞增加 30%，表达 NK 标记的 T 细胞亚群亦增加，而炎性细胞因子如肿瘤坏死因子（TNFα）、IL-10、IL-12p70、INF 及 IL-1β 均显著下降。有学者提出，自身免疫性甲状腺疾病 AITD 导致不孕或流产增加的机制为 TSH 依赖性或 TSH 非依赖性。TSH 非依赖性即甲状腺功能正常的甲状腺自身免疫状态，导致子宫内膜的 T 细胞数量和质量变化，使 IL-4、IL-10 及 INF 水平下降，多克隆 B 细胞活性在甲状腺自身免疫状态时升高 2～3 倍，自然杀伤细胞的细胞毒性及迁徙性明显增加，使子宫对免疫应答和激素反应能力增加 40%，从而使甲状腺自身抗体对妊娠结局产生不良影响。

在 AITD 对后代发育影响方面，国内学者发现妊娠早期孕妇 TPOAb 滴度超过 300U/ml 会对后代的智力发育和运动发育产生负面影响，并且滴度越高，影响越严重。妊娠中期单纯 TPOAb 阳性亦会降低 25～30 月龄后代的智力评分和运动评分。有荷兰学者通过语言发育调查以及对家长对子女能力的评估报告来检测其后代 2.5 岁时语言和非语言认知能力。妊娠早期滴度升高与儿童外显问题、注意力不集中和多动症相关，但未见明显语言和非语言认知能力损害。一项包括 1529 名妊娠妇女的临床回顾性调查发现，妊娠晚期母体 TPOAb 滴度升高的后代中，听力缺陷的发病率明显升高。

妊娠期单纯性 TPOAb 阳性已经明确可以增加流产、早产等妊娠并发症的风险，且影响后代智力、语言、听力、运动等多方面发育，但由于缺乏干预治疗的随机对照试验，指南不推荐也不反对给予干预治疗。

综上所述，甲状腺疾病在妊娠期十分常见。在所有妊娠期甲状腺疾病中，甲状腺功能减退症和亚临床甲状腺功能异常（包括亚临床甲减、单纯甲状腺自身抗体阳性和低 T_4 血症）均可增加不良妊娠结局的发生，并且影响后代的身体发育和智力发育。妊娠早期碘营养充足对后代智力发育亦非常重要，保证孕妇充足的碘摄入是一个全球性的公众健康问题。

第六节　同型半胱氨酸与妊娠期心脏病

妊娠期心脏病可分为两大类，第一类为妊娠之前就存在的心脏病，以风湿性及先天性心脏病居多，高血压性心脏病、二尖瓣脱垂和肥厚型心脏病则较少见；第二类是妊娠诱发的心脏病，如妊娠期高血压疾病心脏病、围生期心脏病。风湿性心脏病是甲组乙型溶血性链球菌感染引起的心脏瓣膜病变，以致心脏正常功能受到损害，通常累及二尖瓣，占所有风湿性心脏病的 2/3～3/4。先天性心脏病（CHD）是由于胎儿的心脏在母体内发育有缺陷或部分发育停滞所造成的畸形，包括二尖瓣狭窄、房间隔缺损、马方综合征、室间隔缺损、主动脉缩窄、动脉导管未闭、肺动脉及三尖瓣下移畸形、法洛四联征、艾森曼格综合征等。其中房间隔缺损、室间隔缺损、动脉导管未闭较常见，统称左向右分流型先天性心脏病。先天性心脏病还有右向左分流型先天性心脏病和无分流型先天性心脏病。围产期心肌病（PPCM）是指原无器质性心脏病的妇女在妊娠最后 3 个月或产后 5 个月内发生以累及心肌为主的一种心脏病，临床表现为不明原因的心力衰竭。治疗效果及预后与早期诊断密切相关。围产期心脏病发病原因尚不清楚，有研究认为可能与多种因素相关，如免疫因素、病毒感染、妊高征、营养失调、多胎妊娠及多产等。有学者认为该病与特异性器官免疫相关，并以小鼠作为模型进行研究，最终结果显示围产期心肌病是与妊娠相关的自体免疫疾病。它不像其他类型的自体免疫疾病具有年幼发病、慢性、全身性的特点，而是急性发病，并且作用于特定器官。可能是由于胎儿造血器官对母体循环系统的显著影响，导致了母体免疫系统功能的紊乱从而发展成为围产期心脏病（PPCM）。尽管具体的发病机制还有待进一步研究，但对该病的病因研究提供了很好的方向。

妊娠合并心脏病的种类较多，病因各不相同。心律失常的发生率也很高，它可以由于孕妇自身存在某些器质性疾病引起，也可以由功能性病变引起，临床上无其他诱因的持续性心律失常较为少见。妊娠合并心脏病（pregnancy with heart disease）是产科严重的合并症，是中国孕产妇死亡的第 3 位原因，占非直接产科死因中的第一位。由于妊娠子宫增大，血容量增多，加重了心脏的负担，分娩时全身骨骼肌及子宫收缩使大量血液涌向心脏，产后循环血量增多，均易使心脏在有病变的情况下发生心力衰竭。同时，由于长期慢性缺氧，致胎儿宫内发育不良和胎儿窘迫。临床上以妊娠合并风湿性心脏病多见，尚有围产期心肌病，贫血性心脏病，先天性心脏病，妊高征心脏病等。妊娠合并心脏病是严重的妊娠合并症，是孕产妇死亡的四大原因之一，在我国孕产妇死因顺位中占第二位，为非直接产科因素死亡原因的首位。此病应引起足够重视。

一、妊娠期心脏病的流行病学

不同年代妊娠合并心脏病的发病率不同。1957 年北京大学第一医院（北大医院）报道妊娠合并心脏病发病率为 2.4%。上海妊娠合并心脏病研究协作组报道 1953～1977 年发病率为 1.1%，之后呈一定下降趋势，1975～1984 年发病率为 1.0%，1981～1995 年 15 年妊娠合并心脏病发病率为 0.8%。北大医院 1973～1982 年发病率为 1.2%，1983～2002 年发病率为 0.7%～0.9%。在 2001 年，据统计，国内大约有 0.4%～0.8%的孕妇合并有心脏疾病，妊娠合并心脏病病人的病死率为 0.26%～7.0%。2003 年，加拿大随访调查了 562 名孕妇，并进行了追踪随访 6 个月，显示该病的母儿死亡率在 3%左右。由此可见妊娠合并心脏病是孕产妇、围产儿死亡的主要原因之一。妊娠合并风湿性心脏病（风心病）与合并先心病之比从 24∶1 逐步下降到 20 世纪 80 年代的 1∶1，到 90 年代后的（1∶2）～（1∶2.8）。上海医科大学妇产科医院 1959～1977 年收治妊娠合并风湿性心脏病患者排第 1 位，占 70.3%，妊娠合并先天性心脏病排第 2 位，占 18.1%。1975～1979 年上海妊娠合并心脏病研究协作组报道妊娠合并风湿性心脏病仍占第 1 位（49.3%），先天性心脏病为第 2 位（30.43%），而 1980～1984 年先心病跃居第 1 位（36.2%），风心病退居第 2 位，占 29.6%。中国台湾 1993 年为 1.5∶1。在某些发展中国家，如印度等报道风心病发病仍占第一位，占 40%～50%。2003 年巴西报道 1000 名妊娠合并心脏病病人中风心病发病占第一位，为 55.7%，先心病占第二位，为 19.1%。心肌炎和心律失常越来越引起人们的重视，甚至有学者报道其发病率已升到妊娠合并心脏病的首位，心律失常中以室性早搏、房性早搏为主。

外文资料显示，发展中国家妊娠合并心脏病的发病率在 0.9%～3.7%之间，以风湿性心脏病排第一位，先天性心脏病排第二位。近年来，国内报道妊娠合并心脏病的发病率有所降低，约为 0.9%左右。并且目前我国妊娠合并心脏病的各发病种类的比例较前有所变化。先天性心脏病的比例有大幅增加，风湿性心脏病的比例则在下降。北京大学第一医院对 1973～2002 年间的妊娠合并心脏病的孕妇进行发病率种类分布的研究表明，风湿性心脏病与先天性心脏病之比在前后 3 个 10 年组中分别为 4∶1、1∶2、1∶2.24。而上海的研究显示，近年来两者比例为 1∶2.81，两者比较接近。目前两者的比例为 1∶2.85，基本符合以上研究结果。分析产生这一变化的原因可能与先天性心脏病的研究发展十分迅速，心脏修补手术方法不断提高，让先心病的患者存活率增高，并能负荷妊娠及分娩有关。分析剖宫产率升高的原因，主要因为剖宫产手术技术的改进，有效抗生素的广泛普及，术后护理技术的不断成熟，使得通过剖宫产终止妊娠方式比正常分娩更加安全。妊娠合并心脏病是严重的妊娠合并症，是孕产妇死亡的四大原因之一。1994 年报道的全国的孕产妇死亡原因前五位分别为：产科出血、妊高征、产褥感染、羊水栓塞及产科其他疾病。全国孕产妇死亡监测协作组报道 1989～1995 年孕产妇主要死亡原因中，妊娠合并心脏病占第 3 位，在间接产科死因中排第 1 位，占全部死因的 8.3%。甘肃省 2005 年孕产妇死亡评审情况报告死因顺位为产科出血、羊水栓塞、妊高征、产褥感染、妊娠合并心脏病。山东省 2005 年统计的孕产妇死亡率为 22.13/10 万，2006 年为 21.06/10 万，死因排列顺序为产科出血、妊娠期高血压疾病、肺栓塞、妊娠合并心脏病。随着医学研究的进展，目前产科出血仍为孕产妇死因第一位，但其比例已经有所下降，妊娠合并心脏病导致死亡的占绝大多数。

此外，其他类型的心脏病，如子痫性心脏病等，也因其较大的危险性引起了人们的重视。占同期孕、产妇死亡的 12.4%。北大医院妊娠合并心脏病孕产妇病死率 1957 年报道为 3.3%，1973～1982 年为 1.2%（3/254），1983～2002 年为 0.6%～0.8%。巴西报道为 2.7%孕产妇死亡的主要病种由风湿性心脏病转换为先天性心脏病，死亡原因主要是由继发性肺动脉高压引起。继发性肺动脉高压是指除原发性肺动脉高压外，所有其他类型的而且有原因可寻的肺动脉高压严重威胁母儿安全，一直以来国内外公认该病的母儿预后效果均较差，国内有统计资料显示妊娠合并原发性肺动脉高压病死率为 30%，合并继发性肺动脉高压病死率为 56%。其中以妊娠合并艾森曼格综合征预后最差。艾森曼格综合征属妊娠禁忌证，孕产妇病死率高达 36.0%～52.0%。根据多家机构分析结果，近 50 年来妊娠合并艾森曼格综合征所导致的孕产妇病死率无明显下降。按病因分析，合并室间隔缺损引起右向左分流最为严重，孕产妇病死率最高，达 60.0%，合并房间隔缺损为 44.0%，动脉导管未闭为 41.7%。肺循环血容量减少，重要器官严重缺氧，栓塞性疾病，妊娠合并高血压疾病等共同导致了高病死率。故对此类心脏病应争取早期诊断、早期治疗。但是随着现代产科和内科合作及产前监护的加强，也有一部分患者可以安全度过妊娠期且结局良好。

（一）风湿性心脏病的流行病学

妊娠合并风湿性心脏病中，二尖瓣病变占 90.0%～100.0%，其次为主动脉病变，先天性心脏病（先心病）中以房间隔缺损和室间隔缺损为多见。近年来，由于广泛使用对链球菌敏感的抗生素，预防风湿热的工作更加完善与普及，以及生活和营养水平的提高，风湿热的病情严重程度及患病率下降明显，妊娠合并风湿性心脏病发病率随之减少。虽然目前风湿性心脏病的发病率正在减少，但仍然在总体比例中占有较大比例，需要进一步引起重视。

（二）先天性心脏病的流行病学

目前，由于疾病治疗技术水平的提高，越来越多的先天性心脏病患者能够存活到生育年龄，妊娠合并心脏病患者有上升趋势。由于心脏外科手术的发展和先天性心脏病诊断技术水平的进步，使先天性心脏病患者得以生存并能够承受妊娠的负担，从而导致妊娠合并先天性心脏病发生率呈逐年上升趋势。美国报道先天性心脏病发病率呈上升趋势，出生婴儿先心病发病率从 1981 年的 28.0/万增长到 1988 年的 43.0/万，而 1995 年和 1997 年分别为 62.0/万和 90.0/万。患有先心病的孕妇其胎儿先心病的发病率比正常孕妇高 3～6 倍，子代再现率为 2.0%，而孕前行心脏矫治术，其子代发生先心病概率可以减少 50.0%。

（三）围生期心脏病的流行病学

19 世纪末，学者们发现既往身体健康的妊娠妇女产后不明原因的心力衰竭陆续出现，发病时间通常局限在妊娠最后 3 个月或产后 6 个月内，这种特殊类型的心脏病被称为围产期心脏病。此病虽不常见，但对母婴安全有直接影响。在美国，其发病率约占孕产妇的 2.5/万～3.3/万，而非洲的北尼日利亚可高达 0.3%～1.0%。近年来，随着心血管诊疗技术的进展及对本病认识的提高，其发病率有上升趋势。超声检查能准确判断心功能受损、心脏扩大情况及治疗效果。近几年来随着对 PPCM 的认识增加，发病率也有所增加。因为发现此类患者存在选择性对抗心肌蛋白组织的高效价自身抗体、肿瘤坏死因子、白细胞介素-6 等细胞因子水平增加，这些都提示了免疫系统功能的紊乱和细胞炎性因子很有可能为致病原因，有学者认为该病与特异性器官免疫相关，并以小鼠作为模型进行研究，最终结果显示 PPCM 是与妊娠相关的自体免疫疾病。可能是由于胎儿造血器官发源对母体循环系统的显著影响，导致了母体免疫系统功能的紊乱从而发展成为 PPCM。关于病因的学说还有心肌感染学说，心肌凋亡学说和心肌炎学说等。尽管具体的发病机制还有待进一步研究，但给该病的病因研究提供了很好的方向。围产期心脏病的发病率还不能确定，在某些地方它还是一种罕见疾病，不同文献报道的发病率有着很大的差异，在 1：3000 到 1：15000 之间。每年在美国大约有 1000～1300 个孕妇患有该病。它的高危因素可能有年龄（＞30 岁），经产妇，种族，多胎妊娠，糖尿病，先兆子痫和慢性高血压等。围产期心脏病的比例有所增加。研究显示，经产妇、高龄的发病率较高，早期诊断、及时治疗对改善症状及预后非常重要。根据北京大学第一医院的调查表明，该院自1993～2002 年间共发现围产期心脏病 3 例，占 2.4%，而其他医院近 4 年的调查结果显示围产期心脏病的发病比例达 10.47%，远高于前一调查结果。可能是因为围产期心脏病的患者不仅在心电图上可单纯表现为窦性心动过速，并且在症状上也易与风湿性心瓣膜病，扩张性心肌病等混淆，以往由于对该病的认识缺乏以及缺少特异性的诊断手段，致使围产期心脏病误诊率较高。目前对围产期心脏病的研究进展有较快的提高，影像学检查技术也进一步提升，尤其是心脏彩超的普及使围产期心脏病的误诊率得以下降，围产期心脏病的病人检出率有大幅度提升。并且由于围产期心脏病有较为严重的病情，对治疗监护要求均较高，下级医院往往不能手术终止妊娠的孕妇中，心功能在Ⅰ～Ⅱ级的占 71.02%。

二、妊娠期心脏病的病因

1. 原先存在的心脏病　以风湿性及先天性心脏病居多，高血压性心脏病、二尖瓣脱垂和肥厚型心脏病少见；先天性心脏病分为无发绀型和发绀型，无发绀型又可分为无分流型先心病（如肺动脉口狭窄、主动脉狭窄、马方综合征）和左向右分流型先心病（如房间隔缺损、室间隔缺损、动脉导管未闭）；发绀型先心病（右向左分流型先心病）如法洛四联征、完全大动脉转位及艾森曼格综合征，孕产妇死亡率高达 27%～70%。

2. 由妊娠诱发的心脏病　如妊高征心脏病、围生期心脏病。风湿性心脏病是由甲组乙型溶血性链球菌感染引起的，在心脏瓣膜上发生的病变，使心脏正常功能受到破坏。WHO 资料表明，因为在发达国家比较少见，该病已不作为防治疾病。风湿性心脏病患者的降低与社会经济的发展、环境中致病菌株减少、人民生活居住条件改善、及时有效的治疗和抗生素的便捷利用有很大的关系。围产期心脏病是一种原因不明疾病，考虑为与免疫因素或病毒感染有关的严重妊娠并发症。

对于妊娠合并心脏病患者，血流动力学的巨大改变很容易使血液循环系统不能负荷，从而诱发或加重原有的心脏功能及器质方面的病变，还有可能导致心衰，猝死等严重并发症，威胁胎儿和孕妇的生命安全，引起严重后果。

三、妊娠期心脏病发病机制

正常妊娠孕妇血浆中同型半胱氨酸（Hcy）水平较孕前低，于妊娠早期开始下降，在孕 20～32 周时降至孕前的 50%～60%，然后保持稳定水平至分娩过程。妊娠妇女主要发生以下变化：

（1）孕妇的总血容量从第 8 周时开始增加，孕中期增长速度最快，到孕 32 周时达高峰，比非孕期水平增长了 40%～50%。此后增长速度减慢，到分娩时血容量共增长了 45%～50%。这一增长主要包括红细胞及血浆的增加。血浆增多比红细胞增多提前出现，增长幅度更大，因此孕妇的红细胞比容和血红蛋白浓度呈下降趋势，出现特有的妊娠期生理性贫血。白细胞在孕期从 7～8 周开始增多，至妊娠 30 周达最高状态，以中性粒细胞增多为主。凝血因子多数是增加的，以Ⅶ、Ⅷ、Ⅹ为主，仅凝血因子Ⅺ、Ⅻ下降，使血液处于高凝状态，而纤维蛋白溶酶原增加，球蛋白溶解时间延长，表明妊娠期间纤溶活性降低。

（2）心率最早在孕 6 周开始增快，在孕 10～26 周时心率的增长速度最快，分娩前比非孕期平均增快 10～15 次/分。

（3）每搏血量大概在孕 28 周开始显著增长，到孕末期可比非孕期增加 24%。

（4）心输出量的显著增长大约从孕 21 周开始，峰值出现在孕 28～32 周，比非孕期高出 46%～51%。

（5）外周血管阻力在整个妊娠期间不断降低，24～28 周时降幅最明显，比非孕时的水平下降 40%～50%。

（6）平均动脉血压在孕 6 周时出现下降趋势，到孕 28～31 周降至最低点，此后逐渐回升，分娩前可升至孕前水平。

正常妊娠过程中 Hcy 水平的降低有利于维持母体冠状动脉的弹性和血管内皮细胞的完整性，提高母体血管对妊娠的适应调节能力。一般空腹血浆 Hcy 浓度范围为 5～15μmol/L，高于 15μmol/L 为高同型半胱氨酸血症。由环境和遗传因素造成的 Hcy 代谢异常，是形成 HHcy 的主要原因。近年来研究发现 HHcy 是多种疾病的危险因子，特别是动脉粥样硬化、糖尿病、静脉血栓形成、出生缺陷（birth defects，BD）、妊娠期高血压疾病等。

Hcy 有三条代谢途经：

1. 甲基化途径 Hcy 被重新甲基化形成蛋氨酸，这一过程在任何组织中都可以发生。而在肝脏中无需维生素 B_1 参与，在甜菜碱同型半胱氨酸甲基化转移酶催化下有另一条再甲基化途径。

2. 转硫化途径 此过程需维生素 B_6 参与。

3. 直接释放到细胞外液 其血浆浓度是反映 Hcy 代谢和生成的指标。

由上可知，在正常的代谢循环通路中，Hcy 的生成和降解保持着严格的动态平衡状态。如果任何原因造成了 Hcy 代谢通路的障碍，就有可能引起 Hcy 在体内蓄积，被分泌出细胞，从而导致 HHcy 的发生。HHcy 使 S-腺苷甲硫氨酸向 Hcy 的转换受阻，造成蛋氨酸代谢障碍，致使体内甲基生成量下降，引起细胞内的低甲基化。Hcy 生成后进入不同的代谢途径，主要是再甲基化途径和转硫基途径。Hcy 与心脑血管疾病之间的关系已经得到充分证实。

（一）风湿性心脏病的发病机制

风湿性心脏病的发病机制是机体经乙型溶血性链球菌感染后，乙型溶血性链球菌作为抗原进入人体，机体产生抗体；同时，在感染的作用下自身心肌及结缔组织亦具有抗原性，形成自身抗体。当机体再次受到链球菌感染时，在该菌抗原及组织抗原持续存在的情况下，抗原与抗体结合形成免疫复合物，并随血液循环到达心脏、关节等处，并沉积于此处组织内。在沉淀的部位，补体被固定，并激活、吸引白细胞集聚，粒细胞的溶酶体分泌水解酶，破坏组织，从而造成组织炎症损害，发生心肌炎及心瓣膜炎。

至于链球菌感染后，只有极少数人发生风湿热和风湿性心脏病的原因还不清楚。可能与以下因素有关：

（1）机体对乙型溶血性链球菌产生的抗体种类不同。

（2）抗体的活性有差异。

（3）形成的免疫复合物不是可溶性的，一般需要抗原量多于抗体量时，才易引起变态反应。

（4）只有当机体免疫系统丧失区别“非己”和“自己”物质的自我识别功能时，才能产生自身组织的免疫反应。

（5）在正常情况下，机体对自身组织不发生免疫反应，但在感染、外伤、电离辐射、药物等影响下，自身组织的成分发生改变，成为自身抗原，并激活免疫系统发生免疫反应。

（6）不同 HLA 型人体的淋巴细胞，对同一链球菌抗原有不同的免疫反应，故遗传因素可能与其发病有关。据调查，在有风湿病患者的家庭中，其子女风湿病的患病率为 10%，而非风湿病患者家庭中为 3.2%；单合子双生中，其风湿病的患病率高于双合子的双生中。

Hcy 通过产生超氧化物及过氧化物，损伤血管内皮细胞，改变凝血因子功能，增加血栓形成倾向。Hcy 的活化形式可促使血小板聚集，并可与载脂蛋白 B 形成致密的复合物，易于被血管壁巨噬细胞吞噬，引起血管壁脂质堆积。由此可认为 Hcy 是引起动脉粥样硬化最终导致风湿性心脏病等心脏病的罪魁祸首。

（二）先天性心脏病的发病机制

1. 胎儿发育的环境因素

（1）感染：妊娠前 3 个月患病毒或细菌感染，尤其是风疹病毒，其次是柯萨奇病毒，其出生的婴儿先心病的发病率较高。

（2）其他：如羊膜的病变，胎儿受压，妊娠早期先兆流产，母体营养不良、糖尿病、苯酮尿、高血钙，放射线和细胞毒性药物在妊娠早期的应用，母亲年龄过大等均有使胎儿发生先心病的可能。

2. 遗传因素　先心病具有一定程度的家族发病趋势，可能因父母生殖细胞、染色体畸变所引起的。遗传学研究认为，多数的先心病是由多个基因与环境因素相互作用所形成。

3. 同型半胱氨酸引起先天性心脏病的机制　近年来研究发现，高同型半胱氨酸血症是诱发子代发生出生缺陷的一个独立的危险因素，母亲 Hcy 水平增加与子女 CHD 发生有关。并认为 Hcy 代谢异常在 CHD 的发病机制中起着重要的作用。HHcy 不但会造成心血管的畸变，对已存在 CHD 的患儿可能会引起持续的心血管损害。虽然国内国外学者作了大量的研究，但是对 Hcy 确切致病机制尚不十分了解，它可能是一种细胞毒素和基因毒素。高同型半胱氨酸由于可产生过量的氧自由基、多胺等有害物质，产生低甲基化，具有细胞毒性和 DNA 损伤及裂解作用，可以抑制一些 DNA 修复基因和促进一些凋亡基因的表达，这些都可导致和促进高同型半胱氨酸的细胞毒性和 DNA 损伤作用。进一步阐明高同型半胱氨酸血症的 DNA 损伤机制，对于研究 Hcy 的致畸变作用和一些遗传病的发生可能具有重要意义。目前认为 Hcy 主要通过以下几个化学机制致病：

（1）自氧化产生活性氧。Hcy 在自氧化的过程中能产生大量的活性氧，从而引起血液中脂蛋白和细胞膜脂质的过氧化损伤，并进一步引起内皮功能的障碍。

（2）在腺苷的参与下形成S-腺苷同型半胱氨酸，一种甲基转移酶抑制剂，导致细胞内的低甲基化。

（3）与一氧化氮结合形成亚硝酰物。

（4）参与蛋白质的合成。

Rosenquist等首次报道Hcy能诱发9天龄的鸡胚发生心脏缺陷（主要为室间隔缺损）和神经管畸形，存活胚胎室间隔缺损发生率为23%，神经管畸形发生率为11%。李勇等用Hcy鸡胚卵黄微量注射后发现Hcy可诱发鸡胚心脏畸形和神经管发育畸形，主要表现为心包积液、心外露、异位心脏、心脏过小，中后脑膨出、脑裂、小头和脊柱裂等。吴俊等通过对大鼠妊娠第8、9、10天这3天进行尾静脉注射Hcy，显示Hcy对大鼠胚胎心脏有明显致畸作用，主要为心脏偏位、心脏过小、室间隔缺损、心房缺失等，认为Hcy对心脏发育是一种新的毒性因子。细胞凋亡是多细胞生物在发育过程中，一种由基因控制的主动的细胞生理性自杀行为。细胞凋亡是胚胎发育中的一个正常生命过程，如果凋亡减少或增多，都可导致畸形发生。在胚胎时期，细胞凋亡是保证个体正常发育所必需的行为，一旦细胞凋亡规律失常，个体发育也将异常甚至导致死亡。在心脏的胚胎发育过程中由细胞凋亡来修整房间隔及室间隔的厚度，而胚胎时期房间隔及室间隔缺损就是由于间隔膜细胞凋亡过多所致。心脏发育是一个复杂而精密的过程，心脏发育的关键时期，增殖与凋亡起重要的作用。凋亡过多或增殖过少都可直接或间接导致病理学后果如CHD或心肌发育不良等。

高浓度Hcy本身具有毒性作用，其可能的机制：Hcy诱导氧化应激反应，使体内氧化与抗氧化作用失调，倾向于氧化。产生大量氧化中间产物如超氧阴离子、过氧化氢、氢基等，这些物质与脂质、蛋白质、DNA结合产生过氧化反应，破坏细胞与组织结构与功能，这可能是Hcy对胚胎的毒性作用机制之一。胚胎发育若过多地发生氧化应激反应，能通过损伤线粒体及核DNA，使基因表达产物结构与浓度发生改变而使胚胎致畸。Hcy 损伤血小板一氧化氮/一氧化氮合酶系统，使一氧化氮生成减少，而一氧化氮在控制胎儿-胎盘血流变化，确保充足的胎盘血流量、胎儿的营养及氧的供应时发挥着重要的作用。Hcy促进血小板的黏附与聚集，激活凝血因子，减少对Ⅴa、Ⅷa和凝血酶的灭活，使血液处于高凝状态，促进血栓形成。从而降低子宫胎盘血供，使胎儿生长受限。从以上可见降低血Hcy浓度是胚胎正常发育的重要条件。Hcy可激活细胞凋亡、损伤基因的表达，进而引起DNA损伤及细胞凋亡，导致心肌细胞损伤，还可导致心肌组织损伤和心肌肥大，是先天性心脏病的独立危险因素之一。

（三）围生期心脏病的发病机制

1. 病毒感染有关的心肌炎症 尤其是与柯萨奇B族病毒感染引起的心肌炎关系密切。围产期心脏病妇女妊娠与分娩使心脏负荷加重，且对病毒易感性增强，病毒性心肌炎对心肌损伤较明显。但也有学者观察到围产期心脏病患者心肌中心肌炎的发病率较低，也没有发现导致围产期心脏病的特定病毒感染。故病毒及心肌炎与围产期心脏病发病率的关系还需要进一步研究。

2. 自身免疫因素 围产期心脏病的发生可能与机体自身免疫因素有关。有的学者观察到围产期心脏病患者的辅助T淋巴细胞（T_4）与诱导T淋巴细胞（T_8）的比值增高，同时在妊娠后3个月胎儿的抑制细胞作用有复燃现象，并且持续到产后2～6个月，正是本病的发病时间，用免疫抑制剂治疗本病获得较好疗效，但也有学者以健康哺乳母亲做对照，用放免法测定两组血清的免疫球蛋白、免疫复合物及抗心肌抗体的浓度，两组间结果无显著差异，故认为围产期心脏病的发病与液体免疫异常的关系不大。

3. 硒缺乏 低硒与部分扩张型心肌病的发生有关，低硒抑制抗体的形成，增加对感染源的易感性。硒缺乏在一定程度上可能与围产期心脏病的发生有关，但其确切机制尚待进一步研究。

4. 营养缺乏　围产期心脏病患者绝大多数见于常有偏食倾向的人及农民，所以认为与营养缺乏有关。

5. Hcy 可能引起围生期心脏病的机制　实验发现当给予孕鼠 Hcy 的量为 100mg/（kg · d）时，仔鼠心肌组织中细胞皱缩但膜结构完整，染色质密度增高并凝聚于核膜周边，核体积缩小、畸变、核仁裂解，出现部分线粒体肿胀，部分线粒体嵴断裂，肌小节结构不清。在 200mg/（kg · d）组细胞核改变更明显，线粒体高度肿胀，呈大空泡改变，这种空泡线粒体多聚集成群，其余细胞器看不清，这说明心肌细胞新陈代谢逐渐降低，细胞增殖减少，凋亡增加。实验组线粒体明显肿胀，使细胞能量代谢出现障碍，从而可诱发细胞凋亡。实验组内质网结构不清，表明 HHcy 使内质网功能受损，进而使许多蛋白质不能正确折叠和修饰，不能顺利地从内质网转运至高尔基体，可通过信号传导途径加剧细胞凋亡。透射电镜下细胞核的改变具有细胞凋亡的特征，因此我们认为 HHcy 可诱导心肌细胞发生凋亡。高浓度的 Hcy 可能使本应增殖的心脏细胞发生凋亡，导致心脏结构的发育异常，这可能是 Hcy 对心脏发育的致畸机制，从而诱发围生期心脏病。

四、妊娠期心脏病及妊娠合并心脏病的临床表现

（一）妊娠期心脏病的临床表现

1. 心力衰竭心脏病　患者若原来心功能已受损或勉强代偿，可因妊娠而进一步使心功能代偿不全。风湿性心脏病孕妇心功能不全表现为：

（1）肺充血：多见于二尖瓣病变，患者气急、劳累后加剧，两肺基底部有细湿啰音。X 线检查示间质水肿。

（2）急性肺水肿：多见于重度二尖瓣狭窄。由于高血容量使肺动脉压增高所致。患者突然气急，不能平卧，咳嗽，咯泡沫样痰或血，两肺散在哮鸣音或湿啰音。

（3）右心衰竭：常见于年龄较大、心脏扩大较显著、有心房颤动者，平时即有劳动力减退，或曾有心衰史。在先心病孕妇中，动脉导管未闭、房间隔缺损、室间隔缺损等伴有肺动脉高压者，常导致右心衰竭、肺动脉瓣狭窄和法洛四联征。由于右心室压力负荷过重，也多表现为右心衰竭。主动脉瓣狭窄则可因左心室压力负荷过重而表现左心衰竭。

2. 感染性心内膜炎　无论风心病或先心病，均可因菌血症而并发感染性心内膜炎。如不及时控制，可促发心力衰竭而致死。

3. 缺氧及发绀　发绀型先心病患者，平时就有缺氧及发绀，妊娠期外周阻力低，发绀加重。非发绀型、左至右分流的先心病孕妇，若因失血等原因而血压下降，可致暂时性逆向分流，即右至左分流，从而引起发绀及缺氧。

4. 栓塞　妊娠期间，血液处于高凝状态，加上心脏病伴有的静脉压增高及静脉血液淤滞，易于并发栓塞症。血栓可能来自盆腔，引起肺栓塞，使肺循环压力增高，从而激发肺水肿，或使左至右分流逆转为右至左分流。若为左右心腔交通的先心病，则血栓可能通过缺损而造成周围动脉栓塞。

（二）妊娠合并心脏病的临床表现

1. 症状　自觉胸闷、胸痛、心悸，出现劳动或活动后呼吸困难，严重的可能经常性夜间端坐呼吸，咯血。

2. 体征 可有持续性颈静脉怒张、杵状指、发绀等。心前区闻及 2 级以上舒张期杂音或粗糙的 3 级以上收缩期杂音，或舒张期奔马律、闻及心包摩擦音等。

五、妊娠期心脏病的诊断标准

妊娠合并心脏病的诊断

目前评价心功能主要采用了纽约心脏协会（NHYA）1994 年开始的 2 种分级方案。临床上大多采用第一种方法，但必要时可采用两种方法共同评价。早期诊断对于改善妊娠合并心脏病的预后有着至关重要的作用。第一种是根据患者主观感受，根据患者对一般体力活动的耐受情况进行分级，共 4 个等级，见表 5-3。

表 5-3 纽约心脏协会（NYHA）心功能分级

级别	症状
Ⅰ级	体力活动不受限，日常活动不引起过度的乏力、呼吸困难或心悸。即心功能代偿期
Ⅱ级	体力活动轻度受限。休息时无症状，日常活动即可引起乏力、心悸、呼吸困难或心绞痛，亦称Ⅰ度或轻度心衰
Ⅲ级	体力活动明显受限，休息时无症状，轻于日常的活动即可引起上述症状。亦称Ⅱ度或中度心衰
Ⅳ级	不能从事任何体力活动，休息时亦有充血性心衰或心绞痛症状，任何体力活动后加重。亦称Ⅲ度或重度心衰

1. Ⅰ级 一般体力活动不受限，日常普通活动不引起乏力、心悸或呼吸困难。

2. Ⅱ级 一般体力活动轻度受限，静息时无症状，日常普通活动可引起乏力、心悸及呼吸困难。

3. Ⅲ级 一般体力活动明显受限，静息时无症状，轻微活动可引起乏力、心悸及呼吸困难。

4. Ⅳ级 一般体力严重受限制，不能进行任何体力活动，静息时即可有心悸、呼吸困难等心功能不全的症。任何体力活动均可引起上述症状加重。

第二种是根据检查手段，如心脏负荷试验、心电图、心脏超声、X 线等来评估心脏病严重程度，也分为 4 个等级。

1. A 级 无心血管疾病的客观证据。

2. B 级 客观检查表明属于轻度心血管病患者。

3. C 级 客观检查表明属于中度心血管病患者。

4. D 级 客观检查表明属于重度心血管病患者。

妊娠期由于血流动力学的改变，可使孕妇心脏负荷加重，出现酷似心脏病的体征和症状，妊娠也可使妊娠前无症状的心脏病患者的病情加重。传统的观念认为：心功能不全有器官淤血症状，统称为充血性心力衰竭（心衰）。新概念则认为：心功能不全可分为无症状和有症状两个阶段。前者有心功能障碍的客观依据如左室射血分数降低，但无典型充血性心衰症状，而后者既有心功能障碍的客观证据，又有心衰症状。以上观点混淆了医师对妊娠期心脏病的诊断，增加了妊娠合并心脏病的诊断难度。因此，对疑有妊娠合并心脏病患者应重视以下方面检查。

1. 心电图 包括体表心电图、动态心电图（又称 Holter 心电图）。

2. X 线检查 胸部 X 线检查。

3. 超声心动图 该项技术对心脏疾病诊断的准确性高，重复性强，且属于非侵入性诊断技术，为临床提供具有重要价值的参考资料。例如 M 型超声，可测量心脏各房、室及大血管内径，瓣膜的活动度及搏动幅度；二维超声可实时显示心脏结构的空间关系及运动；多普勒超声可定点测定血流：彩超可直接测量多处异常血流。通过以上检查可评估房室大小、室壁厚度、心脏收缩及舒张功能，同时可诊断各类心肌及瓣膜病变及先心病等。

4. 介入性超声心动图　右心导管检查可诊断先心病、二尖瓣及肺动脉瓣病变；漂浮导管可了解心排出量并监测与评估心功能。

5. 实验室检查　病毒抗原抗体、肌钙蛋白、心肌酶谱的测定，在心肌炎的急性期心肌酶谱增加。

6. 心功能测定　运动试验即测定“体力负荷”能力，可对患者心脏功能进行评估。以上各项监测。

目前心脏超声检查已经基本普及，2006 年开始，妊娠合并心脏病患者心脏超声检查率高达 90%以上。因为心电图具有快捷，无创伤，方便等优点，已经作为孕期必须检测项目，但由于心电图本身特异性较差，并存在一定的假阴性率和假阳性率，单纯采用心电图检查可能会漏诊或误诊，为了弥补心电图的不足，常利用心电图作为辅助筛选手段，对于心电图无明显异常表现，心功能分级良好的患者可暂不行超声心动图检查，但对于心电图有明显异常或者心电图无明显异常但出现临床症状者，则需进一步行超声心动图检查。

六、妊娠期心脏病的治疗与预防

（一）妊娠期心脏病的治疗

1. 终止妊娠的指征　原有心脏病的妇女能否耐受妊娠，取决于多方面的因素，如心脏病的种类、病变程度、心功能状况、有无并发症等。在评估心脏病孕妇耐受妊娠的能力时，既需慎重考虑妊娠可能加重心脏负担而危及生命，也要避免过多顾虑，致使能胜任者丧失生育机会。凡有下列情况者，一般不适宜妊娠，应及早终止。

（1）心脏病变较重，心功能Ⅲ级以上，或曾有心衰史。

（2）风心病伴有肺动脉高压、慢性心房颤动、高度房室传导阻滞，或近期并发细菌性心内膜炎。

（3）先心病有明显发绀或肺动脉高压。

（4）合并其他较严重的疾病，如肾炎、重度高血压、肺结核等。但如妊娠已超过 3 个月，一般不考虑终止妊娠，因对有病心脏来说，此时终止妊娠其危险性不亚于继续妊娠。如已发生心力衰竭，则仍以适时终止妊娠为宜。

2. 继续妊娠的监护　心力衰竭是心脏病孕妇的致命伤。因此，加强孕期监护的目的在于预防心力衰竭，而具体措施可概括为减轻心脏负担与提高心脏代偿功能两项。

（1）减轻心脏负担应注意以下几方面：①限制体力活动，增加休息时间，每日至少保证睡眠 10～12 小时。尽量取左侧卧位，以增加心搏出量及保持回心血量的稳定。②保持精神愉悦，避免情绪激动。③高蛋白、低脂、多维生素饮食，限制钠盐摄入，每日食盐 3～5 克，以防水肿。合理营养，控制体重的增加速度，每周不超过 0.5 千克，整个孕期不超过 10 千克。④消除损害心功能的各种因素，如贫血、低蛋白血症、维生素（尤其是维生素 B_1）缺乏、感染、妊娠高血压综合征。⑤如需输血，多次小量（150～200ml）；如需补液，限制在 500～1000ml/d，滴速＜10～15 滴/分。

（2）提高心脏代偿功能包括以下几方面

1）心血管手术。病情较重、心功能Ⅲ～Ⅳ级、手术不复杂、麻醉要求不高者可在妊娠 3～4 个月时进行。紧急的二尖瓣分离术（单纯二尖瓣狭窄引起急性肺水肿）可在产前施行。未闭动脉导管患病期间发生心力衰竭，或有动脉导管感染时，有手术指征。

2）洋地黄化心脏病孕妇若无心力衰竭的症状和体征，一般不需洋地黄治疗，因为此时应用洋地黄不起作用。况且孕期应用洋地黄不能保证产时不发生心力衰竭，一旦发生反应而造成当时加用药物困难。再者，迅速洋地黄化可在几分钟内发挥效应，如密切观察病情变化，不难及时控制早期心力衰竭。因此，通常仅在出现心力衰竭先兆或早期心力衰竭、心功能Ⅲ级者妊娠 28～32 周时（即孕期血流动力学负荷高峰之前）应用洋地黄。由于孕妇对洋地黄的耐受性较差，易于中毒，故宜选用快速制剂，如去乙酰毛花苷（西地兰）或毒毛花苷 K 毒（毒毛旋花子甙 K）。维持治疗则选用排泄较快的地高辛，一般用至产后 4～6 周血循环恢复正常为止。

此外，心功能Ⅰ级、Ⅱ级的孕妇应增加产前检查次数，20 周以前至少每 2 周由心内科、产科医师检查一次，以后每周一次，必要时进行家庭随访。除观察产科情况外，主要了解心脏代偿功能及各种症状，定期作心电图、超声心动图检查，以利对病情作出全面估计，发现异常。有心力衰竭先兆，立即住院治疗。预产期前 2 周入院待产，既能获充分休息，也便于检查观察。凡心功能Ⅲ级或有心力衰竭者应住院治疗，并留院等待分娩。

3. 分娩期与产褥期的处理

（1）分娩方式的选择 心脏病孕妇的分娩方式，主要取决于心功能状态及产科情况。

1）剖宫产：剖宫产可在较短时间内结束分娩，从而避免长时间子宫收缩所引起的血流动力学变化，减轻疲劳和疼痛等引起的心脏负荷。

2）阴道分娩：心功能Ⅰ～Ⅱ级者，除非有产科并发症，原则上经阴道分娩。心脏病孕妇的平均产程和正常孕妇相比，无明显差别，但必须由专人负责，密切监护。

（2）产褥期处理要点 据统计，75%心脏病孕产妇死亡发生于产褥早期。

1）继续用抗生素防止感染，以杜绝亚急性细菌性心内膜炎的发生。

2）曾有心力衰竭的产妇，应继续服用强心药物。

3）注意体温、脉搏、呼吸及血压变化，以及子宫缩复与出血情况。

4）产后卧床休息 24～72 小时，重症心脏病产妇应取半卧位，以减少回心血量，并吸氧。如无心力衰竭表现，鼓励早期起床活动。有心力衰竭者，则卧床休息，期间应多活动下肢，以防血栓性静脉炎。

5）心功能Ⅲ级以上的产妇，产后不授乳。哺乳增加机体代谢与液量需要，可使病情加重。

6）产后至少住院观察 2 周，待心功能好转后始可出院。出院后仍需充分休息，限制活动量。严格避孕。

4. 心力衰竭的诊治 心脏病是心力衰竭的发生基础。从妊娠、分娩及产褥期血流动力学变化对心脏的影响来看，妊娠 32～34 周、分娩期及产褥期的最初 3 天，是心脏病患者最危险的时期，极易发生心力衰竭。

（1）早期诊断：心脏代偿功能的分级亦即心力衰竭的分度：心功能Ⅱ级=轻度心力衰竭，心功能Ⅲ级=中度心力衰竭，心功能Ⅳ级=重度心力衰竭。心力衰竭的早期症状为：无其他原因可解释的倦怠，轻微活动后即感胸闷、气急，睡眠中气短、憋醒和（或）头部须垫高，肝区胀痛，下肢水肿。早期体征有：休息时，心率＞120 次/分，呼吸＞24 次/分，颈静脉搏动增强，肺底湿啰音，交替脉，舒张期奔马律，尿量减少及体重增加。心电图 V_1 的 P 波终末向量阳性。胸部连续摄片（立位）显示两肺中上野的肺静脉纹理增粗。

（2）治疗原则：妊娠合并心力衰竭与非妊娠者心力衰竭的治疗原则类同。

1）强心：应用快速洋地黄制剂，以改善心肌状况。起效后改服排泄较快的地高辛维持。孕妇对洋地黄类强心药的耐受性较差，需密切观察有无毒性症状出现。

2）利尿：作用是降低循环血容量及减轻肺水肿。可重复使用，但需注意电解质平衡。

3）扩血管：心力衰竭时，多有外周血管收缩增强，致心脏后负荷增加。应用扩血管药可起“内放血”作用。

4）镇静：小剂量吗啡稀释后静脉注射，不仅有镇静、止痛、抑制过度兴奋的呼吸中枢及扩张外周血管，减轻心脏前后负荷的作用，而且可抗心律失常。常用于急性左心衰竭、肺水肿抢救。

5）减少回心静脉血量：用止血带加压四肢，每隔 5 分钟轮流松解一个肢体。半卧位且双足下垂可起相同作用。

6）抗心律失常：心律失常可由心力衰竭所致，亦可诱发或加重心力衰竭，严重者应及时纠正。

（二）妊娠及产褥期心脏病预防

1. 未孕时有器质性心脏病的育龄妇女，如有以下情况则不宜妊娠：

（1）心功能Ⅲ级或Ⅲ级以上，严重的二尖瓣狭窄伴有肺动脉高压，或有较明显发绀的先天性心脏病，应先行修复手术，如不愿手术或不能手术者。

（2）风湿性心脏病伴有心房颤动者或心率快难以控制者。

（3）心脏明显扩大（提示有心肌损害或严重瓣膜病变）或曾有脑栓塞恢复不全者。

（4）曾有心力衰竭史或伴有严重的内科并发症，如慢性肾炎、肺结核患者。上述患者应严格避孕。

2. 妊娠期

（1）治疗性人工流产：患器质性心脏病的孕妇，如有上述不宜妊娠的指征，应尽早做人工流产。妊娠 3 个月内可行吸宫术，妊娠超过 3 个月，应选择适合的中止妊娠措施。孕期出现心力衰竭者，须待心衰控制后再做人工流产。

（2）加强产前检查：心功能Ⅰ、Ⅱ级孕妇可继续妊娠，应从孕早期开始进行系统产前检查，严密观察心功能情况。最好由产科和内科共同监护。心功能Ⅰ级或Ⅱ级患者孕期劳累或有上呼吸道感染时，可迅速恶化为Ⅲ级，甚至出现心力衰竭。

（3）预防心衰：每天夜间保证睡眠 10 小时，日间餐后休息 0.5～1 小时。限制活动量，限制食盐量，每天不超过 4g。积极防治贫血，给予铁剂、叶酸、维生素 B 和维生素 C、钙剂等。加强营养。整个妊娠期体重增加不宜超过 11kg。

（4）早期发现心衰：当体力突然下降、阵咳、心率加快、肺底持续湿啰音，且咳嗽后不消失，水肿加重或体重增长过快时，均应提高警惕。

（5）及时治疗急性心衰：取半卧位，以利呼吸和减少回心血量，立即吸氧，给予镇静剂、利尿剂（一般以速尿静注或口服），静注强心药物西地兰或毒毛旋花子甙 K。症状改善后可酌情口服洋地黄制剂地高辛。

（6）适时入院：即使无症状，也应于预产期前 2 周入院。孕期心功能恶化为Ⅲ级或有感染者应及时住院治疗。

（7）有心脏病手术史者的处理仍取决于手术后心脏功能情况。

3. 分娩期

（1）产程开始即应给抗生素，积极防治感染。每日 4 次测体温，勤数呼吸和脉搏。

（2）使产妇安静休息，可给少量镇静剂，间断吸氧，预防心衰和胎儿宫内窘迫。

（3）如无剖宫产指征，可经阴道分娩，但应尽量缩短产程。可行会阴侧切术、产钳术等。严密观察心功能情况。因产程延长可加重心脏负担，故可适当放宽剖宫产指征。以硬膜外麻醉为宜。如发生心衰，须积极控制心衰后再行剖宫产术。

（4）胎儿娩出后腹部放置沙袋加压，防止腹压骤然降低发生心衰，并立即肌注吗啡或苯巴比妥钠。如产后出血超过 300ml，肌注催产素。需输血输液时，应注意速度勿过快。

4. 产褥期 产妇充分休息。观察体温、脉搏、心率、血压及阴道出血情况，警惕心衰及感染，继续应用抗生素。如果心脏功能差，不适宜再次妊娠的妇女可采取长效避孕措施。

（三）妊娠合并心脏病的治疗

1. 药物治疗

（1）洋地黄类：作为传统的正性肌力药物，已应用于治疗心力衰竭 200 余年，地高辛是唯一经过安慰剂对照临床试验评估的洋地黄制剂，目前应用最为广泛，去乙酰毛花苷（西地兰-D）是最常用的洋地黄静脉制剂。地高辛的口服生物利用度为 60%～80%，半衰期 36～48 小时，其中 90%经肾脏代谢，10%经肝脏代谢。传统用法是先在短期内给予负荷量以达"洋地黄化"，然后逐日给予"维持量"来补充每日排泄量，这种用法现已很少采用。目前常用方法：地高辛逐日给"维持量"0.125～0.375mg，经 7 天就可达到"洋地黄化"而发挥治疗作用，并明显降低了洋地黄中毒的发生率。西地兰一般于静推后 5～30 分钟起效，1～2 小时达到最大效应，半衰期为 33 小时，每次 0.4～0.5mg，用葡萄糖注射液稀释后缓慢注射，24 小时内最大剂量 1～1.6mg，肾功能不全者应减量。若发生洋地黄类中毒，则立即停用洋地黄去除诱因，补充镁、钾。表现为快速性心律失常，给予苯妥英钠、利多卡因治疗，缓慢性心律失常给予阿托品治疗。妊娠对洋地黄的药代动力学没有产生显著的影响，由此妊娠中洋地黄不需要减量，仍可以使用标准剂量。洋地黄可透过胎盘，但对胎儿的不良影响并不大，一些报道，多数是发生在孕妇洋地黄中毒的情况下，洋地黄中毒可能导致流产或新生儿死亡。从大部分报道中证明，洋地黄用于妊娠期是安全的。

（2）血管扩张剂：在临床上已经应用多年，它主要通过降低心脏前负荷及后负荷，而改善血流动力学，从而改善心功能。但是在临床上应用的地位已退为二线药物。常用药物为硝酸酯类及硝普钠。硝酸甘油、二硝酸异山梨醇酯为常用硝酸酯类药物，该类药物的药理作用是通过最终释放一氧化氮（NO）达到松弛血管平滑肌的作用，主要扩张静脉及冠状动脉，小剂量的硝酸甘油，即可扩张静脉系统，减少回心血量，降低室壁张力，从而减少心肌耗氧量，改善心功能。用法：为减轻急性心力衰竭时的中、重度呼吸困难，可每 3～10 分钟舌下含服，硝酸甘油 0.3～0.6mg 片剂（最多可重复 3～4 次）。静滴从 10μg/min 开始，根据临床指标或血压调整剂量，最大剂量 200μg/min，不断持续静滴硝酸酯类药物可产生耐药性，从而降低疗效，使用最小的有效剂量，加用利尿剂间断给药或治疗液体潴留，多种药物联合应用，均可减少耐药的发生。还有一些常用的治疗心脏病的药物，但由于其对胎儿具有一定毒性，或者对孕妇的安全性尚未得到证明，因此使用时要谨慎权衡利弊。例如米力农、多巴酚丁胺、氨力农等，仅用于血管扩张剂、洋地黄类或利尿剂等治疗无效的顽固性心衰中。还有硝普钠具有引起胎儿氰化物中毒的潜在危险，只能于分娩前短期应用，不能超过 24 小时，短效钙拮抗剂如硝苯地平可能会导致病死率增高和心衰症状的恶化，也不适合在孕期使用。孕期用药，要考虑到该病患者所具有的特殊性，正确选择药物种类和使用剂量，以达到治疗目的。

2. 心衰处理 在治疗原发病的同时给予如下治疗

（1）强心：①强心苷类以洋地黄类为代表，该药治疗剂量能改善肺循环和体循环，中毒剂量则出现各种心律失常。由于应用洋地黄个体差异较大，治疗量和中毒量之间差距很小，故多数学者不主张用到饱和量和预防性给药，而是根据病人的情况给予负荷量达到最佳的疗效。一般以心率减慢至 80～90 次/分，尿量增多，呼吸困难好转，肺啰音减少为原则。首选去乙酰毛花苷（西地兰-D），将西地兰-D 0.4mg 加入 25%葡萄糖液 20ml 中静脉点滴，如心衰未控制，再静注 0.2mg。亦可用毒毛花苷 K 0.25mg 加入 25%葡萄糖液 20ml 缓慢静注，如心衰未控制，再静注 0.125～0.25mg。以上两药的比较，毒毛花苷 K 较西地兰-D 作用时间快，但毒毛花苷 K 减慢心率作用不及西地兰-D 明显。心衰控制后改用地高辛 0.25mg，每日 1 次维持。②非苷类强心剂一多巴酚丁胺，对洋地黄使用后无法控制的心衰可应用。将多巴酚丁胺 250mg 加入 5%葡萄糖注射液 250～500ml，以 2.5～10μg/（kg · min）的速度静脉点滴，根据反应调节滴速和治疗时间。

（2）减轻心脏负荷：①利尿：常用呋塞米（速尿）20～40mg 溶于葡萄糖液静注，必要时可重复使用。②血管扩张剂：代表药物有：肾上腺素受体阻滞剂，均可作为妊娠合并心脏病患者能否继续妊娠的可靠客观依据。AmrE.Abbas 等对妊娠合并心脏病孕妇进行调查随访的结果进行多因素分析，得出此类孕妇左室功能障碍程度对死亡率及发病率最有预测作用。揭示不良预后的主要因素还包括较早时期发生心律失常，心功能分级大于Ⅱ级和一些可导致左心梗阻的疾病，如肥厚型梗阻性心肌病、主动脉瓣狭窄、二尖瓣狭窄等。

3. 手术治疗　对于先天性心脏病和风湿性心瓣膜病的患者来说婚前尽早发现，妊娠前行心脏手术治疗，以改善血流动力学障碍，预防心功能减退是最好的治疗方法。目前认为风湿性心脏病心功能在Ⅱ级以上，及各种先天性心脏病如房间隔缺损、室间隔缺损、动脉导管未闭、肺动脉瓣狭窄、法洛四联征等，一经确诊应及时行手术治疗。若妊娠后才发现或已于妊娠前发现但未行手术治疗者则根据其心功能分级，一般心功能在Ⅱ级以下，估计可以度过妊娠和分娩期，则不一定行心脏手术。对于有心脏手术禁忌证或错过最佳手术时间的孕妇则只能采用内科治疗，内科治疗好转的可以继续观察，若情况进一步恶化，心功能发展为Ⅲ、Ⅳ级者则以母亲安全为第一考虑，综合各情况后决定是否需要紧急手术，必要时可以终止妊娠。但是对于妊娠合并心脏病的孕妇用手术方式终止妊娠的选择上，国内可能在一定程度上存在过高评价，人为增加剖宫产率的现象普遍发生。因此国内剖宫产率的逐年增高，与我国特有的社会因素影响也有很大关系。

（四）妊娠合并心脏病的预防

1. 孕前辅导　妊娠合并心脏病孕妇的预后和孕妇潜在的心肌功能状态，损害程度，左室功能，合并症情况有着直接关联。NYHA 的心功能分级是有效判断孕妇心功能的标准，能对孕妇的发病和死亡情况进行估计。Canadian CARPREG trial（prospective multicenter study of pregnancy outeomes in women with heart disease）的大纲中把左心室功能作为与该病的发病和死亡率最相关和可靠的评价标准。还有一些能增加心脏病患者妊娠风险的因素，如需要使用抗凝血药物的患者，有其他并发症的患者等。为了减少妊娠合并心脏病的死亡率和发病率，当具有心脏疾病的适龄妇女进行孕前咨询时，医生需要根据以上综合考虑，给予适当建议。在某些情况下我们不主张患者怀孕，如有围产期心肌病史的患者，尤其是上次发病还对其心功能留有后遗症的患者。因为围产期心肌病以左心衰竭为主，并且易发生其他合并症，对 362 名孕妇预后评价全国孕产妇死亡监测协作组报道 1989～1995 年孕、产妇主要死亡原因中，妊娠合并心脏病占第 3 位，在间接产科死因中排第 1 位，占全部死因的 8.3%。上海妊娠合并心脏病研究协作组报道 1953～1975 年为 2.0%。1951～1995 年为 0.6%，对胎儿的生命威胁极大。还有主动脉根部超过 4cm 长的马方综合征患者也建议其避免妊娠。某些情况我们主张可以在孕前先行心脏手术，待改善心功能后再妊娠，如某些患有先天性心脏病和瓣膜性心脏病的患者。KichiroNiwa 等人对先天性心脏病心脏修补手术后孕妇做了调查，认为与正常妊娠孕妇相比，此类孕妇发生快速性心律失常的几率较高，并且全部都有心率变异性减少的情况。手术过程中对自主神经功能的损害，怀孕期间容量负荷的增加和手术瘢痕共同引起了快速性心律失常的发生。因此对于此类孕妇密切监控心律变化是很必要的，而且一旦发生持续性心律失常，需要及时处理。考虑遗传因素，先天性心脏病患者的子代复发率是一般人群发病率的 10 倍，还有一些染色体相关的遗传病的复发率更高，在孕前咨询时要将这些情况告知患者，让其能更好地进行选择。

2. 孕期处理

（1）妊娠前：根据心脏代偿功能、病因、病变范围等考虑能否妊娠。心功能Ⅰ、Ⅱ级者，一般可以妊娠；心功能Ⅲ级及以上，或有心衰史者，均不宜妊娠。妊娠期凡不宜妊娠的心脏病孕妇，应在 12 周以前行治疗性流产。若妊娠超过 12 周，继续妊娠分娩与终止妊娠危险性相当，则应积极采用药物治疗，控制心衰。若为顽固性心力衰竭患者，则在多科室共同监护下行剖宫取胎术。评估可以继续妊娠者，则要作为高危妊娠病例，加强产前监护，及时发现心衰征象。在妊娠 20 周前，应 2 周行产前检查 1 次。20 周后应每周检查一次，一旦发现心衰征象立刻入院治疗，若无明显不适者，也应在 36～38 周之间入院。

1）终止妊娠。不宜妊娠者，妊娠 12 周前行人工流产；妊娠中期则行引产加绝育术。有心衰者应先控制心衰再终止妊娠，如果妊娠已达 28 周以上，一般不宜终止妊娠，应在严密监护下待其分娩。

2）加强产前检查。允许妊娠者，加强产前检查，增加检查次数。应由产科医生和心内科医生分别检查，相互配合，发现问题者提早住院待产。

3）预防心衰。注意休息，避免过度劳累；注意营养，增加高蛋白、高维生素、低盐饮食；积极防治各种合并症和并发症；预产期前 2 周入院待产；严密观察，早期发现并控制心衰。

（2）分娩期：应根据心脏病病变严重程度，种类及心功能情况，选择适宜的分娩方式。原则上心功能Ⅰ～Ⅱ级、胎儿不大、胎位正常、产道条件良好者，可在严密监护下经阴道分娩。心功能Ⅲ～Ⅳ级、胎儿偏大及产道条件不佳者，应择期进行剖宫产，对于该类患者应适当放宽剖宫产手术指征。剖宫产手术应注意做好充分的术前准备，预防性应用抗生素，最好选择连续性硬膜外麻醉，并且平面不宜过高，摆好体位，术中动作轻柔，减少出血，术后严密监护，注意补液用量和速度。如果选择经阴分娩，则要在临产前或临产开始后预防性给予抗生素，产程中给予吸氧。鼓励孕妇，消除紧张情绪，适当使用镇静剂，密切监护产程及时处理心衰，缩短第二产程。胎儿娩出后要腹部加压沙袋，并注意观察和防治产后出血发生。

（3）产褥期：由于产褥期组织间液吸收回体循环，回心血量增加，因此仍是心衰发生的高危阶段，产妇需给予密切监护并充分休息，必要时应用利尿剂。延长产后应用抗生素预防感染的时间，一般要在 1 周以上，病情较重的产妇最好不宜哺乳。

尽管随着围生医学的发展，该病的围生儿死亡率近年来有下降趋势，已从 28.3%降至 8.0%，但根据文献报道，足月儿仅为 15.0%～25.6%，胎儿生长受限为 30.2%，早产儿为 54.9%。影响此类患者围生儿的预后的相关危险因素有很多，其中孕妇心脏功能在Ⅲ级以上，发绀及左室流出道梗阻与新生儿合并症的发生关系最为密切。因为孕妇的心输出量及循环血量从孕早期即开始增加，孕 8 周时心输出量的增加已经达到大约总增加量的一半。心脏病孕妇多数从细胞增殖期这一阶段开始发生不同程度的心功能失代偿，而此时正是胎儿发育的重要阶段，母体循环系统失代偿所致的低氧状态导致胎盘功能以及结构的异常，直接影响胎儿生长发育，导致胎儿生长受限。研究表明，母体血氧饱和度与新生儿出生体重呈正相关关系，而与胎儿死亡率呈负相关关系。心功能状态不良时，处于低氧状态，事实上，已有研究证实子宫胎盘功能不全时所产生的低氧性酸中毒使胎儿心输出量及心肌收缩力下降。而颅内出血、呼吸窘迫综合征、新生儿死亡及新生儿窒息等并发症则是孕期及分娩期母体病理生理变化所致的不良影响的累加。妊娠合并心脏病时早产的发生率增加不仅仅是因为该类患者中自发性早产的发生率确实显著高于正常，也因为对该类孕妇的临床处理更为积极。除了母体心脏功能的状态之外，孕妇如果同时存在产科高危因素，则产科与心脏两种危险因素相互作用，能加速病情恶化，对围生儿结局产生严重的影响。有文献提到当母体存在诸如心功能Ⅲ级以上、发绀或左室流出道梗阻时，如果没有其他高危因素，新生儿出现合并症的概率较正常妊娠对照组只有轻微的增加。而相反，当母体除心脏病外还同时存在其他高危因素，如高龄孕妇、多胎妊娠、使用抗凝剂及吸烟，则新生儿合并症发生的几率要比无心脏病而同样有产科高危因素的人群高出 2 倍。因此，预测妊娠合并心脏病围生儿的预后，不仅要考虑母体的功能状态，而且还要考虑是否同时具有其他的独立产科危险因素。加拿大于 2001 年所完成的一项有关妊娠合并心脏病的多中心前瞻性研究报告中提出下列 5 项高危因素，为预测妊娠合并心脏病围生儿不良结局的指标：①NYHA 心功能级别在Ⅱ级以上或有发绀；②左室流出道梗阻；③妊娠期吸烟；④多胎妊娠；⑤妊娠期使用抗凝剂。

（五）高同型半胱氨酸血症与妊娠期并发症

HHcy 与妊娠期并发症有密切的关系，并影响子宫胎盘血流，从而导致死胎、胎儿生长受限、胎儿畸形、血栓性疾病、妊娠期高血压疾病和胎盘早剥等产科并发症。动物实验表明 Hcy 可使孕鼠胎盘循环受阻，导致胎盘缩小、重量降低，胎鼠体重降低，身长短小，死胎数增加，说明孕鼠胎盘的血流量受到影响。研究发现随着 Hcy 剂量的增加，仔鼠数下降，活胎数降低，死胎率增加，试验组与对照组比较有显著性差异，提示 HHcy 具有胚胎毒性，使孕鼠胚胎早期死亡、早期胚胎吸收，从而使仔鼠数下降，晚期胚胎死亡未被吸收的，表现为死胎。妊娠合并严重心脏病，血液循环系统处于低氧状态，组织血流灌注缺乏，不但影响孕妇自身的血液动力系统，还影响了胎儿生长发育。因此心功能可以作为对此类患者的发病时间、病情严重程度、判断母儿预后的一个有效指标。S.Borna 等根据他们统计结果认为，母儿的预后与母亲心脏病的类型和严重程度，心功能衰退程度有着密切的关系。

有效预防心衰对于改善母儿结局有着非常重要的影响。首先要正确评价孕妇的病情，选择适合的分娩方式。对于需要行剖宫产手术的孕妇，做好围术期的各种护理工作是预防心衰的关键。术前要及时按医嘱予以支持疗法和预防性应用抗生素，以改善营养和预防感染，进行必要的宣教和心理护理，同时做好各种物品的准备。术后根据麻醉和心功能情况置患者于舒适的体位，加强生命体征的观察，并定时观察切口、宫缩、恶露、宫底等产科情况，根据心功能予以心电监护，持续监测血氧饱和度、血压等，用输液泵控制输液滴速和补液量（10～20ml/h，24 小时，小于 1000ml），尤其要加强第 1 个 24 小时的观察和护理，以防心衰发生合并心功能衰竭时，目前选用血管扩张剂、强心、利尿、镇静等药物治疗、应用血管扩张剂可起到类似“内放血”作用，控制心衰效果好。硝普钠是一种快速、强效的血管扩张剂，静脉滴注时，30 秒内动脉血压和中心静脉压即开始下降。文献报道应用硝普钠治疗严重心力衰竭同时进行血液监测结果表明，用药后平均右房压、平均右室压均较用药前降低，心排出量较用药前增加。它不但具有扩张周围小动脉的作用，而且有扩张肺动脉作用；由于已收缩的肺小动脉扩张，肺循环改善，从而使肺水肿改善。多巴酚丁胺是肾上腺素能 β_1 受体兴奋剂，对 β_2 及 α 受体作用很弱，具有选择性心脏兴奋作用。它虽提高心排血量，但肺动脉血压下降不明显。而二者联合应用时可降低平均动脉压和肺动脉压，增加心排出量，并减少回心血量，减轻心脏前、后负荷，迅速缓解心衰症状。硝普钠降低心肌耗氧量，而多巴胺加速缓解心衰症状。硝普钠降低心肌耗氧量，而多巴胺增加心肌耗氧量，二者联合应用，不增加心肌耗氧。国内有文献报道，两种药物联合应用后，大多数患者都在 24 小时内心衰得到控制。

第七节 同型半胱氨酸与妊娠期病毒性肝炎

病毒性肝炎是一类由肝炎病毒引起的、以肝细胞变性及坏死为主要病变的传染性疾病。根据病毒类型可分为甲型、乙型、丙型、丁型、戊型等，其中以乙型肝炎最为常见，在我国，约有 8%的人群为慢性乙型肝炎病毒（hepatitis B virus，HBV）的携带者。

甲型肝炎病毒主要经过消化道传播，在感染后可获得持久免疫力，并不造成慢性携带状态，且母婴传播罕见。甲型病毒性肝炎的临床症状比较轻，肝功能衰竭的发生率较低。HBV 主要经过血液传播，但母婴传播是其重要的传播途径之一，在我国有高达 50%的慢性 HBV 感染者是由于母婴传播造成的。感染 HBV 时年龄越小，成为慢性携带者的概率就越高，发展为肝纤维化、肝硬化、肝癌的可能性就越大，因此，阻断母婴传播对慢性乙型病毒性肝炎的控制有极为重要的意义。乙型病毒性肝炎在妊娠期更容易发展为重型肝炎。丙型肝炎病毒（HCV）主要通过母婴传播、血制品、输血等途径传播，重型肝炎较少见，但易转为慢性肝炎并进展为肝硬化、肝癌。丁型肝炎病毒（HDV）需伴随 HBV 存在。戊型肝炎病毒（HEV）主要经消化道传播，很少发展为慢性肝炎；但妊娠期感染 HEV，尤其是乙型重叠戊型，容易发生重型肝炎，值得一提的是，妊娠合并重型肝炎是我国孕产妇死亡的主要原因之一。

同型半胱氨酸作为一种含硫氨基酸，是蛋氨酸代谢的中间产物。由于 Hcy 的代谢主要在肝脏中进行，故肝脏病变可能会导致血清 Hcy 的变化，而且近年来的一些研究表明，Hcy 水平与肝病的发生及发展存在一定关联。而妊娠期病毒性肝炎作为一种特殊情况下的肝病，血清 Hcy 水平的变化也在其发生、发展过程中起到了一定作用。

一、妊娠期病毒性肝炎的流行病学

一般认为妊娠期发生病毒性肝炎的概率较健康人群为高，据报告，其发生率为非孕妇的 5.9～8 倍，占妊娠人数 0.025%～0.08%。其中约 64%发生在妊娠早期；另有 36%为中、后期。Schiff 报告，在妊娠期黄疸中，病毒性肝炎约占 40%，而国内报告甚至可高达 86.2%，这可能与诊断方法的改进有关。目前，相关文献报告孕妇对肝炎病毒的敏感性不尽相同。上海市共调查 953 名妊娠 5～9 个月的孕妇，其 HBsAg 阳性率为 6.25%，与健康人群（5.87%）并无明显差异，但多数研究认为与同期非孕妇相比，孕妇的肝炎发病率高出数倍。有研究证明其发病率与病毒类型有关，如甲型肝炎并不增多。1988 年上海甲肝大流行时，某院收治甲肝孕妇 43 例，占同期孕妇总数（2207 例）的 1.95%，而同期上海人群中的甲肝总发病率为 4.08%。而戊型肝炎则不同，1978 年克什米尔地区流行戊型肝炎，孕妇的发病率为 17.3%（36/206），远高于非孕妇（2.10%）及男子（2.8%），且发病率与孕期有关，早、中、晚期发病率分别为 8.8%、19.4%及 18.6%，1986～1988 年新疆出现戊型病毒性肝炎大流行，孕妇发病率为 23.8%，远高于非孕育龄妇女（9.31%）及男性（3.29%）。

Bauch 报道，肝炎发病率在妊娠早、中、晚期分别为 13.1%，33.5%及 53.5%。有超过半数的肝炎发生在妊娠晚期，而重症肝炎在妊娠晚期更为多见。Borhanmanesh 报告 61 例肝炎孕妇，其中有 29 例为暴发型，死亡 21 例，对照组 68 例非孕妇肝炎，仅有 14 例为暴发型，死亡 12 例（$P<0.05$），暴发型均发生在妊娠晚期。国内学者康庸等报告，孕妇的肝炎发病率为非孕妇的 5.9 倍，暴发型肝炎发病率为非孕妇的 65.6 倍。中山医院报告妊娠合并良性黄疸型肝炎 41 例，7 例为重型，死亡 5 例，病死率 12.2%，而同期的急性黄疸性肝炎病死率为 2.7%，差

异显著。

二、妊娠期病毒性肝炎的病因

妊娠期病毒性肝炎的种类繁多，病因复杂，目前尚未完全阐明，大多数学者认为与下列因素有关。

（1）妊娠期由于胃酸分泌少、消化能力差导致营养相对缺乏。

（2）妊娠期的新陈代谢旺盛，胎儿在母体内的呼吸、排泄等功能是由母体来完成的，孕妇各器官（如心、肺、肾、肝）负担较重。

（3）妊娠期血循环量增加，引起肝脏相对贫血。

（4）妊娠期内分泌发生变化，卵巢、胎盘产生的激素增多，妨碍肝脏对脂肪的转运及胆汁排泄，可在一定程度上加重肝炎。

（5）与孕前相比，妊娠妇女对热量的需要增加了20%，铁、钙、维生素及蛋白质的需要量增加。若营养不足，尤其是蛋白质不足，易导致肝脏受到各种毒素的侵害，引起肝坏死。

（6）妊娠毒血症可因血管系统改变引起肝损害，加重肝炎。

（7）分娩前后孕妇精神过度紧张，导致食欲减退、胆汁等消化液分泌减少，肾上腺素分泌增多以及糖原储备减少等一系列变化，这些均可加重肝脏负担致使肝脏坏死。

（8）分娩或产后大出血，可引起肝脏供血不足加重肝炎。

（9）与脂肪酸氧化酶缺陷有关，可能属遗传病范畴。

（10）肝细胞内脂肪沉积与妊娠时凝血异常的病理（DIC）有关。

（11）先兆子痫可能属肝微泡性脂肪病群，AFLP是其中最严重的类型，该病典型的组织病理特征有：①典型的肝细胞泡沫状脂肪变性；②肝细胞淤胆；③肝组织髓外造血。

三、妊娠期病毒性肝炎的机制

妊娠合并病毒性肝炎对母婴的影响均较大，是产科常见的传染病，日益受到研究人员的重视，特别是随着近年来国内外有关病毒性肝炎的研究不断深入，从而使该病对母婴的影响，如母婴死亡、母婴垂直传播以及母乳喂养等方面受到全社会的广泛关注。其发病机制可主要概括为以下几点：①血管内皮的损伤；②前列环素合成减少，引起血管痉挛，血小板聚集、消耗减少；③血液黏度增加、血流缓慢，红细胞变形、破碎，出现溶血；④妊娠期脂质代谢异常导致红细胞膜成分发生改变，更易发生溶血；⑤肝脏血管痉挛，肝细胞肿胀、灶性坏死导致肝脏酶类指标升高；⑥母胎免疫耐受机制的破坏导致母体对胎儿发生免疫排斥；⑦隐性遗传性脂肪酸氧化障碍。

妊娠本身并不增加孕妇对肝炎病毒的易感性，但妊娠期的生理变化及其代谢特点导致肝炎病情易出现波动。孕妇的基础代谢率增高，各种营养物质需要量剧增，肝内糖原储备减少；胎儿代谢产物部分主要靠母体肝脏完成解毒；妊娠期产生的大量雌激素需在肝内代谢及灭活；妊娠期内分泌系统变化，可导致体内HBV的再激活；分娩时的缺氧、疲劳、麻醉、手术及出血等均会加重肝脏负担；妊娠期细胞免疫功能增强，因而妊娠期重型肝炎发生率较非妊娠期增高。

此外，妊娠并发症引起的肝损害、妊娠剧吐等，易与病毒性肝炎的相应症状混淆，增加诊断难度。

同型半胱氨酸引起妊娠期病毒性肝炎的可能机制

1. 肝功能受损而导致 Hcy 代谢改变 动物蛋白中 Hcy 含量丰富，而人体不能合成 Hcy，体内的 Hcy 均来源自外源性蛋氨酸的分解和代谢。肝脏被认为是体内代谢 Hcy 的主要场所，Hcy 转硫过程中的大部分是在肝脏进行的，因此肝脏在 Hcy 的代谢中发挥着重要的作用。考虑到肝脏强大的代偿能力，理论上肝脏的轻微损伤不会引起血清 Hcy 的变化，只有实质细胞损伤导致肝脏不能完全代谢 Hcy 时才会引起血清 Hcy 浓度增高。有研究显示，原发性肝癌患者血清 Hcy 水平显著高于对照组，提示其对 Hcy 代谢能力的减弱会导致血清 Hcy 水平逐渐升高，而乙型肝炎患者和肝硬化患者与对照组患者相比并无明显差异，提示其对肝脏细胞的损伤可能并未达到实质性损伤，故肝脏仍然具有一定代偿能力。有其他研究显示，肝硬化患者由于肝功能受损而导致 Hcy 代谢改变，不过到目前为止，其分子机制还不清楚，同型半胱氨酸诱导的细胞毒理机制也并未完全阐明，有待进一步研究。

2. N_5,N_{10}-亚甲基四氢叶酸还原酶异常 肝脏在同型半胱氨酸和叶酸代谢过程中发挥重要作用，其表达的 N_5,N_{10}-亚甲基四氢叶酸还原酶不可逆地将 5,10-亚甲基四氢叶酸催化为 5-甲基四氢叶酸。后者不但是叶酸在体内循环的主要形式，而且还在 Hcy 甲基化为蛋氨酸（DNA 甲基化通用甲基供体 S-腺苷蛋氨酸的前体）时提供甲基。已有证据表明，在原发性肝癌、肝硬化等肝脏疾病的演变过程中，MTHFR 异常（该基因 C677T 位点多态性是引起该酶活性缺乏或降低最常见的原因）及其辅助因子（维生素 B_6、维生素 B_{12}、叶酸）缺乏等因素将影响 Hcy 代谢，减少一碳单位供应，进一步增加肝脏疾病恶化的危险。

作为叶酸代谢的关键酶，MTHFR 的 677 位点具有多态性，该位点胞嘧啶突变为胸腺嘧啶，丙氨酸突变为缬氨酸，可导致 MTHFR 的热不稳定性增加，活性降低，CT 和 TT 基因型的酶活性分别为 CC 基因型的 65%和 30%。MTHFR 活性降低可影响叶酸代谢，导致血清叶酸浓度降低，Hcy 浓度升高，进而干扰 DNA 合成与甲基化之间的平衡并增加癌症发生的风险。国内学者朱忠政等研究也证明，该位点多态性可能是中国女性肝细胞肝癌的遗传易感因素。

3. 毒性效应 高水平的 Hcy 可通过对血管内皮细胞的毒性效应、氧化应激和改变血管壁细胞外间质的平衡稳定性等途径引起肝脏纤维化和门静脉血栓等严重肝硬化并发症的发生，促进慢性肝脏疾病的恶性进展。

有研究发现，随着终末期肝脏疾病患者肝功能下降，其血清 Hcy 水平增高，表明肝损伤是导致 Hcy 升高的重要因素。随着疾病的不断进展，肝细胞损伤加重，一方面肝脏代谢、处理 Hcy 的能力减弱；另一方面由于组织、细胞被破坏，释放入血清的 Hcy 增多，而释放到胞外的 Hcy 又将返回加重细胞的破坏。妊娠期孕妇各系统均会发生不同程度的改变，尤其是肝脏这一重要的代谢器官，当孕妇感染 HBV 病毒之后，肝脏逐渐发生病变，肝脏对 Hcy 的代谢能力减弱，从而导致孕妇血 Hcy 增高，进一步引起肝脏损伤。许多研究表明，血浆 Hcy 浓度可导致酶基因突变、超氧化物合成增加等，这些因素也可对肝脏产生损伤。

4. HBV 感染 HBV 感染是肝硬化、肝癌形成的重要原因之一，有研究根据研究对象 HBV 感染的状态进行分组并分析，结果显示 HBV 感染的肝病患者血浆中 Hcy 水平高于无 HBV 感染的患者，其中以肝硬化和肝癌患者最为明显。这提示肝病患者血浆 Hcy 升高可能与 HBV 的持续感染有关。HBV 感染引起 Hcy 升高的机制尚不明确，有待于进一步研究，有证据指向其机制可能与 HBV 感染促进抑癌基因异常甲基化有关。

5. Hcy 诱导内质网应激和氧化应激 Hcy 可通过诱发内质网应激、氧化应激及激活致炎因子等方式损伤肝组织。有实验证实，Hcy 增高会通过氧化应激导致血管内皮细胞损伤，诱导血管内皮细胞表达多种黏附分子（CAM，VCAM，β 整合素，选择素 P、E 等）和趋化因子（MCP、

IL-8）。同样，由于重症肝炎患者体内存在着大量活化单核细胞、巨噬细胞，它们表达黏附分子和趋化因子，诱导T细胞黏附并游走到炎症部位参与炎性反应，导致病情持续恶化，是重症肝炎的重要发病环节之一。在病毒性暴发型肝炎及急性肝炎患者血清中可检测到IL-6、IL-8、IFN-γ、TNF-α水平的升高。另外，来源于T细胞的IFN-γ、TNF-α也是导致肝脏坏死的重要基础分子。有研究表明，黏附分子LFA-1的表达在肝炎的发病中起着极为关键的作用。

四、妊娠期病毒性肝炎的临床表现及分型

可表现为全身酸痛、不适、畏寒、发热等流感样症状；纳差、乏力、腹部不适、右上腹疼痛、腹泻、腹胀、恶心、呕吐等消化系统症状。皮肤及巩膜黄染、尿色深黄、肝区叩痛。肝脾肿大，因妊娠期受增大子宫的影响，常难以触及。甲型、乙型、丁型病毒性肝炎黄疸前期的症状比较明显，而丙型、戊型病毒性肝炎症状相对较轻。临床以乙型病毒型肝炎较常见。

乙型病毒性肝炎的临床分型及表现

1. 急性肝炎 病程在24周以内。分为急性黄疸型和急性无黄疸型。急性黄疸型起病较急，常在出现消化道症状约1周发生皮肤黏膜黄染、瘙痒，小便呈茶水样，大便颜色变浅。无黄疸型起病较慢，因无黄疸，易被忽视。

2. 慢性肝炎 病程在24周以上，乙型病毒性肝炎可根据HBeA是否阳性分HBeAg阳性和HBeAg阴性慢性乙肝。此外，根据病情严重程度，慢性肝炎还可分为轻度、中度和重度（表5-4）。

表5-4 慢性肝炎分度标准

项目	轻度	中度	重度
转氨酶（TU/L）	≤正常3倍	＞正常3倍	＞正常3倍
总胆红素（μmol/L）	＜正常2倍	正常2～5倍	＞正常5倍
血清白蛋白（g/L）	＞35	31～35	＜31
A/G比值	＞1.5	1.1～1.5	＜1.1
PTA（%）	＞70	60～70	＜60
胆碱酯酶（U/L）	＞5400	4500～5400	＜4500

3. 重型肝炎 当患者出现以下情况时应考虑重型肝炎：①消化道症状严重；②血清总胆红素＞171μmol/L，或黄疸迅速加深，每日上升＞17.1μmol/L；③凝血功能障碍，全身出血倾向，PTA＜40%；④肝脏缩小，出现肝臭气味，肝功能明显异常；⑤肝性脑病；⑥肝肾综合征。

五、妊娠期病毒性肝炎的诊断标准

与非妊娠期相同，妊娠期病毒性肝炎的诊断应结合病史、临床表现和实验室检查。许多患者并无毒性肝炎密切接触史，无明显体征，症状也无特异性，故较非妊娠期病毒性肝炎诊断困难，有些患者仅在产前例行检查时发现实验室检查结果异常而才得以诊断。

（一）病史

病史有与病毒性肝炎患者密切接触史，半年内曾接受输血、注射血制品史等。潜伏期甲型

病毒性肝炎平均约为 30 日，乙型病毒性肝炎 90 日，输血所致的丙型病毒性肝炎 50 日，戊型病毒性肝炎 40 日。

（二）实验室检查

1. 血清病原学检测

（1）甲型病毒性肝炎：检测血清 HAV 抗体及血清 HAV RNA，HAV-IgM 阳性代表近期感染，HAV-IgG 在急性期后期和恢复期出现，属于保护性抗体。

（2）乙型病毒性肝炎：检查血清中 HBV 标志物，主要是“乙肝两对半”和 HBV DNA。“乙肝两对半”检测的指标为：

1）乙型肝炎表面抗原（HBsAg）：该指标阳性是 HBV 感染的特异性标志，其滴度高低与乙型病毒性肝炎传染性强弱相关，可用于预测抗病毒治疗效果。

2）乙型肝炎表面抗体（HBsAb）：是保护性抗体，表示机体有免疫力，不易感染 HBV。接种 HBV 疫苗后，HBsAb 滴度是评价疫苗效果的指标。

3）乙型肝炎 e 抗原（HBeAg）；是 HBV core/Precore 基因编码的蛋白，在 HBV 感染肝细胞进行病毒复制时产生。通常被视为存在大量病毒的标志，滴度高低反映传染性的强弱。在急性 HBV 感染情况下 HBeAg 在 HBsAg 出现之后几日或几周内出现。如果 HBeAg 存在的时间超过 12 周，将被视为 HBV 慢性感染。在慢性 HBV 感染时，HBeAg 阳性提示肝细胞内有 HBV 活动性复制。在急性 HBV 感染的恢复期，HBeAg 是第一个转阴的标记物。慢性 HBV 感染经过抗病毒治疗，HBeAg 可以消失并且产生相应的乙型肝炎 e 抗体（HBeAb）。

4）HBeAb：阳性表示血清中病毒颗粒减少或消失，传染性减弱。

5）乙型肝炎核心抗体（HBcAb）：HBcAb 分为 IgG 型和 IgM，IgG 型阳性见于乙型病毒性肝炎恢复期和慢性 HBV 感染，IgM 型阳性见于急性乙型病毒性肝炎及慢性肝炎急性活动期。HBV DNA 主要用于判断传染性大小和观察抗病毒药物疗效。

2. 肝功能检查 主要包括 AST、ALT 等，其中 ALT 是反映肝细胞损伤程度最常用的敏感指标。1%的肝细胞发生坏死时，血清 ALT 水平即可升高 1 倍。总胆红素升高在预后评估上较 ALT 及 AST 更有价值。胆红素持续上升而转氨酶下降，称为“胆酶分离”，提示重型肝炎的肝细胞坏死严重，预后不良。凝血酶原时间百分活度的正常值为 80%～100%，＜40%是诊断重型肝炎的重要指标之一。凝血酶原时间百分活度是判断病情严重程度和预后的主要指标，较胆红素和转氨酶具有更重要的临床意义。

3. 影像学检查 主要是 B 型超声检查，必要时可行核磁共振成像检查，主要观察肝脾大小，有无肝硬化存在，有无肝脏脂肪变性，有无腹腔积液等。

妊娠合并病毒性肝炎以乙型、乙型重叠丁型或戊型易发生重型肝炎。妊娠合并重型肝炎患者的早期主要症状有乏力、纳差、尿黄、身目黄染、恶心呕吐、腹胀等。一旦出现以上情况，临床医生务必引起高度重视，意识到妊娠合并重型肝炎的可能，及时行肝功能、凝血功能和肝脏 B 型超声检查；若出现以下三点即可临床诊断为重型肝炎：出现乏力、纳差、恶心呕吐等症状；PTA 小于 40%；血清总胆红素大于 171μmol/L。

六、妊娠期病毒性肝炎的预防及治疗

（一）预防

妊娠期病毒性肝炎的防治强调早发现、早诊断、充分营养、及时休息。主要措施有以下几方面：

（1）预防为主，孕妇可注射甲肝疫苗、乙肝疫苗。

（2）对已有乙肝、丙肝、丁肝病毒携带且现妊娠者，嘱其不要过度紧张，除注意适当的休息、营养外，应密切注意其肝功能变化。

（3）轻度慢性肝炎对妊娠的影响并不大，但一定要定期检查肝功能，如果临床症状加重、肝功能损害明显，应住院治疗。中、重度慢性肝炎患者多不能妊娠，偶有妊娠者肝病均恶化，且死亡率很高。肝硬化患者一般不宜妊娠，妊娠后肝功能可严重受损，产妇死亡率可高达 10.5%，常见死因为肝功能衰竭、食管及胃底静脉曲张破裂或凝血机制障碍所致的大出血，且胎儿的流产及死胎率较高。

（4）孕妇极易感染戊型肝炎病毒，且症状较重，尤其是晚期妊娠，其死亡率比甲肝高 10 倍，可达 10%～40%，故对患戊肝的孕妇要格外注意。

（5）妊娠期病毒性肝炎的治疗原则与一般病毒性肝炎相同，由于易发展为重型肝炎，故必须注意早诊断、早治疗。对妊娠肝炎晚期患者要及时收入院治疗，充分做好分娩准备，缩短产程，避免滞产，警惕胎盘滞留引起的出血。如果出现分娩或产后大出血，应积极采取有效治疗措施。另外，产前、产后要及时应用抗生素，预防和控制产后感染，特别要注意肺和泌尿生殖系感染。

（6）关于妊娠期病毒性肝炎终止妊娠：早孕原则上可继续妊娠，不愿保留胎儿者可行人工流产术；中、晚期妊娠者不宜终止妊娠，因手术和麻醉都可加重肝脏损害。如果孕妇病情恶化或胎死宫内，不能继续妊娠，则应积极终止妊娠。终止妊娠的方式依母体情况而定，如可挽救胎儿则行剖宫产，否则以引产为宜。

（二）治疗

1. 一般治疗

（1）休息、营养，可用维生素 K_1、考来烯胺。

（2）入院后及时了解患者肝、肾功能，注意病情变化。

（3）尽量避免无关药物；尽量避免不必要的诊断试验和检查。

（4）预防和控制感染，密切监护胎儿。

（5）产妇分娩避免滞产及胎盘滞留，缩短第 2 产程，防止产后出血。

2. 非重型肝炎的治疗 主要采用护肝、对症、支持疗法。常用护肝药物有多烯磷脂酯酰胆碱、腺苷蛋氨酸、葡醛内酯、复方甘草甜素、还原型谷胱甘肽注射液、门冬氨酸钾镁、丹参注射液等，主要作用在于减轻免疫反应造成的损伤。协助转化有害代谢产物、改善肝脏循环，有助于肝功能恢复。必要时应补充白蛋白、新鲜冰冻血浆、冷沉淀等血液制品。

治疗期间应严密监测肝功能、凝血功能等相关指标，患者经治疗后病情好转，可继续妊娠；对于治疗效果不好、肝功能及凝血功能指标继续恶化的孕妇，应考虑终止妊娠。分娩方式以产科指征为主，但对于血清胆汁酸明显升高或病情较严重者的患者可考虑剖宫产。

3. 重型肝炎的治疗

（1）护肝治疗：人血白蛋白可改善低蛋白血症，促进肝细胞再生；肝细胞生长因子、胰高血糖素加胰岛素疗法可促进肝细胞再生；选用多烯磷脂酰胆碱、葡醛内酯、腺苷蛋氨酸为主的两种以上护肝药物。

（2）对症支持治疗：可采用冷沉淀与新鲜冰冻血浆改善凝血功能，注意维持水和电解质平衡。酸化肠道，减少氨的吸收；必要时可以考虑短期使用肾上腺皮质激素。肝性脑病、肝肾综合征、肺水肿、高钾血症时可考虑血液透析。

（3）防治并发症：妊娠合并重型肝炎患者在病程中常会出现多种并发症，主要有感染、凝血功能障碍、肝肾综合征、肝性脑病等。在临床救治中如内科治疗无效，常需多学科协作。有条件和适应证者可考虑人工肝支持系统，或及时行肝脏移植手术。

（4）严密监测病情变化：包括肝功能、血常规、凝血功能、生化等指标，尤其要注意凝血酶原时间百分活度、转氨酶、总胆红素、白蛋白、纤维蛋白原、肌酐等指标。监测中心静脉压、每小时尿量、24 小时出入水量、水及电解质变化、酸碱平衡、胎儿宫内情况。根据患者病情变化与实验室检查指标，及时调整药品与血液制品的使用顺序与剂量。

（5）妊娠合并重型肝炎的产科处理

1）早期识别、及时转送：要重视妊娠合并重型肝炎患者的早期临床表现，早期识别并及时转送是现阶段降低妊娠合并重型肝炎病死率的重要举措之一。重型肝炎在产后的病情可能急转直下，合理的产科处理是救治成功的重要因素，有重症化倾向的孕妇在产前及时转送到人员、设备、经验等条件相对较好的三级医院集中诊治是现阶段妊娠合并重型肝炎救治的重要举措之一。

2）适时终止妊娠：妊娠合并重型肝炎在短期内多难以康复，临床上应积极治疗，待病情有所稳定后选择人力充足的有利时机终止妊娠，即凝血功能、转氨酶、白蛋白、胆红素等重要指标改善并稳定 24 小时左右；或在治疗过程中出现以下如胎儿窘迫、胎盘早剥或临产等产科情况。

3）分娩方式的选择及子宫切除问题：妊娠合并重型肝炎，孕妇宜主动选择有利时机采用剖宫产终止妊娠，妊娠合并重型肝炎常发生产时或产后出血，这是患者病情加重与死亡的主要原因之一。必要时可在行剖宫产的同时行子宫次全切除术，在子宫下段部位行子宫次全切除手术，该方法简便安全，手术时间短、出血少、恢复快，有助于预防产后出血、减轻肝肾负担、防止产褥感染，可明显改善患者预后。如患者病情较轻，并发症少，特别是凝血功能较好、PTA 经治疗后接近 40%，子宫收缩良好、术中出血不多，探查肝脏缩小不明显者，可考虑保留子宫；若子宫保留，术中及术后应采取适当措施预防、减少出血，如子宫动脉结扎、B-lynch 缝合、应用促子宫收缩药物等。

七、同型半胱氨酸引起妊娠期病毒性肝炎的预防及治疗

同型半胱氨酸水平过高会增加患各种慢性疾病的风险，营养学认为同型半胱氨酸水平低于 6 个单位的较为安全。采取正确的方法调整膳食结构、改变不良生活方式及饮食习惯，都可以降低同型半胱氨酸水平，从而降低同型半胱氨酸引起妊娠期病毒性肝炎的风险。其主要预防及治疗措施如下：

（1）妊娠前补充叶酸和维生素 B_{12}，对患者血中 Hcy 进行早期干预，从而预防、控制因同型半胱氨酸水平增高引起的妊娠期病毒性肝炎。

（2）妊娠期实时监测孕妇血液同型半胱氨酸水平，早发现、早治疗因同型半胱氨酸水平引起的妊娠期病毒性肝炎。

（3）对孕妇进行健康教育，是孕妇认识妊娠期病毒性肝炎发生的危险，从自身饮食及生活习惯上进行干预。主要有以下几个方面：

1）减少摄入脂肪含量较高的肉类：减少肉类摄入，可适当增加鱼类摄入，且不要用煎炸等烹饪方法；如果对大豆制品不存在过敏或不耐受现象，则可适当食用豆类或豆制品。

2）多吃蔬菜水果：多吃富含 B 族维生素的食品，保证蔬菜水果的摄入。

3）限盐：限制盐分摄入，可使用低钠盐来代替普通盐，但也应有所节制。不吃或少吃腌

制食品、快餐食品。

4）限制精致碳水化合物的摄入，拒绝油炸食品：限制精制碳水化合物如精米、精面，减少糖分摄入，拒绝油炸食品，通常这些食物中的 B 族维生素已被破坏。

5）减轻精神压力：可暂时更换至压力较小的环境下生活或工作，或通过瑜伽、冥想、运动等方式减压。

6）适当的运动：增加规律、适度的体育运动，每周至少进行三次适度体育锻炼。

7）改善缺乏雌激素的状况：已绝经、有绝经期症状或月经不调的女性，应检查雌激素和黄体酮水平。如果缺乏雌激素或黄体酮，可通过“天然黄体酮激素替代疗法”来改善这种状况。激素替代疗法中用天然黄体酮不会增加相关的风险，人体也可利用黄体酮来合成雌激素。

8）服用高效的复合补充剂：保持低同型半胱氨酸水平最有效快捷的途径是补充可降低同型半胱氨酸水平的补剂，包括维生素 B_2、维生素 B_6、维生素 B_{12}、叶酸、TMG（三甲基甘氨酸）和锌。

第八节　同型半胱氨酸与流产

流产是常见病，反复性的自然流产的病因十分复杂，该疾病在育龄妇女中发生率约 1%～2%，除了解剖结构异常、染色体异常、自身免疫疾病、内分泌失调以及生殖道感染等病因以外，临床上仍有一部分反复性自然流产的病因不明，影响反复性自然流产患者的治疗效果。目前反复发作性流产已成为生殖医学领域中亟待解决的问题之一。近年来研究发现，血浆中某些代谢产物水平升高与习惯性流产有关，例如同型半胱氨酸水平升高可作为不明原因反复性流产的危险因素之一。

1952 年，研究人员首次发现了 4-氨基叶酸拮抗剂能够使胎儿死亡，因此有人推测叶酸缺乏可能与自然流产有关。Rees 等给母鼠喂以高蛋氨酸、低蛋白食物，结果显示母鼠体内 Hcy 水平升高能够导致小鼠发育不良，其机制可能是由于 Hcy 代谢消耗了大量的一碳单位，影响小鼠 DNA 合成。Nelen 等以 134 例健康妇女为对照组，测定 123 例至少有两次自然流产史的妇女空腹及蛋氨酸负荷后血浆 Hcy 水平、血清及红细胞叶酸水平，结果显示病例组叶酸水平比对照组降低，Hcy 水平比对照组升高，当蛋氨酸负荷后 Hcy 大于等于 61.5μmol/L，空腹 Hcy 大于等于 18.3μmol/L 时，容易发生复发性早期流产。因此，对于存在复发性早期流产病史的妇女孕前补充叶酸在一定程度上能够对流产的发生起预防作用。

在临床上，对于妊娠不足 28 周、胎儿体重不足 1000g 而终止妊娠者称流产。根据流产的时间：流产发生于妊娠 12 周前者称早期流产，发生在妊娠 12 周至不足 28 周者称晚期流产，而连续自然流产两次或者两次以上者称为复发性流产。与我国有所不同，自然流产在发达国家的定义是指在妊娠 20 周以前或 24 周以前，胎儿体重小于 600～700g。自然流产可以分为生化妊娠（发生在妊娠 5 周内的早期流产，血中可以检测到 hCG 升高或者尿妊娠试验阳性，但是超声检查看不到孕囊，提示受精卵着床失败）、空孕囊（自始至终无胎芽、空囊）、有胚芽无胎心、先有胎心后停育 4 种类型。流产又分为人工流产和自然流产。流产临床分型有先兆流产、难免流产、不全流产和完全流产和稽留流产。

一、流产的流行病学

我国全国人口与生育健康调查结果显示，中国育龄妇女的自然流产率有明显增长的趋势。

复发性流产的发生率约占妊娠总数的 2%～5%，其中 0～16%的复发性流产妇女抗磷脂抗体阳性；3%～8%的流产夫妇存在某些染色体核型异常；25%～40%为黄体功能不足（LPD）所致的自然流产；23%～67%为孕激素及其代谢产物分泌异常引起的早期流产；还有一部分复发性流产原因不明。2 次临床妊娠丢失后再次发生流产的风险是 24%，3 次临床流产后再次妊娠丢失的风险是 30%，4 次后则为 40%。

二、流产的原因

流产的病因与子宫解剖异常、染色体异常、内分泌异常、自身免疫、感染以及环境因素有关，但除了上述因素之外，有 30%～40%的流产原因不明，称为原因不明复发性流产。近年研究表明，导致不明原因复发性流产（unexplained recurrentspontaneous abortion，URSA）发生的危险因素包括免疫系统功能异常因素、胎盘血供异常、精子异常因素及叶酸代谢酶基因突变等。自然流产发病率为 15%～20%，遗传因素是其主要病因；而复发性流产发病率为 1%～5%，URSA 为主要原因，约占 50%，主要为同种免疫型复发性流产。

三、流产的发病机制

引起习惯性流产的发病原因比较复杂，常为多种因素共同所致。目前比较明确的病因有：内分泌因素、遗传因素、生殖器官异常、感染因素。除此之外，还有 40%左右的习惯性流产原因不明，其中免疫学因素是目前认为比较重要的原因之一，其发病机制如下：

母胎的免疫关系是双方面反应，一方面来自母体免疫系统的识别和反应，另一方面来自胎儿抗原。不明原因复发性流产的发生主要与母胎的同种免疫关系异常有关，胚胎携带父方的异体抗原，对于母体来说，是同种异体移植物，成功的妊娠依赖于母体免疫耐受，母体免疫系统识别并可以产生保护性免疫应答，一直至胎儿娩出，不被母体免疫系统所排斥。

（一）T 淋巴细胞在诱导免疫耐受的微环境中发挥重要作用

李键等研究显示：不明原因复发性流产妇女的外周血及蜕膜中 $CD4^+/CD8^+$比值显著降低。Th1/Th2 型细胞因子平衡对于维持正常妊娠起着十分重要的作用，发生 Th2 向 Th1 偏离时，Th1/Th2 亚群的平衡失调能够引起免疫应答异常并导致 URSA 发生。TGF-β 在胚胎着床和胎盘的形成的过程中发挥着重要的作用，对早孕滋养细胞中血管内皮生长因子的产生起着调节作用，从而调控胎盘血管形成血管通透性。还有研究发现 TGF-β 在 URSA 患者中表达下降，不可以诱导免疫耐受，同时对胚胎着床及胎盘形成有影响。主动免疫治疗后使得 TGF-β 的表达上调，可以有效治疗 URSA。

（二）人类白细胞抗原系统

人类白细胞抗原（human leukocyte antigen，HLA）系统是与人免疫应答密切相关的一群基因簇，在同种异体免疫中，部分增加父方人类白细胞抗原可能抑制抗独特型抗体（Ab2）、抗父方细胞毒抗体（APCA）及混合淋巴细胞反应封闭抗体（MLR-Bf），这些抗体对于维持正常妊娠中发挥重要作用，该基因簇的缺失或者表达低下可以引起 URSA。

（三）自然杀伤细胞

研究报道母体的自然杀伤（NK）细胞的活化能够使得染色体正常的妇女流产，其机制是NK 细胞激活 Th1 细胞分泌对滋养层有毒性的细胞因子，因此对 NK 细胞活性抑制可能有助于维持妊娠期胎儿。蜕膜 NK 细胞不溶解细胞，但能够产生干扰素-γ（INF-γ），从而活化巨噬细胞（M），最终产生肿瘤坏死因子-α（TNF-α）以及高浓度一氧化氮（NO）并可以对孕妇造成损伤，该机制不是靠滋养细胞的直接溶解，而是通过引发细胞凋亡和抑制子宫上皮分泌粒细胞巨噬细胞集落刺激因子（GM-CSF）。感染性疾病中，巨噬细胞也产生白介素-12（IL-12），刺激细胞毒 T 细胞（CTLs）、NK 细胞来分泌 IFN，进而促进 Th1 细胞因子对滋养层及胚胎发挥毒性作用，诱导白介素 2（IL-2）及肿瘤坏死因子（TNF-α）的分泌，导致妊娠失败。而 Th2 分泌 IL-4、IL-5、IL-10 和 IL-13，通过抗炎和抑制 NK 细胞的活性，有助于维持妊娠。

（四）其他因素与不明原因复发性流产

1. 生长因子与不明原因复发性流产　胎盘血管的发育由多种生长因子和生长因子受体共同调节完成。在人类胚胎种植着床的过程中必须有血管的形成。研究发现 EGF 水平降低可能与 URSA 发病有关，血清中表皮生长因子受体（EGFR）与表皮生长因子（EGF）结合后可以激活受体酪氨酸激酶活性，对上皮组织细胞具有分化和增殖的作用，这对胚胎分化以及维持妊娠具有十分重要的意义，能够促进妊娠早期胎盘及胚胎的发育，有利于胚胎生长，是胎盘及胎儿生长发育所必需的生长因子。

2. 叶酸水平与不明原因复发性流产　血清叶酸反映机体叶酸水平的早期变化，与近期饮食和吸收状况有关。红细胞叶酸水平代表机体内肝脏等组织中的叶酸贮存情况，即体内参与代谢的叶酸水平，相对比较稳定。研究发现 URSA 患者的血清叶酸水平正常，但红细胞内叶酸显著降低，该现象可能与红细胞的更新周期较长有关，由此看出红细胞的叶酸水平与 URSA 显著相关，URSA 患者应提前一定的时间补充叶酸。

3. 甲基化不足与不明原因复发性流产　亚甲基四氢叶酸还原酶是叶酸依赖性酶，能够将5,10-亚甲基四氢叶酸还原成 5 甲基四氢叶酸，将甲基转给半胱氨酸，生成蛋氨酸。研究发现甲基化组蛋白（H3-K9）和转甲基酶 G9a（G9aMT）在 URSA 患者的新鲜蜕膜及子宫内膜中的表达明显下降，这表明甲基化不足与 URSA 的发生可能有一定关系。MTHFRC677T 基因突变致 MTHFR 酶缺陷，使胚胎发育的 DNA 和蛋白质甲基化程度不足，致胚胎发育停止或出现流产。另一方面，同型半胱氨酸的浓度增加具有毒性作用，可引起血管内皮细胞损伤，激活血小板黏附和聚集，导致胎盘血管栓塞性病变，是 URSA 发生的重要危险因素。

4. 白血病抑制因子与不明原因复发性流产　白血病抑制因子（LIF）是一种具有多种生物学活性的细胞因子，对于动物进行研究发现子宫内膜 LIF 的表达是胚泡着床不可缺少的细胞因子，它对于促进胚胎的早期发育、胎盘形成和正常妊娠维持十分重要，有研究发现在 URSA 患者的蜕膜中 LIF 基因表达显著下降。

（五）同型半胱氨酸与流产的发病机制

近年来研究发现，高同型半胱氨酸血症是动脉硬化、先兆子痫、静脉血栓、胎盘早剥、复发性早期自然流产等疾病的高危因素。叶酸、维生素 B_6 及维生素 B_{12} 是同型半胱氨酸代谢的必需辅助因子，妇女在妊娠不同时期其叶酸水平较妊娠前有不同程度的降低，由此可能引起高同型半胱氨酸在妊娠期升高，从而产生 Hcy 毒性作用。Kumar 等认为，血 Hcy 大于 18μmol/L 是复发性流产发生的危险因素；孙曼等对 Hcy 和复发性流产的研究结果显示，流产患者常伴有血

Hcy 水平增高。选择了 20 例复发性流产和 20 例健康妊娠孕妇，研究发现血 Hcy 水平分别为（19.2±6.14）μmol/L 和（7.85±3.31）μmol/L，且高水平 Hcy 和流产发生具有一定相关性。由于 Hcy 不但影响血液系统功能，而且具有胚胎毒性，所以 Hcy 水平过高可导致 URSA 发生。因此妊娠期高 Hcy 导致反复性自然流产机制概括可能有以下几个方面：

（1）高同型半胱氨酸对凝血机制的影响：同型半胱氨酸对凝血功能产生影响。一方面，同型半胱氨酸可以直接损伤内皮细胞，促进平滑肌细胞的增殖，激活凝血因子Ⅴ、Ⅹ和Ⅻ因子，使得内皮细胞表面的凝血因子表达及活性受到凝血调节蛋白抑制，减少对凝血酶、Ⅴa 和Ⅷa 的灭活，引起胎盘血栓栓塞，进而导致流产；另一方面，同型半胱氨酸血症作为一种血栓形成剂，选择性抑制血栓调节素的表达，干扰内皮细胞相关蛋白 C 的调节，降低抗血栓形成因子Ⅵ和因子Ⅶ的活性，增加因子Ⅴ的活性及增加因子Ⅹa 对凝血酶的活化作用。第三，黄华等研究表明，Hcy 通过产生超氧化物及过氧化物损伤血管内皮细胞，使凝血因子功能发生改变，易致血栓形成而诱发先兆流产。

（2）高同型半胱氨酸的水平能使细胞处在高氧化应激状态，引发流产。大量的动物实验证明，胚胎发育若发生氧化应激反应过多，可以通过损伤线粒体及核 DNA，使得基因表达产物的功能与结构发生改变从而具有胚胎毒性作用，致使胚胎发育异常，引发流产。

（3）高同型半胱氨酸水平可能引起绒毛膜绒毛血管化不良，造成胚胎死亡，引发流产。高浓度 Hcy 除了对胚胎有直接毒性外，还可以有如下影响：

1）可以通过自身氧化作用，产生过氧化氢、羟自由基等氧自由基，参与氧化应激反应，引起内皮细胞及内质网损伤，诱导细胞凋亡。

2）高同型半胱氨酸血症能够促进细胞内线粒体对钙离子内流和钙离子的释放，引起血管平滑肌细胞增殖。参与脂质过氧化，影响一氧化氮合成酶的表达，使得一氧化氮的合成减少，并促进其降解，使血管平滑肌细胞肥大及增生，管壁厚度增加以及弹力纤维退化。

3）Hcy 可以加强低密度脂蛋白的氧化，而氧化低密度脂蛋白可以进一步影响凝血酶调节蛋白的活性和一氧化氮的合成，从而使得内皮功能损伤加剧。

4）反复性自然流产患者叶酸、维生素 B_{12} 水平均与 Hcy 呈明显的负相关。马春艺等研究发现：复发性流产组与正常妊娠组及正常育龄妇女组血清 Hcy 水平比较，孕早期复发性流产组 Hcy 水平显著比正常妊娠组高，越早流产 Hcy 浓度越高。血 Hcy、叶酸均与 Fbg、D 二聚体有关，这说明 Hcy、叶酸可能是通过影响妊娠期孕妇机体凝血/纤溶功能而引起先兆流产。继发性自然流产患者较原发性反复自然流产患者 Hcy 和 D-D 有增高趋势，维生素 B_{12}、叶酸有降低趋势；流产时间（早期、晚期均有所不同，Hcy、叶酸、维生素 B_{12} 和 D-D 也呈趋势变化）；随着流产次数的增多，Hcy 水平逐渐升高，叶酸、维生素 B_2 水平逐渐减低；但仅仅除≥30 岁与＜30 岁患者的 Hcy 水平有明显差异外，不同流产时间、流产次数和流产类型 Hcy、叶酸、维生素 B_{12} 和 D-D 水平差异不明显，可能是选择的病例数少所致，尚待进一步积累资料。

（4）不明原因复发性流产有关基因多态性：近些年来随着对 URSA 有关基因多态性的研究逐渐深入，发现叶酸代谢酶基因突变与 URSA 发病机制具有显著的相关性。叶酸是核酸合成所必需的原料之一，其为同型半胱氨酸代谢的原料之一，也是胚胎发育过程中不可或缺的营养素。

在 Hcy 循环中，Hcy 代谢途径主要有 3 条：

1）Hcy 与甜菜碱在甜菜碱-Hcy-甲基转移酶的作用下，再次发生甲基化，生成甲硫氨酸和二甲基甘氨酸。

2）在亚甲基四氢叶酸还原酶催化下，四氢叶酸转化为 5-甲基四氢叶酸，使 Hcy 发生甲基化，生成甲硫氨酸。

3）Hcy 在胱硫醚合酶的作用下，生成胱硫醚。该代谢途径提示，亚甲基四氢叶酸还原酶活性对维持 Hcy 水平必不可少。

亚甲基四氢叶酸还原酶为叶酸代谢的关键酶之一，亚甲基四氢叶酸还原酶基因位于染色体 1p36，3 处，该基因的第 677 位核苷酸发生 C→T 突变后，该位点的丙氨酸转化为缬氨酸，导致亚甲基四氢叶酸还原酶活性降低，5-甲基四氢叶酸生成减少，使得 Hcy 代谢障碍，从而引起 URSA。

若亚甲基四氢叶酸还原酶基因第 1298 位核苷酸发生 A→C 突变，相关位点的谷氨酸转化为丙氨酸。Zhu 等研究发现，亚甲基四氢叶酸还原酶基因 A1298C、C677T 位点多态性与 URSA 的发生具有一定相关性。韩红敬等对 71 例 URSA 患者亚甲基四氢叶酸还原酶基因的 C677T 位点多态性进行检测的结果显示，与 URSA 组相比，正常妊娠组亚甲基四氢叶酸还原酶基因 C677T 位点的 TT 等位基因水平明显减低，而 CC 基因型显著增高，结果说明亚甲基四氢叶酸还原酶基因 C677T 位点多态性与 URSA 发生具有相关性。由于上述作者研究样本量较小以及其他原因，亚甲基四氢叶酸还原酶基因多态性与 URSA 是否具有相关性目前尚无定论，仍需进一步研究。胡晓东等对 52 例 URSA 患者亚甲基四氢叶酸还原酶基因 C677T、A1298C 位点多态性的检测结果表明，亚甲基四氢叶酸还原酶基因 C677T、A1298C 位点多态性与 URSA 无显著相关性。妊娠期妇女普遍缺乏叶酸，而叶酸是核苷酸甲基化及合成重要前体，其慢性缺乏与甲基化异常有关，能够导致链断裂、染色体重组改变和染色体分离异常。也研究显示，其可能的致病机制在于一方面子宫 MTHFR 内活力缺乏，胎儿发育必需的生物组分包括 DNA 和蛋白质的甲基化不足。另一方面，MTHFR 活力缺乏导致 Hcy 水平升高，具有胚胎毒性，与流产的发生有关。由于胎儿和胎盘均是由受精卵发育而成，并且胎盘组织提供了胎儿生长发育的外环境，故研究者认为，与外周血相比，胎盘组织中酶活力的改变与突变的关系要更可以反映胎儿组织中的真实状况。李晓梅等发现 MTHFR C677T 突变 T 等位基因频率在 URSA 组显著高于正常对照组，携带 T 等位基因的妇女比未携带 T 等位基因的妇女患病危险性增加，说明在我国 MTHFR C677T 基因突变是 URSA 发病的遗传风险因素。在不同年龄、地区、流产时间、流产性质患者的 URSA 基因型分布差异无显著性。流产大于等于 3 次的患者 MTHFR C677T 基因型、携带 T 等位基因的 C/T+T/T 基因型频率均大于流产小于 3 次的患者，差异有显著性，与以色列 Lssak 等的结论一致，提示 URSA 患者流产次数越多，存在基因异常的机会越大。

四、流产的临床表现

阴道流血和腹痛是流产的主要症状。阴道流血发生在妊娠 12 周以内的流产患者，起初蜕膜与绒毛分离，血窦开放，随即开始出血。当胚胎完全分离排出后，由于子宫收缩，出血停止。早期流产的全过程大部分伴有阴道流血，胚胎分离及宫腔内存有的血块刺激子宫收缩，出现阵发性下腹痛，特点是阴道流血往往出现在腹痛之前。晚期流产时，胎盘已形成，流产的过程与早产比较相似，胎盘继胎儿娩出后排出，一般出血不多，往往先有腹痛，然后出现阴道流血，腹痛呈阵发性宫缩样疼痛，晚期流产先有阵发性子宫收缩，然后胎盘剥离，故阴道流血出现于腹痛之后。

五、流产的诊断标准

流产的诊断并不困难，根据病史及临床表现多可以确诊，仅有少数患者需进行辅助检查。确诊流产后，还需要确定流产的临床类型来决定后续处理方法。

（一）首先应确定是否流产

1. 详细询问病史 有无停经史，有无阴道流血，流血量及性质，确定是否伴有腹痛及其他排出物等。

（1）流产时子宫出血量一般与其他异常妊娠有不同之处。葡萄胎阴道流血常为暗红色，也可反复流血，甚至发生大量阴道流血，可在血中查到水泡样组织。异位妊娠多为点滴阴道流血。功能失调性子宫出血多发生于生育期年龄的两端，发生在 40 岁以上者常有停经史，虽有阴道大量流血，很少伴有其他排出物，多无腹痛。结合孕产史及有无避孕措施，不难区别。如有疑问，可行诊断性刮宫，经病理检查，多可确诊；也有利于治疗。不少流产病例，确实误诊为功能失调性子宫出血。子宫肌瘤患者无明显停经史而有月经过多及不孕史，子宫较大，若触及肌核，则诊断更加明确。

（2）流血距末次月经时间：即从末次月经至开始发生阴道流血的时间，异位妊娠常较短，而流产及葡萄胎一般较长。

（3）流出血液的颜色：流产初期为鲜红色，一段时间后变为暗红色或褐色。葡萄胎则常为暗红色；异位妊娠常为少量、淡红或褐色血。

（4）腹部疼痛：葡萄胎、流产患者的腹痛一般较轻，多为阵发性，下腹部中央常见。异位妊娠多为一侧性下腹剧烈疼痛，可波及全腹，1～2 日后逐渐减轻。子宫肌瘤可有痛经或盆腔沉重感。功能失调性子宫出血时常无下腹部疼痛。

（5）了解停经后有无早孕现象及流产之诱因，例如负重、性生活等。

2. 双合诊 检查时需注意子宫的位置、硬度、形态、大小，子宫峡部是否特别柔软、犹如子宫体部与子宫颈部失去连续性；两侧附件有无包块、压痛及抵抗；子宫颈口有无糜烂及出血，有无子宫颈息肉。

3. 辅助检查 对诊断有困难者可采用必要的辅助检查。

（1）B 型超声显像：应用较广。对于鉴别诊断以及确定流产类型有实际价值。对于怀疑为先兆流产者，可以根据妊娠囊的形态、有无胎心反射及胎动，确定胚胎或者胎儿是否存活，来指导正确的治疗方法。稽留流产及不全流产等可以借助 B 型超声检查加以确定。

（2）妊娠试验：用免疫学方法，近年临床多用试纸法，对诊断妊娠有意义。为进一步了解流产的预后，目前多选用放射免疫法或酶联免疫吸附试验，进行 hCG 的定量测定。

（二）确定流产类型

由于各种流产所表现的临产过程不同，处理原则亦不同，故必须确定流产类型。子宫体小于停经月份，妊娠试验阴性者，为过期流产。阴道流血少，子宫口未开大，子宫大小符合停经月份者，为先兆流产。子宫口开大，羊膜囊突出或破裂，阴道流血量较多，则为难免流产。出血量多，排出部分组织，子宫小于停经月份者，为不全流产。有先兆流产史，子宫口未开大，开始时流血量多，胚胎组织排出后，阴道流血迅速减少或停止，检查子宫口已闭，子宫收缩，为完全流产。

1. 首先了解流产病因 强调夫妇同时诊断，不仅查女方，应重视男性因素。详细询问既往妊娠史、既往病史、家族遗传史，有可疑遗传病史应绘制家谱图。

2. 进行全身系统检查及妇科检查

3. 进行必要的化验及辅助检查 男方：精液常规、血型、染色体等。女方：阴道细胞涂片、宫颈评分、基础体温、血型、染色体、B 超检查子宫发育情况有无畸形等。

4. 可根据情况进一步检查

（1）怀疑子宫畸形者，除B超外，可行子宫镜、子宫输卵管造影、腹腔镜检查。

（2）若内分泌异常，检查空腹血糖。可以结合基础体温行子宫内膜病理检查及放射免疫法查孕酮、E_2、PRL、TSH、FSH、LH、T_3、T_4、17-Cu、17-OH等检查，必要时可行颅脑CT，了解脑下垂体有无微腺瘤等。

（3）疑特殊感染者可检查弓形体、衣原体、巨细胞病毒。

（4）有不良环境接触史者，可行微核、SLE、染色体畸变率检查。

（5）疑有ABO血型不合者，进一步检查抗体效价。如妊娠期进行间断检查，抗体效价是否有改变，接受治疗后抗体效价是否下降。

（三）确定有无流产合并症

1. 大失血　有时不全流产或难免流产能够造成严重失血甚至休克，故应积极处理，必要时各种措施可同时进行：静脉或肌注催产素或垂体后叶素10U，争取给病人输血，若情况危急又无法及时输血者，可暂时静脉滴注右旋糖酐，与此同时尽快刮宫，取出胚胎组织后，出血往往停止，即使在有感染存在的情况下也应将大块的胚胎组织取出，随后应积极创造条件予以输血。

2. 感染　各型流产皆可合并感染，发生在不全流产者较多，感染常发生于用未经严格消毒的器械施行流产手术；器械损伤宫颈；手术流产或自然流产后可引起宫腔原有感染病灶扩散。此外，病人流产后（自然或人工流产）不注意卫生，过早性交等均可引起感染，感染性的病原菌常为多种细菌、厌氧菌及需氧菌混合感染。厌氧菌占大多数，可达60%～80%。感染可局限于宫腔内，亦可蔓延至子宫周围，形成输卵管炎，输卵管卵巢炎，盆腔结缔组织炎甚至形成腹膜炎、败血症等。病人可有发热、腹痛、阴道流血、有时有恶臭分泌物、子宫及附件压痛、子宫复旧不好、白细胞增多等炎症表现，严重者可发生感染性休克，应行血液、宫颈或宫腔分泌物涂片，培养（需氧菌及厌氧菌），B超检查子宫腔有无组织残留。

六、治疗及预防

（1）先兆流产应卧床休息，忌房事。必要时给予黄体酮、镇静剂、维生素E等。

（2）不全流产、难免性流产须及时清理宫腔。因失血过多致休克者应先纠正休克，同时清理宫腔，并给予宫缩剂止血。

（3）稽留流产刮宫术前须查凝血功能试验。若有异常，应作适当处理纠正后再行清宫术。术前术中必须作好输液输血准备，以防在刮取粘连机化的胎盘时出现大失血，必要时应给予宫缩剂。

（4）感染性流产必须先给抗生素数日，适时清理宫腔，以防炎症扩散。

（5）习惯性流产应查明原因，对因治疗。孕前男女双方应作全面查体和泌尿生殖系统检查，有条件的可以行ABO系和Rh系血型、染色体检查、免疫及微量元素等方面的检查。

（6）早期妊娠流血应与葡萄胎、异位妊娠等鉴别，若阴道有排出组织块应送病理学检查。

（7）对同型半胱氨酸引发的流产的预防及治疗

妊娠期易出现叶酸、维生素B_{12}摄入不足，因此易造成高同型半胱氨酸血症并引发流产。已有研究显示：

1）妊娠早期对高Hcy进行干预，能够有效使得Hcy水平降低，减少血栓前状态的危险因素，避免胎盘栓塞，从而减少流产的发生。

2）通过补充维生素类及叶酸药物降低血中同型半胱氨酸水平，减少复发性流产的发生率。

Leeda 等通过对 37 例有 HHcy 的孕妇补充叶酸、维生素 B_6后，血清 Hcy 水平得到明显降低。通过补充叶酸、维生素 B_{12}，经常规测定同型半胱氨酸含量并进行对比，发现高同型半胱氨酸与复发性流产有关，通过补充叶酸及维生素类药物降低血中同型半胱氨酸水平，从而减少复发性流产的发生率。

高同型半胱氨酸血症与反复性自然流产有一定的相关性，作为一个高危因素，临床可以用它预测相关疾病的发生及不良妊娠结局，对于指导临床诊断和治疗有一定的意义，因此值得临床应用和推广。同型半胱氨酸参与了妊娠期相关疾病的发生，临床上可以通过叶酸来纠正其异常，对妊娠期疾病进行及时防治。HHcy 是多因素作用的结果，对 Hcy 的机制研究对于降低相关围产期疾病发生率具有积极意义。但是，目前关于临床应用叶酸治疗剂量和疗程仍有待于进一步研究。

第九节　同型半胱氨酸与早产

早产与多种因素相关，是孕妇的流行病学特点、营养状况、生育史、妊娠并发症、合并症、遗传、环境等多种因素综合作用的结果。近年研究发现，孕妇血清 Hcy 水平升高会直接影响胎儿的生长发育，可能与早产、低体重儿的发生密切相关。对造成早产的机制目前仍不明确，亦没有有效的预防办法，所以目前早产仍然是产科医生及儿科医生所面临的一个挑战。

一、早产的流行病学

早产是围产医学中复杂、重要而又常见的妊娠并发症，因其围产儿发病率及死亡率高而受到广泛重视。早产分娩是发达国家围产儿发病和死亡的主要原因之一，全世界范围内每年约有 1300 万例早产发生，从北美洲的 11%到大洋洲的 5.6%，其发病率不尽相同。早产与多胎妊娠的关联性较大。当继续妊娠对胎儿及母体的风险超过了早产的风险，就会进行医疗干预，在英国，有近三分之一早产属于医源性早产。对胎儿而言，过早出生非常危险。早产的发病率和病死率与包括肺、脑及肠道等在内的器官系统成熟直接相关。在西方国家，85%以上的围生期死亡归咎于早产，而存活的围生儿中有 10%将长期遭受某种形式的功能障碍困扰。

二、早产的定义

世界卫生组织于 1961 年规定了早产孕龄的标准，将妊娠周数不足 37 周（孕 259 天）分娩者定为早产（premature delivery，PTD），但没有规定下限。国内外对早产定义的期限并不统一。世界上某些地区把早产时间的下限规定为 24 周，个别地区甚至将下限规定为 20 周。美国 20 世纪 30 年代中期由儿科学会提出了早产儿的定义为新生儿体重低于 2500g 者。随着临床的观察发现，当存在胎儿生长受限时，通过体重估测胎儿与实际胎儿状况有较大差异，所以通过限定孕周来定义早产应运而生，1937 年世卫组织定义＜37 周定为早产。

20 世纪 90 年代有研究显示，胎儿的生存极限为 23 周，23 周以前的胎儿生存率几乎为零，24 周的胎儿生存率可达 10%左右。国外学者将妊娠满 24 周至不足妊娠 28 周间分娩称为早早产。早早产的定义尚未被广泛接受。近年来，由于早产儿及低出生体重儿治疗学的进步，其生存率明显提高，伤残率下降，故国外不少学者提议，将早产定义的时间下限设为妊娠 20 周。根据我国的国情，我国目前尚未采用上述观点。

由于国内医疗条件及医学水平的限制，28 周之前的新生儿生存率仍然较低，因此将早产的下限定为 28 周，目前我国将妊娠满 28 周至不足 37 周间分娩定义为早产。在上述期间出生的体重 1000～2499g、身体各器官未成熟的新生儿称为早产儿。国内早产儿死亡率为 12.7%到 20.8%，在国外，胎龄越小体重越低，死亡率亦越高。死亡原因主要为窒息、畸形、颅内出血等。早产儿即使存活亦常有神经智力发育缺陷。因此，防止早产是降低围产儿死亡率和提高新生儿素质的主要措施之一。

三、早产的分类

早产中有 40%～50%来源于早产临产，25%～40%发生于未足月胎膜早破（preterm premature rupture of the membranes，PPROM），20%～30%发生于母亲内科或产科并发症。

（1）早产根据发生原因可分为自发性早产和治疗性早产。

1）自发性早产：为最常见类型。自发性早产也称为特发性早产包括未足月分娩发作（早产临产）和 PPROM。在发达国家，自发性早产约占早产的 60%。早产史、牙周病、生殖系统感染、不良生活环境及生活习惯等可能是此类早产的高危因素，另外，某些免疫调节基因的异常也与自发性早产有关。

2）治疗性早产：因母体或胎儿自身因素不能继续妊娠导致的早产，如孕妇严重并发症，包括重度子痫前期、子痫、心脏病以及糖尿病等。某些胎儿因素也可引起早产，如胎儿生长受限、胎儿窘迫以及胎儿先天性缺陷、多胎妊娠等母婴原因，必须立即终止妊娠而导致的早产。

（2）由于分娩时的孕龄和出生体重是现在早产儿结局和预后的评价标准，因此，人们根据孕龄将早产分为 3 个亚类。

1）极早早产。发生在妊娠 20～28 周发生的早产为极早早产（extremely preterm birth），占 5%。

2）早期早产。发生妊娠在 28～32 孕周的早产为早期早产（early preterm birth，EPB），占 10%。

3）轻型早产。发生在妊娠 32～36 周的早产为轻型早产（mild preterm birth），占 85%。也有学者又将 32～36 周进一步划分：将 32～34 周前称为中型早产（moderate preterm birth），而将 34～36 周的早产称作轻型早产（mild preterm birth）。尽管轻型早产的早产儿出生时一般状况相对较好，但在其出生后 1 年时间内各种原因引起的窒息、感染及突发的婴儿死亡发病率仍然较高。

有学者认为，从病因角度看，极早早产多与感染有一定关联，而轻型早产多与生活方式及精神压力等因素相关，早期早产多为两种因素混合所致。更多研究表明，早产儿的孕龄与预后关系更加密切。孕龄为 24 周时围产儿死亡率高达 80%，孕龄 30 周时死亡率降为 10%，直到孕龄满 34 周后围产儿死亡率才有明显的降低。这种按孕龄进行的分类更能准确地反映不同阶段新生儿的存活率，并可预测加强新生儿护理治疗所需的技术要求及费用，有助于评估早产儿远期健康与功能障碍的影响。

四、早产的诊断

1. 早产临产　目前，早产临产发生时间的准确诊断还较困难，建议的诊断指标包括：妊娠满 28 周但小于 37 周；子宫持续的收缩（20 分钟 4 次或 60 分钟 8 次），间歇期逐渐缩短、持续时间逐渐延长且强度不断增加，同时伴有宫颈进行性的消退（宫颈容受度 80%以上或宫颈扩张）。

2. 先兆早产　凡妊娠满 28 周不足 37 周，孕妇有上述规律宫缩，但宫颈尚未扩张，经阴道超声测量 CL≤20mm，则诊断为先兆早产。

3. PPROM 的定义 指在妊娠 37 周以前，未临产而发生的胎膜破裂，主要是由感染引起。PPROM 的诊断主要通过临床表现、病史和实验室检查来进行。其中，详细了解病史对于 PPROM 的诊断十分重要，因此不容小觑。阴道分泌物的二硝基苯基偶氮萘酚二磺酸钠试纸试验，检测 PH≥7。此外，取阴道后穹隆液池内的液体置于玻璃片，干燥后显微镜下观察有无羊水结晶。上述试验均为阳性，其诊断 PPROM 的准确率为 93.1%。

PPROM 是早产常见而重要的原因之一，治疗要兼顾延长胎儿孕周、促进肺成熟和防治感染。随着新生儿学科研究的不断进展及对分娩动因认识的不断提高，临床对于早产的防治及早产儿的治疗水平也得以不断提高。

五、早产的危险因素

目前研究认为，早产是多种因素相互作用所致的一种综合征，是孕妇孕产史、年龄、妊娠合并症、感染、不良行为和社会经济、心理、遗传、环境等众多因素综合作用的结果。随着医源性早产的增多，孕妇人口统计学特点的改变（如妊娠年龄增长），助孕技术所致的多胎妊娠增多，早产的发生率正迅速上升。据文献报道，1991～2010 年间，仅有 3 个国家的早产率下降，而其他国家的早产发生率均呈上升趋势。引起早产的诸多影响因素相互影响、共同作用，在早产的发生、发展中扮演着重要角色。

（一）孕妇的一般情况

1. 种族 早产的发生率在种族间有一定差异，其中，黑种人早产的发生率明显高于白种人，中亚以及西班牙人早产率明显较低，中国人早产发生率较低由于我国对早产的定义为是妊娠 28 周至不足 37 周，而美国及其他发达国家对早产下限定义为妊娠 20～24 周，故有研究人员认为中国早产率与其他国家的差异是早产的定义不同所致。中国大陆孕妇的早产发生率较中国香港以及西澳低，因此早产定义中下限值不同可能仅能部分解释早产率的差异。由于种族问题涉及社会、经济和文化等诸多因素，且种族与环境因素间存在交互作用，因此种族在早产发生中的影响需更多研究来进一步阐明。

2. 年龄 孕妇年龄过大会造成不良产科结局，许多研究表明高龄（35～40 岁）是早产的危险因素之一；有研究显示孕妇年龄过小≤17 岁（有部分研究定义≤20 岁）与早产的发生有关。另有研究报道，我国高龄孕产妇的早产发病率在逐年增加。一般来说，血浆 Hcy 水平随年龄增大而逐渐升高，这可能是由于老年人的维生素 B_6、维生素 B_{12} 及叶酸等营养物质缺乏，多种蛋氨酸代谢酶活性降低；同时，老年人常出现一定程度的肾功能减退，这也可能造成胱硫醚酶活性降低，从而影响 Hcy 的代谢。

3. 社会经济地位 社会经济地位主要指受教育程度、婚姻状态（未婚、离婚）、职业性质、经济收入、生活习惯等。早产多发生于无职业、经济收入低、社会层次低、文化水平低的人群中。经济收入和文化程度是导致早产的社会环境方面因素，孕妇家庭收入和文化程度越高，对妊娠期保健越重视，故发生早产的可能性就越小。有学者认为家庭经济收入低、文化程度低、家庭不和睦、生活条件差、从事重体力劳动、工作环境差，如工作时间长、污染、噪音、振动等及接触化学物品的孕妇，早产率增加。

（二）孕妇营养状况

孕妇的营养状况会极大地影响妊娠结局。过度消瘦的孕妇，如体质指数＜19kg/m^2 或孕前体质量＜50kg、营养状况差，易发生早产。当孕妇妊娠期体重增长不足，某些营养物质或微量元素（如铁、锌等）摄入不足时会增加早产的危险性。孕期叶酸摄入不足对于孕妇是相当普遍的，血浆 Hcy 的升高可能是叶酸缺乏的表现或后果，而妊娠期体重增长不足会导致叶酸的缺乏，其直接后果就是可能增加早产风险。在影响 Hcy 代谢的三种关键酶中，MTHFR 最受学者重视。这是由于 MTHFR 存在较多的基因突变，其突变造成酶活性降低是导致 Hcy 浓度升高的重要遗传因素。研究表明，MTHFR 可将 5,10-亚甲基四氢叶酸还原为 5-甲基四氢叶酸，而 5-甲基四氢叶酸可作为甲基供体为 Hcy 的代谢提供甲基。妊娠期尤其是妊娠中晚期，胎儿的生长发育极为迅速，对叶酸的需要量大大增长而体内又不能自身合成，若膳食中供给不足将导致体内叶酸缺乏。孕妇孕期的营养状况可用 BMI 指数，摄入营养元素的含量以及血清中各种元素的含量来评估。有研究显示低孕前 BMI 值会伴随自发性早产发生率的增加，因此肥胖某种程度上可能是早产的一种保护因素，但与此同时，肥胖孕妇易患先天性畸形（如神经管畸形）而这些畸形儿易发生早产。肥胖的妇女易发生子痫前期和糖尿病，可因此发生医源性早产。妇女血清中叶酸、铁或者锌的含量低于正常范围者也易出现早产。

（三）生育史

孕妇两次妊娠间隔较短者，早产发生的风险将会增加。排除其他相关因素后，两次妊娠间隔时间小于 6 周者早产的发病风险将升高两倍以上。Mercer 等报道前次分娩发生早产者再次发生早产的风险会增加 2.5 倍。再次早产的发病风险与前次早产的孕周长短呈负相关相反，我国相对于发达国家早产率低的部分原因是因为我国初产妇比例较大，有研究显示中国人初产妇率大约为 91.4%，远高于其他国家和地区的初产妇率。

（四）本次妊娠特点及妊娠合并症、并发症

1. 多胎妊娠 多胎妊娠导致的早产占所有早产中的 15%～20%，约有 60%的双胎妊娠会发生早产，妊娠数大于 3 者均会发生早产。有研究显示我国多胎妊娠率明显低于发达国家，这也能部分解释我国早产率较低的原因。

2. 阴道流血 若产前出血，如前置胎盘或胎盘早剥导致阴道流血，早产的发病风险将增加。

3. 羊水量的异常 羊水过多或过少常伴有早产或未足月胎膜早破的发生风险。

4. 合并症 高血压、糖尿病、甲状腺疾病以及哮喘等合并症均可增加早产的风险。因宫颈癌前病变而行宫颈锥切或行宫颈环扎者自发性早产的发病率升高。孕中晚期行腹部手术也可刺激子宫收缩导致早产。

5. 子宫畸形 子宫畸形（如子宫纵隔等）会增加流产及早产风险。

（五）不良的生活行为习惯

无论主动吸烟还是被动吸烟，均与早产有关。吸烟者早产的发病风险升高（＜2 倍）。研究发现我国孕妇不论主动吸烟还是被动吸烟比例明显低于发达国家。有研究显示，孕妇饮酒量较多及孕晚期饮酒均与早产发生风险增加有关，但该研究并不认为适量或少量饮酒是早产的危险因素，目前亦没有孕期饮酒安全剂量的证据。另有研究显示，剧烈运动、咖啡因、尼古丁以及海洛因也可以导致早产的发病风险增加。

（六）心理因素

孕妇经历高强度的生理和社会压力后早产的风险将会增加（一般小于 2 倍），孕妇暴露于

较大的精神压力同样会导致早产。孕期抑郁症与早产相关（危险增加<2 倍）。抑郁症常伴有吸烟、饮酒及滥用药物等不良习惯，这些因素均与早产相关，但即便校正吸烟、药物以及饮酒等早产相关危险因素，抑郁症和早产的联系依然存在。

（七）宫内感染

宫内感染是导致早产的常见原因之一。宫内感染导致早产的发生与固有免疫反应系统活性有关。宫内感染与 25%～40%早产有关，因为常规培养难以发现宫内感染，因此实际数据可能更多。微生物可以经过以下途径进入羊膜腔：①从阴道和宫颈上行感染；②通过胎盘的血行传播；③在侵入性穿刺过程中意外感染；④通过输卵管逆行感染。最常见的途径就是上行感染。黑人孕妇比白人孕妇细菌性阴道疾病的发病风险增加 3 倍，这个区别能够解释 50%的黑人妇女中高早产率。生殖道其他病原微生物的感染与早产的关系目前并不清楚。滴虫、衣原体以及梅毒和淋病可能与早产有关，而阴道 B 组链球菌、解脲支原体以及人型支原体与早产无关。中国人早产率相对低，但随着西方生活方式的渗透，早产率增加，因此在当今快速城市化的进程中，保留传统生活方式中优良的部分，可能对预防早产有益。

（八）同型半胱氨酸与早产

基于大量人群调查发现，Hcy 升高或高同型半胱氨酸血症增加了发生不良妊娠结局的风险。血浆 Hcy 水平受包括遗传、年龄、性别、肾功能、营养状况、药物、疾病等在内的多方面因素的影响，尤其妊娠时受影响因素更多。目前，对 Hcy 与早产、死产关系的研究尚不多，其中 Ronnenberg 等研究发现孕前母亲 Hcy 水平与早产的发生有关。Vollset 等研究发现 Hcy 浓度小于 7.5μmol/L 的孕妇相比，Hcy 水平>10.7μmol/L 的孕妇发生早产的风险增加 1.38 倍，而死产发生的风险增加 2.03 倍。有研究人员认为，母亲 Hcy 水平升高可破坏结缔组织完整性，增加胎膜早破的风险，从而增加早产的发生几率。研究发现胎龄为 28～34 周早产儿孕母的 Hcy 水平比孕周相近的非早产儿孕母的 Hcy 水平明显升高（同时早产儿孕母的血浆叶酸水平较非早产儿孕母的血浆叶酸水平明显下降）造成早产儿孕母 Hcy 水平升高的原因与叶酸的缺乏有关。因为叶酸是 Hcy 代谢的关键物质，当叶酸缺乏时，Hcy 的代谢受阻导致 Hcy 堆积，而孕妇缺乏叶酸的现象是相当普遍的，尤其是早产儿孕母缺乏叶酸的程度比非早产儿孕母更严重，故更易出现 Hcy 水平的升高。在欧美国家，尽管有较多的有关妊娠期 Hcy 水平变化的报道，但是关于早产孕妇 Hcy 在妊娠期的变化及 HHcy 发生情况与早产关系的报道还很少。研究表明，早产孕妇血浆 Hcy 水平会明显升高，但还不能认为它会增加早产的风险；早产孕妇血浆 Hcy 水平明显升高，会增加分娩小于胎龄儿的风险。当血浆 Hcy≥11μmol/L 时，则使早产发生的风险增加，且分娩小于胎龄儿的发生率高达 46.2%，说明早产孕妇血浆 Hcy 水平明显升高是造成小于胎龄儿的主要原因。推测可能的机制为：①血浆 Hcy 水平升高，造成了高同型半胱氨酸血症，引起胎盘血管内皮细胞损伤，血管硬化，减少胎盘血流灌注，母亲供给胎儿的营养物质、氧不足，从而影响胎儿宫内生长发育；②血浆 Hcy 水平升高，造成蛋氨酸减少，影响了胎儿对蛋氨酸的利用，影响了胎儿生长发育；③血浆 Hcy 水平升高是叶酸缺乏的表现，妊娠晚期胎儿生长发育迅速，对叶酸的需求量增大，体内不能自身合成，如果膳食供给不足导致叶酸缺乏，限制了胎儿的生长发育。对伴有血浆 Hcy 水平升高的孕妇及时补充叶酸，降低 Hcy 的水平，将有利于胎儿的生长发育。

六、早产的预测

（一）宫颈长度及形态的超声测量

由于阴道或腹部 B 超测量宫颈长度（cervical length，CL）具有简便、易操作、无创伤等特点，目前已在临床上得到广泛推广及应用。

正常情况下，宫颈长度应大于 30mm，妊娠 32 周后随着孕周增加，宫颈长度开始出现变化，不同样本量、不同种族其均值不同。24 周前阴道超声测量 CL＜25mm 可预测早产，但必须强调 CL 测量的标准化，具体方法如下：①排空膀胱后经阴道超声检查；②探头置于阴道前穹隆，避免过度用力；③标准矢状面，将图像放大到全屏的 75%以上，测量宫颈内口至外口的直线距离，连续 3 次测量后取其最短值。

多项研究显示，不论单胎、双胎或多胎，宫颈缩短对于预测 34 周前的自发性早产有较高特异性。以宫颈长度≤3cm 为阳性，＞3cm 阴性，宫颈长度预测 7 天内分娩的敏感性、特异性、阳性预测值和阴性预测值分别为 53.1%、65.8%、9.1%和 95.6%；对 34 周内分娩预测敏感性、特异性、阳性预测值和阴性预测值分别为 59.1%、65.4%、14.1%和 94.3%等。Fait 对 25 位三胎妊娠的孕妇检测宫颈发现，CL＜35mm 其妊娠 33 周前分娩的敏感性、特异性、阳性预测值阴性预测值分别是 67%、94%、67%和 94%。Goldenberg 等研究显示，孕 24 周双胎妊娠的孕妇 CL＜25mm 是早产的最佳预测指标。对于孕 32 周前宫颈长度＜30mm，尤其＜25mm 者，或宫颈内口漏斗长度大于宫颈总长度的 25%，提示早产的可能性大，有症状的先兆早产孕妇应给予促胎肺成熟治疗，并积极应用宫缩抑制剂保胎，必要时可行宫颈环扎术。

国外有学者应用阴道超声测量宫颈腺区（cervical gland area，CGA），研究认为宫颈腺区缺乏比宫颈长度预测早产更准确，尤其是对早期早产的预测。阴道超声测量宫颈长度以 CL≤30mm 为分界点，当超声显示出宫颈内、外口和颈管黏膜时，观察颈管周围回声区，将强回声定为宫颈腺区，低回声定为宫颈腺区缺乏。Fukami 等曾对 3367 位孕妇测量宫颈长度和宫颈腺区，结果显示，宫颈长度测定、CGA 缺乏、两者联合在预测妊娠 32 周前分娩的敏感性分别为 50.0%、75.0%、50.0%，特异性为 98.5%、99.8%、99.8%，阳性预测值为 8.3%、54.5%、40.0%，阴性预测值均为 99.9%。3 者用于预测 32 周后分娩的敏感性分别为 18.2%、2.3%、2.3%，特异性为 98.9%、99.7%、99.7%，阳性预测值为 33.3%、18.2%、20.0%，阴性预测值为 97.6%、97.2%、97.2%。由此可见，阴道超声测定宫颈腺区缺乏对预测 32 周前早产分娩有极高的阳性预测值，但其是否可作为一项独立的临床预测指标有待进一步探讨。

（二）胰岛素样生长因子结合蛋白-1

胰岛素样生长因子结合蛋白-1（IGFBP-1）由母儿肝脏、卵巢颗粒细胞、蜕膜细胞合成和分泌，可在孕妇羊水和血液中发现，在宫颈分泌物中检测到的是高磷酸化胰岛素样生长因子结合蛋白-1（phosphorylated insulin-like growth factor binding protein-1，pIGFBP-1）。当分娩发动时蜕膜与胎膜分离，即使少量 pIGFBP-1（≥10mg 为阳性）渗到宫颈分泌物中也能被检测到。Ting 等对 108 例孕 24～34 周有早产症状或有高危因素的孕妇进行 pIGFBP-1 检测并与 fFN 对比，结果 pIGFBP-1 和 fFN 阴性平均分娩孕周均为 37.4 周，在 2、7、14 天内分娩的 pIGFBP-1 阴性预测值 100%、92%、92%，fFN 阴性预测值 97%、89%、89%。Bittar 等通过将 pIGFBP-1 与宫颈长度测量联合应用来预测早产，结果显示方法可作为快速预测早产的独立指标。

（三）其他

孕妇紧张或抑郁可导致促肾上腺激素释放激素（corticotropin-release homone，CRH）增高，在早产发生 6 周前出现，CRH 不会直接引起宫缩，而是通过促进前列腺素的释放，同时促进胎盘细胞释放缩宫素以及促进子宫缩宫素受体的表达，诱发宫缩导致早产。因其特异性较差，并未在临床得到广泛应用。金属蛋白酶复合体（matrix metalloproteinase，MMPS）亦与早产有一定相关性，MMP-8 水平升高可用于预测早产胎膜早破，MMP-1 与分娩时宫颈的扩张密切相关，MMP-2 则是 MMP-9 的激活剂，两者在正常足月分娩时增高，在早产预测方面的作用尚待进一步研究。此外，孕妇血中胎儿游离 DNA 的检测、乳铁蛋白及凝血酶等对早产的预测价值也正在研究当中。综上所述，目前临床上较准确且较成熟的早产预测方法为测定阴道或宫颈分泌物中的 fFN 和 B 超测量宫颈长度。两者均可作为单独预测早产的指标，而对于将两者联合起来能否提高早产预测率的问题尚存在争议。

对于有早产高危因素的孕妇应适时进行早产预测，及时发现早产的人群，并对其进行多方面严密监测。

七、早产的治疗

研究表明，早产孕妇抑制宫缩治疗本身并不能有效延长孕周以达到增加胎儿宫内生长发育及成熟度的目的，但能够延长孕周 2～7 天，使得临床医生有机会采取一系列干预措施以降低围产儿病率及死亡率。这些措施包括：转运至有早产儿诊治条件的医院；运用抗生素预防 B 型链球菌（group B streptococcus，GBS）感染孕妇以预防围产儿感染；糖皮质激素用以降低围产儿病率及死亡率；硫酸镁用于保护孕 32 周前早产儿神经系统，降低脑瘫发生率。

（一）抗生素的运用

感染是早产的重要原因之一，应对未足月胎膜早破、先兆早产和早产临产孕妇做阴道分泌物细菌学检查，尤其是 B 族链球菌的培养。GBS 感染的早产孕妇中，运用抗生素能有效地降低早产儿 GBS 感染率，改善围产儿预后，预防用药首选青霉素。青霉素的用药方法为首次剂量 480～500 万 U，维持剂量为 250～500 万 U/4h，对于青霉素过敏者可选用克林霉素 0.9g/8h，抗生素治疗至分娩。同样，在未足月胎膜早破患者，运用抗生素 3～7 天能降低围产儿病率。对于非 GBS 感染的未破膜早产患者及破膜足月患者，运用抗生素并不能改善妊娠结局。

（二）糖皮质激素的运用

糖皮质激素能够促进胎儿肺表面的活性物质合成，增加肺泡的顺应性，提高产后新生儿对肺表面活性物质运用的敏感性，降低血管的渗透性。糖皮质激素对其他器官如脑、肾脏及肠道均有促成熟作用。

早在 1970 年，Liggins 等就在绵羊体内研究分娩发动机制时偶然发现孕期给予糖皮质激素有促进早产儿肺部发育成熟的功能。随后多项研究证实了早产孕妇给予地塞米松或倍他米松能有效地降低新生儿死亡率、呼吸窘迫综合征（respiratory distress syndrome，RDS）、坏死性结肠炎、脑室内出血及动脉导管狭窄。1994 年美国国家儿童保健和人类发育研究所（National Institute of Child Health and Human Development，NICHD）发布的临床指南认为糖皮质激素可减少新生儿 RDS，降低约 50%围生儿死亡率，推荐广泛重复使用糖皮质激素。Guinn 等进行的多中心、随机、对照、双盲研究表明，一个疗程的激素与每周重复使用激素，新生儿病率并无差异；随后研究发现重复使用糖皮质激素会引起胎儿宫内生长受限和胎儿头径比例降低，而且可能抑制胎儿的肾上腺功能。2000 年 NICHD 修改临床指南，推荐选择性单剂量使用糖皮质激素。

早产使用糖皮质激素的适应证包括：孕 24～34 周的妊娠；孕妇使用糖皮质激素的禁忌者如血糖控制不佳及感染的活动期者，不推荐常规重复使用糖皮质激素。目前有效的糖皮质激素为地塞米松和倍他米松，一个疗程的剂量为：地塞米松 6mg，2 次每天，共 2 天；倍他米松 12mg，1 次每天，共 2 天。个别患者可在羊膜腔穿刺时行羊膜腔内注射地塞米松 10mg。糖皮质激素在使用过程中容易发生胎动减少、胎儿监护变异减少、生物物理评分降低等的情况。糖皮质激素对胎儿的有效作用时间不明。通常认为首剂的作用时间超过 48 小时，一项大样本多中心研究发现糖皮质激素治疗的有效时间可以持续到 18 天以上。

（三）宫缩抑制剂的运用

1. 目的　预防即刻早产，为完成促胎肺成熟治疗以及转运孕妇到有早产儿抢救条件的医院分娩赢得时间。

2. 适应证　宫缩抑制剂只能应用于延长孕周对母儿有益者，死胎、严重胎儿畸形、重度子痫前期、子痫、可疑胎盘早剥及绒毛膜羊膜炎等不使用宫缩抑制剂。90%有先兆早产症状的孕妇不会在 7 天内分娩，其中 75%的孕妇会足月分娩，因此，在有监测条件的医疗机构，对于有规律宫缩的孕妇可根据宫颈长度确定是否需要应用宫缩抑制剂。宫缩抑制剂一般持续应用 48 小时，不推荐 48 小时后的持续宫缩抑制剂治疗。2 种或以上宫缩抑制剂联合使用会可能增加不良反应的发生，应尽量避免联合使用。

（1）目前抑制宫缩的药物有以下几类：钙离子通道阻滞剂、前列腺素抑制剂、β_2-肾上腺素受体激动剂、缩宫素受体拮抗剂。

1）钙离子通道阻滞剂：钙离子通道阻滞剂是一类可选择性减少慢通道 Ca^{2+}内流、干扰细胞内 Ca^{2+}浓度、抑制子宫收缩的药物。该类药物最常用的药物为硝苯吡啶。RCOG 指南推荐的硝苯吡啶起始剂量为 20mg 口服，然后每次 10～20mg，3～4 次/天，根据宫缩情况做适当调整，可持续 48 小时。服药中注意监测血压，防止血压过低。硝苯吡啶能降低 24%7 天内发生的早产、17%孕 34 周前发生的早产；减少 37%的呼吸窘迫综合征、79%的坏死性小肠炎、41%的脑室周围出血。荟萃分析显示，硝苯吡啶在延长孕周至 37 周后分娩的效果，可能优于其他宫缩抑制剂。

2）前列腺素抑制剂：吲哚美辛是用于抑制宫缩的前列腺素抑制剂，属于非选择性环氧合酶抑制剂，通过对环氧合酶的抑制作用，减少花生四烯酸转化为前列腺素，从而抑制子宫收缩。研究表明，与安慰剂相比，吲哚美辛能显著降低 48 小时与 7 天内早产的发生率，也能降低妊娠 37 周内的早产发生率。吲哚美辛主要用于 32 周前的早产，一般经阴道或直肠给药，也可口服给药，起始剂量为 50～100mg，每 6 小时给 25mg，可持续 48 小时。主要副作用为：恶心、胃酸反流、胃炎等；若妊娠 32 周前使用，使用时间不超过 48 小时，其副作用一般较小，否则可致胎儿动脉导管提前关闭、羊水过少等，因此，孕 32 周后用药，需要监测羊水量及胎儿动脉导管宽度。

3）β_2-肾上腺素受体激动剂：此类药物目前临床药品有：羟苄羟麻黄碱（ritodrine，安宝或柔托巴）、特布他林（terbutalin）、海索那林（hexoprenaline）及沙丁胺醇，前两种最常用。

安宝的使用方法：起始剂量为 0.05mg/min，每 10min 增加 0.05mg，直至达到预期效果，通常保持在 0.15～0.35mg/min，待宫缩停止，继续输注至少 12～18 小时。Anotayanonth 等的 Meta 分析结果表明，与安慰剂组相比，接受 β-肾上腺素受体激动剂治疗的早产临产孕妇，其 48 小时分娩率下降，但用药后 7 天分娩率无明显下降。Β-肾上腺素受体激动剂不能降低围产儿死亡率。其中 5 组试验表明新生儿死亡率无明显改善；8 组试验表明 β-肾上腺素受体激动剂不能降低新生儿 RDS 发生率。因此，虽然 β-肾上腺素受体激动剂能延长孕周以利于宫内转运及糖皮质激素治疗，但没有证据表明其能降低围产儿病率和死亡率。

$β_2$-肾上腺素受体激动剂因其可靠的抑制宫缩作用，欧盟将此类药物作为宫缩抑制剂的一线药物。由于 $β_2$-肾上腺素受体激动剂同时也可兴奋 $β_1$ 受体，因此用药后心血管系统方面的不良反应明显，一定程度上限制了该类药物的广泛使用。肾上腺素受体激动剂使用禁忌证包括严重高血压、心律不齐、心脏病、糖尿病、甲亢等。鉴于其良好的有效性及价格的可接受性，在有监护条件的医院可以将其作为早产抑制宫缩的首选药物，但必须严格掌握药物的适应证和禁忌证，并在用药期间给予密切监护。

4）缩宫素受体拮抗剂（阿托西班）：缩宫素受体拮抗剂竞争性结合位于子宫肌层和蜕膜的缩宫素受体，阻止细胞内钙离子增加，进而松弛平滑肌。阿托西班的给药的初始剂量为 6.75mg，负荷剂量 300μg/min，滴注 3 小时，维持剂量 100μg/min，最多达 45 小时，持续治疗不应超过 48 小时。

Shim 等的研究结果表明，与 β-肾上腺素受体激动剂相比，接受缩宫素受体拮抗剂阿托西班治疗的孕妇（孕 24～34 周），其用药后 48 小时分娩率无明显差异，在早产儿预后方面亦无明显差异；用药 7 天后，阿托西班抑制宫缩的效果明显好于前者，且药物不良反应更少。因其抑制宫缩有效性及不良反应低，故 RCOG 将阿托西班及 β-肾上腺素受体激动剂并列为宫缩抑制剂的一线药物。阿托西班抑制宫缩的效果良好，不良反应小，尤其是对于 β-肾上腺素受体激动剂有禁忌证或无效的患者可以选用，但价格昂贵，在临床上的广泛应用受到一定限制。

（2）硫酸镁的应用：硫酸镁最早作为宫缩抑制剂应用于临床实践的依据是基于 1963 年 Kumar 等指出硫酸镁在体内和体外试验中均能降低子宫平滑肌收缩性。Cox 等于 1990 年进行的随机对照试验表明，作为宫缩抑制剂，硫酸镁不能延长孕周。Crowther 等的 Meta 分析也表明，与安慰剂组相比，应用硫酸镁后 48 小时分娩率并无明显差异。目前硫酸镁能否作为宫缩抑制剂是有争议的，美国妇产科学会（American Clollege of Obstetricians and Gynecologists，ACOG）及美国皇家妇产科医师学会（Royal College of Obstetricians and Gynecdogists，RCOG）已不再将硫酸镁作为宫缩抑制剂使用。

值得一提的是硫酸镁对早产儿神经系统的保护作用已得到广泛的论证和研究。目前两项最大样本研究的结果表明，孕 32 周之前，母亲使用硫酸镁不但可以降低存活婴儿脑瘫的发生率，而且能够减轻妊娠 32 周早产儿的脑瘫严重程度。加拿大妇产科协会推荐硫酸镁作为早产儿神经系统保护剂的运用方法和治疗子痫前期的方法相同，包括负荷剂量 4g 及维持剂量 40g（1g/h）。

第十节　同型半胱氨酸与妊娠合并阻塞性睡眠呼吸暂停低通气综合征

阻塞性睡眠呼吸暂停低通气综合征（obstructive sleep apnea hypopnea syndrome，OSAHS）是临床的常见疾病，与高血压性脑出血互相影响。国外学者 ARZT 等充分证实 OSAHS 是出血性脑卒中的独立危险因素。OSAHS 疾病因长期反复低氧引起的认知功能障碍也越来越受到国内外学者的重视，而认知功能障碍也是脑出血患者常见的并发症之一。目前，临床上缺乏判断患者认知功能障碍加重的敏感指标。内皮素 1（endothelin-1，ET1）、同型半胱氨酸水平变化与脑白质受损害的严重程度和脑皮质的受损范围具有明显相关性，并认为与认知功能减退有关。

睡眠-呼吸暂停综合征是一种睡眠时候呼吸停止的睡眠障碍。OSAHS 是在睡眠中发生上气道陷闭造成了呼吸暂停和（或）低通气的反复发生，可伴有血氧饱和度下降，并可由此引起心、肺、脑的一系列损害的临床综合征。最常见的原因是上呼吸道阻塞，经常以大声打鼾、身体抽动或手臂甩动结束。睡眠呼吸暂停伴有睡眠缺陷、白天打盹、疲劳，以及心动过缓或心律失常和脑电图觉醒状态。最常见的临床特征包括：血压增高、肥胖、颈粗短。而女性在妊娠期因生理因素，会出现进行性的体质量增加及全身皮下脂肪堆积的改变。临床表现有夜间睡眠打鼾伴呼吸暂停和白天嗜睡。由于呼吸暂停引起反复发作的夜间低氧和高碳酸血症，可导致冠心病，高血压，糖尿病及脑血管疾病等并发症和交通事故，甚至出现夜间猝死。因此 OSAHS 是一种有潜在致死性的睡眠呼吸疾病。

一、阻塞性睡眠呼吸暂停低通气综合征的流行病学

该病在普通人群中的发病率为 2%～4%，并可导致心脑血管导相关性疾病，现已成为全球关注的问题。妊娠期 OSAHS 的发病率高达 11.4%，并能够严重影响母婴的安全。

二、阻塞性睡眠呼吸暂停低通气综合征的病因

1. 肥胖　体重超过标准体重的 20%或以上，体重指数（bodymassindex，BMI）≥25kg/m^2。

2. 年龄　成年后随年龄增长患病率增加；70 岁以后患病率趋于稳定。女性绝经期后患病者增多。

3. 性别　女性患病者明显少于男性。

4. 上气道解剖异常　包括鼻腔阻塞（鼻中隔偏曲、鼻息肉、鼻甲肥大、鼻部肿瘤等）、Ⅱ°以上扁桃体肥大、过粗、腭垂过长、软腭松弛、咽部肿瘤、咽腔黏膜肥厚、咽腔狭窄、舌体肥大、舌根后坠、下颌后缩、颞颌关节功能障碍及小颌畸形等。据文献报道：颈部脂肪的堆积会导致上呼吸道狭窄，可诱发或加重 OSAHS。虽然普通的女性人群 OSAHS 的发病率仅为 2%～5%，但在妊娠后期发病率则迅速上升，可高达 11.4%，并可引起妊娠期 HDCP、子痫、糖尿病、胎儿宫内发育迟缓等相关性疾病，或在原有疾病的基础上导致病情进一步恶化，甚至可能影响母婴的安全。

5. 家族史

6. 长期服用镇静催眠药物

7. 长期吸烟和（或）大量饮酒

8. 其他　相关疾病包括甲状腺功能低下、垂体功能减退、肢端肥大症、淀粉样变性小儿麻痹后遗症声带麻痹、或其他神经肌肉疾患（如帕金森病）、长期胃食管反流等。

三、阻塞性睡眠呼吸暂停低通气综合征发病机制

（一）中枢型呼吸睡眠暂停综合征（CSAS）

单纯 CSAS 较少见，一般不超过呼吸暂停患者的 10%，也有报道只有 4%。可进一步分为正常碳酸血症和高碳酸血症两大类。可与阻塞型睡眠呼吸暂停通气综合征同时存在，多数有神经系统或运动系统的病变。发病机制可能与以下因素有关：①睡眠时呼吸中枢对各种不同刺激的反应性减低；②中枢神经系统对低氧血症特别是 CO_2 浓度改变引起的呼吸反馈调节的不稳定

性；③吸气与呼气转换机制异常等。

（二）阻塞型呼吸睡眠暂停低通气综合征

占 SAHS 的大多数，有遗传因素及家庭集聚性，多数有上呼吸道特别是鼻、咽部位狭窄的病理基础，例如肥胖、变应性鼻炎、鼻息肉、扁桃体肥大、舌体肥大、舌根后坠、软腭松弛、腭垂过长过粗、下颌后缩、颞颌关节功能障碍和小颌畸形等。部分内分泌疾病也可合并该病。其发病机制可能与睡眠状态下上气道软组织、肌肉的塌陷性增加、睡眠期间上气道肌肉对低氧和二氧化碳的刺激反应性降低有关，除此之外，还与体液、神经、内分泌等因素的综合作用有关。

（三）同型半胱氨酸引起妊娠合并阻塞性睡眠呼吸暂停低通气综合征的发病机制

近年来，关于 Hcy 的研究已经成为基础和临床医学研究的热点之一。Hcy 是在细胞内由蛋氨酸脱甲基而生成的含硫氨酸，它通过产生超氧化物及过氧化物损伤血管内皮细胞，改变凝血因子功能，引起血管壁巨噬细胞反应，使得血管壁脂肪堆积。正常情况下，体内 Hcy 含量较低，主要来源于腺苷甲硫氨酸的分解代谢。

对妊娠合并 OSAHS 患者血浆中同型半胱氨酸的水平进行测定，研究显示：正常妊娠组与妊娠合并 OSAHS 组间的年龄与孕周相比无统计学差异，但是两组 MAP、AHI 与 Hcy 之间的比较有统计学差异。Spearman 相关分析，AHI 与 MAP、Hcy 呈正相关。而 Hcy 与 MBP、24 小时尿蛋白呈正相关，妊娠合并 OSAHS 患者的 Hcy 明显高于正常妊娠。妊娠合并 OSAHS 的患者容易出现体质量、血压增高及蛋白尿明显增加的现象，这与妊娠期高血压的三大特点：高血压、蛋白尿及水肿相互吻合。

同行半胱氨酸引起 OSAHS 其机制如下：

1. Hcy 和 OSAHS 均引起血管的氧负增加荷　在 OSAHS 患者中，由于低氧血症/再氧合导致炎性细胞活性增加和自由基增加，过氧化物堆积可能降低 NO 活性导致了毒性过氧化氮。Hcy 同样会产生类似的活性氧增加，进而使其形成恶性循环，促使心血管疾病发病率的增加。血浆 Hcy 水平升高在出现妊娠并发症之前可能已存在，且随着病情加重 OSAHS 的出现而升高更显著，这些结果提示 Hcy 是一种反应性微血管损伤性氨基酸，表明血浆 Hcy 水平与 OSAHS 及妊娠的发生和发展密切相关，是妊娠合并症的重要危险因素。

2. Hcy 浓度升高　由于 OSAHS 合并高血压性脑出血患者夜间反复发生低氧血症引起氧化应激，使 NO 活性降低，低氧血症影响了 Hcy 代谢中的再甲基化过程而产生过高的 Hcy，导致 Hcy 水平升高。HHcy 能够削弱血管内皮细胞 NO 的生物活性，导致内皮损害；Hcy 自身氧化过程中释放大量超氧化自由基，损伤血管内皮；Hcy 破坏了机体凝血和纤溶之间的平衡，导致血液流变学的异常，血粘度增高同时破坏了血管内皮细胞，进而导致微血管并发症的发生与发展。Hcy 能加强低密度脂蛋白的自身氧化，而氧化后的低密度脂蛋白能影响 NO 的合成和凝血酶调节蛋白的活性，导致内皮功能的进一步受损。董彬等对华北理工大学附属医院 2012 年 12 月至 2014 年 5 月收治的符合纳入与排除标准的 OSAHS 合并高血压性脑出血单纯高血压性脑出血患者 83 例（对照组）和患者 77 例（病例组），将病例组分为合并中、重度 OSAHS 的高血压性脑出血患者（A组）49 例，合并轻度 OSAHS 的高血压性脑出血患者（B组）28 例。采用洛文斯顿作业疗法认知评定量表（LOTCA）和简易智能精神状态检查量表（MMSE）评测两组患者的认知功能研究发现合并中、重度 OSAHS 的高血压性脑出血患者血浆 ET1、Hcy 水平高于合并轻度 OSAHS 的高血压性脑出血患者，病例组血浆 ET-1、Hcy 水平高于对照组。病例组患者血浆 ET1、Hcy 水平与 $LSaO_2$ 呈负相关；病例组患者血浆 ET1、Hcy 水平与 AHI 呈正相关。经 MMSE 测评后，病例组患有中、重度认知功能障碍 48 例，占 62.34%，差异有统计学意义，对照组患有中、重度认知功能障碍 20 例，占 24.1%。病例组 MMSE 总分、LOTCA 总分及其子项空间知觉、目视知觉、运动运用、视运动组织、逻辑思维得分均与对照组比较降低。与合并轻度 OSAHS 的高血压性脑出血患者比较，合并中、重度 OSAHS 的高血压性脑出血患者 LOTCA、MMSE 测评总分及其子项目定向、空间知觉、视知觉、视运动组织、运动运用、逻辑思维得分均降低。病例组血浆 ET1、Hcy 水平与 MMSE、LOTCA 总分均呈负相关。研究表明 OSAHS 合并高血压性脑出血患者血浆 ET1、Hcy 水平升高，与患者认知功能受损有关。血浆 ET1、Hcy 水平可在一定程度上说明 OSAHS 合并高血压性脑出血患者认知功能障碍严重程度。

四、阻塞性睡眠呼吸暂停低通气综合征的临床表现

1. 症状　OSAHS 患者夜间睡眠时皆有打鼾的表现，多有较长打鼾史，鼾声具有无规律间断性，音量大，致使同室者难以入睡，打鼾间期还伴有反复的呼吸暂停，呼吸暂停以阻塞性为主。采用 Epworth 嗜睡量表（Epworth sleepiness scale，ESS）对患者进行白天嗜睡度评分，结果表明，63 例（68%）OSAHS 患者白天有不同程度的过度嗜睡。部分患者还有夜间憋醒、多尿、多汗、晨起困难等表现。

2. 体征　67 例（72%）OSAHS 患者表现出肥胖（体重超过标准体重的 20%或以上，体重指数（BMI）≥25）的体征。口腔检查时，OSAHS 患者可见口咽、喉咽、鼻咽等上呼吸道不同部位的解剖狭窄的体征。

五、阻塞性睡眠呼吸暂停低通气综合征的诊断标准

1. 诊断标准　主要根据病史、体征及 PSG 监测结果。临床上有典型的夜间睡眠时打鼾及呼吸不规律、白天过度嗜睡，使用 PSG 监测提示每夜 7 小时睡眠中呼吸暂停及低通气反复发作在 30 次以上，或 AHI 大于或等于 5 次/小时。

2. SAHS 病情分度　根据 AHI 和夜间血氧饱和度将 SAHS 分为轻、中、重度。见表 5-5。其中以 AHI 作为主要判断标准，夜间最低 SaO_2 作为参考。

表 5-5　阻塞性睡眠呼吸暂停低通气综合征的病情分度

病情分度	AHI（次/小时）	夜间最低 SaO_2（%）
轻度	5～20	85～89
中度	21～40	80～84
重度	大于 40	大于 80

3. 对全身各系统脏器产生的危害 OSAHS 可能引起以下的病变或问题　冠心病、心肌梗死、夜间心绞痛；引起或加重高血压（晨起高血压）；夜间发生严重室性早搏、心律失常、心动过速、房室传导阻滞；夜间反复发作左心衰竭；脑出血、脑血栓；癫痫发作；精神异常：焦虑、语言混乱、抑郁、行为怪异、幻视、幻听、性格变化；痴呆症；肺动脉高压、肺心病；夜间哮喘；呼吸衰竭；继发性红细胞增多、血液黏滞度增高；遗尿；性功能障碍；神经衰弱；胃食管反流；糖尿病；肥胖加重；小儿发育延迟；重大交通事故。

六、妊娠合并阻塞性睡眠呼吸暂停低通气综合征治疗及预防

治疗 OSAHS 主要从以下几个方面：加强本病基本知识的宣传普及，尤其是对易患人群，使患者及高危人群正确认识本病的危害性，做到早发现、早治疗，减少本病及其并发症对患者健康的危害；对患者日常行为进行教育矫正，包括合理膳食以戒烟、戒酒、控制体重、睡觉时采用侧卧睡姿等；同时治疗患者的其他并发症来减少本疾病的危险因素危害。此外，还有使用药物治疗的方法：采用促进上呼吸道开放或刺激呼吸的药物，但因其疗效不确切，故不作为常规疗法。OSAHS 的治疗除侧卧，肥胖者减重，戒烟酒，还可分为非手术治疗和手术治疗两类。

（一）非手术治疗

1. 经鼻持续气道正压呼吸（CPAP） 此法是目前治疗中重度 OSAHS 最有效的治疗方法，大部分患者通过 CPAP 治疗，都可以达到满意的治疗效果。

2. 口腔矫治器 睡眠时佩戴口腔矫治器可以抬高软腭，牵引舌被动或主动向前，以及下颌前移，达到扩大下咽及口咽部，是治疗单纯鼾症的主要手段或 OSAHS 非外科治疗的重要辅助手段之一，但对中重度 OSAHS 患者无效。

（二）手术治疗

手术治疗的目的在于减轻和消除气道阻塞，防止气道软组织塌陷。选择何种手术方法要根据气道阻塞部位、严重程度、是否有病态肥胖及全身情况来决定。常用的手术方法有以下几种：

1. 腺样体、扁桃体切除术 这类手术适用于有扁桃体增生的成人患者，或腺样体增生所致的儿童患者。一般术后短期有效，随着青春发育，舌、软腭肌发育后，仍然可复发。

2. 鼻腔手术 由于鼻息肉、鼻中隔弯曲或鼻甲肥大引起鼻气道阻塞者，能够行鼻中隔成形术，鼻息肉或鼻甲切除，以减轻症状。

3. 舌成形术 由舌体肥大、巨舌症、舌根后移、舌根扁桃体增大者，可行舌成形术。

4. 腭垂、咽、腭成形术 此手术是切除腭垂过长的软腭后缘和松弛的咽侧壁黏膜，将咽侧壁黏膜向前拉紧缝合，以达到缓解软腭和口咽水平气道阻塞的目的，但不能解除下咽部的气道阻塞，因此一定要选好适应证。

5. 正颌外科 正颌外科治疗主要用以因颌骨畸形引起的口咽和下咽部气道阻塞的 OSAHS。

目前，对于同型半胱氨酸相关的妊娠合并阻塞性睡眠呼吸暂停低通气综合征是否可以通过控制血浆 ET1 和 Hcy 水平来降低 OSAHS 合并高血压性脑出血患者认知功能障碍的检出比例和认知功能受损的严重程度，尚有待进一步研究。

OSAHS 是一种具有高危害性的疾病，该病发病率高，并且对机体的多个脏器、多个系统都能产生不良影响，并可能导致与嗜睡疾病相关的产生和恶性交通事故。同时，由于该病属睡眠呼吸调节障碍性疾病，往往容易被患者及其家属所忽视，常因其并发症就诊，就诊时往往病情已较重。故提高 OSAHS 的知识普及率、及早正确诊治就显得尤为重要。成人若因 OSAHS 造成长期缺氧，可严重损伤全身各脏器，如顽固性头痛、高血压、冠心病、脂肪肝、血糖升高、老年性痴呆、女性显得特别衰老，男性性功能减退，严重者可出现心脑血管意外而发生猝死。因此，加强对睡眠呼吸暂停综合征的检测及治疗显得尤为重要。而高同型半胱氨酸血症是高危妊娠发生及发展的一个重要危险因子。血浆 Hcy 水平的检测有助于诊断妊娠合并阻塞性睡眠呼吸暂停低通气综合征。

第六章　同型半胱氨酸与妊娠相关疾病的实验方法

第一节　同型半胱氨酸与妊娠相关疾病研究的形态学方法

一、HE 染色

苏木精-伊红染色法，简称 HE 染色法，是石蜡切片技术里常用的染色法之一。苏木精染液为碱性，主要使细胞核内的染色质与胞质内的核糖体着紫蓝色；伊红为酸性染料，主要使细胞质和细胞外基质中的成分着红色。易于被碱性着色称为嗜碱性，易于被酸性染料着色称为嗜酸性，若对两种染料的亲和力都不强，则称中性。一般的组织变化和组织产物都可以通过这一染色法显示出来，是形态学最常用的染色方法之一。目前为止，病理组织学的基本知识绝大多数都是通过观察 HE 染色标本中得来的，在质量较佳的 HE 染色切片上，各种组织或细胞的一般形态结构特点都可以观察到。

1. 实验原理　构成组织蛋白质的氨基酸种类很多，它们等电点都不同。普通染色法中，染色液的酸碱度为 pH6.0 左右。细胞内，酸性物质如细胞核的染色质、腺细胞和神经细胞内的粗面内质网及透明软骨基质等均可被碱性染料染色，这些物质称为嗜碱性。而在细胞质中，其他蛋白质如红细胞中的血红蛋白、嗜酸粒细胞的颗粒以及胶原纤维和肌纤维等被酸性染料染色，这些物质称为嗜酸性。如果改变染色液的酸碱度，pH 升高时，则原来被酸性染料染色的物质可变为嗜碱性；pH 降低时，原来被碱性染料染色的物质则可变为嗜酸性，所以说染色液的 pH 可以直接影响染色的反应。

脱氧核糖核酸（DNA）两条链上的磷酸基向外，并且带有负电荷，呈酸性，很容易与带正电荷的苏木精碱性染料以离子键的形式结合而被染色。苏木精在碱性溶液中呈蓝色，因此细胞核被染成蓝色。伊红为一种化学合成的酸性染料，在水中解离成带负电荷的阴离子，与蛋白质氨基所带正电荷的阳离子结合使胞浆染色，细胞质、红细胞、肌肉、结缔组织、嗜伊红颗粒等均可被染成不同程度的红色或粉红色，并且与蓝色的细胞核形成鲜明对比。因此，伊红是对细胞质进行染色的最佳染料。

组织或细胞的不同成分对苏木精的亲和力不同以及染色性质不一样，因此经苏木精染色后，细胞核及钙盐黏液等呈蓝色，可用盐酸酒精分化和弱碱性溶液显蓝色，如处理适宜，可使细胞核着清楚的深蓝色，使胞浆等其他成分脱色。再利用专门染胞浆的染料伊红染胞浆，使胞浆的各种不同成分又呈现出深浅不同的粉红色，最后使各种组织或细胞成分与病变的一般形态结构特点显示出来。

2. 试剂准备

（1）0.5%～1.0%的伊红酒精溶液：称取伊红 0.5～1.0g，加入少量蒸馏水溶解后，再滴加冰醋酸直至糨糊状。使用滤纸过滤，将滤渣在烘箱中烤干后，再用 95%酒精 100ml 溶解即可。

（2）苏木素染液配方（配制 3000ml，可按比例减少）：苏木精 6g、无水酒精 100ml、硫酸铝钾 150g、蒸馏水 2000 ml、碘酸钠 1.2g、冰醋酸 120ml、甘油 900ml。

配制方法：将苏木素溶于无水乙醇，再将硫酸铝钾溶于蒸馏水，溶解后将甘油倒入一起混合，最后加入冰醋酸和碘酸钠。

（3）1%盐酸酒精分化液：将 1ml 浓盐酸加入 99ml 70%的酒精中即可。

3. 实验步骤 石蜡切片的整个染色过程包括五个内容：脱蜡、染色、脱水、透明和封固。

（1）脱蜡

1）从温箱中取出烤干的切片，立即投入二甲苯中脱蜡约 15 分钟（可在二瓶中再进行一次），脱蜡时间长短取决于蜡是否彻底溶解。气温低可延长时间，气温高可适当缩短时间或在温箱中加速脱蜡。

2）移入无水酒精（100%）中，约 5 分钟。

3）移入 90%酒精中，约 5 分钟。

4）移入 80%酒精中，约 5 分钟。

5）移入 70%酒精中，约 5 分钟。

6）移入水中，洗去酒精，约 5 分钟。

7）移入蒸馏水中，约 5 分钟。

（2）染色

1）移入苏木素中，浸染 8～15 分钟，一般以稍深染为宜。

2）移入水中，洗去苏木素和浮色，约 5 分钟。

3）移入分化液（1%盐酸酒精）中，分化几秒至 30 秒，使切片褪色至淡蓝色即可。分化可使细胞质蓝色脱去，而细胞核更加清晰，鲜丽。分化不足时，胞浆带蓝，胞核过染，分化过度时，胞核太淡，难以辨认，可再退回苏木素染液，延长一定时间。

4）移入流水中，洗涤 30～60 分钟，使组织呈鲜蓝色或天蓝色。

5）移入伊红液中，浸染 2～5 分钟，如着染缓慢，可在伊红液中加入冰醋酸（100ml 伊红液加 1～2 滴冰醋酸）以助染。

6）移入水中，洗去伊红浮液，并用纱布擦净玻片上的多余染料。

（3）脱水

1）吸去玻片上的水分后多入 80%酒精中，（二瓶）脱水，约 5 分钟，如在酒精中褪色很快时，可迅速移入 90%酒精或返回伊红液中复染。

2）移入 90%酒精中（二瓶）脱水，约 5 分钟。

3）移入无水酒精（100%酒精）（二瓶）彻底脱水，约 5 分钟。

4）透明：①移入二甲苯Ⅰ中透明 15 分钟；②移入二甲苯Ⅱ中透明 15 分钟。

（4）封固：用树胶封固，先从二甲苯Ⅱ中取出切片，将组织外围的二甲苯迅速擦去，在滴上一滴树胶于组织片上，然后取干净的盖玻片，仔细加在封固剂上，慢慢压平，使盖片位置适中。切片封固后，放在温箱中烤干，或平置晾干后装盒。

4. 实验结果 细胞核被苏木精染成鲜明的蓝色，软骨基质、钙盐颗粒呈深蓝色，黏液呈灰蓝色。细胞质被伊红染成深浅不同的粉红色至桃红色，胞浆内嗜酸性颗粒呈反光强的鲜红色。胶原纤维呈淡粉红色，弹力纤维呈亮粉红色，红细胞呈橘红色，蛋白性液体呈粉红色。

着色情况与组织或细胞的种类有关，也随其生活周期及病理变化而改变。例如，细胞在新生时期胞浆对伊红着色较淡或轻度嗜碱，当其衰老时或发生退行性变则呈现嗜伊红浓染。胶原纤维在老化和出现透明变性时，伊红着色由浅变深。HE 染色结果见图 6-1。

5. 注意事项

（1）切片用二甲苯脱蜡，应视不同的季节有不同的脱蜡时间。在夏天，室温较高，脱蜡较迅速，往往在 2～3 分钟就可脱蜡干净，而在冬季，时间应相对延长。

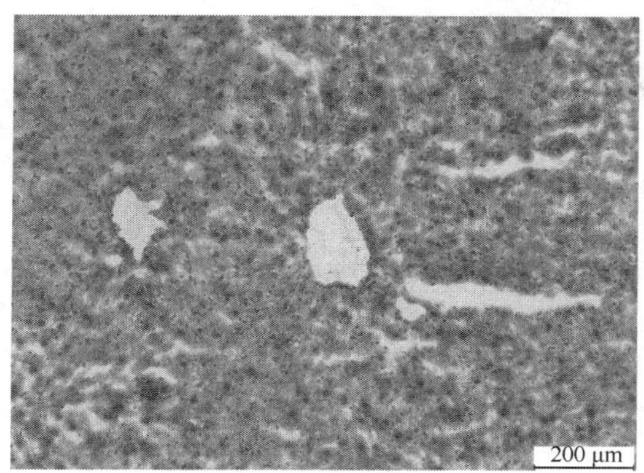

图 6-1　鼠肝脏 HE 染色（100×）

HE 染色评定标准：①切片完整，厚度 4～6μm，厚薄均匀，
无皱褶、无刀痕；②染色核浆分明，红蓝适度，透明洁净，封裱美观

（2）切片在进入二甲苯前，可用电吹风吹切片，使切片上的蜡处于熔解状态，这样脱蜡较迅速，尤其是冬天，此法更可行。

（3）切片上的蜡一定要清除彻底干净，否则将影响染色，造成切片染色不均的现象。

（4）切片进行无水化处理，这一步骤，一是可增加切片的附帖，二是可延长苏木素的使用寿命。切片用二甲苯脱蜡后，不能直接水洗，因二甲苯不溶于水，必须经过酒精，酒精可溶解二甲苯，又能与水混合，且切片在整个染色过程中，都不要让其干燥。切片用酒精将二甲苯彻底消除后，在进入苏木素染液前，可用电吹风吹干，这一步对于切片没有充分的烤片时间，对于血块等的切片来说，尤为重要，切片经此步骤，增加了附贴的牢固性，减少切片在染色过程中脱离载片的机会，保证了染色的成功率。另外，切片进入苏木素染液全无水，可保证了苏木素染液的浓度和 pH，延长其使用寿命。以往切片进入苏木素染液前，都须经水洗，每次染色，都带入不少的水分，稀释了苏木素染液的浓度，改变了它的 pH，使染液寿命缩短。

（5）切片无水化除了用电吹风外，还可用火烧，切片用 90%酒精洗后，取出切片，用火轻烧，也可达到切片的无水化。经实验证明，切片火烧时最高温度为 80℃左右，对切片没有影响。用火烧时必须彻底清除二甲苯，因为二甲苯燃烧时可产生浓烟，如果存留于切片，将会影响观察。当然，用火时应特别注意防火，因为病理技术室的大部分试剂都为易燃品。

（6）苏木素染液中的最佳染色时间，确切地回答还是比较困难的，因为各种组织都有不同的染色时间，核的染色时间从 30 秒至 15 分钟不等。对于核的染色，为了充分显示各种核染色质，一定要过染，尤其对于初学者来说，更是如此。

（7）苏木素染液有多种，常规应用的通常为明矾苏木素，明矾苏木素又有 Harris 苏木素，Mayer's 苏木素，和 Ehrish 苏木素等。

（8）盐酸酒精分化切片，浓度有 0.25%、0.5%和 1%，根据各人的情况而使用。这一步主要是将过染的颜色及不该染的染色去除掉，这一步要掌握得当，必须靠经验，核的染色清楚与否靠分化这一步，分化过度，核染色淡，分化不足，核染色质呈一团，分辨不清。初学者应于显微镜下控制分化程度。

（9）水洗蓝化，也可用温热水来促使切片蓝化，可用氨水，碳酸锂等化学药品来促蓝，虽然如此，自来水冲洗蓝化切片是最好的，这对于切片的保存较为有利。

（10）伊红酒精浓度有 0.25%、0.5%和 1%之分，根据各单位的情况而定。切片一放入伊红染液，即可马上着色，但是，要染好切片，必须染够染足时间。

（11）作为切片脱水剂的酒精，要经常更换，尤其是无水酒精，更要保持其无水性。否则切片脱水不干净，含有水分就会褪色。切片取出后，不能令其干涸，即刻进行下一步。

二、免疫组化

免疫组织化学又称免疫细胞化学，是指带显色剂标记的特异性抗体在组织细胞原位通过抗原抗体反应和组织化学的呈色反应，对相应抗原进行定性、定位、定量测定的一项新技术。它把免疫反应的特异性、组织化学的可见性巧妙地结合起来，借助显微镜（包括荧光显微镜、电子显微镜）的显像和放大作用，在细胞、亚细胞水平检测各种抗原物质（如蛋白质、多肽、酶、激素、病原体以及受体等）。

1. 实验原理 应用免疫学及组织化学原理，对组织切片或细胞标本中的某些化学成分进行原位的定性、定位或定量研究，这种技术称为免疫组织化学技术或免疫细胞化学技术。

众所周知，抗体与抗原之间的结合具有高度的特异性。免疫组化正是利用这一特性，即先将组织或细胞中的某些化学物质提取出来，以其作为抗原或半抗原去免疫小鼠等实验动物，制备特异性抗体，再用这种抗体（第一抗体）作为抗原去免疫动物制备第二抗体，并用某种酶（常用辣根过氧化物酶）或生物素等处理后再与前述抗原成分结合，将抗原放大，由于抗体与抗原结合后形成的免疫复合物是无色的，因此，还必须借助于组织化学方法将抗原抗体反应部位显示出来（常用显色剂 DAB 显示为棕黄色颗粒）。通过抗原抗体反应及呈色反应，显示细胞或组织中的化学成分，在显微镜下可清晰看见细胞内发生的抗原抗体反应产物，从而能够在细胞或组织原位确定某些化学成分的分布、含量。组织或细胞中凡是能作抗原或半抗原的物质，如蛋白质、多肽、氨基酸、多糖、磷脂、受体、酶、激素、核酸及病原体等都可用相应的特异性抗体进行检测。

2. 前期准备

（1）组织取材（组织越新鲜越好）

1）冰冻切片：组织离体后及时取材并立即进行冷冻切片。

2）石蜡切片：组织离体后立即进行固定。固定时间为 4～6 小时，不超过 24 小时。

（2）组织细胞固定

1）石蜡切片：甲醛液：10%的中性缓冲甲醛液：浓甲醛 100ml，0.01mol/L PBS 缓冲液（PH7.2）900ml；10%的中性甲醛液：浓甲醛 100ml，蒸馏水 900ml，碳酸钙；加至饱和。

2）冰冻切片：冷的无水丙酮。

（3）切片制备

3. 试剂准备 二甲苯、梯度酒精、无水丙酮、枸橼酸盐缓冲液、蒸馏水、PBS 缓冲液、3%过氧化氢、山羊血清、一抗、二抗、DAB 染色液、苏木素染色液、中性树胶。

4. 实验步骤

（1）石蜡切片

1）烤片：57～60℃ 1 小时（烤箱温度升到 60 ℃开始计时）或 65℃ 30 分钟。

2）脱蜡：二甲苯（Ⅰ、Ⅱ）各 15min，100%液酒精（Ⅰ、Ⅱ）各 5 分钟，95%酒精（Ⅰ、Ⅱ）各 5 分钟，80%酒精 5 分钟，蒸馏水洗涤 2 次各 5 分钟。

3）抗原热修复：把切片放入 0.01mol/L 的枸橼酸盐溶液中，放入蒸锅，待温度达到 95℃时开始计时，5 分钟后取出切片，冷却至室温（一定要室温）或者微波炉修复，微波炉高火 3 分钟至微沸腾，再用 50 火力维持 7 分钟，中火 2 次/6 分钟，冷却至室温；用 PBS 冷却至室温（pH=7.2～7.4）洗 3 次，每次 5 分钟。

4）灭活内源性酶：滴加3%过氧化氢（用蒸馏水稀释，配200ml，不震荡），室温孵育30分钟，用PBS（pH=7.2～7.4）洗3次，每次5分钟。

5）山羊血清封闭：滴加前吸干玻片上多余的PBS，用免疫组化笔画圈后再滴加再滴加，以盖住组织为宜），室温孵育30分钟；加Ⅰ抗过夜，加Ⅰ抗前，吸干玻片上多余的血清，不冲洗，4℃冰箱过夜；取出保温盒晾至室温；用PBS洗3次，每次5分钟；加Ⅱ抗（生物素标记的山羊抗鼠或者抗兔），二抗浓度1∶200，室温孵育60分钟，然后用PBS洗3次，每次5分钟。

6）DAB显色：镜下控制显色时间，30秒到10分钟；终止反应后，用蒸馏水洗涤。

7）苏木素复染：30秒到10分钟；蒸馏水洗涤，然后置于蒸馏水中洗涤5分钟。

8）脱水：80%酒精5分钟，然后置于95%酒精（Ⅰ、Ⅱ）各5分钟，然后置于100%酒精（Ⅰ、Ⅱ）各5分钟，最后二甲苯（Ⅰ、Ⅱ）各15分钟。

9）封片，标记。

（2）冰冻切片

1）冰冻切片4～8mm，室温放置约30分钟；放入4℃丙酮固定15～20分钟，PBS洗3次，每次5分钟。

2）用3%过氧化氢孵育30分钟左右，消除内源性过氧化物酶的活性。PBS洗2次，每次5分钟。

3）山羊血清封闭：滴加前吸干玻片上多余的PBS，用免疫组化笔画圈后再滴加（以盖住组织为宜），室温孵育30分钟。

4）加一抗（一抗浓度需要根据需要自己摸索）：加一抗前，吸干玻片上多余的血清，不冲洗，4℃冰箱过夜。

5）取出保温盒晾至室温，用PBS洗3次，每次5分钟；加二抗（生物素标记的山羊抗鼠或者抗兔），室温孵育60分钟，然后用PBS洗3次，每次5分钟。

6）DAB显色：镜下控制显色时间，30秒到10分钟；终止反应后，用蒸馏水洗涤；

7）苏木素复染：30秒到10分钟。

8）蒸馏水洗涤，5分钟。

9）脱水：80%酒精5分钟，然后置于95%酒精（Ⅰ、Ⅱ）各5分钟，然后置于100%酒精（Ⅰ、Ⅱ）各5分钟，最后二甲苯（Ⅰ、Ⅱ）各15分钟。

10）封片，标记。

5. 结果分析

（1）所染的全部切片均为阴性结果：包括阳性对照在内，全部呈阴性反应，原因可能是：①染色未严格按操作步骤进行；②漏加一种抗体，或抗体失效；③缓冲液内含叠氮化钠，抑制了酶的活性；④底物中所加过氧化氢量少或失效；⑤复染或脱水剂使用不当。

（2）所有切片均呈弱阳性反应：①切片在染色过程中抗体过浓，或干燥切片；②缓冲液配制中未加氯化钠、pH不准确或洗涤不彻底；③使用已变色的呈色底物溶液，或呈色反应时间过长；④抗体温育的时间过长；⑤过氧化氢浓度过高，呈色速度过快；⑥黏附剂太厚。

（3）所有切片背景过深：①未用酶消化处理切片；②切片或涂片过厚；③漂洗不够；④底物呈色反应过久；⑤蛋白质封闭不够或所用血清溶血；⑥使用全血清抗体稀释不够。

（4）阳性对照染色良好，检测的阳性标本呈阴性反应，固定和处理不当是最常见的原因。对于阳性结果的定量判断常规办法是根据呈色深浅和阳性细胞数量分类计数，以–、+、++、+++等分级和计数统计。现在已采用图像分析计量，使免疫组织化学技术的定量成为可能的先进的形态定量方法。免疫组化染色结果见图6-2。

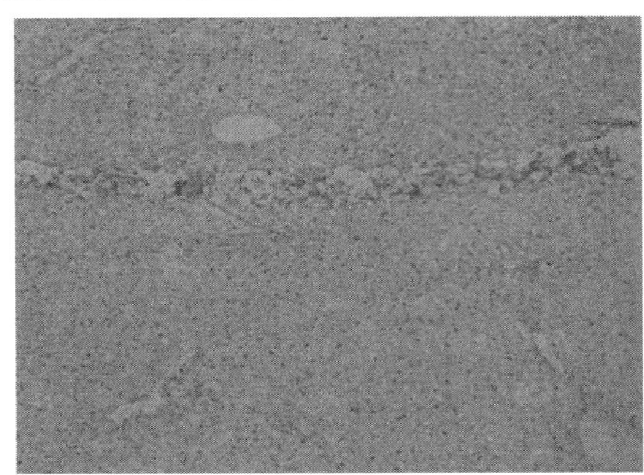

图 6-2　小鼠肝脏免疫组化染色结果（100×）

6. 优缺点

（1）特异性强：免疫学的基本原理决定了抗原与抗体之间的结合具有高度特异性，因此，免疫组化从理论上讲也是组织细胞中抗原的特定显示，如角蛋白（keratin）显示上皮成分，LCA显示淋巴细胞成分。只有当组织细胞中存在交叉抗原时才会出现交叉反应。

（2）敏感性高：在应用免疫组化的起始阶段，由于技术上的限制，只有直接法、间接法等敏感性不高的技术，那时的抗体只能稀释几倍、几十倍；现在由于 ABC 法或 SP 法的出现，使抗体稀释上千倍、上万倍甚至上亿倍仍可在组织细胞中与抗原结合，这样高敏感性的抗体抗原反应，使免疫组化方法越来越方便地应用于常规病理诊断工作。

（3）定位准确、形态与功能相结合：该技术通过抗原抗体反应及呈色反应，可在组织和细胞中进行抗原的准确定位，因而可同时对不同抗原在同一组织或细胞中进行定位观察，这样就可以进行形态与功能相结合的研究，对病理学研究的深入是十分有意义的。

7. 注意事项　实验室在确定使用新抗体之前，使用者应该了解下列情况：

（1）确定对于所要研究抗原的最敏感抗体。

（2）检测抗体的最佳工作浓度。

（3）熟悉相关试剂的灵敏度、特异性、应特别了解哪些组织表达这些抗原，确定免疫染色的方法及细胞中的抗原分布，这将有助于确定阳性染色，特别是当细胞表达水平低时尤为重要。

（4）使用于诊断样品之前，应用阳性切片进行预试验以获得使用抗体的经验。

（5）应力求保持组织新鲜，勿使其干燥，尽快固定处理。

（6）组织块不宜过大过厚，必须小于 2cm，勿使其干燥，尤其是组织块厚度必须控制在 0.3cm 以内。

（7）固定液必须有足够的量，在体积上一般大于组织 20 倍以上，否则组织中心固定不良影响效果。

（8）组织固定后应充分水洗，去除固定液，以减少固定液造成的人为假象。

（9）在实验室中应有一份该试剂已出版的文献作为参考资料，对于非特异性染色的假阳性等情况，要心中有数，以避免不确切的解释、推论等。

三、免 疫 荧 光

Coons 等于 1941 年首次采用荧光素进行标记而获得成功。这种以荧光物质标记抗体而进行抗原定位的技术称为荧光抗体技术（fluorescent antibody technique）。用荧光抗体示踪或检查相应抗原的方法称荧光抗体法；用已知的荧光抗原标记物示踪或检查相应抗体的方法称荧光抗原法。这两种方法总称免疫荧光技术（immunofluorescence technic），因为荧光色素不但能与抗体球蛋白结合，用于检测或定位各种抗原，也可以与其他蛋白质结合，用于检测或定位抗体，但是在实际工作中荧光抗原技术很少应用，所以人们习惯称为荧光抗体技术，或称为免疫荧光技术。以荧光抗体方法较常用。用免疫荧光技术显示和检查细胞或组织内抗原或半抗原物质等方法称为免疫荧光细胞（或组织）化学技术。

1. 实验原理 免疫学的基本反应是抗原-抗体反应。由于抗原抗体反应具有高度的特异性，所以当抗原抗体发生反应时，只要知道其中的一个因素，就可以查出另一个因素。免疫荧光技术就是将不影响抗原抗体活性的荧光色素标记在抗体（或抗原）上，与其相应的抗原（或抗体）结合后，在荧光显微镜下呈现一种特异性荧光反应。

2. 实验步骤

（1）直接免疫荧光法测抗原

1）基本原理：将荧光素标记在相应的抗体上，直接与相应抗原反应。其优点是方法简便、特异性高，非特异性荧光染色少。缺点是敏感性偏低；而且每检查一种抗原就需要制备一种荧光抗体。此法常用于细菌、病毒等微生物的快速检查和肾炎活检、皮肤活检的免疫病理检查。

2）试剂仪器：①磷酸盐缓冲盐液（PBS）：0.01mol/L，pH7.4；②荧光标记的抗体溶液：以 0.01mol/L，pH7.4 的 PBS 进行稀释；③缓冲甘油：分析纯无荧光的甘油 9 份+ pH9.2 0.2mol/L 碳酸盐缓冲液 1 份配制；④搪瓷桶三只（内有 0.01mol/L，pH7.4 的 PBS 1500ml）；⑤有盖搪瓷盒一只（内铺一层浸湿的纱布垫）、荧光显微镜、玻片架及滤纸等。

3）实验步骤：①滴加 0.01mol/L，pH7.4 的 PBS 于待检标本片上，10 分钟后弃去，使标本保持一定湿度。②滴加适当稀释的荧光标记的抗体溶液，使其完全覆盖标本，置于有盖搪瓷盒内，保温一定时间（参考：30 分钟）。③取出玻片，置玻片架上，先用 0.01mol/L，pH7.4 的 PBS 冲洗后，再按顺序过 0.01mol/L，pH7.4 的 PBS 三缸浸泡，每缸 3～5 分钟，不时振荡。④取出玻片，用滤纸吸去多余水分，但不使标本干燥，加一滴缓冲甘油，以盖玻片覆盖。⑤立即用荧光显微镜观察。观察标本的特异性荧光强度，一般可用"即用表示：（–）无荧光；（±）极弱的可疑荧光；（+）荧光较弱，但清楚可见；（++）荧光明亮；（+++～++++）荧光闪亮。待检标本特异性荧光染色强度达"光闪亮以上，而各种对照显示为（±）或（–），即可判定为阳性。

（2）间接免疫荧光法测抗原

1）基本原理：染色程序分为两步：第一步，用未知未标记的抗体（待检标本）加到已知抗原标本上，在湿盒中 37℃保温 30 分钟，使抗原抗体充分结合，然后洗涤，除去未结合的抗体。第二步，加上荧光标记的抗球蛋白抗体或抗 IgG、IgM 抗体。如果第一步发生了抗原抗体反应，标记的抗球蛋白抗体就会和已结合抗原的抗体进一步结合，从而可鉴定未知抗体。

2）试剂与仪器：①磷酸盐缓冲盐水（PBS）：0.01mol/L，pH7.4；②荧光标记的抗人球蛋白抗体：以 0.01mol/L，pH7.4 的 PBS 进行稀释；③搪瓷桶三只（内有 0.01mol/L，pH7.4 的 PBS 1500ml）；④有盖搪瓷盒一只（内铺一层浸湿的纱布垫）；⑤荧光显微镜、玻片架、滤纸、37℃温箱等。

3）实验步骤：①滴加 0.01mol/L，pH7.4 的 PBS 于已知抗原标本片，10 分钟后弃去，使标本片保持一定湿度。②滴加以 0.01mol/L，pH7.4 的 PBS 适当稀释的待检抗体标本，覆盖已知抗原标本片。将玻片置于有盖搪瓷盒内，37℃保温 30 分钟。③取出玻片，置于玻片架上，先用 0.01mol/L，pH7.4 的 PBS 冲洗 1～2 次，然后按顺序过 0.01mol/L，pH7.4 的 PBS 三缸浸泡，每缸 5 分钟，不时振荡。④取出玻片，用滤纸吸去多余水分，但不使标本干燥，滴加一滴一定稀释度的荧光标记的抗人球蛋白抗体。⑤将玻片平放在有盖搪瓷盒内，37℃保温 30 分钟。⑥重复操作③。⑦取出玻片，用滤纸吸去多余水分，滴加一滴缓冲甘油，再覆以盖玻片。⑧荧光显微镜高倍视野下观察，结果判定同直接法。

3. 注意事项

（1）直接免疫荧光法测抗原

1）对荧光标记的抗体的稀释，要保证抗体的蛋白有一定的浓度，一般稀释度不应超过 1∶20，抗体浓度过低，会导致产生的荧光过弱，影响结果的观察。

2）染色的温度和时间需要根据各种不同的标本及抗原而变化，染色时间可以从 10 分钟到数小时，一般 30 分钟已足够。染色温度多采用室温（25℃左右），高于 37℃可加强染色效果，但对不耐热的抗原（如流行性乙型脑炎病毒）可采用 0～2℃的低温，延长染色时间。低温染色过夜较 37℃ 30 min 效果好得多。

3）为了保证荧光染色的正确性，首次试验时需设置下述对照，以排除某些非特异性荧光染色的干扰。①标本自发荧光对照：标本加 1～2 滴 0.01mol/L，pH7.4 的 PBS。②特异性对照（抑制试验）：标本加未标记的特异性抗体，再加荧光标记的特异性抗体。③阳性对照：已知的阳性标本加荧光标记的特异性抗体。如果标本自发荧光对照和特异性对照呈无荧光或弱荧光，阳性对照和待检标本呈强荧光，则为特异性阳性染色。

4）一般标本在高压汞灯下照射超过 3 分钟，就有荧光减弱现象，经荧光染色的标本最好在当天观察，随着时间的延长，荧光强度会逐渐下降。

（2）间接免疫荧光法测抗原

1）荧光染色后一般在 1 小时内完成观察，或于 4℃保存 4 小时，时间过长，会使荧光减弱。

2）每次试验时，需设置以下三种对照：①阳性对照：阳性血清+荧光标记物；②阴性对照：阴性血清+荧光标记物；③荧光标记物对照：PBS+荧光标记物。

3）已知抗原标本片需在操作的各个步骤中，始终保持湿润，避免干燥。

4）所滴加的待检抗体标本或荧光标记物，应始终保持在已知抗原标本片上，避免因放置不平使液体流失，从而造成非特异性荧光染色。

4. 优缺点

（1）优点：灵敏，操作简便，安全，无致癌物质，可以多种颜色显色。

（2）缺点：对仪器的要求比较高，在液相中，可以用来检测的分光光度计很贵，结果不能长期保存。

四、透 射 电 镜

透射电镜是应用最广泛的电子显微镜，其分辨率、放大倍率及各项性能比其他类型电镜高。透射电镜是用电子束照射标本，用电磁透镜收集穿透标本的电子并放大成像，用以显示物体内部超微结构的装置，放大倍数可达一万倍。电镜形态学观察是迄今为止判断凋亡最经典、最可靠的方法，被认为是确定细胞凋亡的金标准。

1. 试剂仪器 标准胎牛血清、胰蛋白酶、二甲基亚枫（DMSO）、免疫组化试剂盒、无水乙醇、水溶性封片剂、磷酸缓冲盐水（PBs）、DAB 显色液等。

2. 实验步骤

（1）电镜组织的前固定：①取新鲜组织，按要求切成一定大小，放置于盛有固定液的玻璃瓶中，4℃固定 30 分钟后取出；②将固定后的组织，用手术刀切成一定大小的小块（注意修整两头），继续固定 2 小时后更换缓冲液；③每隔 2 小时更换一次缓冲液，共 3 次（期间放置于

4℃冰箱中）。

（2）电镜组织的后固定：①吸掉缓冲液，锇酸浸润2小时（一般加1ml即可）；②0.1mol/L磷酸缓冲液冲洗，每隔15分钟一次，共2次；③30%、50%酒精脱水，各10分钟；④70%酒精脱水，10分钟；⑤室温下80%酒精脱水，10分钟；⑥90%酒精脱水，10分钟；⑦室温下100%酒精脱水，每10分钟一次，共2次；⑧室温下环氧丙烷浸润15分钟，共2次；⑨室温下（不完全包埋液：环氧丙烷=1：1）浸润1小时；⑩室温下（不完全包埋液：环氧丙烷=1：2）浸润过夜。

（3）用包埋剂进行包埋及处理：①组织包埋好后放于小袋中，注意标记；②在解剖显微镜下用莱卡修块机修去其顶端和组织周围多余的包埋介质，修整成金字塔状的长方形；③将修好的组织块用莱卡切片机先切成的半薄切片，在显微镜下观察，找到所需的部位，甲苯胺蓝液染色；④用莱卡切片机将组织块切成呈超薄切片；⑤用醋酸双氧铀将超薄切片染色，柠檬酸铅染色。

（4）拍照：①日立H-7500透射电子显微镜观察；②德国CCD系统拍照。

免疫荧光染色结果见图6-3。

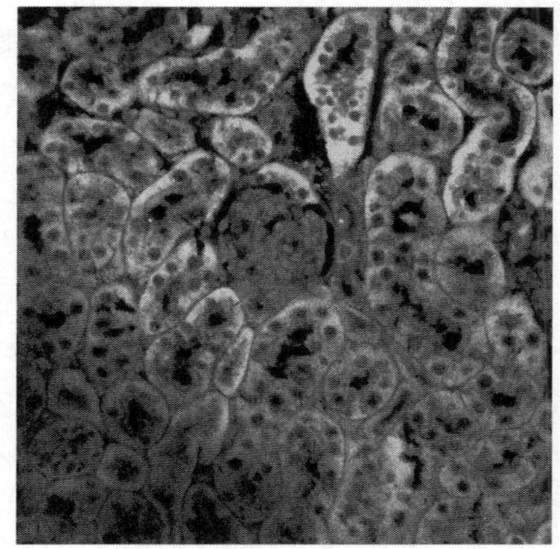

图6-3　小鼠肾脏免疫荧光染色（400×）

3. 结果分析（以心肌组织为例）

（1）低剂量组心肌细胞：低剂量组心肌细胞细胞核改变表现为形态不规则，核膜出现皱褶，呈锯齿样改变，核内的染色质密度高度凝聚于核膜周边，核仁裂解，这些改变具有细胞凋亡的特征。部分线粒体肿胀，部分峭断裂、模糊。肌小结构不清，内质网模糊。

（2）高剂量组心肌细胞：高剂量组心肌细胞细胞核改变表现为核形态不规则，呈伪足、梭形、哑铃状，核固缩、核膜皱褶，核仁裂解、边聚。这些改变具有细胞凋亡的特征，比低剂量组更明显。线粒体高度肿胀，靖模糊，呈大空泡改变，这种空泡线粒体多聚集成群，其余细胞器看不清见。

第二节　同型半胱氨酸与妊娠相关疾病研究的功能学方法

一、荧光偏振免疫分析法

荧光偏振免疫分析法（fluorescence polarization immunoassay，FPIA）是一种定量免疫分析技术，其基本原理是荧光物质经单一平面的蓝偏振光（485nm）照射后，吸收光能跃入激发态，随后回复至基态，并发出单一平面的偏振荧光（525nm）。偏振荧光的强弱程度与荧光分子的大小呈正相关，与其（受激发时）转动的速度呈反相关。FPIA最适宜检测小至中等分子物质，常用于药物、激素的测定。

1. 实验原理　荧光偏振免疫分析技术（FPIA）是一种均相荧光免疫分析法，主要用于测定小分子量物质，如药物浓度测定。原理是：标记在小分子抗原上的荧光素经485nm的激发偏振光照射后，吸收光能，越入激发状态，激发状态的荧光素不稳定，很快以发出光子的形式释放能量而还原。发射出的光子经过偏振仪形成525～550nm的偏振光，这一偏振光的强度与荧光素受激发时分子转动的速度呈反比，游离的荧光素标记抗原，分子小，转动速度快，激发后发射的光子散向四面八方，因此通向偏振仪的光信号很弱，而与抗体大分子结合的荧光素标记抗原，因分子大，分子的转动慢，激发后产生的荧光比较集中，因此偏振光信号比未结合时强得多。在测定过程中待测抗原小分子、荧光标记抗原小分子和特异性抗体大分子同时加入到一反应杯中，经过温育，待测抗原和荧光标记抗原竞争性地与抗体结合。待测抗原越少，与抗体竞争结合的量越少，而荧光标记抗原与抗体结合量就越多，当激发光照射时，荧光偏振的程度与荧光标记物分子转动的速度成反比，而荧光标记的小分子抗原与大分子抗体结合后，其分子的转动速度减慢，因此荧光偏振信号强。结果是待测抗原的浓度低，可以通过计算获得其含量。缺点是仪器设备昂贵，药品试剂盒专属性强，需进口。

2. 仪器与试剂 Albott 公司的试剂盒与荧光偏振分析仪测定血浆 Hcy 的浓度。原理：先用二硫苏糖醇（DTT）将血浆标本中结合态的 Hcy 还原成游离形式后，加入腺苷，在 S-腺苷-L-同型半胱氨酸水解酶（SAHase）的作用下，Hcy 转化为 S-腺苷-D-同型半胱氨酸（SAH）。然后，加入抗 S-腺苷-D-同型半胱氨酸单克隆抗体和荧光标记的 SAH 抗原，SAH 与荧光标记抗原竞争结合抗 SAH 抗体，形成大分子的免疫复合物，最后测定其荧光偏振强度。

3. 实验步骤 分别取 2.5mol、7.5mol、12.5mol、25.0mol 和 50.0mol 5 个标准溶液和空白液（磷酸缓冲液）在 IMX 型自动分析仪上进行标准曲线和测定准确度的校正，待定标校正通过后，取 50 份 EDTA 抗凝血浆至相应的样品杯中，仪器将自动进行试剂添加、监测扫描和定量分析并打印出结果。

4. 实验与结果

（1）标准曲线分别取空白液和 2.5mol、7.5mol、12.5mol、25.0mol、50.0mol 的 Hcy 标准液 50 份，在 IMX 型自动分析仪进行测定，以 Hcy 浓度为横坐标，荧光偏振光度的倒数为纵坐标，绘制校正曲线。然后仪器自行进行数学逻辑处理。

（2）精密度取一混合血浆标本，分别加 50 份此标本中的 30 份上机分析，求得批内变异系数为 1.05%。另外，将前述混合血浆分成 10 份同时置于 20℃保存，随机进行 10 批测定，求得批间变异系数为 3.29%。而回收率是分别取 20 和 50mol 的标准液，加至 Hcy 浓度为 12.63 mol 的血浆标本中，充分混匀后，均吸取 50 份上机分析，再次测定 Hcy 的浓度，计算添加回收率。

（3）干扰试验为了探讨血中其他 Hcy 结构相似的含硫氨基酸对测定的影响，分别取用 pH7.4 0.1mol/L 磷酸缓冲液配置而成的 5.0～1mol/L 胱氨酸、4.5～1mol/L 的甲硫氨酸的溶液上机分析。

（4）采血后标本的放置时间对 Hcy 测定的影响我们取同一血标本，分别留于 5 个 EDTA 抗凝管中，并于室温条件下放置 1/2 小时、1 小时、2 小时、3 小时、4 小时后离心分离血浆，取 50 标本按前述方法依次上机测定血浆 Hcy 浓度。

5. 注意事项

（1）直接免疫荧光法注意事项

1）对荧光标记的抗体的稀释，要保证抗体的蛋白有一定的浓度，一般稀释度不应超过 1∶20，抗体浓度过低，会导致产生的荧光过弱，影响结果的观察。

2）染色的温度和时间需要根据各种不同的标本及抗原而变化，染色时间可以从 10 分钟到数小时，一般 30 分钟已足够。染色温度多采用室温（25℃左右），高于 37℃可加强染色效果，但对不耐热的抗原（如流行性乙型脑炎病毒）可采用 0～2℃的低温，延长染色时间。低温染色过夜较 37℃ 30 分钟效果好得多。

3）为了保证荧光染色的正确性，首次试验时需设置下述对照，以排除某些非特异性荧光染色的干扰。标本自发荧光对照：标本加 1～2 滴 0.01mol/L，pH7.4 的 PBS；特异性对照（抑制试验）：标本加未标记的特异性抗体，再加荧光标记的特异性抗体；阳性对照：已知的阳性标本加荧光标记的特异性抗体。如果标本自发荧光对照和特异性对照呈无荧光或弱荧光，阳性对照和待检标本呈强荧光，则为特异性阳性染色。

4）一般标本在高压汞灯下照射超过 3 分钟，就有荧光减弱现象，经荧光染色的标本最好在当天观察，随着时间的延长，荧光强度会逐渐下降。

（2）间接免疫荧光法注意事项：①荧光染色后一般在 1 小时内完成观察，或于 4℃保存 4 小时，时间过长，会使荧光减弱；②每次试验时，需设置以下三种对照：阳性对照：阳性血清+荧光标记物；阴性对照：阴性血清+荧光标记物；荧光标记物对照：PBS+荧光标记物；③已知抗原标本片需在操作的各个步骤中，始终保持湿润，避免干燥；④所滴加的待检抗体标本或荧光标记物，应始终保持在已知抗原标本片上，避免因放置不平使液体流失，从而造成非特异性荧光染色。

6. 优缺点　作为一种均相标记免疫分析技术，荧光偏振免疫方法与其他非均相标记免疫方法相比具有显著的优点。

（1）抗原抗体间的反应和样品的测定在溶液中进行避免了固相标记过程中反复多次的洗涤步骤，介于实现自动化控制和提高分析方法的精度，FPIA 方法的相对标准偏差 CV 一般可控制在 3%～5%之间。

（2）检测过程仅需样品、示踪剂和抗体的加入和混匀数分钟甚至数秒钟孵育后即可测定荧光偏振光强度方法的测定速度快有利于大批量样品的分析测试。

（3）因为荧光偏振不受内滤作用的影响，对于有颜色和浑浊的溶液仍能很好地完成检测任务。

（4）不需要使用放射性同位素避免了污物不易处理的难题。

二、循环酶法

由于酶法测定的特异性好，检测简便，反应温和，无污染，且灵敏度较高（10～100μmol/L），已能满足体液中大部分物质的测定，因此在临床化学测定中已广为应用。随着临床化学的发展，体液中某些微量物质的准确测定逐渐显得重要。酶循环法是利用酶的底物特异性来放大靶物质（被测物）的测定方法。此法仅有循环靶物质，减少了样品中存在的其他物质对测定的干扰，因此不需要对样品进行预处理或对靶物质的提取，而且该法不需要专门的设备，是一种前景广阔的测定技术。

1. 实验原理　酶循环法是利用酶的底物特异性来放大靶物质（被测物）的测定方法。其基本原理是物质 A 在酶 a（Ea）和底物 a（Sa）的存在下转化为物质 B，同时生成产物 a（Pa）；物质 B 又在酶 b（Eb）和底物 b（Sb）的存在下转化为物质 A，同时生成产物 b（Pb）。上述反应每循环一次，将消耗与物质 A 等量的 Sa 和 Sb，同时生成等当量的 Pa 和 Pb。因此在一定时间内，循环反应的次数亦就是 Sa 和 Sb 消耗或 Pa 和 Pb 生成相当于物质 A（或物质 B）的倍数，通过检测 Sa 或 Sb 的减少或 Pa 或 Pb 的生成就可以提高检测物质 A（或物质 B）的 n 倍灵敏度。

2. 试剂准备

（1）仪器：Hitachi 7170S 全自动生化分析仪、Abbott Axsym 免疫发光分析仪。

（2）试剂：Hcy 检测试剂（循环酶法）：试剂 1：SAM 0.1mmol/L、还原型辅酶（NADH）0.2mmol/L、3（r-羧乙基）膦氯化氢（TCEP）0.5 mmol/L、α-酮戊二酸 5.0mmol/L；试剂 2：Hcy 甲基转移酶（HMTase）5.0kU/L、谷氨酸脱氢酶（GDH）10 kU/L；试剂 3：S-腺苷同型半胱氨酸水解酶（SAHase）3.0kU/L、腺苷脱氨酶（ADA）。

（3）标准液：标准 1 为 6.5μmol/L；标准 2 为 28.5μmol/L。

（4）质控液：4 个水平的质控液浓度分别为 7.0μmol/L、12.0μmol/L、29.0μmol/L 和 40.0μmol/L。

3. 实验步骤

（1）提前将试剂盒从冰箱中取出（最好实验的前一天取出试剂盒在室温下过夜），使其充分平衡至室温。

（2）样本处理液的制备：试验开始之前 1 小时内完成，现配现用。取反应缓冲液 4.5ml、腺苷溶液 0.25ml、S-腺苷-L-同型半胱氨酸水解酶溶液 0.25ml，混合均匀，供给 10 个样品用。

（3）稀释样本和标准品：20μl 标准品或样本加 500μl 样本处理液，混合均匀，用封口膜封住试管，37℃温育 30 分钟。

（4）上述反应液加入 500μl 酶抑制剂，混合均匀，置室温（18～25℃）15 分钟。

（5）上述反应液中加入 500μl 腺苷脱氧酶溶液，充分混合均匀，然后在室温（18～25℃）条件下放置 5 分钟。

（6）包被板各个相应孔中加入 25μl 稀释的标准品、样本，同时设一个不加样本的空白对照孔。

（7）每孔加入 200μl S-腺苷-L-同型半胱氨酸抗体溶液，用封板膜封板后置 18～25℃条件下温育 30 分钟。

（8）洗涤：每孔加 350μl 稀释后的洗涤液，静置 30 秒后弃去，如此重复 4 次，并拍干。

（9）除空白对照孔以外，其余各孔加入 100μl 酶标记物，置室温（18～25℃）条件下温育 20 分钟。

（10）洗涤：每孔加 350μl 稀释后的洗涤液，静置 30 秒后，弃去，如此重复 4 次，拍干。

（11）每孔加入 100μl 底物液，置室温（18～25℃）条件下温育 10 分钟。

（12）停止：每孔加入 100μl 终止液。

（13）测吸光度：以 450nm 波长依序测量各孔的吸光度（OD 值）。测定应在加终止液后 15 分钟以内进行。

（14）以标准物的浓度为横坐标，OD 值为纵坐标，读值。

4. 注意事项

（1）本方法利用全自动生化分析仪，采用获得基因改造的 SAHase，这种酶可以充分保留甚至增强其对 SAH 的亲和力，同时削弱对 Hcy 或 SAH 的催化能力。形成的 Hcy 可以不断的加入反应，放大检测信号，故该方法非常适用于小分子物质的检测。

（2）标本的采集处理非常重要，不恰当的处理会引起血液中的 Hcy 持续进入血浆中从而导致人为的 Hcy 升高。另外，标本采集之前的进食时间也同样重要。抽血时建议患者采取坐姿而不采取平卧姿势。因为 70%以上的 Hcy 结合在白蛋白上，坐姿比平卧时白蛋白的浓度高，如取卧位 30 分钟以上后抽血会使 Hcy 降低 6.3%。

5. 优缺点 酶循环法具有诸多优越性，是一种有前途的测定方法，但目前要推广使用尚有一些问题需要解决：①酶循环法的工具酶用量是普通酶法的 10 到数十倍，费用较高；②酶的特殊底物硫代氧化型辅酶 I（硫代-NAD）的价格很高；③体液中某些微量物质的测定尚缺乏工具酶。

因此酶循环法的推广应用还有待工具酶和有关原材料的大幅度降价，以及新工具酶的开发。尽管如此，这一技术已为临床化学分析开辟了新道路，为体液中微量物质的准确测定提供了新的思路。此法仅使用循环靶物质，减少了样品中其他物质对测定的干扰，因此不需要对样品进行预处理或对靶物质进行提取，而且该法并不需要专门的设备，是一种前景广阔的测定技术。

三、Western Blot 鉴定蛋白质的表达

蛋白质印迹法（免疫印迹试验）即 Western Blot，它是分子生物学、生物化学和免疫遗传学中常用的一种实验方法。蛋白质印迹法是由瑞士米歇尔弗雷德里希生物研究所（Friedrich Miescher Institute）的 Harry Towbin 在 1979 年提出的。在尼尔·伯奈特（Neal Burnette）于 1981 年所著的《分析物化学》（Analytical Biochemistry）中首次被称为 Western Blot。Western Blot 显色的方法主要有以下几种：放射自显影、底物化学发光 ECL、底物荧光 ECF、底物 DAB 呈色。现常用的有底物化学发光 ECL 和底物 DAB 呈色，发表文章通常是用底物化学发光 ECL。只要有现成的试剂盒就可以操作，操作也比较简单，原理也并不复杂（二抗用 HRP 标记），反应底物为过氧化物+鲁米诺，如遇到 HRP，即发光，可使胶片曝光，就可洗出条带。

1. 实验原理　蛋白质印迹法（免疫印迹试验）即 Western Blot，其基本原理是将电泳分离后的细胞或组织的总蛋白质从凝胶转移到固相支持物 NC 膜或 PVDF 膜上，通过特异性的抗体对样品进行着色，通过对着色的位置和着色深度的分析获得特定蛋白质在所分析的细胞或组织中表达情况的信息。现已广泛应用于基因在蛋白水平的表达研究、抗体活性检测和疾病早期诊断等多个方面。妊娠相关疾病一些相关基因会发生一些改变，例如在妊娠高血压疾病中可以对胎盘组织凋亡的相关基因 Survivin、Bcl-2 和 Caspase-3 的表达进行检测。

与 Southern Blot 或 Northern Blot 杂交方法类似，但 Western Blot 法采用的是聚丙烯酰胺凝胶电泳，被检测的物质是蛋白质，“探针”是抗体，“显色”用标记的二抗。经过 PAGE（聚丙烯酰胺凝胶电泳）分离的蛋白质样品，转移到固相载体（例如硝酸纤维素薄膜）上，固相载体以非共价键形式吸附蛋白质，并能使电泳分离的多肽类型及其生物学活性保持不变。以固相载体上的多肽或蛋白质作为抗原，与相对应的抗体起免疫反应，再与酶或同位素标记的第二抗体起反应，经过底物显色或放射自显影用以检测电泳分离的特异性目的基因表达的蛋白成分。该技术也广泛应用于检测蛋白水平的表达。Western Blot 基本流程见图 6-4。

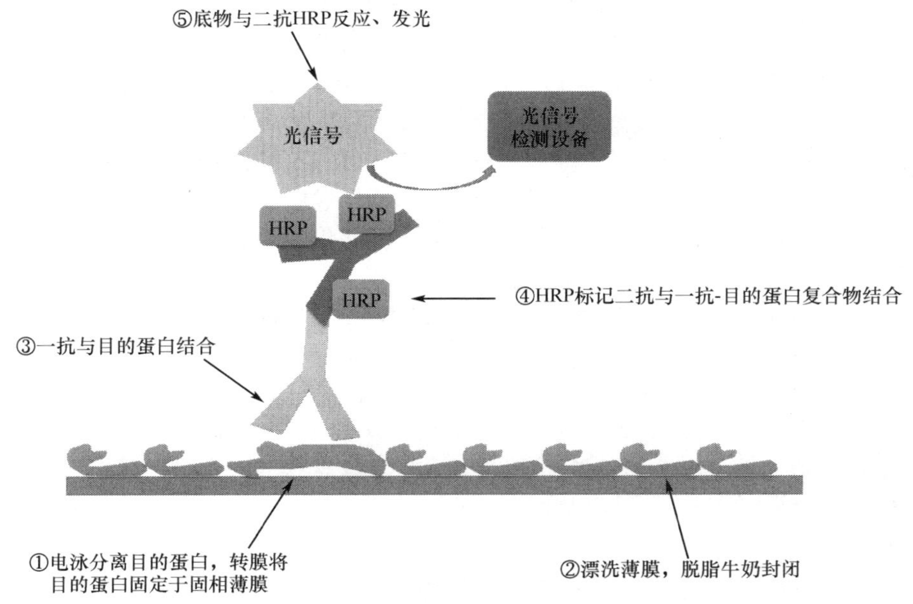

图 6-4　Western Blot 基本流程

2. 试剂准备

（1）SDS-PAGE 试剂：见电泳实验。

（2）匀浆缓冲液：1.0mol/L Tris-HCl（pH 6.8）1.0ml、10%SDS 6.0ml、β-巯基乙醇 0.2ml、ddH_2O 2.8ml。

（3）转膜缓冲液：甘氨酸 2.9g、Tris 5.8g、SDS 0.37g、甲醇 200ml、加 ddH_2O 定容至1000ml。

（4）0.01mol/L PBS（pH7.4）：NaCl 8.0g、KCl 0.2g、Na_2HPO_4 1.44g、KH_2PO_4 0.24g、加 ddH_2O 至 1000ml。

（5）膜染色液：考马斯亮蓝 0.2g、甲醇 80ml、乙酸 2ml、ddH_2O 118 ml。包被液（5%脱脂奶粉，现配）：脱脂奶粉 1.0g 溶于 20ml 的 0.01mol/L PBS 中。

3. 实验步骤

（1）提取样品蛋白（以贴壁细胞为例）：①培养细胞调整密度 1×10^6 个细胞/孔至六孔板中，加入 DMEM 10%小牛血清培养基；②常规培养，贴壁 24 小时，吸去培养基，并加入 Hcy 24 小时后，用 0.25%胰蛋白酶消化细胞，移入 1.5ml 离心管中，4℃12000 r/min 离心 10 分钟，弃上清；③加入 300μl 预冷的 RIPA 裂解液，反复吹打细胞后，静置 20 分钟；④取 2μl 上清液，采用 BCA 蛋白定量法，用紫外分光光度计设定波长 562nm 处测定各样品的吸光度（OD）值，并分析计算样品中的总蛋白含量。

（2）SDS-PAGE 电泳

1）清洗玻璃板：一只手扣紧玻璃板，另一只手蘸洗衣粉轻轻擦洗。两面都擦洗过后用自来水冲，再用蒸馏水冲洗干净后立在筐里晾干。

2）灌胶与上样：①玻璃板对齐后放入夹中卡紧，然后垂直卡在架子上准备灌胶（操作时要使两玻璃对齐，以免漏胶）。②按前面方法配 10%分离胶，加入 TEMED 后立即摇匀即可灌胶。灌胶时，可用 10ml 枪吸取 5ml 胶沿玻璃灌注，待胶面升到绿带中间线高度时即可停止灌胶。然后胶上加一层水，水液封后的胶凝的更快（灌胶时开始可快一些，胶面快到所需高度时要放慢速度，操作时胶一定要沿玻璃板流下，这样胶中才不会有气泡。加水液封时要慢，否则胶会被冲变型）。③当水和胶之间出现一条折射线时，说明胶已凝固。3 分钟后使胶充分凝固就可倒去胶上层水并用吸水纸将水吸干。④按前面方法配 4%的浓缩胶，加入 TEMED 后立即摇匀即可灌胶。将玻璃板中间剩余空间灌满浓缩胶然后将梳子插入浓缩胶中。灌胶时也要使胶沿玻璃板流下以免胶中有气泡产生。插梳子时要使梳子保持水平。由于胶凝固时体积会收缩减小，从而使加样孔的上样体积减小，所以在浓缩胶凝固的过程中要经常在两边补胶。待到浓缩胶凝固后，两手分别捏住梳子的两边竖直向上轻轻将其拔出。⑤用水冲洗一下浓缩胶，将其放入电泳槽中。（小玻璃板面向内，大玻璃板面向外。若只跑一块胶，电泳槽另一边要垫一块塑料板且有字的一面面向外。）。⑥测完蛋白含量后，计算含 50 ng 蛋白的溶液体积即为上样量。取出上样样品至 0.5ml 离心管中，加入 5×SDS 上样缓冲液至终浓度为 1×（上样总体积一般不超过 15 μl，加样孔的最大限度可加 20 μl 样品）。上样前要将样品放于沸水中煮 5 分钟使蛋白质充分变性。⑦加足够的电泳液后开始准备上样。用微量进样器贴壁吸取样品，注意吸取样品时不要吸进气泡。将加样器针头插至加样孔中缓慢加入样品。（加样太快可使样品冲出加样孔，若有气泡也可能使样品溢出。加入下一个样品时，进样器需在外槽电泳缓冲液中洗涤 3 次，以免交叉污染）。

3）电泳：电泳时间一般为 4～5 小时，电压为 40V，也可用 60V。电泳至溴酚蓝刚跑出即可终止电泳，进行转膜。

（3）转膜、封闭：准备 6 张 3mm 滤纸和 1 张硝酸纤维素滤膜，大小与凝胶比对（注意此过程应戴手套操作）。把硝酸纤维素虑膜浸泡于一盘去离子水中，以浸湿。在一浅托盘中用电转缓冲液浸泡 6 张 3mm 滤纸，于低温环境中进行转膜。时间约为 1.5～2 小时。转膜结束后，可用考马斯亮蓝染色检查蛋白质是否转移完全。并在滤膜上作标记，例如剪去右上角。丽春红染色：滤膜转移至含丽春红托盘中染色数分钟，蛋白带出现后在室温条件下去 TBS 冲洗。此步骤短暂显色，并不影响后续的抗原的显色反应。5%封闭液室温条件下封闭 2 小时或 4℃过夜，用以结合非相关蛋白的位点而减少非特异条带，并改善背景。

（4）免疫反应：一抗与靶蛋白的结合：一抗（1∶1000）用封闭液稀释后，加于 NC 膜上封闭，于 4℃过夜；TBS-T 洗膜，15min×3 次；二抗（1∶5000）以封闭液稀释后加于 NC 膜上，室温摇床孵育 1.5～2 小时；TBS-T 洗膜，10min×3 次，加入配置好的发光液，用凝胶成像仪进行图像采集和分析。

（5）化学发光

1）将 A 和 B 两种试剂在保鲜膜上等体积混合均匀，将膜蛋白面朝下与混合液充分接触；1 分钟后，将膜移至另一保鲜膜上，去尽残液，包好，放入 X 线片夹中。

2）在暗室中，将 1×显影液和定影液分别倒入塑料盘中；在红灯下取出 X 线片，用刀剪裁成适当的大小（比膜的长和宽均需大 1cm）；打开 X 线片夹，把 X 线片放在膜上，一旦放上，便不能移动，关上 X 线片夹，开始计时；根据信号的强弱适当调整曝光时间，一般为 1 分钟或 5 分钟，也可以选择不同时间多次压片，以达到最佳的效果；曝光完成后，打开 X 线片夹，取出 X 线片，迅速浸入显影液中显影，待出现明显的条带后，即刻终止显影。显影时间一般为 1～2 分钟（20～25℃），温度过低时（低于 16℃）需适当延长显影时间；显影结束后，马上把 X 线片浸入定影液中，定影时间一般为 5～10 分钟，以胶片透明为止；用自来水冲去残留的定影液后，室温下晾干。应注意的是：显影和定影需移动胶片时，尽量拿胶片的一角，手指甲不要划伤胶片，否则会对结果产生影响。

4. 注意事项

（1）注意一定要将玻璃板洗净，最后用 ddH_2O 冲洗时，将与胶接触的一面向下倾斜并置于干净的纸巾中晾干。

（2）分离胶及浓缩胶均可事先配好（除 AP 及 TEMED 外），过滤后可作为储存液避光存放于 4℃中，可至少存放 1 个月，临用前取出在室温条件下平衡（否则凝胶过程产生的热量会使低温时溶解于储存液中的气体析出而导致气泡的出现，有条件者可真空抽吸 3 分钟），加入 10%AP（分离胶浓度越高 AP 浓度越低，15%的分离胶可用到 0.5∶100）及 TEMED（分离胶用 0.4∶1000，15%的可用到 0.3∶1000，浓缩胶用 0.8∶1000）即可。

（3）封胶：灌入 2/3 的分离胶后应立即封胶，胶浓度＜10%时可用 0.1%的 SDS 封，浓度＞10%时用水饱和的异丁醇或异戊醇进行封胶，也可以用 0.1%的 SDS。封胶后切记，勿动。待胶凝后将封胶液倒掉，如用醇封胶需用大量清水及 ddH_2O 冲洗干净，然后加少量 0.1%的 SDS，目的是通过降低表面的张力清除残留水滴。

（4）所有蛋白样品调至等浓度后上样，样品两侧的泳道用等体积的 1×loading buffer 上样，Marker 也用 1×loading buffer 调整至与样品等体积后上样。以初始电压为 45V 时的电流强度进行稳流电泳，当电压达 65V 时改为稳压电泳。在目的蛋白泳动至距胶下缘 1cm 以上结束。

（5）转膜：①电泳结束前 20 分钟左右戴上手套开始准备：湿转使用常规电转液：Tris 3.0g，Gly 14.4g，M-OH 200ml，加去离子水至 1000ml。干转则取此转移液，每 50ml 加入 10%SDS 180μl。浸泡 NC 膜：将 NC 膜平铺于去离子水面，靠毛细作用自然吸水后再完全浸入水中 10 分钟以排除气泡，随后浸泡入转移液中。PVDF 膜则在 M-OH 中浸泡 20 分钟以后转入转移液中。将滤纸也浸入转移液中；②取胶：将胶卸下，保留 30～100kD 或分子量范围更广些的胶（以便以后杂其他感兴趣的蛋白），左上切角，在转移液中稍稍浸泡一下，置于洁净玻璃板上，按顺序铺上膜与每侧一张（干转每侧三张）滤纸。注意用玻棒逐出气泡，剪去滤纸与膜的过多部分（尤其是干转，以防止短路）；③转膜：进行湿转时，电转槽先用去离子水淋洗晾干，后加入 1000ml 电转液。将胶平铺于海绵上，滴加少许电转液再次驱赶气泡，封紧后放入电转槽，注意膜在正极一侧。将电泳槽置于冰水混合物中进行降温。恒定电流 100mA 过夜，或 400mA，4 小时。注意不同蛋白的要求不同。进行干转时，用电转液淋洗石墨电极，并用滤纸吸干，铺上胶，再滴少许电转液，以 1.5mA/cm^2 凝胶面积转移 1～2 小时。负载电压不宜超过 1V/cm^2 胶面积。

5. 优缺点 蛋白印记法具有许多的优点，例如可以使用分辨率较高的电泳技术，可以进行特异性的抗原抗体的免疫反应，也可以检测 1.5ng 的中等大小的靶蛋白。

但是蛋白印记法也存在着一些缺陷，这种方法的操作较复杂，分析的周期也比较长，反应底物有时有交叉现象有时很难找到专一性。

四、酶联免疫法

酶联免疫吸附法（ELISA）是免疫诊断中的一项新技术，现已成功地应用于多种病原微生物所引起的传染病、寄生虫病以及非传染病等方面的免疫诊断。也已应用于大分子抗原和小分子抗原的定量测定。根据已经使用的结果，认为 ELISA 法具有灵敏、特异、简单、快速、稳定及易于自动化操作等特点。不仅适用于临床标本的检查，而且由于一天之内可以检查几百甚至上千份标本，因此，也适合于血清流行病学调查。本法不仅可以用来测定抗体，而且也可用于测定体液中的循环抗原，所以也是一种早期诊断的良好方法。因此 ELISA 法在生物医学各领域的应用范围日益扩大，可概括三个方面：①免疫酶染色各种细胞内成分的定位；②研究抗酶抗体的合成；③显现微量的免疫沉淀反应。

酶联免疫吸附测定（ELISA）是在免疫酶技术的基础上发展起来的一种新型的免疫测定技术，ELISA 过程包括抗原（抗体）吸附在固相载体上称为包被，加待测抗体（抗原），再加相应酶标记抗体（抗原），生成抗原（抗体）——待测抗体（抗原）——酶标记抗体的复合物，再与该酶的底物反应生成有色产物。借助分光光度计的光吸收计算抗体（抗原）的量。待测抗体（抗原）的定量与有色产生成正比。

1. 实验原理

（1）抗原或抗体能以物理性的形式吸附于固相载体表面，可能是蛋白和聚苯乙烯表面间的疏水性部分相互吸附，并保持其免疫学活性。

（2）抗原或抗体可通过共价键的方式与酶连接形成酶结合物，而此种酶结合物仍能保持其免疫学活性和酶学活性。

（3）酶结合物与相应抗原或抗体结合后，可根据加入底物的颜色反应来判定是否有免疫反应的存在，而且颜色反应的深浅与标本中相应抗原或抗体的量成正比，因此，可以按底物显色的程度显示试验结果。

2. 仪器与材料

（1）聚苯乙烯微量细胞培养板（平板，40，96 孔）。

（2）酶联免疫检测仪。

（3）辣根过氧化物酶羊抗兔 IgG，工作稀释度 1∶1000。

（4）包被液：0.05mol/L pH9.6 碳酸缓冲液，4℃，保存，Na_2CO_3 0.15 克，$NaHCO_3$ 0.293 克，蒸馏水稀释至 100ml。

（5）稀释液。

（6）洗涤液。

（7）封闭液：0.5%鸡卵清蛋白，pH7.4 PBS。

（8）邻苯二胺溶液（底物）。

（9）终止液：2mol/L H_2SO_4。

3. 实验步骤

（1）双抗体夹心法：双抗体夹心法是检测抗原最常用的方法，操作步骤如下：将特异性抗体与固相载体连接，形成固相抗体；洗涤除去未结合的抗体及其中的杂质；加受检标本；使之与固相抗体接触反应一段时间，让标本中的抗原与固相载体上的抗体相结合，形成固相抗原抗体复合物。洗涤除去其他未结合的物质；加酶标抗体；使固相免疫复合物上的抗原与酶标抗体结合。彻底洗涤未结合的酶标抗体。此时固相载体上带有的酶量与标本中受检物质的量呈正相关；加底物：夹心式复合物中的酶催化底物成为有色产物。根据颜色反应的程度对该抗原进行定性或定量（图 6-5）。

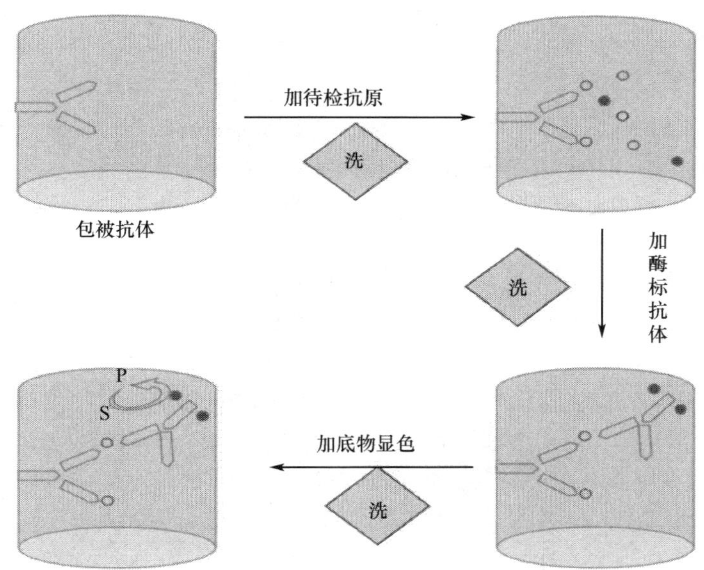

图 6-5 双抗夹心法检测原理示意图

根据同样原理，将大分子抗原分别制备固相抗原和酶标抗原结合物，即可用双抗原夹心法测定标本中的抗体。在临床检验中，此法适用于检验各种蛋白质大分子抗原，例如 HBsAg、HBeAg、AFP、hCG 等。只要获得针对受检抗原的特异性抗体，就可用于包被固相载体和制备酶结合物而建立此法。如抗体的来源为抗血清，包被和酶标用的抗体最好分别取自不同种属的动物。如应用单克隆抗体，一般选择两个针对抗原上不同决定簇的单抗，分别用于包被固相载体和制备酶结合物。这种双位点夹心法具有很高的特异性，而且可以将受检标本和酶标抗体一起保温反应，作一步法检测。

在一步法测定中，当标本中受检抗原的含量很高时，过量抗原分别和固相抗体及酶标抗体结合，而不再形成“夹心复合物”。类似于沉淀反应中抗原过剩的后带现象，此时反应后显色的吸光值（位于抗原过剩带上）与标准曲线（位于抗体过剩带上）某一抗原浓度的吸光值相同，如按常法测读，所得结果将低于实际的含量，这种现象被称为钩状效应（hook effect），因为标准曲线到达高峰后呈钩状弯落。钩状效应严重时，反应甚至可不显色而出现假阴性结果。因此在使用一步法试剂测定标本中含量异常增高的物质（例如血清中 HBsAg、AFP 和尿液 hCG 等）时，应注意可测范围的最高值。用高亲和力的单克隆抗体制备可削弱钩状效应。假使在被测分子的不同位点上含有多个相同的决定簇，例如 HBsAg 的 a 决定簇，也可用针对此决定的同一单抗分别包被固相和制备酶结合物。但在 HBsAg 的检测中应注意亚型问题，HBsAg 有 adr、adw、ayr、ayw4 个亚型，显然每种亚型均有相同的 a 决定簇的反应性，这也是用单抗作夹心法应注意的问题。

双抗体夹心法测抗原的另一注意点是类风湿因子（RF）的干扰。RF 是一种自身抗体，多为 IgM 型，能和多种动物 IgG 的 Fc 段结合。用作双抗体夹心法检测的血清标本中如含有 RF，它可充分被当做抗原成分，同时与固相抗体和酶标抗体相结合，表现出假阳性反应。采用 Fab'或 Fab 片段作酶结合物的试剂，由于去除了 Fc 段，从而可消除 RF 的干扰。双抗体夹心法 ELISA 试剂是否受 RF 的影响，已被列为这类试剂的一项考核指标。双抗体夹心法适用于测定二价或二价以上的大分子抗原，但不适用于测定半抗原及小分子单价抗原，因其不能形成两位点夹心。

（2）双抗原夹心法测抗体：反应模式与双抗体夹心法类似。用特异性抗原进行包被和制备酶结合物，以检测相应的抗体。与间接法测抗体的不同之处为以酶标抗原代替酶标抗体。此法中受检标本不需稀释，可直接用于测定，因此其敏感度相对高于间接法。乙肝标志物中抗 HBs 的检测常采用本法。本法关键的步骤在于酶标抗原的制备，应根据抗原结构的不同，寻找合适的标记方法。

（3）双位点一步法：在双抗体夹心法测定抗原时，如应用针对抗原分子上两个不同抗原决定簇的单克隆抗体分别作为固相抗体和酶标抗体，在测定时可以使标本的加入和酶标抗体的加入合并称为一步，这种双位点一步可以简化操作，缩短反应时间，如应用高亲和力的单克隆抗体，测定的敏感性和特异性也显著提高。单克隆抗体的应用使测定抗原的 ELISA 法提高到新水平，发挥更好的作用。在一步法测定中，应注意钩状效应（hookeffect），类同于沉淀反应中抗原过剩的后带现象。当标本中待测抗原浓度过高时，过量的抗原分别和固相抗体及酶标抗体相结合，而不再形成夹心复合物，所以实际所得的结果将低于实际含量。钩状效应严重时甚至可出现假阴性结果。

（4）间接法测抗体：间接法是检测抗体最常用的方法，其原理为利用酶标记的抗体来检测已与固相相结合的受检抗体，故称为间接法。操作步骤如下：将特异性抗原与固相载体连接，形成固相抗原；洗涤除去未结合的抗原及其他杂质；加稀释的受检血清，其中的特异抗体与抗原结合，形成固相抗原抗体复合物。经洗涤后，固相载体上只留下特异性抗体。在洗涤的过程中可以把其他抗体和血清中不能与固相抗原结合的杂质洗去；加酶标抗体与固相复合物中的抗体结合，从而使该抗体间接地标记上酶。洗涤后，固相载体上的酶量就代表特异性抗体的量。例如欲测人对某种疾病的抗体，可用酶标羊抗人 IgG 抗体；加底物显色，颜色深度代表标本中受检抗体的量（图 6-6）。

本法主要用于对病原体抗体的检测而进行传染病的诊断。间接法的优点是只要变换包被抗原就可利用同一酶标抗体建立检测相应抗体的方法。间接法成功的关键在于抗原的纯度。虽然

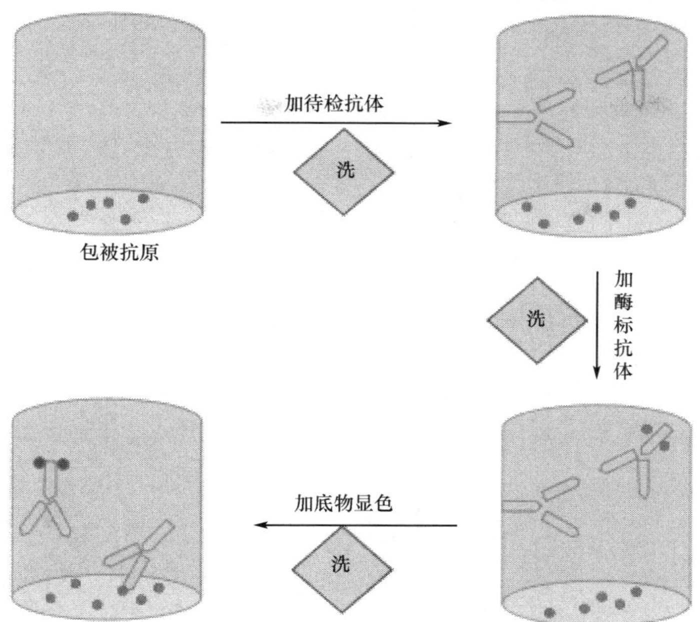

图 6-6　间接法检测原理示意图

有时用粗提抗原包被也能取得实际有效的结果，但也应尽可能予以纯化，以提高试验的特异性。特别应注意除去能与一般健康人血清发生反应的杂质，例如以 E.Coli 为工程酶的重组抗原，如其中含有 E.Coli 成分，很可能与受过 E.Coli 感染者血清中的抗 E.Coli 抗体发生反应。抗原中也不能含有与酶标抗人 Ig 反应的物质，例如来自人血浆或人体组织的抗原，如不将其中的 Ig 去除，试验中会发生假阳性反应。另外如抗原中如果含有无关蛋白，会因为竞争性吸附而影响包被效果。

间接法中另一种干扰因素是正常血清中所含的高浓度的非特异性抗体。病人血清中受检的特异性 IgG 只占总 IgG 中的一小部分。IgG 的吸附性很强，非特异 IgG 可直接吸附到固相载体上，有时也可吸附到包被抗原的表面。因此在间接法中，抗原包被后一般用无关蛋白质（例如牛血清蛋白）再包被一次，以封闭（blocking）固相上的空余间隙。另外，在检测过程中标本须先行稀释（1∶40～1∶200），以避免过高的阴性结果影响判断。

（5）竞争法：竞争法既可用于测定抗原，也可用于测定抗体。以测定抗原为例，受检抗原和酶标抗原竞争与固相抗体结合，所以结合于固相的酶标抗原量与受检抗原的量呈反比。操作步骤如下：将特异抗体与固相载体相连接，形成固相抗体，洗涤；待测管中加受检标本和一定量酶标抗原的混合溶液，使之与固相抗体反应。如受检标本中无抗原，则酶标抗原能顺利地与固相抗体结合。如受检标本中含有抗原，则与酶标抗原以同样的机会与固相抗体结合，竞争性地占去了酶标抗原与固相载体相结合的机会，使酶标抗原与固相载体的结合量减少。参考管中只加酶标抗原，保温后，酶标抗原与固相抗体的结合可达最充分的量，洗涤；加底物显色；参考管中由于结合的酶标抗原最多，故颜色最深。参考管颜色深度与待测管颜色深度之差，代表受检标本抗原的量。如果待测管颜色越淡，则表示标本中抗原含量越多（图 6-7）。

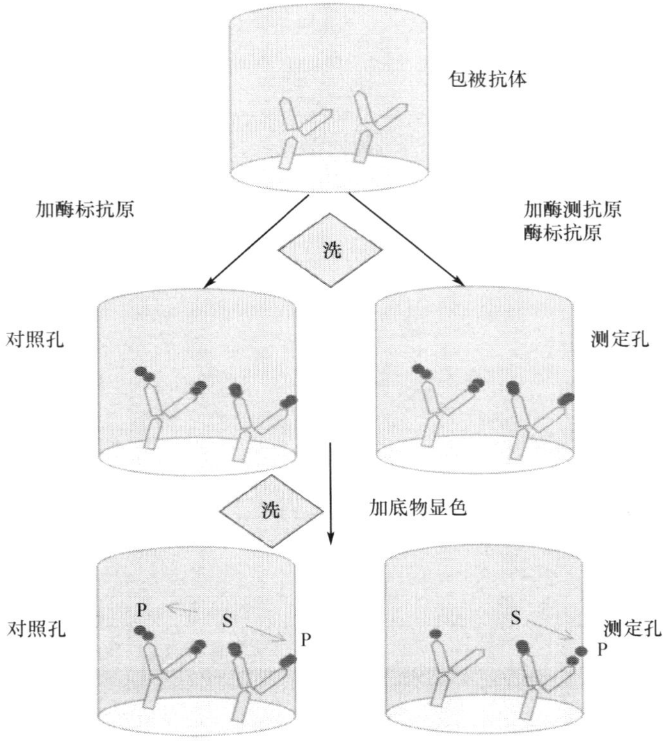

图 6-7　检测原理示意图

当抗原材料中的干扰物质不易被除去，或不易得到足够的纯化抗原时，可用此法检测特异性抗体。其原理为标本中的抗体和一定量的酶标抗体竞争的与固相抗原相结合。标本中抗体量越多，结合在固相上的酶标抗体越少，因此阳性反应呈色浅于阴性反应。如抗原为高纯度的，则可直接包被固相。如抗原中会有干扰物质，则直接包被不易成功，可采用捕获包被法，即先包被与固相抗原相应的抗体，然后加入抗原，形成固相抗原。洗涤除去抗原中的杂质，然后再加入标本和酶标抗体进行竞争结合反应。竞争法测抗体有多种模式，可将标本和酶标抗体与固相抗原竞争结合，抗 HBc ELISA 一般采用此法。另一种模式为将标本与抗原一起加入到固相抗体中进行竞争结合，洗涤后再加入酶标抗体，与结合在固相上的抗原反应。抗 HBe 的检测一般采用此法。改良竞争法的检测原理见图 6-8。

（6）捕获法：血清中针对某些抗原的特异性 IgM 常和特异性 IgG 同时存在，IgG 会干扰 IgM 抗体的测定。因而测定 IgM 抗体多采用捕获法，先将所有血清 IgM（包括异性 IgM 和非特异性 IgM）固定在固相上，在去除 IgG 后再测定特异性 IgM。操作步骤如下：将抗人 IgM 抗体连接在固相载体上，形成固相抗人 IgM，洗涤；加入稀释的血清标本，保温反应后血清中的 IgM 抗体被固相抗体捕获。洗涤除去其他免疫球蛋白和血清中的杂质成分；加入特异性抗原试剂，它只与固相上的特异性 IgM 相结合。洗涤；加入针对特异性的酶标抗体，使之与结合在固相上的抗原结合，洗涤；加底物显色，如有颜色显示，则表示血清标本中的特异性 IgM 抗体存在，是为阳性反应（图 6-9）。

4. 注意事项

（1）正式试验时，应分别以阳性对照与阴性对照控制试验条件，待检样品应作一式二份，以保证实验结果的准确性。有时本底较高，说明有非特异性反应，可采用羊血清、兔血清或 BSA 等封闭。

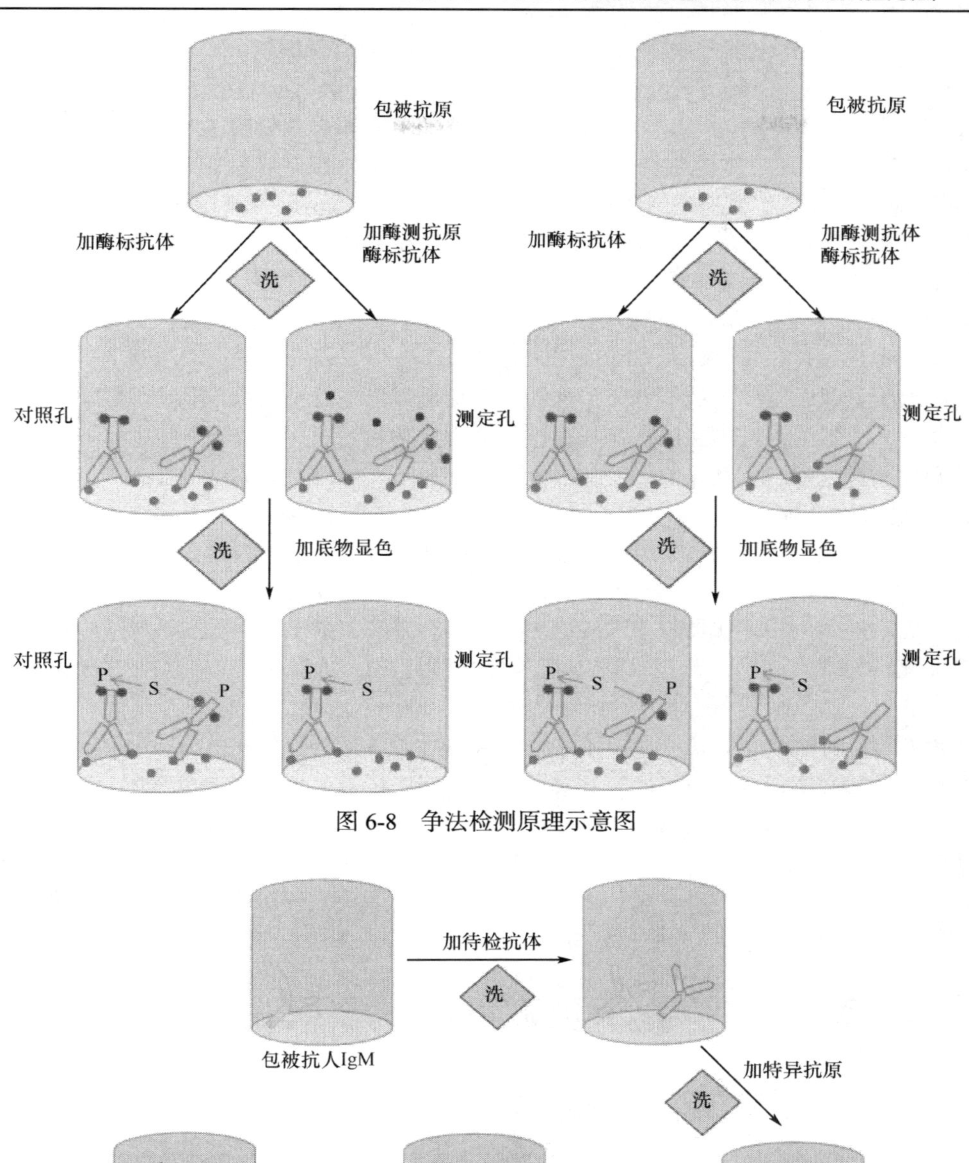

图 6-8 争法检测原理示意图

图 6-9 检测原理示意图

（2）在 ELISA 中，进行各项实验条件的选择是很重要的，其中包括：

1）固相载体的选择：许多物质可作为固相载体，如聚氯乙烯、聚苯乙烯、聚丙酰胺和纤维素等。其形式可以是凹孔平板、试管、珠粒等。当前常用的是 40 孔聚苯乙烯凹孔板。不管何种载体，在使用前均可进行筛选：用等量抗原包被，在同一实验条件下进行反应，观察其显色反应是否均一性，据此判断其吸附性能是否良好。

2）包被抗体（或抗原）的选择：将抗体（或抗原）吸附在固相载体表面时，要求纯度要好，吸附时一般要求 pH 在 9.0～9.6 之间。吸附温度，时间以及所含的蛋白量也有一定影响，一般多采用 4℃18～24 小时。蛋白质包被的最适浓度需进行滴定，即用不同的蛋白质浓度（0.1μg/ml、1.0μg/ml 和 10μg/ml 等）进行包被后，在其他试验条件相同时，观察阳性标本的 OD 值也可以不同。选择 OD 值最大而蛋白量最少的浓度。对于多数蛋白质来说通常为 1～10μg/ml。

3）酶标记抗体工作浓度的选择：首先用直接 ELISA 法进行初步效价的滴定（见酶标记抗体部分）。然后再固定其他条件或采取“方阵法”（包被物、待检样品的参考品及酶标记抗体分别为不同的稀释度）在正式实验系统里准确地滴定其工作浓度。

4）酶的底物及供氢体的选择：对供氢体的选择的基本的要求是价廉、安全、有明显的显色反应，而本身无色。有些供氢体（如 OPD 等）有潜在的致癌作用，应注意防护。有条件者应使用不致癌、灵敏度较高的供氢体，如 TMB 和 ABTS 是当前较为满意的供氢体。底物作用一段时间后，应加入强酸或强碱以终止反应。通常底物作用时间，以 10～30 分钟为宜。底物使用液必须新鲜配制，尤其是 H_2O_2 在临用前加入。

5. 优缺点 目前，ELISA 法已成为一种“备选方法”而被广泛用于蛋白多肽类药物代谢动力学研究，这是由于该法具有以下优点：①灵敏度较高，由于酶的催化效率很高，间接地放大了免疫学反应的结果。如白介素-5，用双抗体夹心 ELISA 法的测定限低至 7.8pg/ml，较应用鼠 BCL1 细胞的生物检定法灵敏 10000 倍。②特异性较高，由于应用抗原抗体反应，故和生物检定法相比特异性较高。③操作简单快速，不使用同位素，无辐射源，适用于批处理。④试剂使用寿命长。

免疫测定法存在以下缺点：①该法测定的是待测蛋白多肽的免疫活性并不能测定其生物活性。②该法不能对蛋白多肽做出阳性鉴定，如确切的生化组成和序列。③易受多方面因素的干扰：一种形式的干扰来自代谢物，如果它们在原型药的免疫测定中具有交叉反应性，就能显著干扰生物利用度的测定；另一种干扰来自抗体的形成，这在临床前研究尤为突出，因为给予的人蛋白对动物明显是外源性的。这些抗体可能是中和性或非中和性的，它们可影响蛋白多肽类药物的清除和药理作用，并对其定量测定产生影响。

第三节 同型半胱氨酸与妊娠相关疾病研究的分子生物学方法

一、重组 DNA 技术

重组 DNA 技术（Recombinant DNA technology）是指应用酶学方法，按照人的意愿，在体外将不同来源的 DNA 分子通过酶切、连接等操作组装成新的 DNA 分子，并使之在适当的宿主细胞中进行扩增，形成大量的子代 DNA 分子、以获得该 DNA 分子的大量拷贝的过程。重组 DNA 技术是医学分子生物学的一门十分重要的技术，在医学研究中发挥着十分巨大作用。继世界首例基因工程产品人胰岛素研制成功之后，应用重组 DNA 技术结合其他技术又相继产生了许多基因工程药物和疫苗。随着人类基因组的核酸序列被破译，成千上万种未知的基因将采用重组 DNA 技术来进行研究，基因治疗将可能成为某些疾病的常规疗法。重组 DNA 技术也叫基因工程，是 20 世纪 70 年代以后兴起的一门新技术。

1. 实验原理 其主要原理是用人工的方法把生物的遗传物质通常是脱氧核糖核酸（DNA）分离出来在体外进行基因切割，连接重组转移和表达的技术。基因的转移已经不再限于同一类物种之间，动物植物和微生物之间都可进行基因转移，从而改变宿主遗传特性创造新品种系或新的生物材料。

2. 试剂仪器

（1）酶：限制性核酸内切酶、DNA 连接酶、DNA 聚合酶、核酸酶、核酸修饰酶。

（2）载体：载体的功能及特征、质粒、噬菌体或病毒 DNA、考斯质粒与噬菌粒、人造染色体载体。

3. 实验步骤

（1）目的基因的获取：获取目的基因是实施基因工程的第一步。如植物的抗病基因如抗病毒基因和抗细菌基因，种子的贮藏蛋白基因，以及人的胰岛素基因干扰素基因等，都是目的基因。要从浩瀚的“基因海洋”中获得特定的目的基因，是十分不易的。科学家们经过不懈的探索，想出了许多办法，其中主要有两条途径：一条是从供体细胞的 DNA 中直接分离基因；另一条是人工合成基因。

直接分离基因最常用的方法是“鸟枪法”，又叫“散弹射击法”。鸟枪法的具体做法是：用限制酶将供体细胞中的 DNA 切成许多片段，将这些片段分别载入运载体，然后通过运载体分别转入不同的受体细胞，让供体细胞提供的 DNA（即外源 DNA）的所有片段分别在各个受体细胞中大量复制（在遗传学中叫做扩增，如使用 PCR 技术），从中找出含有目的基因的细胞，再用一定的方法把带有目的基因的 DNA 片段分离出来。如许多抗病毒的基因都可以用上述方法获得。用鸟枪法获得目的基因的优点是操作简便，缺点是工作量大，又有一定的盲目性。又由于真核细胞的基因含有不表达的 DNA 片段，一般使用人工合成的方法。

人工合成基因的方法主要有两条。一条途径是以目的基因转录成的信使 RNA 为模版，反转录成互补的单链 DNA，然后在酶的作用下合成双链 DNA，从而获得所需要的基因。另一条途径是根据已知的蛋白质氨基酸序列，推测出相应的信使 RNA 序列，然后按照碱基互补配对的原则，推测出相应的基因核苷酸序列，再通过化学方法，以单核苷酸为原料合成相应的目的基因。如人的血红蛋白基因、胰岛素基因等就可以通过人工合成基因的方法获得。

（2）目的基因与运载体结合：基因表达载体的构建（即目的基因与运载体结合）是实施基因工程的第二步，也是基因工程的核心。将目的基因与运载体结合的过程，实际上就是不同来源的 DNA 重新组合的过程。如果以质粒作为运载体，首先要用一定的限制酶切割质粒，使质粒出现一个缺口，露出黏性末端。然后用同一种限制酶切断目的基因，使其产生相同的黏性末端（部分限制性内切酶可切割出平末端，拥有相同效果）。将切下的目的基因的片段插入质粒的切口处，首先碱基互补配对结合，两个黏性末端吻合在一起，碱基之间形成氢键，再加入适量 DNA 连接酶，催化两条 DNA 链之间形成磷酸二酯键，从而将相邻的脱氧核糖核酸连接起来，形成一个重组 DNA 分子。如人的胰岛素基因就是通过这种方法与大肠杆菌中的质粒 DNA 分子结合，形成重组 DNA 分子（也叫重组质粒）。

（3）将目的基因导入受体细胞：将目的基因导入受体细胞是实施基因工程的第三步。目的基因的片段与运载体在生物体外连接形成重组的 DNA 分子后，下一步是将重组 DNA 分子引入受体细胞中进行扩增。

基因工程中常用的受体细胞有大肠杆菌、枯草杆菌、土壤农杆菌、酵母菌和动植物细胞等。用人工方法使体外重组的 DNA 分子转移到受体细胞种，主要是借鉴细菌或病毒侵染细胞的途径。例如，如果运载体是质粒，受体细胞是细菌，一般是将细菌用氯化钙处理，以增大细菌细胞壁的通透性，使含有目的基因的重组质粒进入受体细胞。目的基因导入受体细胞后，就可以随着受体细胞的繁殖进行复制，由于细菌的繁殖速度非常快，在很短的时间内就能够获得大量的目的基因。

（4）目的基因的检测和表达：目的基因导入受体细胞后，只有通过检测与鉴定才能知道目的基因是否可以稳定维持和表达其遗传特性。这是基因工程的第四步工作。

以上步骤完成后，在全部的受体细胞中，真正能够摄入重组 DNA 分子的受体细胞是很有限的。因此，必须通过一定的手段对受体细胞中是否导入了目的基因进行检测。检测的方法有很多种，例如，大肠杆菌的某种质粒具有青霉素抗性基因，当这种质粒与外源 DNA 组合在一起形成重组质粒，并被转入受体细胞后，就可以根据受体细胞是否具有青霉素抗性来判断受体细胞是否获得了目的基因。重组 DNA 分子进入受体细胞后，受体细胞必须表现出特定的性状，才能说明目的基因完成了表达过程。重组 DNA 技术的操作流程见图 6-10。

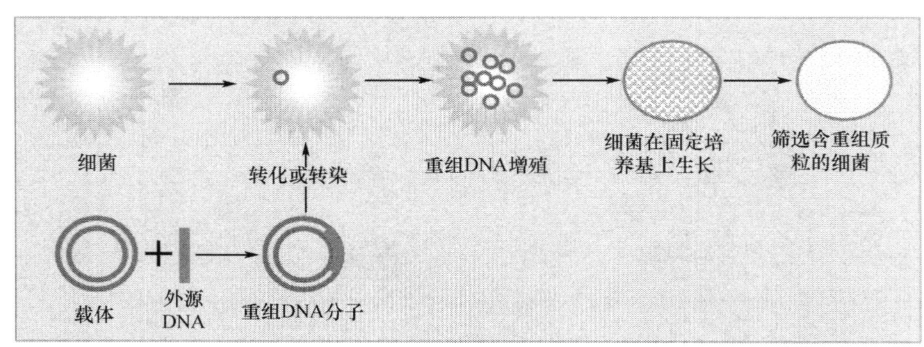

图 6-10　技术操作流程

4. 注意事项

（1）目的基因能自我复制并能带动插入的外源基因一起复制。

（2）具有合适的限制性内切酶位点，在载体上单一的限制性内切酶位点越多越好，这样可以将不同限制性内切酶切割后的外源 DNA 片段方便地插入载体。

（3）具有合适的筛选标记，如抗药性基因等。

（4）在细胞内拷贝数要多，这样才能使外源基因得以扩增。

（5）载体的相对分子质量要小，这样可以容纳较大的外源 DNA 插入片段，载体的相对分子质量太大将影响重组体或载体本身的转化效率。

（6）在细胞内稳定性高，这样可以保证重组体稳定传代而不易丢失。

5. 重组 DNA 技术在医学研究中的应用　目前重组 DNA 技术应用已经十分广泛，例如可以应用于生物学和医学领域。在生物制药、基因诊断与治疗及遗传病的防治等方面也发挥了巨大作用。

（1）生物制药：传统意义上，用于临床疾病治疗的药物都是在投资巨大的基础上，经过提取纯化等一系列的生产过程来进行生产的。20 世纪 80 年代中期，随着重组 DNA 技术和基因转移技术的不断发展和完善，科学家可以将人们所需要的药用蛋白基因导入哺乳动物体内，使目的基因在哺乳动物身上表达，从而获得药用蛋白。

（2）致病基因的发现：“健康相关的研究”是人类基因组计划（HGP）的重要组成部分，人类疾病相关的基因是人类基因组中结构和功能完整性至关重要的信息。随着人类基因组计划的完成，人的核酸序列已经被破译，成千上万种未知功能的基因将采用重组 DNA 技术来进行研究，已经从中发现了许多致病基因。例如，对于单基因病，采用“定位克隆”和“定位候选克隆”的全新思路，发现了亨廷顿舞蹈病、遗传性结肠癌和乳腺癌等一大批单基因遗传病的致病基因，为这些疾病的基因诊断和基因治疗奠定了基础。对于心血管疾病、肿瘤、糖尿病、神经精神类疾病（老年性痴呆、精神分裂症）、自身免疫性疾病等多基因病的研究是目前疾病基因研究的重点。

（3）产前诊断：产前基因检测可减少许多致命疾病和其他严重疾病的发病率。例如，产前对一种恶性贫血病-β-地中海贫血病进行基因检测，几乎消灭了意大利撒丁岛上的这种致命疾病。在对泰-萨病基因进行产前检测后，巴尔的摩地区泰-萨病的发病率也降低了将近 20 倍。对于那些不愿意生下患有严重遗传疾病婴儿的父母来说，产前基因检测可以使他们有更多的选择机会。

（4）遗传易感性：一个或多个基因缺陷的存在会使个体对发病诱因极度敏感，而易于发病。LDL 受体缺陷个体同时有高胆固醇血症。因此根据基因诊断，做好疾病早期预测，并注意环境卫生和个人生活方式，可以达到预防的目的。

二、RT-PCR

逆转录 PCR（reverse transcription PCR）或者称反转录 PCR（RT-PCR），是聚合酶链式反应（PCR）的一种广泛应用的变形。在 RT-PCR 中，一条 RNA 链被逆转录成为互补 DNA，再以此为模板通过 PCR 进行 DNA 扩增。RT-PCR 的指数扩增是一种很灵敏的技术，可以检测很低拷贝数的 RNA。RT-PCR 广泛应用于遗传病的诊断，并且可以用于定量监测某种 RNA 的含量。

RT-PCR 的关键步骤是在 RNA 水平上的反转录，要求 RNA 模版为完整的且不含 DNA、蛋白质等杂质。常用的反转录酶有两种，即鸟类成髓细胞性白细胞病毒（avian myeloblastosis virus，AMV）反转录酶和莫罗尼鼠类白血病病毒（moloney murine leukemia virus，MMLV）反转录酶。

1. 实验原理　由一条 RNA 单链转录为互补 DNA（cDNA）称作“逆转录”，由依赖 RNA 的 DNA 聚合酶（逆转录酶）来完成。随后，DNA 的另一条链通过脱氧核苷酸引物和依赖 DNA 的 DNA 聚合酶完成，随每个循环倍增，即通常的 PCR。原先的 RNA 模板被 RNA 酶降解，留下互补的 DNA。在完成逆转录过程之后，通过 PCR 进行定量分析的时候，随着技术的发展，real-time PCR（实时荧光 PCR）或 ddPCR（数字 PCR）技术也被用来做定量分析，它们比普通 PCR 进行定量分析时有更高的灵敏度和更精确的定量。RT-PCR 扩增曲线见图 6-11。

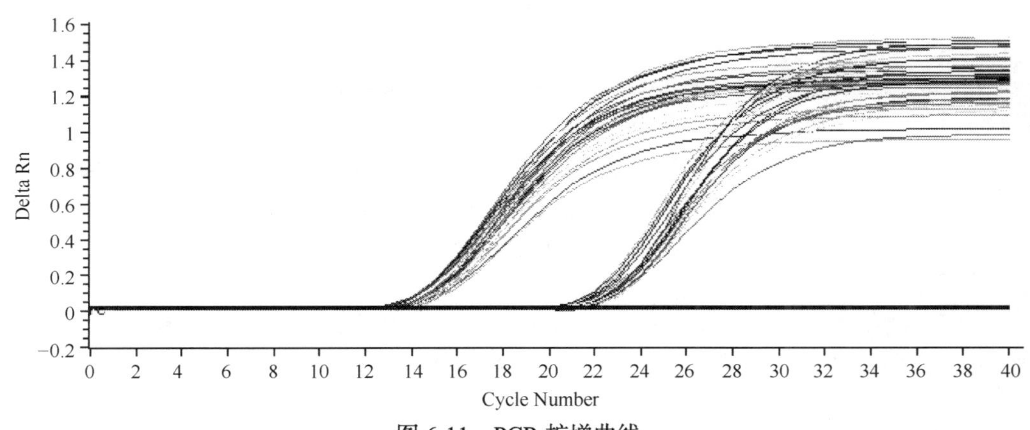

图 6-11　PCR 扩增曲线

2. 试剂设备

（1）试剂：氯仿、异丙醇（装此试剂的广口瓶，瓶盖最好用锡箔纸包一下）、75%乙醇溶液（溶于 DEPC 处理的水中）、DEPC-treated water：100μl DEPC +100 ml ddH_2O 制成 1‰DEPC 水，放入 RNase-free 的玻璃瓶中用 RNase-free 的玻璃棒搅拌，静置 12 小时以上，高温高压消毒、RNase-free H_2O 的制备：把水加入到 RNase-free 的玻璃瓶中，加入 DEPC 至 0.01%（*v*/*v*），静置过夜，高压蒸汽灭菌，连续 3 遍。

（2）器具：100ml 棕色广口瓶 2 个、100ml 白色广口瓶 4 个、钳子 2 把、饭盒一个、100ml 量筒一个、蓝、黄、白 Tip 头若干、1.5mlEP 管、0.5EP 管、PCR 管若干、PE 手套、锡箔纸若干、4℃离心机需提前降温、1200μl 平衡管、1000μl 平衡管、400μl 平衡管，大培养皿一套，滤纸、滴管 3 支，比色皿 1 个。

3. 实验步骤

（1）RNA 提取

1）根据标本数量分装 RLT 液：从 Kit 中取出 RLT 液，用 1.5ml 离心管分装，每管 500μl（在体系配制区操作）。

2）在生物安全柜内将采样液（鼻拭子、咽拭子、胸水等）或病毒培养物（鸡胚尿囊液或细胞培养液）取 100μl 加入 RLT 液管中，充分混匀。

3）每管分别加入 5μl β-巯基乙醇，混匀后依次加入 600μl 70%的乙醇溶液，充分混匀。

4）从 Kit 中取出带滤柱的 2ml 收集管，打开包装将其做好标记。取步骤③中的混合液 600μl 加入滤柱中，12000r/min，离心 15 秒，弃收集管中的离心液。

5）滤柱仍放回收集管中，将步骤③剩余的混合液全部吸入滤柱中，12000r/min，离心 15 秒弃离心液。

6）于滤柱中加入 700μl Wash Buffer RW1 液，12000r/min，离心 15 秒。

7）从 RNeasy Mini Kit 中取一支干净的 2ml 收集管，将离心后的滤柱移到新的收集管上，于滤柱中加入 500μl Wash Buffer RPE 液，12000r/min，离心 15 秒。

8）弃收集管中的离心液，再于滤柱中加入 500μl Wash Buffer RPE 液，13000～14000r/min，离心 2 分钟。

9）将滤柱移到一个干净的 1.5ml eppendorf 管上，向滤柱中加入 30～50μl 的 Rnase-free Water，室温静置 1～3 分钟，12000r/min，离心 1 分钟，收集离心液即为提取的病毒 RNA，立即做实验或–20℃以下保存。

（2）逆转录合成 cDNA。

（3）RT-PCR 产物检测

1）2.0%琼脂糖凝胶制备：称取 2.0g Agarose，倒入耐热玻璃瓶内，再加入电泳液（1×TBE）100ml，轻轻混匀后加热，使 Agarose 完全熔化。待 Agarose 胶温度降至 50～60℃，加入核酸染料，轻轻混匀（不要产生气泡）。待胶温度降至 50℃左右时，将其倒入制胶板，插好电泳梳子。待胶完全凝固（30～60 分钟）之后，将梳子拔出。

2）将制备好的电泳胶放入电泳槽（带梳子孔的一端在阴极），倒入电泳液（1×TBE）浸过胶面即可。

3）PCR 产物各取 10μl，加入 2μl 上样缓冲液（6×Loading Buffer），混匀后加入电泳胶孔内（先加 Marker（DL–2000）5μl，然后依次加标本 PCR 产物，再加阴性对照，最后加阳性对照产物）。

4）电泳电压 100V，30～40 分钟后看结果。

5）将电泳胶放入凝胶成像系统观察结果并照相。

（4）结果判断。产物溶解曲线见图 6-12。

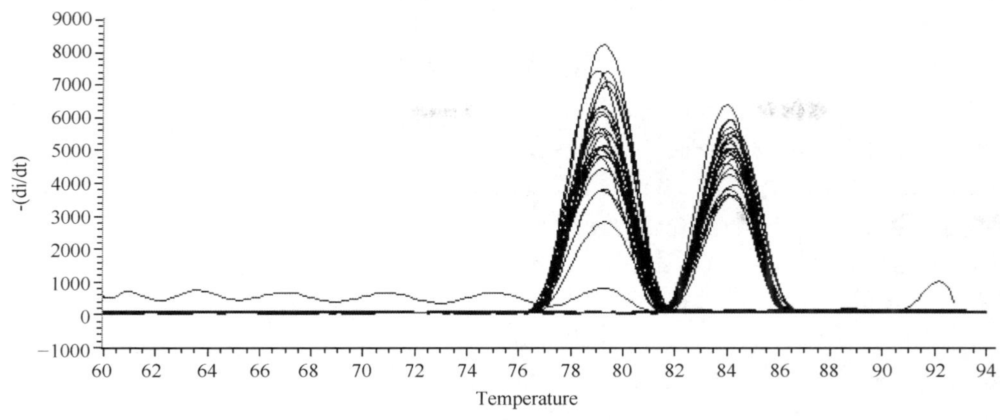

图 6-12　产物溶解曲线

4. 注意事项

（1）整个操作过程中需要戴着帽子、口罩和手套。

（2）整个 RT-PCR 过程均必须使用无菌无 RNA 酶的制品（玻璃物品和饭盒需在 180℃烤箱烘烤 10 小时，注意烘烤时最好是早上开 180℃烤箱，晚上到时间后一定要关掉，第二天早上将所需物品取出。取东西时需带好帽子和口罩，轻柔操作，防止有空气逆流入烤箱引起 RNA 酶污染；塑料制品泡 1% DEPC 水 72 小时，DEPC 水提前一天配制，并用玻璃棒搅拌混匀。连续高温高压消毒 3 次，以充分降解 DEPC）。

（3）除非特别注明，所有程序均在室温（15～30℃）下进行，试剂于室温放置。

（4）提 RNA 前，收拾干净试验台，尽量不要放无关的物品；将试验台桌面用普通的 75%乙醇溶液仔细擦两遍；将需要用到的移液器全部用普通的 75%乙醇溶液仔细擦拭干净。

三、PCR-RFLP 分析法

限制性片段长度多态性聚合酶链反应（PCR-RFLP）技术是用特异设计的 PCR 引物扩增目标材料时，由于特定位点的碱基突变、插入或缺失数很少，以至无多态出现，往往需要对相应 PCR 扩增片段进行酶切处理，以检测其多态性。CAPs 标记在二倍体植物研究中可以发挥巨大的作用，是 PCR 标记的有力补充。但在多倍体植物中的应用有一定的局限性。另外，CAPs 标记需使用内切酶，这又增加了研究成本，限制了该技术的广泛应用。

聚合酶链式反应——限制性片段长度多态（PCR 片段长度多）分析技术是在 PCR 技术基础上发展起来的。DNA 碱基置换正好发生在某种限制性内切酶识别位点上，使酶切位点增加或者消失，利用这一酶切性质的改变，PCR 特异扩增包含碱基置换的这段 DNA，经某一限制酶切割，再利用琼脂糖凝胶电泳分离酶切产物，与正常比较来确定是否变异。应用 PCR 限制酶切，可检测某一致病基因已知的点突变，进行直接基因诊断，也可以此为遗传标记进行连锁分析，从而进行间接基因诊断。

1. 实验原理　聚合酶链式反应（PCR）是模拟体内 DNA 复制条件在体外酶促条件下合成特异 DNA 片段的循环反应，可使目的 DNA 片段得以迅速扩增。其主要步骤是：将待扩增的模板 DNA 置于高温（约 93～95℃）条件下使之变性解链；人工合成的两个寡核苷酸引物在低温（约 50～70℃）条件下分别与目的 DNA 片段两侧的互补序列复性结合；引物在 DNA 聚合酶作用下沿模板按 5′至 3′方向沿模板方向延伸，合成目的 DNA 片段的新互补链。如此经过 n 个周期，理论上扩增 2n 倍，一般 PCR 经 30～40 个周期后可获得百万倍以上的目的 DNA。

2. 仪器设备

（1）材料：基因组 DNA（大于 50kb，分别来自不同的材料）。

（2）设备：电泳仪及电泳槽，照相用塑料盆 5 只，玻璃或塑料板（比胶块略大）4 块，吸水纸若干，尼龙膜（依胶大小而定），滤纸，eppendorf 管（0.5ml）若干。

（3）试剂：限制性内切酶（BamH Ⅰ，EcoR Ⅰ，HindⅢ，Xba Ⅰ）及 10b 酶切缓冲液、电泳缓冲液、变性液：0.5mol/L NaOH，1.5mol/L NaCl、中和液、1mol/L Tris-HCl；其他试剂：0.4mol/L NaOH，0.2mol/L Tris，ddH_2O，0.8% Agarose，0.25mol/L HCl。

3. 实验步骤

（1）血细胞标本中提取白细胞：①将冰冻 EDTA 全血室温充分融解后，2000r/min 离心 10 分钟弃上清，根据每份标本离心细胞沉淀，加入等体积 3%白明胶，充分震荡；②37℃温箱孵育 30～40 分钟；③吸上清，3000r/min 离心 10 分钟；④弃上清；⑤加入 0.83%NH_4Cl 1000ml，37℃温箱孵育 20 分钟；⑥10000r/min 离心 3 分钟；⑦弃上清，0.95% NaCl 冲洗；⑧10000r/min 离心 3 分钟；⑨弃上清，加入 80%乙醇 500ml，–20℃保存。

（2）白细胞标本基因组 DNA 提取

1）配制试剂：①TKM 缓冲液：10mmol/L Tris-HCl pH7.6，10mmol/L KCl，2mmol/L EDTA，4mmol/L $MgCL_2$，10%SDS pH7.2，饱和 NaCl 6mol/L；②TE 缓冲液：10mmol/L Tris-HCl pH8.0，1mmol/L EDTA pH8.0。

2）基因组 DNA 的提取：①取适量白细胞加入 1ml TKM 缓冲液、26 液、KM 加入 DTA pH8 后，上下反复颠倒至液体清亮（细胞溶解）；②将悬浮液于 1000r/min 离心 10 分钟，弃上清；③沉淀中加入 400ml 缓冲液混匀，1000r/min 离心 10 分钟，弃上清。如此反复洗至少 3 次，至沉淀变白、上清变清亮；④沉淀中加入 200ml TKM 缓冲液、15ml 上清后轻柔地充分混匀，于 55℃水浴 10 分钟；⑤水浴后加入 76ml 饱和 NaCl 充分混匀，12000r/min 离心 5 分钟；⑥取上清液约 150ml 移入另一个 1.5ml Eppendorf 管中，加 450ml（3 倍体积）的无水乙醇混匀，于–20℃保存（>2 小时），冷藏后于 12000r/min 离心 10 分钟；⑦弃去上清液，加入 75%乙醇 0.5ml 清洗后，室温 12000r/min 离心 10 分钟；⑧弃去上清液，室温晾干，加入 50 上清液，缓冲液溶解 DNA，–20℃保存。

3）DNA 纯度及浓度的测量：①取 3ml 不同浓度的样品加到 3ml 蒸馏水中，混匀；②以 3ml 蒸馏水做空白对照，进行调零；③分别测波长 260nm 和 280nm 的光密度值（OD 值），二者比值（A_{260}/A_{280}）为 DNA 的纯度。纯品 DNA 的 A_{260}/A_{280} 为 1.8，如果样品中有蛋白质或其他的杂质，则比值明显降低，应再抽提（参见 DNA 提取方法的步骤）；④DNA 浓度=OD260 下样品稀释倍数×品稀释倍数，可根据所测的 OD 值来计算样品 DNA 的浓度；⑤根据所测 DNA 样品浓度加入 TE，稀释至所需浓度备用。

（3）目的基因的体外扩增

1）引物序列：在美国生物技术信息中心（网址：http：//www.ncbi.nlm.nih.gov）Bank 数据库中检索人 MTHFR 核苷酸序列，运用 oligo 软件设计引物。

2）PCR。

（4）琼脂糖凝胶电泳鉴别 PCR 扩增产物

1）2%的琼脂糖凝胶的制作①胶带纸洗净，将干燥的电泳床两端开口封好，形成一个胶膜，水平放在工作台上；②用 100ml 1×TBE 电泳缓冲液将 2g 琼脂糖颗粒在微波炉里用最短的时间使其完全溶解，熔化的琼脂糖溶液冷却到 60℃，加入 EB 在微波炉里用最短的时间，充分混匀；③在胶膜放置好梳子后，将温热胶液倒入胶膜中，凝胶的厚度为 3～5mm。倒胶时避免产生气泡，若有气泡可用吸管小心吸去；④在室温中放置 30～45min，小心移去梳子和胶带纸，将凝胶放入电泳槽中，未用完的凝胶用保鲜纸包好放入 4℃冰箱内保存；⑤加入电泳缓冲液，使液面高出凝胶 1～2mm，如加样孔中有气泡，用吸管小心吸去。

2）2%的琼脂糖凝胶电泳：①PCR 反应结束后，将 5μl DNA 样品与 DNA 上样缓冲液混匀后，将各样品依次加入加样孔中；②盖上电泳槽并通电，以 70V 恒压电泳，使 DNA 向阳极方向移动；③30min 后切断电源，取出凝胶；④以 marker 为参照，在紫外投射仪下观察，判断扩增产物是否为所需片段，所需片段应为 246bp。

3）照相：紫外光照射仪进行拍照。

4）HinfⅠ酶切目的基因 PCR 产物。

5）琼脂糖凝胶电泳鉴别 HinfⅠ酶切目的基因 PCR 产物基因型型别。

如上配制 2%的琼脂糖凝胶，取 5μl PCR 产物与 1μl 缓冲液混匀后，在 2%琼脂糖凝胶中电泳，以 marker 为参照，在紫外投射仪下观察，可见有三种基因型：CC 型纯合子仍为一条 246bp 电泳条带，CT 型杂合突变子为两条带，分别为 174bp 和 246bp，而 TT 型纯合突变子酶切后仅有带 174bp 片断，因 72bp 片段分子量太小，在琼脂糖电泳中速度快，常不显示或显示不清楚。

6）照相：紫外光照射仪进行拍照。

4. 注意事项

（1）用限制性核酸内切酶酶切 PCR 扩增产物时，可能出现酶切不完全，造成结果分析困难和错误。应采用相应核酸内切酶识别位点阳性的 DNA 作为对照，及时发现其中的问题并予以解决。

（2）凝胶电泳时使用的 DNA 染料（如溴化乙锭等）是致突变剂，操作时应戴手套，并注意在规定的范围内操作，废液或废物应妥善处理。

5. 优缺点　这种方法与限制性内切酶片段长度多态性技术（RFLP）相比，简便了许多，并且避免了 RFLP 繁琐的 DNA 酶切、转移、杂交等步骤。PCR-RFLP 分析法以扩增代替了酶切，在二倍体植物研究中可发挥巨大的作用，是 PCR 标记的有力补充。但在多倍体植物中的应用有一定的局限性。另外 CAPs 标记需使用内切酶，这不仅增加了研究成本，还限制了该技术的广泛应用。

第四节　同型半胱氨酸与妊娠相关疾病研究的实验研究模型

近年来的研究表明，高同型半胱氨酸是心脑血管疾病的一个危险因素。在冠心病、高血压患者中 20%～30%会出现高同型半胱氨酸血症。同型半胱氨酸（Hcy）是人体内一种含硫氨基酸。当维生素 B_6、维生素 B_{12}、叶酸或者某些代谢酶缺乏时，则会出现高同型半胱氨酸血症。现已发现，血浆中 Hcy 水平增高与妊娠期高血压疾病、妊娠期糖尿病、胎儿生长受限、复发性流产的发生密切相关。但是，目前所取得的研究成果还足以建议在人类体内进行。因此，有必要建立一种同型半胱氨酸与妊娠相关疾病模型，对寻求缓解及治疗妊高征提供更有效的方法。

一、同型半胱氨酸和妊娠期妊高征大鼠模型

1. 制作方法

（1）选用Ⅱ级 Wistar 成年性成熟健康雌性、雄性大鼠，体重为 200～240g；在室温 18～28℃、相对湿度 40%～70%的屏障系统内饲养，不控制饲料和饮水，按完全随机分组法将雌性大鼠和雄性大鼠同笼饲养，每笼雌雄比例为 5∶1。每日晨 8：00 取阴道分泌物镜检，发现精子为妊娠

第 0 天。妊娠后大鼠单笼喂养。

（2）将实验动物随机分为 4 组，每组 10 只。于妊娠第 10 天，非孕对照组（NN）和妊娠对照组（PN）腹腔内注射生理盐水，非孕同型半胱氨酸组（NH）及妊娠同型半胱氨酸组（PH）腹腔内注射同型半胱氨酸〔200（mg/（kg · d）〕，直至妊娠第 20 天处死。

（3）血压测量（无创性）：自妊娠第 8 天开始测血压，每日一次，直至分娩。测量方法是，先把孕鼠置于预热箱内（预热箱内恒温 40℃）15 分钟，取出后放入固定器内，待其安静后以应用大鼠血压测量仪（中日友好医院研制 RBP-1 型）测量大鼠尾动脉收缩压，连续 3 次，取平均值。

（4）尿蛋白测定：于妊娠第 8、15、19 天将孕鼠置于标准代谢笼内收集 24 小时尿量。用磺基水杨酸比浊法测尿蛋白定量。

（5）孕鼠及仔鼠的处置及观察指标于妊娠第 20 天在乙醚麻醉下，剖宫取胎，记录胎鼠体重、身长、胎鼠数、胎盘湿重、死胎数及死胎率。

（6）病理学检查：剖宫产后处死母鼠，取部分胎盘置 10%福尔马林溶液固定，石蜡包埋，连续切片、HE 染色，Olympas 光学显微镜下观察。再将部分胸主动脉用 3.1%戊二醛加锇酸双重固定经酒精梯度脱水、浸透、聚合、切片、染色后，在飞利浦 CM10 透射电镜下观察。

2. 优缺点 目前妊娠高血压综合征（妊高征）是产科的主要疾病之一，也是孕产妇的主要死亡原因之一。临床上多采用解痉、降压、镇静等对症治疗，对病因方面的预防治疗尚有一定距离。为了研究妊高征的发病机制和治疗效果，需要建立妊高征的动物模型。在猿猴中建立妊高征的模型是理想的途径，但因价格昂贵及实验动物缺乏，应用受到了很大限制。而 Wistar 大鼠则经济，来源广，因此是建立妊高征模型的理想动物。用 Wistar 大鼠成功地建立妊高征的模型，既简单易行，稳定可靠，又经济实用，为这一科学领域增加了一个新的研究手段。

二、同型半胱氨酸和妊娠期疾病家兔模型

1. 制作方法 固醇饲料诱发性家兔动脉粥样硬化模型的方法已经十分成熟。20 世纪初人们就开始使用家兔来研究人的动脉粥样硬化。近几十年的研究证明，饲料中胆固醇含量达 0.2%～2.0%，就可使家兔血浆中胆固醇浓度迅速升高。高胆固醇血症的后果是动脉粥样硬化的形成和发展。研究发现，饲喂胆固醇饲料 2 周后，家兔血管内皮下细胞外脂质开始沉积，单核细胞和巨噬细胞浸润并出现脂滴。1 个月后，主动脉出现脂肪条纹（fatty streak），内含由巨噬细胞转化的泡沫细胞。3～6 个月时，脂肪条纹变成由细胞内外脂质沉积而成的复杂的纤维斑块，这些斑块发展成为严重的动脉粥样硬化病变。平滑肌细胞也变成泡沫细胞，胶原纤维合成增加，出现坏死灶，胆固醇结晶体析出。家兔血管病变主要分布在主动脉弓和胸主动脉，而腹主动脉的病变则轻微一些。

2. 优缺点 家兔属于家兔形目动物，和啮齿类实验动物（如小鼠和大鼠）相比，在系统发育上更接近人类。家兔的妊娠周期短、性成熟早、体形较大、容易实验操作，是生物医学研究中常用的实验动物。家兔脂蛋白特征与人相似，主要表现在：家兔体内低密度脂蛋白（LDL）含量高，与人相似；家兔的肝脏不能编码载脂蛋白 B48 mRNA，像人的肝脏一样只能合成载脂蛋白 B100。与人类一样，家兔血浆中富含胆固醇酯转移蛋白（CETP），胆固醇酯转移蛋白在动脉粥样硬化的发生和发展中起重要作用；高胆固醇饲料（HCD）容易诱发家兔动脉粥样硬化，而对于大多数小鼠品系则不能，这是因为小鼠缺乏胆固醇酯转移蛋白。家兔的这些特性使之成为独特的模型用于研究血浆脂。

三、细 胞 模 型

1. 滋养细胞培养

（1）用 PBS 洗去血污，剪去血管、结缔组织和蜕膜组织。

（2）取适量绒毛组织，用眼科剪充分剪碎组织至约 1～2mm^3，大小组织块。

（3）用无 Ca^{2+}、Mg^{2+}的含胰酶（0.1%）和测 DNase（500U/ml）的 Hank’s 液 37℃震摇消化 15 分钟，静置 3～5 分钟。

（4）吸取上层细胞悬液，用含 10%胎牛血清的 DMEM 培养液终止消化，离心后将沉淀悬浮于 Hank’s 液中。

（5）绒毛组织再重复消化 2 次，合并细胞悬液。

（6）过 100 目细胞筛，用红细胞裂解液裂解红细胞，Hank’s 液洗涤 3 次，悬浮于含 10%胎牛血清的 DMEM 培养基中。

（7）计数细胞，调整细胞密度至 1×10^6/ml，接种于 24 孔板，置于 37℃、含 5%二氧化碳的培养箱中培养。

（8）24 小时后更换培养液。

（9）继续培养 72 小时后收集培养液，3000r/min 离心 20 分钟后取上清液为滋养细胞条件培养基，–30℃保存。

2. T 淋巴细胞培养

（1）无菌抽取知情同意的健康未孕女性志愿者外周静脉血 20ml，肝素抗凝。

（2）用磷酸盐缓冲液（PBS）对倍稀释，轻轻铺在 4ml 淋巴细胞分离液上，250 转离心 30 分钟。

（3）轻轻吸取界面上的外周血单个核细胞（PBMc），用 PBS 洗涤 3 次。

（4）T 淋巴细胞纯化采用细胞柱负选法，人 T 淋巴细胞富集柱提供，纯化后 T 细胞纯度 95%以上，T 细胞回收率约 80%；①置备 1×细胞柱冲洗液；②将经过 PBS 洗涤后的 PBMC 悬浮于 1ml 上述置备好的细胞柱冲洗液中；③固定细胞柱，首先去除上方的塞子，然后去除下方的盖子，将细胞柱内的液体流入废液缸；④用 75%的乙醇溶液消毒细胞柱的外部，并用 1×细胞柱冲洗液 6ml 冲洗细胞柱；⑤将 1ml 的细胞悬液加入细胞柱中，使其流入下方无菌的离心管中，待流尽时加入 2～3ml 冲洗液冲洗柱子，使残留的 T 细胞收集到离心管中；⑥将 T 淋巴细胞悬浮于 5ml1×细胞柱冲洗液中，计数。

（5）将 T 细胞接种于 24 孔板中，细胞密度为 1×10^6/ml，培养基为滋养细胞条件培养基，以含 10%胎牛血清的新鲜 DMEM 培养基为对照。

（6）各孔加佛波醋和离子霉素，终浓度分别为 30ng/ml 和 50ng/ml。

（7）将 T 淋巴细胞置于 37℃、含 5%二氧化碳的培养箱中培养 72 小时。

（8）培养结束收集上清液为淋巴细胞培养上清液，3000r/min 离心 20 分钟后–30℃保存，供测定细胞因子用；收集 T 淋巴细胞，–70℃保存，供测定 mRNA 用。

四、基因工程动物模型

1. 转基因动物模型　转基因动物是通过实验手段将新的遗传物质导入到胚胎细胞中，并获得稳定遗传的一类动物。其原理是将目的基因或基因组片段经体外加工、修饰与可表达的载体连接后，用显微注射、胚胎干细胞或逆转录病毒载体等方法注入实验动物的受精卵或着床前胚胎细胞，然后将此受精卵或着床前胚胎细胞再植入受体动物的输卵管或子宫中，使其发育成携带有外源目的基因的转基因动物。在建立转基因动物时，外源基因可能只整合入动物的部分组织细胞的基因组，也可能整合进动物所有组织细胞的基因组中。通常我们把只有部分组织的基因组中整合有外源基因的动物，称为嵌合体动物。这类动物只有当外源基因整合进去的“部分组织细胞”恰好为生殖细胞时，才能将其携带的外源基因遗传给子代；否则，外源基因将不能传给子代。一般用胚胎干细胞法，逆转录病毒载体法产生的第 1 代转基因动物均为嵌合体动物，而显微注射法得到的第 1 代转基因动物也约有 20%为此类动物。如果动物所有的细胞都整合有外源基因，则具有将外源基因遗传给子代的能力，通常把这类动物称为转基因动物。1974 年，Janenisch 等最早把猿猴病毒 40（SV40）注入小鼠囊胚腔得到部分组织中含有 SV40 DNA 的嵌合体小鼠。1976 年，他们利用逆转录病毒与小鼠卵裂球共培养把莫氏白血病病毒基因插入小鼠基因组，建立了世界上第一个转基因小鼠系。1980 年，Gordon 等把 SV40DNA 显微注射到小鼠受精卵的原核中，获得了 2 只转基因小鼠，创建了显微注射转基因方法。1982 年，Palmiter 等用显微注射法把大鼠的生长激素基因导入小鼠受精卵中，获得了质量是对照组小鼠 2 倍的“超级鼠”，首先证明外源基因可在受体表达，并且表达产物具有生物活性。自此，转基因技术受到生物学界的广泛重视，并得到迅速发展。

（1）制作方法

1）原核显微注射法（pronuelearmieroinjeetion）：此方法是利用原核显微注射技术将载体 DNA 注射到受精卵的原核中使其整合，再将胚胎移植到母体的输卵管或子宫内继续发育成为转基因动物个体。Gordon 于 1980 年建立，采用此方法并得到转基因小鼠。Hamme 等于 1985 年得到转基因兔、羊、猪，Kraemer 等于 1986 年得到转基因牛。其优点是整合效率高，效率较稳定，对片段长度要求相对较低。但存在许多缺点，例如对胚胎损害较大，操作技术难度大，基因随机整合，应用大型动物操作成本较高。

2）病毒载体法（retrovirusesS）：此方法将目的基因重组到逆转录病毒载体上，制成高滴度病毒颗粒，感染附植前后的动物胚胎细胞产生第一代嵌合体动物，再通过杂交、筛选即可获得转基因动物。1998 年，Chan 等利用逆转录病毒载体感染牛卵母细胞制作出转基因牛。2001 年，Nagano 等利用逆转录病毒载体转染鼠雄性种系干细胞得到转基因鼠。Pfeifer 等利用带有 GFP 基因的慢病毒分别感染小鼠和人的干细胞，发现转入的 GFP 基因可以有效地整合到 ES 细胞染色体中，并在 ES 细胞的增殖过程中稳定表达，该方法操作简便，感染效率高，宿主范围广，但是存在潜在的致癌性，携带基因片段较小。

3）精子介导法（sperm-mediatedgenetransformation）：精子介导法是一种直接用精子作为外源基因载体的转基因方法，其分为体外授精法和卵母细胞胞质内精子显微注射法。1989 年，Lavitrano 等利用获能的小鼠精子与外源基因一起孵育，然后通过体外受精，产生转基因阳性鼠。2002 年，Lavitrano 等利用猪精子与外源 DNA 共孵育的方法制备出带有人 DAF 基因的转基因猪，阳性率为 80%。任红艳等利用精子载体法将人 DAF 基因通过孵育的方式导入猪精子中，得到了整合有外源 HerZ 基因的转基因猪。该方法不对卵子造成损伤，较好的控制拷贝数，显著地提高培育转基因动物的效率，操作简单，大大降低培育转基因动物新品种的成本。

4）基因打靶的转基因方法（genetarseting）：在转基因研究中，由于外源基因在基因组中是一种随机插入，受到位置效应的影响以及载体自身大小限制，不能包含完整的调控元件往往使外源基因的表达量水平较低，甚至不表达或者异位表达。2000 年，McCreath 利用基因打靶的方法将人抗胰蛋白酶基因（AAT）定点整合到绵羊 a 原骨胶原基因座中，结果显示乳中人抗胰蛋白酶的表达量远高于传统方式转基因的表达量。其缺点是筛选中靶细胞太难，另外，体细胞衰老也是制约其发展的主要因素，随着动物 IPS 细胞的研究，将为基因打靶的转基因技术提供更有效的途径。

（2）转基因动物的检测方法

1）转录水平的检测：外源基因能否在宿主以及子代中表达，通常要进行外源基因的完整检测。最常用的有 Northem 印迹法、RT-PCR 和 RNase 保护分析法。①Northen 印迹法：将 RNA 固定在硝酸纤维素膜上后，用互补的，具有放射性标记的 RNA 或 DNA 探针与其杂交。为了与 DNA 印迹法（Southen 印迹法）区别，叫 RNA 印迹法（Northen 印迹法）。主要特点是要考虑转基因和内源基因的同源性问题。②RT-PCR 技术：RT-PCR 是将 RNA 的反转录（RT）和 cDNA 的聚合酶链式扩增（PCR）相结合的技术。首先经反转录酶的作用从 RNA 合成 cDNA，再以 cDNA 为模板，扩增合成目的片段。RT-PCR 技术灵敏而且用途广泛，可用于检测细胞中基因表达水平，细胞中 RNA 病毒的含量和直接克隆特定基因的 cDNA 序列。作为模板的 RNA 可以是总 RNA、mRNA 或体外转录的 RNA 产物。无论使用何种 RNA，关键是确保 RNA 中无 RNA 酶和基因组 DNA 的污染。③RNase 保护分析：通过 RNase 水解方式来区分同源性，若外源基因完全互补，则 RNase 不发生作用，反之，未杂交的和杂交体中的单链环则能被水解。RT'-PCR 和 RNase 保护分析最灵敏，建议若转基因与内源基因同源性小，可用 Northen 印迹杂交；若同源性较大，则选用 RT-PCR 或 RNase 保护分析。

2）翻译水平的检测：此水平检测主要是 mRNA 翻译蛋白以及蛋白生物活性检测。主要有两个方面：①免疫检测技术，包括免疫荧光抗体、免疫沉淀、Westen 印迹分析、ELISA 分析等，一般来说，ELISA 方法使用于样品较多，而 Westen 印迹法更适用于少量样品的定性检测。②蛋白生物活性检测，通常以酶活力、受体蛋白和激素活性等作为指标，直接测定基因表达产物。③表型水平的检测对于转基因动物的检测，最根本的是为了达到我们预知的整体性状和生理功能，仍需要从遗传学和动物生物学观察表型的变化，进一步鉴定基因的整体功能和基因的根本性质。

2. 基因敲除动物模型　基因敲除动物是指应用基因敲除技术和胚胎干细胞技术制作出来的在个体基因组特定位点上的目的基因被删除或灭活的一类动物。基因敲除技术则是 80 年代后半期应用 DNA 同源重组原理发展起来的一门新技术。它是指应用一定的手段，在体外构建特殊的载体，通过同源重组的方式，删除一个结构已知但功能未知的基因，在细胞水平或动物个体水平观察该基因的功能。胚胎干细胞则是一类具有全能性和未分化性，在体外可以无限扩增的早期胚胎细胞。20 世纪 80 年代，小鼠胚胎干细胞体外分离和培养成功使基因敲除动物的制作成为可能。

基因敲除动物的制作

（1）构建基因敲除载体。

（2）将基因敲除载体通过一定的方式（常用电穿孔法）导入同源的胚胎干细胞中，使外源 DNA 与胚胎干细胞基因组中相应部分发生同源重组，将基因敲除载体中的 DNA 序列整合到内源基因组中从而得以表达。

（3）筛选发生同源重组的阳性克隆 ES 细胞，通过核移植法或囊胚腔注射法构建重构胚。再将此重构胚植入假孕母体内，使其发育成个体（基因敲除动物或嵌合体动物）。

（4）使用囊胚腔注射法构建重构，经胚胎移植后获得的个体是嵌合体动物，则还需要进行嵌合体动物之间交配获得纯合的基因敲除动物后代。此外随着 Crelox P 等系统的引入，使我们可在个体特定的发育阶段和特定组织细胞中对特定的基因进行敲除，从而产生时空特异性基因敲除动物。

3. 基因剔除动物模型 在制作单基因缺陷所致人类疾病模型时，选择特定基因的突变较为复杂，而基因灭活或破坏是最易造成的缺陷。基于这一原理，用基因工程的方法去除动物的某种特定基因，可制作由基因缺陷所致人类疾病模型。1981 年，Evans 等成功地从小鼠胚胎中分离得到胚胎干细胞，并摸索出维持其全能性的体外培养条件，在此基础上建立了胚胎干细胞技术，随后不久，同源重组现象被发现并很快用于内源基因的精确修饰，此即同源重组技术。两项技术的结合即基于同源重组的胚胎干细胞打靶，即基因剔除技术也应运而生。基因剔除是指对一个结构已知但功能未知的基因，从分子水平上设计实验，将该基因剔除，或用其他顺序相近基因取代，然后从整体观察实验动物，推测相应基因的功能或相关疾病的致病机制。此技术首先被选择在酵母中进行研究，后来又在哺乳动物细胞中试验。1987 年，Thomas 等在小鼠胚胎干细胞中实现了次黄嘌呤-鸟嘌呤磷酸核糖转移酶基因 Hprt 的首例定向剔除；1989 年 Capecchi 等通过基于胚胎干细胞囊胚注射的基因剔除，建立了次黄嘌呤磷酸核糖基转移酶（hrpt）基因被定点剔除的小鼠模型。虽然这一技术使转移基因在体内的定点整合成为现实，但是普通打靶建立的转基因动物模型通常难以真实再现人体内的分子事件，其原因有：人与动物之间的遗传背景不同；所造成的嵌合体鼠基因缺失的组织是随机的；在纯系鼠的培育过程中，有些基因补偿效应也常增加了表型分析的复杂性；最关键的一点是，有时为了研究某一基因的功能，去除该基因的小鼠却不能成活，不能得到该转基因的小鼠品系。这样就无从分析该基因在成体组织的功能。为此，Cre/loxp 和 Flp/frt 等条件性剔除系统应运而生，使得组织特异基因剔除变为可行，并最终实现时空可调节的打靶。到目前为止，通过基因剔除技术，已建立起近千种的基因剔除鼠模型。这些疾病模型在探讨人类各种疾病的发病机制、疾病诊断、预防及基因治疗等方面有重大意义。

4. 胎儿生长受限（FGR）基因动物模型 基因工程和分子生物学技术的飞速发展以及转基因小鼠的出现，使人们认识到类胰岛素生长因子（IGF Ⅱ、IGF Ⅰ）、类胰岛素生长因子受体（IGFRS）以及类胰岛素生长因子结合蛋白（IGFBPS）和胎儿生长发育的调控有着密切的关系。研究表明母鼠 IGF Ⅰ基因和 IGF Ⅱ基因同时被敲除时，子鼠出生体重只有正常情况下的 30%，而且这种低体重个体不能存活。母鼠 IGF Ⅰ基因突变与 IGF Ⅱ基因敲除对子鼠出生体重产生的影响相同，这类子鼠的出生体重仅为正常情况下的 60%。但 IGF Ⅱ基因敲除时，其新生仔鼠死亡率几乎是 0%，而且这类子鼠在成长过程中的体形大小和正常动物无明显差别。该研究同时发现Ⅰ型受体不表达时，胎儿生长明显受限；Ⅱ型受体不表达却可以促进胎儿生长；当两受体基因同时被敲除时，胎儿生长不受影响。

基因工程法可以让我们对胎儿自身生长的调控机制进行深入研究，这为阐明 FGR 发病机制开辟了一条全新的途径。此外，尚有人通过孕期母体腹腔注射人工合成血栓素 A_2，孕期使用酒精等方法来研究 FGR 动物模型。

第三篇　同型半胱氨酸与胎儿出生缺陷

第七章　同型半胱氨酸与胎儿出生缺陷概述

第一节　胎儿出生缺陷及其相关因素

一、遗传因素

遗传因素包括单基因病、多基因病、染色体数目和结构异常等。仇小强等研究发现，母亲MTHFR基因677TT型与子代先天性心脏病发生有关。据统计，在新生儿中染色体病的总发生率约为0.62%，其中常染色体异常占0.397%，性染色体异常占0.223%。且高龄孕妇为胎儿染色体异常的高危因素，如25～35岁孕妇生育唐氏综合征患儿的频率为0.15%，而大于35岁的孕妇生育唐氏综合征患儿的频率为1%～2%，大于40岁的孕妇的胎儿发病率则可达3%～4%。据文献报道，产妇既往有家族畸形史或曾经分娩过缺陷儿史，其生育缺陷儿的再发风险可高达8.6%。同时，由于近亲婚配生育时，两个相同隐性基因相遇要比随机婚配时生出缺陷儿的概率高，因此，近亲结婚必然增加出生缺陷的发生率。

二、心理因素

心理方面的影响因素引起出生缺陷的研究并不多见，而大多数病例对照研究表明孕妇的心理状态是引起子代发生出生缺陷的危险因素之一。母亲应激会影响胎儿下丘脑-垂体-肾上腺皮质轴的功能发育，导致子代行为、大脑以及其他器官的改变，同样也可导致子代内分泌的改变。李宏艳等研究表明，产妇孕期心理焦虑、抑郁、从事重体力劳动分娩的新生儿患出生缺陷的比重明显高于对照组产妇。孕早期如果孕妇突然遭受严重的心理打击，则可能引起胎儿心脏结构发育异常或颅骨畸形、神经毒性损害，尤其是海马区域神经受损、神经内分泌异常等缺陷。同时研究显示，母亲的应激性事件可增加子代唇腭裂、脉管畸形等出生缺陷的发生率等。综上所述，产妇在孕期出现紧张、焦虑、抑郁、敏感等异常心理时可以引起代谢异常、神经内分泌失衡等不良影响，严重影响新生儿健康。

三、药物因素

有研究表明主要由药物作用引起的出生缺陷患儿为1%～6%。因为产妇在孕早期曾有过接触女性激素者，其中心脏缺陷存在比重为18.2%，未用药的产妇7.8%。孕妇使用抗生素类药物（如氯霉素、链霉素、庆大霉素、灰黄霉素及青霉素等）均可对胚胎致畸。例如长期使用链霉素可导致胎儿发生先天性耳聋；孕妇使用维生素类、镇静药物、解热镇痛药等均可导致胎儿出现其相应的出生缺陷；同时使用类固醇性激素可以使胎儿出现神经管畸形、大血管异位、泌尿生殖器官畸形等；此外，有机汞、有机氯、有机磷等农药具有一定的致畸作用，长期接触农药可以引起孕妇发生流产。研究发现，在动物实验中，磺胺类药物对胎儿有致畸作用，且严重时可杀死胚胎，但目前，在临床研究中尚未得到证实。

四、环境因素

随着科技的发展，在日常生活和工作中，移动通讯设备、家用电器等不仅给人们带来便利，同时也增加电磁辐射的能量，其作为一种新型污染源，育龄妇女在孕前或妊娠期长期接受小剂量、多次累积放射线则可诱导卵细胞染色体畸形突变或基因突变，突变畸形的卵子受精后，导致胚胎死亡或出现各种类型的发育缺陷，而且电磁辐射，工农业产生的许多有毒化学物质（如磷、苯、汞、铅、砷、亚硝酸盐等）主要影响智力发育。如 Hyer 等认为临床应用碘-131 治疗患有甲状腺功能亢进的育龄妇女时，应警惕辐射对胎儿的影响。在孕早期辐射阈值 0.1Gy 左右对胚胎致畸作用的可能不大，但在胎儿开始形成甲状腺及器官时期接触同等量的类似辐射，可能会导致胎儿甲状腺消融，出生后生长发育迟缓、智力低下等异常。

同时，研究发现：重金属铅作为一种致畸元素，其可诱导上皮细胞的异型性及结构蛋白的重修饰进而加速了晶状体的退化，引起晶状体混浊和某些眼部缺陷性疾病。食物上残留的有机农药已严重威胁对人类及的胎儿的健康。Binukumar 等的研究表明长期慢性接触敌敌畏可能引起线粒体损伤进而严重影响神经系统及心血管系统。DeMicco 等在菊酯类除草剂环境中暴露斑马鱼受精卵，发现其对哺乳类动物具有神经毒性。

五、生物因素

生物因素也可引起呼吸系统、循环系统、代谢系统、神经系统等出生缺陷，主要因孕早期原发或继发感染 TORCH 病毒。风疹病毒（rubella virus，UV）可致先天性风疹综合征；弓形体（toxoplasma，TOX）感染会出现小头、无脑儿、小眼、先天痴呆及先天性耳聋等多种缺陷；先天性人类巨细胞病毒（cytomegalovirus，CMV）感染与婴幼儿期神经系统障碍、听力障碍、智力发育迟缓等关系密切，单纯疱疹病毒（herpessimplex virus，HSV）可造脉络膜视网膜炎、成小头畸形、先天畸形等，此外还有水痘-带状疱疹病毒、梅毒螺旋体、支原体、解脲脲原体等病原体也可引起出生缺陷，且可致流产、早产、死胎和胎儿畸形等。

六、叶酸缺乏

研究表明，叶酸缺乏与一些出生缺陷疾病的发生、发展密切相关，如先天性唇腭裂、神经管畸形、高同型半胱氨酸血症等。大量研究证实，孕期补充叶酸可明显降低神经管畸形的发生风险。且可显著降低唇裂（伴或不伴腭裂）发生的危险度。流行病学研究证实，孕早期补充叶酸可以降低先天性心脏缺陷病的发生风险，尤其是对室间隔缺损和圆锥动脉干畸形且研究显示，唐氏综合征患儿及其母亲的叶酸代谢中多个关键酶基因多态性联合影响使得编码的酶活性下降，提示叶酸可能是唐氏综合征发病风险的保护因素。同时叶酸缺乏引起 5-甲基四氢叶酸水平下降，从而使 SAM 水平下降，最终导致 DNA 低甲基化。

七、高同型半胱氨酸血症

现有流行病学研究表明：非妊娠妇女正常血浆同型半胱氨酸：5～15μmol/L；轻度 HHcy：5～25μmol/L；中度 HHcy：＞25～50μmol/L；重度 HHcy：＞50～500μmol/L。妊娠期间 Hcy

的浓度一般较低，Hcy 的血浆浓度在妊娠 9 个月中明显降低，妊娠 3 个月以上的浓度是非妊娠妇女的 60%，产后 2～4 天恢复至孕前水平，由于血容量增加血液稀释、雌二醇增高等生理反应或母体和胎儿蛋白合成需求量增加有关。

近年有研究表明：Hcy 对神经胚形成期和器官形成期的胚胎均有显著的致畸性，并呈剂量一反应关系。Hcy 通过抑制胚胎细胞合成 DNA 和 RNA，激发早期胚胎细胞过度凋亡，如 HHcy 可能通过此机制诱发本应增殖的心脏细胞发生凋亡引起心脏畸形，严重者可引发早期胚胎死亡。研究也显示，HHcy 是导致血管内皮损伤的重要原因。黄华，梁红梅等研究发现：正常妊娠组与妊娠高血压组相比较，孕中期（孕 18～24 周）及孕晚期（孕 30～36 周）血清 Hcy 水平明显升高。结果表明：孕妇孕中、晚期血清 Hcy 水平升高，其发生妊娠高血压疾病的风险明显增加。

我国有研究证实：母体 HHcy 是引起出生缺陷的危险因素之一，特别是先天性心脏畸形、神经管缺陷及先天性唇腭裂三种类型。同时建议把血浆 Hcy 作为产前筛查出生缺陷的筛查指标之一，孕妇血浆 Hcy 浓度大于 9.67μmol/L 可考虑为 HHcy，可认为可能会发生出生缺陷，进而作为产前诊断的指征之一。陈伟华，陈娟等研究发现经产前筛查唐氏综合征（DS）高危孕妇血清及羊水中 Hcy 含量非高危孕妇显著升高，且差异具有统计学意义；同时血清与羊水 Hcy 的含量呈正相关，血清含量是羊水含量的 2.82 倍。结果表明：HHcy 与出生缺陷关系密切，是导致胚胎畸形独立危险因素。

八、甲基化异常

甲基化是基因主要的表观遗传修饰形式，是调节基因组功能的重要机制，与人类胚胎的发育分化密切相关。正常哺乳动物中催化甲基化的 Dnmt 有三类，分别是 Dnmt1、Dnmt3a 和 Dnmt3b，其中，Dnmt1 的主要作用是在细胞分裂过程中新合成并维持 DNA 的甲基化模式，而其他两种酶则是主要建立甲基化模型，即将甲基添加到未甲基化的 DNA 链上。如果甲基化过程出现异常，则会引起一些出生缺陷等相关疾病。研究显示：无 Dnmt3a 小鼠和无 Dnmt3b 小鼠出现不同的发育缺陷。DNA 甲基化对正常的胚胎发育和选择等位基因的表达至关重要，错误的甲基化模式的建立会导致一系列相互出生缺陷，如 Prader-Willi 综合征、Angelman 综合征、ICF 综合征、脆性 X 染色体综合征等。

九、不良生活习惯

孕期吸烟、喝酒均可导致早产、低出生体重及某些先天性的畸形等。同时被动吸烟或者间接吸收烟雾也可对妊娠造成不良影响。郭生豫等对国内 2000～2009 年发表的 10 篇关于先天畸形危险因素的病例对照文献进行了 Meta 分析，结果发现：孕期被动吸烟在九个研究因素的合并 OR 为 2.820 及 95%可信区间 1.490～5.332，表明孕期孕妇被动吸烟是先天畸形发生的危险因素。酒精是由胃、肠道吸收、经肝脏代谢。在脱氢酶的作用下氧化为乙醛，最终分解二氧化碳和水进而排出体外。乙醇和分解的乙醛均有毒性，且容易通过胎盘进入胎儿血液循环影响胎儿发育。研究显示：育龄妇女在孕期饮用酒精会引起胎儿酒精综合征，主要表现为小头畸形、宫内发育迟缓、面部畸形等。同时文章显示：Baumann 等对怀孕妇女酒精滥用的调查研究表明：生殖系统、呼吸系统及四肢骨骼的畸形均与滥用酒精有统计学关联，且在孕妇年龄＞30 岁尤为突出。Ornoy A 等也指出：孕妇长期大剂量滥用酒精使胎儿患胎儿酒精综合征的概率为 6%～10%，小剂量反复饮酒也可引起智力发育受损和行为改变等异常。

十、出生缺陷的危害

出生缺陷日益成为影响人口素质的重要问题，同时也给社会和家庭造成沉重的经济和精神负担，是各国最为关切的卫生问题，成为影响经济发展和人们正常生活的社会问题。1986 年美国出生缺陷儿占死亡婴儿总数的 21%，是造成寿命损失的第五位原因。我国每年因神经管畸形造成的直接经济损失超过 2 亿元，先天愚型的治疗费超过 20 亿元，先天性心脏病的治疗费高达 120 亿元，而每年医院记录的因出生缺陷造成的经济损失超过 142 亿元，与人群的实际出生缺陷发生率还有很大差异。因此，提高出生人口素质，减少出生缺陷刻不容缓。

第二节　同型半胱氨酸与胎儿出生缺陷的关系

同型半胱氨酸是一种含硫氨基酸，是蛋氨酸和半胱氨酸代谢过程中的一个重要代谢产物，当与 Hcy 代谢相关的辅助因子或辅酶缺乏时，Hcy 代谢受阻，就会引起高同型半胱氨酸血症。近年有大量研究证实 HHcy 与心脑血管及外周血管病变、肾脏疾病、肿瘤、糖尿病、老年性痴呆、睡眠呼吸暂停低通气综合征等发病高度相关。同时研究发现 HHcy 和 Hcy 代谢异常均与流产、妊娠期高血压疾病、胎儿生长受限或胚胎停育密切相关，而且 HHcy 是导致出生缺陷（先天性心脏病和神经管畸形）的一个独立危险因素。

一、常见的出生缺陷

目前，我国先天性发育缺陷中肉眼可见的病种有 101 种，根据临床症状和体征可分为四类：结构异常（如小头畸形、先天性心脏病、无脑畸形、唇腭裂及肢体发育异常等）、染色体病（18-三体综合征、Turner 综合征、13-三体综合征、21-三体综合征等）、基因病（先天性耳聋、杜氏肌营养不良、家族性多发性结肠息肉、血友病、红绿色盲等）及代谢异常（脂类代谢缺陷、苯丙酮尿症、肝豆状核变性及糖原累积症等）。其中发病率较高的结构畸形为脑积水、脑膨出、无脑儿、脊柱裂、先天性心脏病。我国主要监测的出生缺陷病种共 25 种，包括：腭裂、唇裂合并腭裂、无脑畸形、脑膨出、先天性心脏病、脊柱裂、先天性脑积水、食道闭锁与狭窄、小耳（包括无耳）、外耳其他畸形、直肠和肛门闭锁或狭窄（包括无肛）、尿道下裂、膀胱外翻、马蹄内翻足、多指（趾）、并指（趾）、肢体短缩、先天性膈疝、脐膨出、腹裂、联体双胎、唐氏综合征及其他胎儿水肿综合征。2010 年全国医院监测数据显示，前 5 位出生缺陷发生率顺位为：先天性心脏病（32.7/万）；多指（趾）（16. 4 /万）；唇裂（12. 8 /万）；脑积水（6.0 /万）；神经管缺陷（5.7 /万）。宁夏地区出生缺陷的前五顺位为总唇裂、神经管畸形、多指（趾）、先天性脑积水、先天性心脏病，与国家卫计委公示的结果一致。

二、同型半胱氨酸浓度

正常机体内，同型半胱氨酸的生成与清除保持动态平衡。正常成人清晨空腹血浆 Hcy 浓度约为 5～15μmol/L。高同型半胱氨酸血症按严重程度可分为轻度（16～30μmol/L）、中度（31～100μmol/L）和重度（＞100μmol/L）。

三、导致高同型半胱氨酸的因素

1. 遗传因素 主要是包括 Hcy 代谢相关酶的基因突变或缺陷，如 N_5,N_{10}-亚甲基四氢叶酸还原酶、胱硫醚 β 合成酶等，这些酶是 Hcy 在体内代谢的关键酶，其缺乏可引起 Hcy 的分解代谢减少而导致血浆 Hcy 水平增高。

2. 饮食因素与营养因素 饮食与体内同型半胱氨酸水平密切相关，叶酸、维生素 B_6 和维生素 B_{12} 是 Hcy 分解代谢中关键酶的辅酶，摄入的维生素 B_6、维生素 B_{12} 及叶酸不足，引起体内维生素和叶酸缺乏，可能影响酶的活性及 Hcy 代谢，导致半胱氨酸在体内堆积，进而引起高同型半光氨酸。

3. 病理因素 人体 99%的同型半胱氨酸在肾脏代谢，70%经肾脏清除。因此肾脏在 Hcy 的代谢清除中发挥关键作用，正常肾脏功能的肾小球率过滤与血浆 Hcy 水平呈负相关。肾功能衰竭时，或进行血液透析的肾病患者，其血中同型半胱氨酸水平可达到正常人的 2～4 倍，且发生心血管相关疾病的概率显著增加。体内叶酸和 B 族维生素主要储存在肝脏，若肝功能受损，则可使维生素 B_6、维生素 B_{12} 缺乏，引起血浆 Hcy 水平增高；同时一些疾病如恶性肿瘤、银屑病、甲状腺功能低下、系统性红斑狼疮、类风湿性关节炎等或使用一些药物（如甲氨蝶呤、一氧化氮、消胆胺、茶碱、烟酸、卡马西平、异烟肼等）均可致血浆 Hcy 水平增高。

4. 年龄及性别 血浆 Hcy 水平与年龄与性别有关。有研究报道，年龄每增长 10 岁，Hcy 水平升高约 10 μmo l/ L。这可能与年龄增长，胃肠功能减低造成 B 族维生素及叶酸吸收减少及肝肾功能减退有关。同时可因性别不同也存在差异，正常生理情况下，女性空腹血浆 Hcy 的水平低于男性，可能与女性体内的高雌激素水平及低肌肉比重相关；而男性血浆 Hcy 浓度增高的原因可能与高雄性激素及发达的骨骼肌有关。妊娠期妇女体内同型半胱氨酸水平低于怀孕前，但由于妊娠期妇女对 Hcy 损坏敏感性增强，所以血浆中 Hcy 水平轻度升高就可能损害血管，导致一系列妊娠并发症。

5. 生活方式的影响 大量摄入咖啡、吸烟、饮酒等均影响叶酸和维生素 B_{12} 的吸收，同型半胱氨酸向蛋氨酸代谢障碍，导致半胱氨酸升高。

6. 内分泌激素的变化 在 Hcy 的代谢中胰岛素具有重要调节作用，胰岛素在促进葡萄糖代谢的同时，也促进 Hcy 的代谢，2 型糖尿病以胰岛素抵抗和胰岛素相对缺乏为特征，则 Hcy 继发性代谢异常，主要由于高胰岛素血症抑制 CBS 活性，减少 Hcy 的去路。近年研究表明，糖尿病患者其糖基化终末代谢产物与 Hcy 协同作用，加剧损伤血管内皮，进而促使糖尿病患者尿微量蛋白的发生。有报道，2 型糖尿病患者中 35%伴有 HHcy，由以糖尿病伴心血管、肾脏及视网膜并发症的患者中更为显著。因此，糖尿病患者予以常规检测 Hcy 水平，可早发现和早干预 HHcy 的发生，达到有效预防其发病及延缓其进程。如果降低血同型半胱氨酸水平，则可能降低糖尿病肾病的发病率，同时检测糖尿病患者血 Hcy 水平，对糖尿病血管病变的发病机制研究和防治具有重要意义。

四、高同型半胱氨酸导致出生缺陷的机制

出生缺陷指由各种因素所致的出生缺陷疾病，其中以先天性心脏病和神经管畸形最常见。但其发病机制仍不清楚。目前研究显示高同型半胱氨血症可能是导致心血管畸形和神经管畸形的独立致畸因素，因此，国内外，近年来探索和确定 Hcy 与神经管畸形、心血管畸形的关系及

其致畸的作用机制成为一个新的研究热点。

1. Hcy 与细胞凋亡 Rosenquist 等在 1996 年首次报道 Hcy 能诱发 9 天龄的鸡胚发生心脏缺陷（主要为室间隔缺损）和 22 天龄的鸡胚发生神经管畸形。高同型半胱氨酸血症可引起心肌细胞凋亡。卢艳、王海琴等研究发现：从妊娠第 7 天，开始给不同分组的孕鼠腹腔注射同型半胱氨酸 200mg/kg（高剂量组）、100 mg/kg（低剂量组）及生理盐水（对照组），妊娠 20 天后检测各组血浆同型半胱氨酸，并进行统计，差异有统计学意义，高同型半胱氨酸模型造模成功，透射电镜观察仔鼠心肌细胞发现：低剂量组仔鼠心肌组织中有凋亡细胞；高剂量组仔鼠心肌组织中凋亡细胞更加明显。结果表明：在孕鼠的胚胎发育中高同型半胱氨酸血症对其心脏有毒性作用，且主要表现为心房缺如、室间隔缺损和心包积液。高同型半胱氨酸血症可诱导大鼠胚胎心肌细胞发生凋亡，可能是其导致心脏畸形的机制之一。

李勇等发现：Hcy 可干扰鸡胚的心脏发育和血管分化，且其随着剂量的增加而作用增强。Hcy 诱导的早期鸡胚心脏缺陷主要表现是心外露、心包积液、异位心和心脏发育过小（停滞在心管期）；同时其抑制卵黄囊血管发育可达 60.7%。每胚注射 Hcy 剂量≥40μmol，可见细胞排列紊乱，心壁变薄或缺损；心包腔扩大；室间隔发育不全；心脏内小血管数量减少且结构不清。同时发现心脏内皮细胞受损和凋亡细胞。张冀研究显示：Hcy 在生理浓度下 Cu^{2+}的介导下，其可通过氧化应激损伤机制来诱导细胞凋亡。作为一种非必需氨基酸，Hcy 能够被机体迅速吸收入血，并随血循环进入胚胎细胞。超过耐受阈值的 Hcy 会成为相对特异的胚胎心脏或神经毒性因子，通过激发某些信号传导通路和调控系统或干扰线粒体 DNA 的潜能等，产生一系列半胱天冬（氨酸）蛋白酶（Caspases）级联放大信号，DNA 酶被 Caspases 激活后作用于核内染色体并使其降解或裂解，导致早期胚胎细胞过度凋亡，结果导致畸形。Hcy 诱导和改变凋亡发生的部位及数量可能是其诱导神经管畸形和心脏缺陷的重要理论基础之一。

2. Hcy 的作用与时间、剂量相关 Hcy 作为含硫的氨基酸代谢后产生的自由基具有细胞毒性作用，氧化应激可以导致不同程度的细胞凋亡及细胞毒性（包括变性及坏死），且毒性作用与 Hcy 存在时间和浓度的依赖性，内皮细胞的损伤及凋亡程度与 Hcy 浓度的增高或作用时间的延长呈正相关。Hcy 半衰期短且易氧化，在不同的培养基中 Hcy 的半衰期不同。在体外心肌细胞培养基中，凋亡和坏死发生的最高峰在 14 小时，以后比例逐渐下降，可能与 Hcy 的逐渐失活有关。

3. Hcy 与基因突变 HHcy 的细胞和基因毒性作用：HHcy 使巯基氧化，产生大量的氧自由基，进而引起细胞的死亡，同时其兴奋氨基酸受体促进细胞蛋白酶的释放，引起细胞毒性和神经毒性作用，此外，HHcy 产生大量的 SAH，竞争性抑制甲基转移酶活性，干扰甲基化反应。不仅影响 DNA、核酸的合成，甚至损伤 DNA 并导致基因缺失和突变。韩仲吉，马旭等研究证实：血同型半胱氨酸可通过氧化应激和干扰甲基代谢影响 DNA 甲基转移能力，导致基因组 DNA 整体低甲基化，并伴随 miR-124 的调控与启动子区的超甲基化。这种表观遗传修饰可能是同型半胱氨酸导致 miR-124 表达下调的原因。miR-124 下调会引起其靶基因 SCPI 表达上调，神经前体细胞增多，导致神经上皮增厚，可能是导致神经管无法正常闭合的原因，因此，Hcy 可能通过表观遗传修饰下调 miR-124 来导致神经管畸形。

近年来，研究亚甲基四氢叶酸还原酶基因突变在引起叶酸和 Hcy 代谢障碍的研究方面已成为的热点。Brandalize 等研究发现：677T 等位基因突变使得胎儿先天性心脏病及唐氏综合征的发病率增加。Van Rooij 等研究发现：孕妇的基因型为 MTHFR 677TT 和 MTH-FR1298CC，孕期未服用叶酸或服用低剂量叶酸时，其后代患有腭裂（CL/P）的风险增高 7 倍。Wong 等研究显示分娩唇腭裂患儿的母亲与正常对照组孕妇相比较均存在 HHCY。Blom 等进行的 Meta 分析结果表明，MTHFR C677T 发生纯合子突变的孕妇，其子代发生神经管畸形的概率增加了 60%；MTHFR

C677T 发生纯合子突变的子代患神经管畸形的概率增加了 90%。MTHFR C677T 发生杂合子突变的孕妇，其子代发生神经管畸形的概率增加了 10%；MTHFR C677T 发生杂合子突变的子代患神经管畸形的概率增加了 30%。因此，MTHFR C677T 基因的热敏感性纯合子突变是神经管畸形发生的遗传易感因素之一。蛋氨酸合酶还原酶（MTRR），是激活依赖维生素 B_{12} 的蛋氨酸合酶，其活性降低可能对叶酸和维生素 B_{12} 代谢产生影响，该酶在同型半胱氨酸甲基化途径中发挥极其重要的作用。Wilson 等在筛选 66A＞G 基因多态性时发现，维生素 B_{12} 降低时，多态性具有显著差异，他们认为导致神经管缺陷缺陷的危险因素是维生素 B_{12} 水平低下。近年来，在美国的一项大样本病例对照研究显示，孕妇基因 MTRR A66G 突变会增加胎儿神经管畸形的患病风险。

4. 高同型半胱氨酸与妊娠　研究发现 HHcy 及叶酸代谢障碍与胎儿出生缺陷、流产、妊娠高血压、新生儿体重偏低等妊娠并发症等密切相关，是诱发胎儿出生缺陷及妊娠相关疾病的危险因素，其机制为同型半胱氨酸对血管及凝血机制的损害。非妊娠健康妇女 Hcy 浓度为 5.8～12.8μmol/L。妊娠时可能随着雌激素增加，血浆容量的增多使得 Hcy 浓度降低，或由于孕妇与胎儿对蛋氨酸的需要增加所致。在羊水中也能检测到 Hcy，其主要由母亲同型半胱氨酸代谢和胎儿排泄组成。刘虹等研究发现母亲非孕期血浆 Hcy 与子女先天性心脏病（CHD）有相关性，其母亲血浆同型半胱氨酸升高可以增加子女 CHD 发生率。由于血浆同型半胱氨酸水平相对较稳定，所以该实验结果间接反映了孕妇血 Hcy 含量与子女 CHD 发生的相关性。

近期许多研究表明同型半胱氨酸与妊娠高血压疾病发病及发展关系密切，血清 Hcy 水平升高时，易被氧化成为同型半胱氨酸化合物，同时生成过氧化氢和自由基，HHcy 及其产生的过氧化物超过了细胞的清除能力，破坏了细胞的防御性反应，导致内皮细胞损伤，相应的血管内皮损伤的特殊标志物：血管细胞黏附因子 21、血管内皮生长因子、纤维结合素均生成增加。Hcy 浓度在妊娠期高血压疾病患者血浆显著上升。高同型半胱氨酸长期作用于血管内皮细胞，导致 NO 产物释放减少，释放大量内皮素，使血管收缩，局部缺血缺氧，进一步加重内皮细胞损伤，最终导致妊娠期高血压疾病的发生。有研究报道，追踪 1980～1996 年之间的 14492 位有怀孕并发症妇女和 5883 位正常妊娠妇女，结果显示血中同型半胱氨酸值高的孕妇容易产生早产（38%）、妊娠并发症（32%）、新生儿低体重（＞99%），因此妊娠期间监测血浆同型半胱氨酸浓度对了解妊娠期高血压病情及优生优育具有重要意义。

五、高同型半胱氨酸的预防及治疗

预防出生缺陷目前最主要的方法是口服叶酸和 B 族维生素。Fallest 等提出每日单独补充 400μg 叶酸或含一片含 400μg 叶酸的复合维生素，6～8 周可使 tHcy 水平显著降低。人们现在已普遍接受了在备孕期前至少 1 个月开始直到妊娠 3 个月时摄入叶酸以预防神经管畸形等出生缺陷的发生。

1. 补充维生素　目前，最经济有效的预防高同型半胱氨酸血症是补充维生素，其中主要包括参与同型半胱氨酸代谢过程的叶酸、维生素 B_6 和维生素 B_{12} 等。在叶酸治疗家兔模型实验中发现，叶酸片和复方叶酸片均降低血中升高的同型半胱氨酸浓度，同时在防治高同型半胱氨酸血症方面，复方叶酸片比单一叶酸片的效果。可认为叶酸可通过抑制 Hcy 进而减少先天性心脏病的发生。补充维生素 C、维生素 E 和抗氧化剂可减少氧化应激。锌可能通过拮抗 Hcy 引起的自身氧化作用降低心脏畸形的发生率。故孕期补锌具有预防 CHD 的功能，最后，限制甲硫氨酸的摄入，饮食中减少动物蛋白摄入量。

2. 中药治疗　中药治疗兼有多重作用，目前已经证实一些复方制剂（如通心洛胶囊等、水蛭滴丸）和单味药（如山楂或葛根素注射液等）能够降低血浆同型半胱氨酸的水平，改善血液流变、抗自由基等，为高同型半胱氨酸血症的防治开辟了新途径。

第八章　同型半胱氨酸与胎儿出生缺陷

第一节　同型半胱氨酸与神经管缺陷

神经管畸形又称神经管缺陷（neural tube defects，NTDs），是人类出生缺陷中最常见和最严重的一组由于神经管的发生和分化紊乱而出现的畸形。在胚胎的第 15～17 天，神经系统开始发育，至胚胎 22 天左右，神经褶的两侧开始互相靠拢，形成 1 个管道，称为神经管，其前端称为神经管前孔，尾端称为神经管后孔，胚胎在 24 天、25 天及 26 天时，2 孔相继关闭。根据 1988～1992 年 30 个省市、自治区出生缺陷监测资料显示结果，中国神经管畸形发生率约为 2.53%（1988 年）。神经管缺陷作为中枢神经系统最为常见的先天畸形，也是最常见的严重的出生残疾，美国报道的发生率为 1/1000 活产婴，中国报道山西省 4 个县的流行率最高，为 13.87/1000 活产婴。

目前，公认的是，NTDs 是由遗传因素与环境因素共同作用而引起的复杂的多基因遗传病，其潜在的发病机制目前仍不清楚。围产期补充叶酸是一项重要的环境干预措施，研究显示该措施能降低再现风险率 50%～70%，但是孕期补充叶酸并不能完全避免神经管缺陷的发生，说明遗传因素对神经管缺陷的发生起着十分重要的作用。而努力寻找 NTDs 的候选基因，并从候选基因中筛选主基因，以及探索其潜在的发病机制是许多研究者探索的目的。

人类神经管缺陷的候选基因由以下三类途径获得：生物化学途径如叶酸代谢相关基因途径、模式生物基因途径及候选基因途径。DNA 合成、细胞的分化及组织的生长过程中，叶酸对碳的传递尤其重要。DNA 甲基化在基因表达及染色体结构中扮演着重要的角色，而 DNA 甲基化同样需要叶酸。补充叶酸被证实能降低 NTDs 发生率，而叶酸缺乏是 NTDs 多因素病因之一，因此叶酸代谢途径的若干基因成为许多候选基因研究的基础。但遗憾的是到目前为止，还没有一致的报道认为这些候选基因在 NTDs 的发病中独立起作用或共同起作用。

一、神经管缺陷的流行病学特征

孔亚敏等回顾了近 5 年在国内外发表的中国大陆各主要省市出生缺陷监测及神经管缺陷（NTDs）资料，结果显示，我国 NTDs 发生率的大体趋势是北高南低、西高东低的规律。在全国范围内 NTDs 发生率有很大差异，其中，甘肃省的发生率 30.05/万为同组数据中的异常值。华北地区各省的 NTDs 发生率除内蒙古 20.1/万和山西省 16.07/万较高外，其他省份在 4.00/万上下。东北三省的 NTDs 发生率仅黑龙江省 7.74/万，高于全国平均值 6.18/万。华东地区的 NTDs 发生率中除安徽的 10.65/万差异较大外，其余在 5.00/万上下。华中的 NTDs 发生率除河南为 14.47/万，其余的省份在 7.00/万上下，华南和西南地区的 NTDs 发生率在 5.00/万左右（西藏无全区监测数据）。西北五省的 NTDs 相对于其他六大地理区域普遍偏高，在 20.00/万上下（宁夏 10.88/万相对较低）。各个省内不同城市间 NTDs 发生率的分布情况，其中甘肃省天水市发生率最高（39.51/万），发生率最低的是广西柳州市（0.88/万）。此外，孔亚敏等从公开发表的资料分析，运用 SPSS 19.0 统计软件对中国内地的 31 个省、市、自治区中，东北、华北、华东、华中、华南、西南、西北各大区的 NTDs 发生率的差异性进行分析，结果显示 NTDs 发生率在全国东南西北各大区之间存在显著的差异。七大地理分区的经济发展、文化教育水平及人群分布、生态环境、医疗保健卫生存在一定的差异。华北、华东、华中、华南是我国的经济发达地区，医疗卫生条件较好，相对来说可能 NTDs 的预防措施更加到位。华东地区仅安徽省的 NTDs 发生率较高，与当地对 NTDs 的预防投入不足，还是与当地的饮食习惯有关，仍有待进一步调查研究。在华北地区的 NTDs 发生率中除内蒙古自治区（20.1/万）和山西省（16.07/万）较高外，其他省份均在 4.00/万上下。其中，河北省的 NTDs 发生率 2012 年（3.94/万）与 2001 年（21.14/万）相比下降十分显著，可能与近 10 年当地政府倡导增补叶酸，大力推广孕期血清学筛查与超声筛查等预防措施有关。内蒙古和山西省的 NTDs 发生率明显高于其他的省份，这可能与当地地理气候因素有关。内蒙古海拔在 1000～1400m，冬季气候寒冷。针对这些情况，建议加紧落实育龄妇女优生措施，妊娠前 3 个月开始补充叶酸至妊娠后 3 个月，推广孕中期的血清学产前筛查和超声筛查服务。华中与华南地区的 NTDs 发生率相对较低，而且分布均匀。西南地区中四川省和重庆市 NTDs 发生率较低，贵州省 NTDs 发生率从 2009 年的 11.84/万下降到 2013 年 6.09/万，低于全国平均水平。而云南则可能由于地处高原，生活环境、饮食条件及 NTDs 预防干预措施不够完善等多方面因素，导致云南省的 NTDs 发生率高于全国平均水平。西北各省的 NTDs 发生率相对较高，且西北各省内不同城市和地区的 NTDs 发生率波动范围较大。甘肃省 NTDs 发生率虽然从 1997 年的 41.81/万下降到 2007 年的 30.05/万，但与其他自然地理条件相当的邻近省市相比，仍有较大的下降空间，应该继续加强一级预防和二级预防措施。

二、神经管缺陷的发生原因

研究发现，许多种类基因的表达或突变与神经系统发育、神经管畸形有关，它们是：①原癌基因和抑癌基因；②发育调节基因及转录因子类基因；③蛋白激酶 C 相关基因；④生长因子及其受体基因；⑤同型半胱氨酸代谢相关基因；⑥其他基因：细胞骨架类、细胞连接类基因等。

三、神经管缺陷的发病机制

NTDs 是常见的先天性中枢神经系统畸形，这是在胚胎生长发育的前 4 周内神经管闭合发生障碍所导致的神经系统各种畸形，包括隐性脊柱裂、无脑儿、脊膜脊髓膨出、脑膜膨出、脑膨出、脊髓积水空洞症等。我国是 NTDs 高发国家之一，北方地区发生率约为 4.8/1000，南方地区为 1/1000，全球发病率约为 1/1000。目前普遍认为 NTDs 是多因素多基因遗传病，是遗传、环境、营养因素共同作用和交互影响的结果。

近年来，很多研究发现母亲 Hcy 水平与胎儿 NTDs 有关。Felkner 等对 1995～2000 年居住在墨西哥德克萨斯州分娩过 NTDs 患儿的 103 名妇女及同期居住在那里分娩正常婴儿的 139 名妇女进行研究分析，发现母亲血清 Hcy 水平升高与 NTDs 妊娠相关。并且，当血清维生素 B_{12} 或叶酸水平较高时，HHcy 水平对 NTDs 的发生有决定性作用，因此认为 HHcy 可能是 NTDs 发生过程中的一个独立危险因子。Zhao W 等检测了 43 名有过 NTDs 妊娠的妇女和 160 名对照妇女的血清 Hcy 水平及相关营养因素，结果显示，两组 Hcy 平均水平分别为 9.47μmol/L 与 7.57μmol/L，病例组明显高于对照组。同时发现病例组的 s-腺苷高半胱氨酸、腺苷、氧化谷胱甘肽也明显高于对照组，而 s-腺苷基蛋氨酸则低于对照组，这种代谢特点与体内甲基化功能减弱、氧化应激增加相符，从而得出母亲体内氧化应激增加和甲基化功能减弱可能是 HHcy 导致胎儿 NTDs 发生的原因。近来国内外的研究发现，妊娠期间母亲 Hcy 水平升高与胎儿先天畸形的发生有着密切的关系，Hcy 极有可能是一种新的致畸因子或胚胎细胞毒性物质，通过氧化应激产生大量的氧自由基引起细胞毒性和神经毒性作用，抑制甲基转移酶活性影响甲基化反应，从而引起 DNA 损伤导致基因的缺失和突变，诱发胎儿敏感器官发生畸形。

（一）高同型半胱氨酸血症引起神经管缺陷的机制

研究发现，叶酸代谢障碍及高同型半胱氨酸血症与胎儿出生缺陷（birth defects，BD）、流产、妊娠并发症、妊娠高血压和胎儿生长受限等密切相关，是诱发胎儿出生缺陷及妊娠相关疾病的危险因素。

在多个实验中研究者们观察到高同型半胱氨酸血症与 NTDs 的发生存在着密切联系。生育过 NTDs 患儿的妇女空腹及蛋氨酸负载状态下血 Hcy 水平明显升高，且孕有 NTDs 胎儿的妇女羊水中 Hcy 含量也明显高于对照组。为证实 HHcy 的胚胎毒性作用，VanaertsLA 等将鼠胚暴露于高 Hcy 环境下成功诱发出 NTDs，同时还发现低浓度条件下 Hcy 不但没有胚胎毒性，反而具有促进胚胎生长发育的生长因子样作用。自从 HHcy 的胚胎毒性被证实之后，研究热点便转向了 HHcy 诱发 NTDs 的机制方面。目前，对 HHcy 在 NTDs 发病中所起到的作用主要有两种观点：一种观点认为 HHcy 不是 NTDs 的独立危险因素，另一种观点则肯定了 HHcy 的独立危险性。前者认为升高的 Hcy 水平是叶酸缺乏的敏感信号，HHcy 其实是通过叶酸代谢异常导致 NTDs 的机制来发挥作用的，他并不是 NTDs 的原因，只是叶酸缺乏的一种表现，补充叶酸后血 Hcy 水平下降、NTDs 发生率降低可以说明这一点。另一种观点则是基于动物实验提出：认为升高的血 Hcy 可以独立诱发 NTDs，因为对暴露于高 Hcy 环境下的实验动物来说，孕早期单纯提供叶酸并不能防止 NTDs 发生，这合理的解释了部分生育过 NTDs 患儿的妇女血 Hcy 升高但血清和红细胞内叶酸含量正常的现象。这两种观点都有切实可证的实验依据，但无论哪种观点又都有其不能解释的地方：若是第一种机制起作用，即叶酸代谢异常，其理论上应该影响所有胚胎组织的发育，可为什么同处于胚胎发育高峰的各种组织仅神经系统受累最重；若是第二种观点正确，则升高的血 Hcy 又是通过哪些环节诱发 NTDs？这些都是尚待解决的问题。

（二）同型半胱氨酸代谢相关基因引起神经管缺陷的机制

胎儿血液循环约在受精后 3 周末建立，妊娠 8 周以后，胎儿循环血中出现粒细胞，在妊娠 12 周时胎儿血液中出现淋巴细胞，这些有核细胞均可作为胎儿基因的检测原材料。有实验以胎龄均在 20 周以上的胎儿为研究对象，目的是确保胎血中的白细胞含量达到可以检测出基因多态性的水平。Hcy 是蛋氨酸脱甲基化后生成的一种含硫氨基酸，是蛋氨酸和半胱氨酸代谢过程中的重要中间产物，在先天神经管缺陷的发病过程中同时具有细胞毒性和基因毒性作用，它在代谢过程中使巯基氧化，产生大量的氧自由基，引起细胞死亡。早在 1996 年 Rosenquist 等的动物实验已经证明 Hcy 可以诱导鸡胚发生心脏畸形及神经管畸形。目前母亲血浆 Hcy 与子女神经管缺陷的相关性已经有了比较肯定性的结论，即当母亲血浆 Hcy 水平高时子女容易患先天神经管缺陷。

Hcy 是体内甲硫氨酸循环的中间代谢产物，它将含硫氨基酸、还原性叶酸、维生素 B_6、维生素 B_{12} 等代谢相互关联起来。Hcy 代谢的途径有两条，一条是在维生素 B_6 参与下由胱硫醚 β 合成酶催化 Hcy 和丝氨酸缩和形成胱硫醚进一步形成半胱氨酸和 α-丁酮酸的转硫途径；另一条途径是 Hcy 在甲硫氨酸合成酶的作用下以维生素 B_{12} 为辅酶，以 N_5-甲基四氢叶酸或甜菜碱做甲基供体重新合成甲硫氨酸的复甲基途径。与两条途径相关的酶或因子的基因突变可以引起 Hcy 水平增高，理论上可以增加 NTDs 发生的危险性。图 8-1 所示为研究较多的多态性基因位点及其对应的酶或因子在 Hcy 或叶酸代谢中所起的作用。

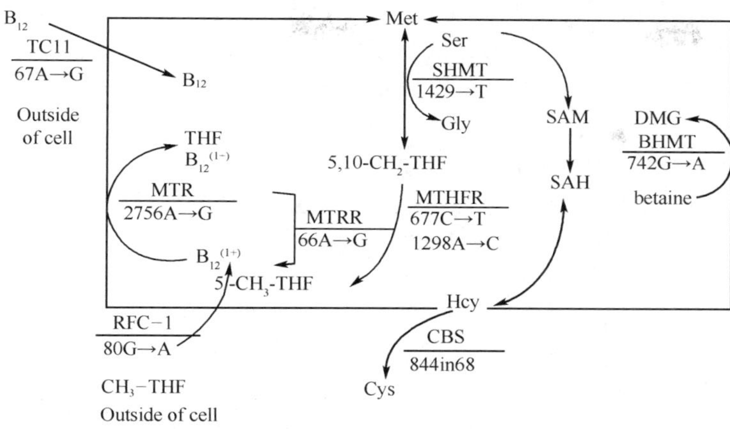

图 8-1　同型半胱氨酸代谢途径及与神经管缺陷相关的基因多态性位点

1. 四氢叶酸还原酶的基因多态性与神经管缺陷的关系　5,10-亚甲基四氢叶酸还原酶基因是近年来研究最多的与同型半胱氨酸代谢相关的基因。

（1）MTHFR 基因多态性：MTHFR 是叶酸代谢和 Hcy 再甲基化产生蛋氨酸的关键酶，人类的 MTHFR 的 CDNA 长 22kb 属于常染色体隐性遗传。人们发现 MTHFR 有十数个突变位点，最常见的并且与 NTDs 有一定联系的突变是 C677T，其次是 A1298C。根据第 677 位核苷酸呈多态性可以将 MTHFR 基因分为三种类型：T/T（纯合突变型）、C/C（野生基因型）、C/T（杂合突变型），MTHFR 基因的第 677 位碱基 C 被 T 置换后，导致一个高度保守的丙氨酸（A）变成了撷氨酸（V），形成纯合突变型，同时产生一个 iHnfl 和 Taq 限制性内切酶酶切部位。第 1298 位核苷酸也呈多态性，发生 A1298C 突变后，导致一个谷氨酸被丙氨酸代替。

（2）MTHFR 基因多态性对酶活性及热稳定性的影响：不同的 MTHFR 基因型直接影响酶活性和热稳定性。C677T 和 A1298C 点突变都会影响酶活性，MillS 等发现加热 5 分钟后，T/T 的 MTHFR 酶活性下降程度明显大于 C/C、C/T。Forsst 等报道发生 C677T 点突变形成侧 T 的酶活性与 C/C 相比降低了 50%，热稳定性降低了 20%。A1298C 位点突变与酶活性有关，但未发现与酶的热稳定性有关，C677T 点突变对酶活性及其热稳定性的影响比 A1298C 要严重一些。两种突变都存在着国家、地区和种族差异，发生 C677T 突变的侧 T 的 MTHFR 酶活性和热稳定性较 C/C 和 C/T 要低得多。

（3）MTHFR 基因多态性与 NTDs 的关系：MHFR 基因多态性与 NTDs 的发生密切相关。大量的病例对照研究发现，MTHFR 基因位点多态是 NTDs 的一个可疑危险因素，但存在着种族和人群差异。DeMarco 等研究发现意大利人的 C677T 点突变是 NTDs 危险因素之一，A1298C 点突变在 NTDs 病例中的发生频率也比正常人高。郭小霞等研究我国北方农村妇女的 MTHFR 基因多态性发现，NTDs 病例组的 T/T 比例远高于城市和农村对照组，生育 NTDs 患儿母亲的 C677T 基因突变率显著高于生育正常儿的母亲。Hansen 等在小鼠胚胎的器官形成期用反义寡脱氧核苷技术干扰 MTHFR 的正常表达，结果造成小鼠 NTDs，从毒理学方面证实 MTHFR 酶缺陷与 NTDs 有一定关系。在墨西哥，nzaLezHerrera 等检测了 65 例 NTDs 病例、60 例病例母亲和 110 例健康对照的 MTHFR 的等位基因频率变化，但未发现三者之间差异有统计学意义。MTHF 催化 5,10-亚甲基四氢叶酸还原成体内最主要的甲基供体 5-甲基四氢叶酸，从而使血浆 Hcy 降低，故增补叶酸有助于降低血浆 Hcy 水平。人类 MTHFR 基因定位于 1p36 3，1995 年发现了第一个增加 NTDs 发生危险性的多态性位点，迄今为止共报道了 16 种突变类型。MTHFR

活性下降及不耐热性会使血浆中同型半胱氨酸处于高水平状态。MTHFR C677T，C677T 突变可导致高度保守的丙氨酸（Ala）转变成缬氨酸（Val），致使 MTHFR 的热敏感性降低，血浆 Hcy 水平增高，从而大大增加了 NTDs 发生的危险性，进而影响 Hcy 最主要的代谢途径—再甲基化途径。此过程需要 5-甲基四氢叶酸作为甲基供体，而 5-甲基四氢叶酸要由 5,10-甲基四氢叶酸在 MTHFR 的作用下生成。在随后的几年中，研究发现 MTHFR 677TT 基因型在 NTDs 患儿及患儿母亲的发生频率较对照组儿童和母亲显著增高。然而近几年研究者发现 NTDs 患儿 MTHFR C677T 的突变频率在不同种族，不同地域与对照相比并不一定显著增高，但 Botto 等通过对大范围人群研究，分析多组数据得出总的危险系数是 1.75。而在不同人群中患儿母亲与对照组母亲相比较 MTHFR C677T 的突变频率显著增高的几率更低。朱慧萍等对我国数个城市的人群研究发现 MTHFR 677TT 基因型在 NTDs 患儿及患儿母亲的发生频率较对照组显著增高。以上所说均限于 MTHFR C677T 的单独作用，MTHFR C677T 纯合突变基因型与其他基因或环境营养因素共同作用仍是 NTDs 发生的强危险因子。综上所述，MTHFR C677T 是 NTDs 发生的危险因素，但对其独立致病性的认识较前几年有所不同，NTDs 患儿母亲 MTHFR C677T 这一单纯突变对生育 NTDs 患儿的危险性仍然需要在更大的人群中进行验证，监测曾妊娠 NTDs 患儿的母亲的 MTHFR C677T 基因型来推测 NTDs 发生的意义受到质疑。1998 年，vanderPut 等在 MTHFR 基因上发现了另一种常见的基因突变 A1298C，并发现 A1298C 纯合突变能导致 MTHFR 活性降低，但与 C677T 相比较弱，能升高血浆 Hcy 水平，但它与 NTDs 的关系尚无统一论证。C677T 和 A1298C 很少发生共同纯合突变，C677T 和 A1298C 基因型的交互作用较单独作用更大。MTHFR 基因在不同的种族和地域有如此大的差异的原因有很多，一种可能是因为研究例数太少或收到参与人群的限制，另一种也是被大多数研究者所认同的可能是生活方式，环境因素比 MTHFR 基因多态性对 Hcy 浓度影响更大。Hcy 水平的升高 35%由低叶酸、低维生素 B_{12} 引起，但只有大约 9%由基因突变引起。Johanning 等报道了 MTHFR 基因型在 NTDs 胎儿中的改变情况（1988～1994 年和 1994～1998 年），Ala/Val 的发生率从 50%下降到 25%，具有 Ala/Val 的胎儿发生 NTDs 的 OR 值从 9.8（95% CI2.8～34.0）降到 1.9（95% CI0.65～5.1），这可能与服用叶酸有关，但是没有直接证据。这个研究对 MTHFR 基因在不同人群中不同的研究结果提供了一个比较有利的证据，同时也提示我们今后在研究中应该注意 MTHFR 基因与其他基因及环境因素的共同作用。

2. 甲硫氨酸合成酶还原酶的基因多态性与神经管缺陷的关系 MTRR 是蛋氨酸合成酶的辅助因子，催化甲基钴胺再生，该基因包含 15 个外显子和 14 个内含子。在 Hcy 复甲基反应中，甲基钴胺素作为中间载体与甲硫氨酸合成酶结合在一起，反应过程中，钴胺素（Ⅰ）常被氧化为钴胺素（Ⅱ）而失活，要使其复活，钴胺素（Ⅱ）必须由 MTRR 催化还原为甲钴胺素（Ⅲ）。Leclere 等于 1998 年克隆出了 MTRR 的基因，定位于 5p15.2～p15.3。MTRR 最常见的多态性为 66A/G，会导致蛋氨酸被异亮氨酸替代。Gaughan 等的研究结果显示 MTRR 基因型对同型半胱氨酸浓度有显著影响，并认为 66AA 突变所引起的血浆高 Hcy 是独立于叶酸、维生素 B_{12} 和维生素 B_6 水平之外的。当 MTHFR 与 MTRR 基因型为 CC+AA 时，患病风险低，而基因型为 CT+AG、TT+AG 或 TT+GG 时，患病风险增高，两基因均为野生型的个体不易患病，说明 MTHFR 中的 C/C 及 MTRR 中 A/A 为先天神经管缺陷的保护性基因。两基因同时变异时则患病风险增高，说明 MTHFR 基因和 MTRR 基因的变异在先天神经管缺陷的发生中可能发挥着协同作用。事实上先天神经管缺陷的病因十分复杂，在其发病过程中一定有多种基因的参与，与其相关的致病基因同时变异就可能加大发病几率，表现出多种基因的协同致病作用。胎儿 MTRR 66AA 基因型对 NTDs 的发生是一种保护因素，患儿母亲与正常母亲比较则无显著差异。MTRR A66G 纯合突变与其他基因联合作用较单独作用的危险系数增大，该基因与其他基因位点的协同作用也越来越受到广大研究者的重视。

3. 甲硫氨酸合成酶的基因多态性与神经管缺陷的关系　人类甲硫氨酸合成酶（MTR）催化同型半胱氨酸复甲基化为甲硫氨酸，此反应中同时需要甲基钴胺素作为甲基中间载体，以5-甲基四氢叶酸作为甲基供体生成四氢叶酸。甲硫氨酸合成酶基因定位于1p43，现在已经被成功克隆。A2756G是一种常见的甲硫氨酸合成酶基因序列突变，这种突变使第919位天冬氨酸转变为甘氨酸，然而大部分研究者认为这种突变不能提高血浆Hcy水平，也不能增加NTDs患儿发生的危险性，但Harmon等研究发现基因型为 MTR AG，MTR GG可以引起一定程度的血浆Hcy水平增高。Chen等的研究则表明胎儿MTR A2756G纯合突变会降低血浆Hcy水平。MTR基因突变与NTDs发生的关系存在很大争议。应该引起注意的是甲硫氨酸合成酶基因与其他基因对NTDs发生的交互作用，其中甲硫氨酸合成酶与MTRR基因型交互作用与MTRR的单独作用相比更强。

4. 胱硫醚β聚合酶的基因多态性与神经管缺陷的关系　CBS以维生素B_6为辅酶催化Hcy转硫基与甘氨酸合成胱硫醚。CBS基因定位于21q22.3。到目前为止发现了近30种突变，其突变可以引起CBS活性降低而导致Hcy蓄积，然而研究者们对不同的基因位点进行研究，结果发现大部分多态性基因位点与NTDs并不存在直接关系。Afman等对患儿母亲与对照组母亲研究发现一个31bp短重复序列的拷贝数不同可以影响CBS的活性，增加血浆Hcy水平和NTDs发生的危险性，但是仍然需要在更大的人群中研究证实。现在研究最多的是 844in68，CBS 844in68是一种插入性突变，这种突变的单独作用与NTDs的关联性还尚无定论，与其他基因交互作用可增加NTDs发生的危险性，需要作进一步的研究。

5. 其他相关的基因和酶与神经管缺陷的关系

（1）丝氨酸甲基转移酶（SHMT）：丝氨酸甲基转移酶（SHMT）催化丝氨酸和四氢叶酸转化为甘氨酸和5,10-亚甲基四氢叶酸，其活性的改变理论上可以使血浆Hcy水平发生改变。Heil等分别比较了患儿和患儿母亲与对照组的SHMT C1420T和SHMTdelTCTT（1721～1724）的突变频率，发现二者与是否生育 NTDs 儿并没有直接的联系。但是也有报道表明 SHMT C1420T基因型可以增加NTDs发生的易感性，而与其他基因的联合作用可以增加NTDs发生的危险性。关于SHMT C1420T还需要在更大的人群中研究才能得出更有力的证据。

（2）叶酸复位载体-1（RFC-1）：RFC-1 可以将5-甲基四氢叶酸转运进入细胞内，如果它的活性降低，则依赖5-甲基四氢叶酸的Hcy复甲基受阻，血浆Hcy水平增高。常见的突变是，RFC-1 G80A，RFC-1 G80A 纯合突变的胎儿与正常对照组相比Hcy水平升高有显著差异，但其与NTDs的关系仍不明确，但也有研究认为其可增加NTDs发生的敏感性，这需要我们做进一步的研究。

（3）其他与Hcy代谢相关的基因：TCⅡ（转钴胺素），A67G、C776G、BHMT G742A，这几个基因型都已经被证实与Hcy水平有关，但其与NTDs发生的关系仍然不是很清楚。综上所述，与神经管缺陷相关的基因很复杂，而且各种基因之间及基因与环境因素之间还存在着相互作用，使得情况变得很复杂，作为神经管缺陷发病的遗传因素仍有待于更深入的研究。

四、神经管缺陷的临床表现

胎儿神经管畸形主要表现有脑膨出、脑脊髓膜膨出、无脑儿、脊柱裂/隐性脊柱裂、唇裂及腭裂等类型。

（1）中枢神经管是胚胎发育成脊髓、脊椎、脑和头颅背部的部位。如果中枢神经管不能正常发育，在婴儿出生时，上述部位就可能出现缺陷。无脑畸形和脊柱裂都是在胎儿发育时就产生的畸形，所谓“神经管畸形”就是指主要包括无脑畸形和脊柱裂在内的中枢神经系统的发育畸形。

（2）无脑畸形是指没有完整的头颅。无脑畸形儿的头部没有发育完全，皮肤、头盖骨甚至大脑都没有发育好。这种胎儿一般都在出生以前就已经在子宫里死亡，形成“死胎”或“死产”，即使是在出生后，也会在短时间内死亡，几乎没有一例可以存活。

（3）脊柱裂是指脊柱骨没有发育好，导致本应有脊柱骨保护的脊髓突出或暴露于体表。脊柱裂可以是完全开放的，婴儿一出生就可以用肉眼识别；也可能是隐性的，随着儿童年龄增大，产生不同的症状，这时需要通过 X 线手段进行诊断。最常见的缺陷就是脊柱裂，这种疾病可以影响一节或多节脊椎。这种病的症状包括：腿部变形、腿部无力或瘫痪、大小便失禁、病变水平以下的皮肤没有痛觉、有时出现脑积水，某些病例则表现为学习障碍。

五、神经管缺陷的诊断标准

目前关于神经管缺陷的产前诊断主要手段包括以下几种：

（1）胎镜诊断：其优点是借助于内窥镜在宫内直接观察，不仅能识别胎儿是否畸形，还能采取胎儿活体组织和胎血进行检查。

（2）超声波诊断：特别是 B 型超声波扫描仪的使用，可以对胎儿存活与否、胎位、胎龄、羊水量、胎儿是否畸形等问题作出比较准确的回答。

（3）羊水诊断：在妊娠的第 16～21 周时，通过腹壁羊膜穿刺术可以获得羊水，并对其各种成分进行分析检查。

（4）孕妇的血、尿检查：正常妊娠时有少量胎儿血细胞、代谢产物及蛋白质可以通过胎盘进入母体血循环，因此检测母体血尿可以对胎儿的某些遗传病进行诊断。在孕 14～19 周查唐氏风险（排除 21-三体），20～28 周查四维彩超排除胎儿畸形。

采取孕妇静脉血 2～3ml，收集于真空干燥采血管中，在采血管标签上写明患者姓名、标本编号和采血日期。标本编号应采用唯一编号，也可以使用条形码作为唯一编号，应与产前筛查申请单及采血工作登记册上的编号一致。将盛有血液标本的采血管静置于室温下（18～28℃）约 0.5～2h，待其凝集后迅速离心分离得到血清。实验室检测的母体血清标记物，开放性神经管缺陷宜以母血中期孕妇血清中甲胎蛋白 AFP≥2.0～2.5MOM（产前筛查实验室应将检测到的标本标记物浓度转化为相应孕周的中位数倍数），为阳性切割值，筛查结果 AFP≥2.0～2.5MOM 者为高风险妊娠。

六、神经管缺陷的治疗及预防

（一）补充叶酸预防胎儿神经管缺陷的现状

1. Hcy、叶酸与 NTDs 的治疗及预防　叶酸又名维生素 B_9，是一种水溶性维生素，由蝶啶、对氨基苯甲酸和 L-谷氨酸组成，也叫蝶酰谷氨酸，是米切尔（Mitchell HK，1941）从菠菜叶中提取纯化得到的，因而称为叶酸。在人体中叶酸扮演着重要的角色，作为生化反应中一碳单位转移酶系的辅酶，起着一碳单位传递体的作用，包括嘌呤和胸腺嘧啶的合成，进而合成 DNA 和 RNA，参与氨基酸代谢；参与血红蛋白及甲基化合物如胆碱、肾上腺素、肌酸等的合成。叶酸在人体中不能合成，人体可通过食物或人工合成制剂获得。大量文献显示，叶酸缺乏与一些疾病的发病危险度有关，包括阿尔茨海默病（AD）、高血压、癌症、巨幼红细胞贫血等。

研究还表明，血清叶酸水平与机体的抗氧化防御体系有关，同丙二醛水平呈负相关、同总抗氧化能力呈正相关，叶酸能够改善男性高脂血症患者机体内的氧化应激水平。孕妇缺乏叶酸有可能导致胎儿出生时出现低体重、心脏缺陷、唇腭裂等，如果在怀孕前 3 个月内缺乏叶酸，可能引起胎儿神经管发育缺陷。图 8-2 为叶酸的不同代谢过程。

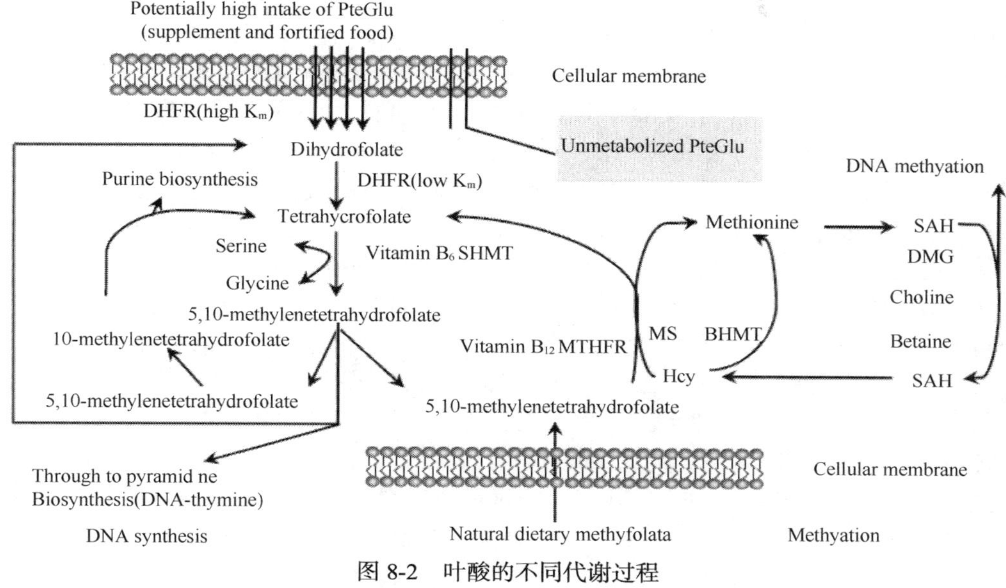

图 8-2 叶酸的不同代谢过程

叶酸在人体内不能自身合成，必须从食物中摄取，孕妇由于需要量增加容易导致体内叶酸不足。育龄妇女定量补充叶酸是预防 NTDs 的有效措施之一，1998 年美国开始对谷物类食品进行叶酸强化，并建议育龄妇女每天服用 0.4 mg 叶酸。我国卫生部于 1993 年把“妇女增补叶酸预防 NTDs”列为国家重点科技成果推广项目，1997 年批准研制开发 NTDs 预防用药——斯利安片，并于 1998 年开始全国推广，这些预防措施对减少 NTDs 的发生具有明显效果。人体叶酸缺乏主要可以从两方面进行解释：一是膳食缺乏，二是吸收代谢障碍，育龄妇女通过补服叶酸可以降低大约 70% NTDs 的发生率，但仍然有 30%左右不能通过补充叶酸得到解决。Mollyf 研究发现，许多叶酸营养状况较差的妇女补服叶酸后，临床缺乏状况并没有得到很好的改善；大多数孕妇叶酸水平并不缺乏，而胚胎叶酸也有可能不足；怀上 NTDs 患儿的风险与母亲红细胞叶酸状态没有直接联系；一些生育过 NTDs 患儿的母亲孕期红细胞叶酸水平的变化在正常范围之内。这表明遗传因素和环境、营养因素存在交互作用，NTDs 的发生可能与患儿的先天性叶酸代谢障碍有关，大量的叶酸摄入可能会克服叶酸代谢障碍。最好能同时检测母亲和胎儿的红细胞叶酸水平，再进一步进行比较。

Hcy 是一种含硫氨基酸，它通过三条途径分别转化为蛋氨酸和半胱氨酸，其转化过程需要三种酶的参与，即 MTHFR、蛋氨酸合成酶、胱硫醚 β 聚合酶。血浆 Hcy 水平受遗传及营养代谢等多方面因素的影响。近年研究表明 Hcy 代谢障碍与 NTDs 的发生密切相关。Mills 等认为怀有 NTDs 患儿的妇女有轻度 HHcy，而孕期母体 Hcy 浓度轻度升高或蛋氨酸浓度轻度降低都会干扰胎儿神经管的闭合。Steergers-Theunisen 等报道了有些生育过 NTDs 患儿的妇女血浆 Hcy 浓度在空腹和蛋氨酸负载后均明显高于正常对照组，而且部分 NTDs 畸形儿的羊水中 Hcy 含量比正常胎儿要高。这些研究结果提示我们母体高 Hcy 血症与 NTDs 的发生成正相关，Hcy 蓄积可能是 NTDs 的危险因素之一。李勇等通过鸡胚致畸实验证实 Hcy 能诱发神经系统细胞凋亡过度，对神经胚形成期和器官形成期的胚胎均有显著的致畸作用，而且凋亡部位和 NTDs 发生部位吻合。

叶酸的摄取和代谢与体内 Hcy 的蓄积之间有密切联系。叶酸、维生素 B_{12} 及维生素 B_6 是 Hcy 代谢转化的必需因子，缺乏叶酸和 B 族维生素会导致 Hcy 的代谢障碍。临床试验证实，坚持单独服用叶酸或协同维生素 B_{12} 和维生素 B_6，可以使血浆 Hcy 水平显著下降，有报道称在美国 1995～1996 年未进行叶酸强化与 1997～1998 年进行叶酸强化后相比，中老年人的血清叶酸水平有所上升，而 HHcy 相应减少了 50%。stephane 等给 51 个动脉硬化患者每天单独服 15mg 叶酸 2 个月，然后每天服 15mg 叶酸和 1mg 维生素 B_{12} 2 个月，分别检测他们的 Hcy 水平，发现血浆 Hcy 水平显著下降。由此可见体内叶酸水平与血浆 Hcy 水平成反比，服用大量叶酸在一定程度上可以促进 Hcy 排泄、降低血浆 Hcy 水平，但两者的因果联系有待进一步研究。

2. MTHFR 基因多态性与叶酸、Hcy 代谢以及 NTDs 的治疗及预防 MTHFR 是叶酸代谢和 Hcy 再甲基化产生蛋氨酸的关键酶，它催化 5-10-亚甲基四氢叶酸还原为 5-甲基四氢叶酸，是人体内最主要的甲基供体，Hcy 接受 5-甲基四氢叶酸提供的甲基生成蛋氨酸，因此，MTHFR 酶缺陷必然导致 Hcy 转换为蛋氨酸发生障碍，造成体内 Hcy 积蓄，形成 HHcy。据报道，MTHFR 基因的 C677T 突变所导致的酶活性和热敏感性降低对机体的不利影响能与身体对低叶酸水平的耐受范围有关。当有大量的叶酸摄入并且没有其他半胱氨酸代谢酶缺陷时，MTHFR 基因的 C677T 突变可无异常临床表现，当无足够叶酸摄入时，突变则可导致 HHcy。MTHFR 基因突变位点不同，对 Hcy 代谢的影响也不同。weisberg 等发现，e677T 和 Ax298e 两种突变同时发生的人与只有 C677T 突变的人相比，前者的 Hcy 水平显著较高；仅仅是 A1298C 突变的人并未发现对 Hcy 水平有显著的作用。Hanosn 等检测 1238 人的 C677T 和 A1298C 的基因多态性的分布情况，并分别检测他们空腹和蛋氨酸负载的血浆 Hcy 水平，发现 677TZT 的人空腹 Hcy 显著高于 677CC，尤其是在叶酸水平较低的情况下，但是 1298AC 和 1298CC 两组的空腹和蛋氨酸负载的血浆 Hcy 水平没有区别，即未发现 A1298C 点突变和血浆 Hcy 水平升高之间有显著联系。MarJ 等研究发现高叶酸饮食的妇女的血浆 Hcy 水平与低叶酸饮食的妇女相比降低了 13%；同是高叶酸饮食的人，由于其 MTHFR 基因型不一样，表现出不一样的血清叶酸水平和 Hcy 蓄积水平，T/T 型血清叶酸水平最低，而血浆 Hcy 蓄积水平最高。郝玲等也认为红细胞叶酸与血浆 Hcy 水平显著负相关，良好的叶酸营养状况可以降低因 MTHFR 基因突变引起的酶缺陷所造成的 Hcy 升高。黄良喜等的研究中，治疗后，两组叶酸浓度和血浆 Hcy 水平比较，这表明，孕期个体化补充叶酸能够使孕产妇机体 Hcy 水平有效地降低，进而能够使胎儿神经管缺陷的发生率降至最低，其具体原因在于：叶酸的有效成分包括对氨基苯甲酸、蝶啶酸以及氨酸，在维生素 B_{12} 与二氢叶酸还原酶的共同作用下，叶酸能够及时地转换为四氢叶酸，可以和多种一碳单位如—CH_2、—CH_3、—CHO 等有机地结合，并及时地转换为四氢叶酸类辅酶，这一物质在氨基酸及核酸的形成过程中和多种重要反应均有着较高的参与度，能够有效地改善机体微循环，提升机体叶酸浓度，降低 Hcy 水平；观察组应用个体化补充叶酸法，在孕前 3 个月至整个孕期，针对孕产妇自身存在的风险因素，及其叶酸补充疗法，并结合孕产妇的具体情况追加 2.4μg 的维生素 B_{12}，能够有效地增强叶酸的治疗效果，满足孕产妇的实际需求。在黄良喜等的研究中，观察组胎儿神经管缺陷的发病率是 5.0%，对照组胎儿神经缺陷的发病率为 18.3%，这就提示我们，孕期个体化补充叶酸能够有效地降低胎儿神经管缺陷的发生率，可以显著地控制胎儿畸形率，提高我国的人口质量。

综上所述，MTHFR 基因多态性与 Hcy 代谢的关系、Hcy 蓄积与叶酸增补的关系，它们之间的协同作用及其对 NTDs 发生的致病机制等各方面的研究还不十分明了，目前这方面的研究多数属于回顾性研究，前瞻性和实验性研究展较少，有待进一步深入探讨。

（二）育龄妇女增补叶酸预防神经管缺陷的实施现状

从 20 世纪 90 年代开始，世界许多国家与地区致力于育龄妇女增补叶酸等的一级预防干预措施的推广。2000 年 1 月，智利卫生部规定，小麦面粉添加叶酸以减少神经管缺陷发生的风险。根据 Cortés 等研究表明，政策实施 1 年后，女性血清和红细胞的叶酸水平显著提高；基于智利医院的 NTDs 发生率的监测结果显示，实施增补计划之前（1999～2000 年）调查的 120566 个出生胎儿中 NTD 发生率为 17.1/万，实施之后（2001～2009 年）调查的 489915 个出生胎儿中 NTDs 发生率降为 8.6/万，预防 NTDs 发生率达 50%。1992 年，英国伦敦卫生部专家咨询组建议，所有计划生育的妇女应该口服叶酸预防神经管畸形。6 年后，根据沃尔夫森预防医学研究所医院筛选结果，1238 名妇女中有 523 名（42%）妇女怀孕前口服了叶酸，相比之前，1993 年叶酸服用率 1.8%、1994 年 18.2%、1995 年 27%、1997 年 30.6%，实施公共教育明显提高了叶酸服用率；但是研究表明，大部分孕产妇对于服用时间不是十分清楚。Bestwick 等收集 466860 名沃尔夫森预防医学研究所医院筛选资料，评价 1999～2012 年之间叶酸增补情况，发现所有育龄妇女中增补叶酸比例从 1999～2001 年 35%下降为 31%，实施效果不是很好，并且发现不同年龄和种族的人增补叶酸比例不同，35～39 岁孕前增补率为 40%，而 20 岁以下育龄妇女增补率为 6%；白种人增补率为 35%，而加勒比黑人增补率仅为 17%，结果显示叶酸增补政策实施没有达到公平，仍需要继续改善和大力开展叶酸增补工作。此外，自 2003 年实施自愿婚检以来，中国婚检率明显下降，随之育龄妇女对于预防 NTDs 的优生优育知识的掌握程度也直线下降，导致 NTDs 发病率上升。为加强出生缺陷干预工作，降低中国 NTDs 发生率，提高出生人口素质，国家卫生和计划生育委员会（原卫生部）2009 年 6 月起，针对全国农村育龄妇女中开展增补叶酸预防神经管缺陷项目。实施 6 年以来，各省针对其效果一直在评价中。甘肃省在 2009 年 6 月对 1396 名孕产妇（410 名接受过叶酸干预；986 名未接受）进行关于叶酸知识和增补行为的问卷调查，结果显示，免费增补叶酸能改善甘肃省农村地区孕产妇关于叶酸的认知并进一步提高其叶酸服用率。河北省 2009～2012 年对 164 个县为 320.1 万名农村育龄妇女于孕前和孕早期 3 个月全部免费给予小剂量（0.4mg/d）叶酸补充，李进华等对其增补叶酸预防出生缺陷进行效果评价，采用出生医院监测资料分析增补叶酸与 NTDs 发生率变化的关系，结果显示，育龄妇女妊娠前、后 3 个月增补叶酸对降低 NTDs 发生效果明显。湖南省长沙县 2013 年 7 月针对 10 个乡镇 60 个村进行“增补叶酸预防神经管缺陷项目”调查，发现长沙县农村村医、村计划生育专干的叶酸相关知识水平较低，与较高的自我报告叶酸政策执行力度脱节，叶酸项目培训可有效提高其叶酸相关知识的掌握程度。

但是近年来，国内外通过健康教育、孕前保健、围产期增补含叶酸的复合营养素、产前诊断以及出生缺陷监测等方法降低神经管缺陷的发生，随着这些卫生政策和干预项目的推行，世界范围内的一些地区 NTDs 的发病率出现下降趋势。尽管如此，叶酸干预措施在推广实施过程中仍然存在一些困难与问题。

（1）叶酸增补剂的成分选择：Ray 等病例对照研究结果发现，在低维生素 B_{12} 水平孕产妇中的 NTDs 发生率是正常水平对照组的 3 倍，其建议在现行预防项目中的叶酸中添加合成维生素 B_{12}。另外，一项对 12 个叶酸降低同型半胱氨酸的临床试验的综合分析结果显示，同时补充叶酸 0.5～5.0mg/d 和 0.5mg/d 维生素 B_{12} 可降低同型半胱氨酸水平 32%（单独增补叶酸降低 25%），可看出添加维生素 B_{12} 有增强叶酸预防 NTDs 发生的作用。叶酸缺乏的人群往往同时伴有铁缺乏，因此，将叶酸和铁制成合剂，既可以预防 NTDs 又可以预防贫血。维生素 A、维生素 B_1、维生素 B_6、维生素 C、维生素 E 以及钙和镁对叶酸的吸收均有一定的促进作用，日常多种维生素使用的健康饮食加之 0.4～0.8mg/d 叶酸增补能够很好预防出生缺陷。至于增补剂中是否添加这些元素需要进一步探讨。在先前综合分析中，未发现在增补叶酸的基础上再补充维生素 B_6 有助于降低同型半胱氨酸水平，并且在叶酸增补剂中添加其他成分应考虑到经济成本问题，育龄妇女是否能够承受。

（2）叶酸增补剂的剂量确定：1992 年，匈牙利 center for disease control（CDC）基于随机对照试验和一些观察性研究，提出“所有育龄妇女应该摄入 0.4mg/d 叶酸以降低脊柱裂或其他 NTDs 的发生率”，并且这一剂量被很多国家采纳。1992 年，美国健康与人类服务部公共卫生司也建议摄入剂量为 0.4mg/d（最高不超过 1mg/d）。在中国，1992 年卫生部、计划生育委员会和全国妇联联合倡导育龄妇女至少孕前 1 个月至孕后 3 个月服用小剂量（0.4mg/d）叶酸增补剂，卫生部办公厅于 2010 年印发并执行《2010 年增补叶酸预防神经管缺陷项目管理方案 2》，全国 31 个省（区市）为准备怀孕的农村妇女免费增补叶酸按每人每天 1 片（0.4mg）发放，在孕前 3 个月至孕早期 3 个月服用，预防神经管缺陷。但在人群推广过程中，叶酸增补剂量的相关问题仍然需要进一步探讨。Daly 等完全随机临床研究显示，摄入 0.2mg/d 叶酸能够有效降低 NTDs 的发生并且对于一般人群来说更为安全。基于对 13 个增补叶酸与血清叶酸水平的研究和 1 个叶酸水平与 NTDs 关系的队列研究定量分析结果发现，增补叶酸剂量分别为 0.2mg/d、0.4mg/d、0.8mg/d、1.0mg/d、4.0mg/d、5.0mg/d 时，对应降低 NTDs 发生危险性为 23%、36%、52%、57%、82%、85%。可见，育龄妇女每日增补叶酸剂量为 5mg 能最大限度地降低 NTDs 发生危险度。另外，有研究表明，当血红细胞叶酸浓度≥906nmol/L 时，出生儿发生 NTDs 的危险降至最低，若增补叶酸 0.4mg/d，4 周后还不能使其血红细胞叶酸浓度达到 906nmol/L，而增补 0.8mg/d，血红细胞中的叶酸浓度能够在 4 周内超过 906nmol/L，因此，他们认为增补叶酸预防 NTDs 的剂量采用 0.8mg/d 比较合适。NTDs 知识干预模式的完善、人群 NTDs 相关知识的知晓率、服用叶酸的依从性等因素对干预效果有重要影响。首先，育龄妇女对 NTDs 相关知识的知、信、行有待提高；在沈丽娟等的报道中，浙江余姚地区部分妇女文化程度低，对增补叶酸的意义认识不清；部分妇女认为免费的无好货，盲目在药店购买不正规的叶酸服用；还有一些由于工作或其他原因忘记服用。其次，保健工作人员对 NTDs 专业知识水平也需要进一步增强。郑鑫等研究发现，县、乡医务人员对富含叶酸食物的认知率较低（分别是 24.90%、15.98%），对提倡妇女孕前补充叶酸的原因回答正确率分别为 48.13%和 39.05%，造成医务人员认知程度不高问题的主要原因是其参加相关专业知识培训的机会较少，且县、乡级对于传播媒体的利用率不高，总体来说，县、乡医务人员的综合能力有待提高。所以，NTDs 知识干预模式仍然需要进一步探讨，应该加大项目的健康教育力度并形成长效机制；发挥计生、妇幼保健医院、社区卫生服务中心（乡镇卫生院）、村卫生室的各级网络优势。最后，中国孕产妇大部分是未计划怀孕，当她们发现自己怀孕时往往是在怀孕的第 15 天以后，这时候神经管的关闭已经启动，明显降低了推广叶酸预防神经管缺陷的效果。因此，在改善推广叶酸预防神经管缺陷的效果过程中，非计划怀孕的育龄妇女成为关注点。匈牙利人 Holzgreve2010 年在峰会中提出将叶酸与口服避孕药结合，来提高非计划怀孕产妇的叶酸服用率，并且近来美国食品药品监督局提出了一种新的避孕药，这种药由屈螺酮及乙炔雌二醇（避孕成分）与叶酸钙（叶酸成分）组成。中国或许可以吸取国外的经验，并结合国内国情，将增补叶酸预防神经管缺陷从新婚夫妇源头抓起，探讨出降低非计划怀孕妇女神经管缺陷儿出生率的良好干预模式。NTDs 一级预防措施的实施可降低 NTDs 发生率，为进一步完善干预措施并提高其有效性，需要进一步研究体内叶酸吸收、转运、代谢机制、膳食因素以及人群有关慢性疾病发病风险的影响等问题。同时，对育龄妇女及妇幼保健工作者的 NTDs 相关知识干预及培训必须真正纳入 NTDs 一级预防措施，加大教育及宣传力度，充分发挥各级部门网络优势，使增补叶酸预防神经管畸形深入到每一个育龄妇女当中。另外，由于神经管的关闭是在怀孕 28 天左右，该时间段多数妇女还未意识到自己已经受孕，因此应该将非计划怀孕妇女作为干预项目的重点。对于如何降低非计划怀孕妇女神经管畸形儿出生率问题，将是日后进一步研究及探索的另一个重要的方面。

第二节　同型半胱氨酸与唐氏综合征

唐氏综合征（Down’s syndrome，DS）又称先天愚型、21-三体综合征，在活产婴儿中21-三体综合征的发生率约为1/600～1/1000，属于各国重点预防的出生缺陷疾病之一，也是导致胎儿流产的主要原因之一。陆国书等研究数据显示80%的21-三体综合征胎儿会出现胚胎停育自然流产，同时与DS相关的流产率可达到1/150。随着孕妇年龄的增加卵子老化，导致其发病率增加，但其发病机制尚不完全明确。唐氏综合征的核型主要包括单纯型、嵌合型、易位型，其中绝大多数是单纯型，核型为47XX（XY），+21。一般认为DS的发生是因为在减数分裂时父母生殖细胞21号染色体不分离，使其中某个配子无21号染色体，而另一配子则有2条21号染色体，它们与正常配子受精后，前者一般是流产，而后者则形21-三体综合征。而21-三体综合征是引起儿童不可逆的先天性发育迟缓、智力低下的常见原因，由于常伴有多组织、器官畸形、反复感染，白血病的发生率比正常人群高20倍，给家庭、社会带来沉重的经济和精神负担，且目前尚无有效的治疗方法，严重影响人口素质。因此，通过早期的产前筛查及诊断来减少出生缺陷，提高出生人口素质尤为重要。近年研究发现在出生缺陷发生过程中起重要作用，高Hcy可以透过胎盘屏障，导致胎盘功能受损，发挥细胞毒性作用，在早期胚胎发育过程中过度诱发细胞凋亡，从而引起胚胎畸形。

1. 我国唐氏综合征概况及流行病学　Dr.John Langdon Down在1866年第一次完整的描述了唐氏综合征的典型体征及症状包括这类患儿具有相似的特殊面部特征并发表，因此，以其名字命名这一综合征为唐氏综合征（Down综合征）。1959年证实了唐氏综合征是由染色体异常而导致的。根据中国优生科学协会的推算，我国每年约2000万新生儿出生，其中唐氏综合征患儿约有26600名。

目前我国大约有60万以上的唐氏综合征的患者，近年来可能由于针对唐氏综合征进行了围产期的筛查和诊断，其发病率由1970年的133/1000降到目前的0.92/1000。一些孕妇在孕晚期被发现其胎儿患有唐氏综合征时可选择终止妊娠。目前普遍认为唐氏综合征的发病率和孕妇的年龄有关，45岁的孕妇生产21-三体患儿的可能性约1/20，20岁的孕妇生产21-三体患儿的可能性为1/2000，其中约1/3唐氏综合征患儿的双亲为异位型基因携带者，而染色体核型分析可以检查出异位型基因携带者父母亲生下异位型唐氏综合征患儿的风险概率，可减少唐氏综合征患儿出生。

2. 唐氏综合征可能病因

（1）遗传因素：目前叶酸及其代谢相关酶基因多态性成为研究热点。叶酸属B族维生素，其包括喋啶核、对苯甲酸及谷氨酸3部分。由于人体自身不能合成叶酸，因此必须完全依赖外源性供给以满足机体正常生理需要。正常情况下肝脏和其他组织贮存叶酸5～20mg，一般成人日需50～100μg，但孕妇日需量增加，约需400～500μg/d，这可能与孕妇代谢增加以满足胎儿发育的需要相关。叶酸有两大生物学作用，首先在DNA和RNA合成中，是其关键酶的辅助因子；其次，在氨基酸的甲基化循环中叶酸参与甲基转运，在同型半胱氨酸向蛋氨酸的转化中起主要作用。叶酸的活性形式5-甲基四氢叶酸，作为甲基供给体在维生素B_{12}转成甲基B_{12}过程中提供甲基。甲基化是基因表达、诱变发生及DNA稳定性的表观遗传学决定因素。因此，机体一旦缺乏叶酸或5-甲基四氢叶酸，DNA会处于低甲基化状态，而导致染色体不稳定。同时，孕妇有既往唐氏综合征生育史，再生第二胎患病的几率较一般人高。但梁蓉等通过病例对照研究显示：采用聚合酶链反应——限制性片段长度多态性的方法检测 5,10-亚甲基四氢叶酸还原酶、MTRR 基因 C667T 及 A66G 基因多态性后发现，携带 MTHFR 各突变基因型的母亲与携带野生型 C/C 基因型的母亲相比，分娩唐氏患儿的危险度没有显著提高。虽然在许多研究中 MTHFRC667T、MTRRA66G、MTHFR A1298C 突变基因位点都曾被提到是母亲生育唐氏患儿的危险因素，但尚无可靠的证据证明其与唐氏综合征发生有必然联系，因此需要进一步研究。

（2）致畸物质及环境因素：如孕期接触放射线、苯、农药等，以及使用某些药物如磺胺等都可以引起染色体畸变。崔永根等通过收集延边大学医学院附属医院 1994 年 8 月～2000 年 7 月经染色体核型检查确诊为 21-三体综合征的 58 例病例进行统计分析，发现 21-三体综合征患儿父母均有有害物质接触史，如病毒、药物及化学毒品等，有明显诱因者 30 例（占 51%），不详者 28 例（占 49%）。王逢会等调查 21 例唐氏综合征父母职业发现，唐氏综合征患儿的父母均为农民或工人的家庭比例为 76.2%，远大于父母均为干部的家庭比例（9. 52%），提示接触农药化肥等有毒有害物质有可能增加育龄妇女生育唐氏综合征的概率。同时庞振凌、高立通过横断面研究也得出相同的结论。但这些文献只是提出了这些因素可能与唐氏综合征发病有相关性。如果孕前或孕早期接受过放射线照射，或多次接触小剂量其他辐射物质，其子女中出现唐氏综合征的几率明显增高。

（3）同型半胱氨酸及相关基因：近年来研究发现，母亲同型半胱氨酸水平升高生育唐氏综合征患儿的几率增大。有研究发现当孕妇血清同型半胱氨酸水平＞4.99μmol /L 时其后代发生唐氏综合征的风险增加，同时母亲如果存在 MTHFRC677T、MTHFRA1298C，RFC1 A80G 和 MTRA2756G 3 个或 3 个以上的基因突变时，后代发生唐氏综合征的风险增加 1.74 倍。Scala 等也发现母亲同型半胱氨酸代谢中相关基因的多态性是导致后代发生唐氏综合征的危险因素，相关基因及其相对危险度分别为 MTHFR1298C 等位基因 1.46，MTHFR1298CC 基因型 2.29，RFC-180GG 基因型 2.05，RFC-180G 等位基因 1.80。同时还发现孕妇年龄≥34 岁与 MTHFR1298C 及 RFC-180G 基因有密切关联。有研究者以母亲血清同型半胱氨酸水平作为因变量，将既往是否孕育过唐氏综合征患儿及母亲年龄等作为自变量作线性回归分析，结果发现母亲同型半胱氨酸水平随着其是否孕育过唐氏综合征患儿而变化，提出由于胱硫醚 β 合酶 CBS 基因存在于 21 号染色体上，唐氏综合征患儿的 CBS 过度表达，催化同型半胱氨酸的生成增多，过度消耗一碳单位，从而使叶酸功能缺乏，这可能是导致孕育唐氏综合征患儿母亲同型半胱氨酸水平升高的原因；陈伟华等研究了孕 16～20 周进行唐氏筛查的孕妇，检测了唐氏综合征高危孕妇 90 例和非高危孕妇 30 例的血清同型半胱氨酸水平，结果发现高危组血清同型半胱氨酸平均为（9.89 ± 9.06）μmol /L，非高危组为（4.71±2.18）μmol /L，差异有统计学意义。另有研究检测了 154 名既往有生育过唐氏综合征患儿的母亲和 158 名对照母亲血清同型半胱氨酸水平，两组同型半胱氨酸水平分别为 10.437μmol /L 和 8.600μmol /L，病例组明显高于对照组。因此 HHcy 与不良孕史及出生缺陷密切相关，是引起胚胎畸形重要原因之一。然而，目前关于妊娠期同型半胱氨酸水平的正常参考范围及高 Hcy 血症的诊断界值尚无统一标准，Hacky 导致胎儿畸形、流产、胎死宫内、胎儿宫内生长受限、唐氏综合征的机制尚未清楚，有待于进一步的临床实验研究。

（4）孕妇年龄：孕妇的年龄是影响发病率的主要因素。随着母亲年龄的增大，卵子老化使得子女发病的机会也增高。母亲 25 岁以下，唐氏儿发生率 1/2000；母亲 35～39 岁，唐氏儿发生率 1/50；母亲 40 岁以上，唐氏儿发生率 1/20。朱建生通过病例对照研究，指出孕妇年龄是唐氏综合征发生的主要因素之一。黄蜂、刘艳秋的病例统计分析得到到的结果相同，即高龄产妇易生育唐氏综合征患儿。同时这些数据告诉我们，高龄产妇必须作产前诊断，然而年轻的母亲也并非没有可能生产唐氏儿。近年来国内外都发现，生育患儿的女性平均年龄有所下降，可能与致畸物质、感染等因素有关。而至于男性的年龄是否会影响子女的发病率，目前还没有定论。

3. 唐氏综合征发病机制 一般由于父母生殖细胞减数分裂期 21 号染色体的不分离，其发生机制系因亲代（多数为母方）的生殖细胞在减数分裂时，染色体不分离所致。孕妇年龄越大，唐氏综合征发生的可能性越大，在对正常二倍体父母屡生 21-三体儿的家族研究中发现，父母生殖细胞存在的嵌合 21-三体细胞系及母源 21 号染色体的单亲二体也是发生 21-三体的原因。可由父母之一为 21 号染色体平衡易位携带者遗传而来，除有染色体易位外，双亲外周血淋巴细胞核型大都正常，产生唐氏综合征表型特征的 21 号染色体的关键部位是 21q22.1～q22.2，不包括这一区带的 21 部分三体均不呈现 Down 综合征。

4. 唐氏综合征的临床表现 唐氏综合征患儿在出生时已具有特殊面容，可见通贯手，草鞋足，眼距增宽，鼻梁塌陷，眼裂及外耳小，眼外侧上斜，舌胖、舌常伸出口外且伸舌居中，流涎多。患儿常呈现嗜睡状态，枕部平呈扁头，前囟闭合晚。神经发育迟滞，智力发育随年龄增长而逐渐下降明显，不同患儿的智能发育不一，智商一般约 25～50，严重者生活不能自理。动作发育迟缓，出现身材矮小，头围及骨龄均小于同龄人，头前，后径短，四肢短，由于韧带松弛，肌张力低下，关节可过度弯曲，手指粗短，小指向内弯曲。

5. 唐氏综合征的诊断

（1）外周血细胞染色体核型分析：细胞遗传学研究发现，在 21 号染色体长臂 21q22 区带为三体时，该个体具有完全类似唐氏综合征的临床表现，相反，该区带为非三体的个体则无唐氏综合征的典型症状。因此推论，21q22 区可能是唐氏综合征的基因关键区带，又称为唐氏综合征区。按染色体核型分析可将唐氏综合征患儿分为三型：

1）标准型：占全部病例的 95%。患儿体细胞染色体为 47 条，有一个额外的 21 号染色体，核型为 47，XX（或 XY），+21。

2）嵌合体型：占本症的 2%～4%，患儿体内有 2 种或者 2 种以上细胞株（以 2 种为多见），一株正常，另一株为 21-三体细胞，临床表现的严重程度与正常细胞所占百分比有关，可以从接近正常到典型表型，21-三体细胞株比例越高，智力落后及畸形的程度越重。

3）易位型：占 2.5%～5%，患儿的染色体总数为 46 条，多为罗伯逊易位，是指发生在近端着丝粒染色体的一种相互易位，多为 D/G 易位，D 组中以 14 号染色体为主，即核型为 46，XX（或 XY），–14，+t（14q21q）；少数为 15 号染色体易位，这种易位型患儿约半数为遗传性，即亲代中有平衡易位染色体携带者。另一种为 G/G 易位，较少见，是由于 G 组中 2 个 21 号染色体发生着丝粒融合，形成等臂染色体 t（21q21q），或 1 个 21 号易位到 1 个 22 号染色体上。

（2）血清学筛查：采用测定孕妇甲胎蛋白（AFP）、血清绒毛膜促性腺激素、游离雌三醇（FE3）进行唐氏综合征筛查的探索已有多年，这是一种怀孕中期指标（13^{+6}周以后）。根据这 3 项（也可测定 hCG 和 AFP 两项在孕早期）血清学指标以及孕妇年龄、B 超体重来推算不有唐氏综合征患儿的风险率，根据风险率的高低再进一步进行确诊检查，该项筛查具有简便、经济方便等优点，缺点是仍存在假阳性率和漏诊率（假阳性率为 5%时，漏诊率约 20%）。

（3）影像学筛查：包括超声筛查及胎儿核磁共振，主要针对唐氏综合征合并的一些超声软指标进行筛查。

1）早孕期 NT（胎儿颈项透明层厚度）超声筛查：一般在孕 11～13^{+6}周进行，主要检测胎儿顶臀径、NT、鼻骨发育等情况，一方面根据胎儿各径线判断胎儿大小是否符合孕周，另一方面可早期发现部分严重的胎儿畸形。临床医师需根据胎儿 NT 值判断孕妇是否需要进一步行介入性产前诊断。如胎儿 NT≥3mm，应建议孕妇在早孕期行绒毛穿刺和胎儿染色体检查。NT 增厚不但提示胎儿染色体异常风险增加，同时说明胎儿患先天性心脏病概率也相应地增加。研究表明，NT 厚度＞2.5mm 或其增厚＞95 位百分数与先天性心血管疾病的发生关系密切。在孕 15～23 周测量胎儿颈后皮肤厚度即颈部皮肤皱褶（nuchalskinfoldthick，NF），NF 增厚与染色体异常密切相关，Tamsel 等认为中孕期 NF≥6 mm 时对胎儿罹患 21 -三体综合征的预测值很高，应进行侵入性检查。目前国内外普遍认为孕 15～18 周 NF≥5 mm 或孕 18～23 周≥6 mm 为异常。

2）脑室增宽：侧脑室宽度是衡量脑室扩张的一个常用指标，一般认为正常值上限为 10mm。胎儿侧脑室扩张（fetal cerebral ventriculomegly，CVM）≥15 mm 为中重度侧脑室增宽，其最常见于中枢神经系统畸形；但孤立性边界性 CVM（CVM 10～15mm）认为可能合并染色体核型异常，有研究发现约 1.4%的唐氏综合征胎儿在中孕期发现有边界性 CVM，有学者指出边界性 CVM 是染色体异常的独立危险因素，对于边界性 CVM 都应行染色体检查，尽管其非整倍体的发生率较低。

3）胎儿鼻骨的缺如：鼻骨发育不良与染色体异常关系密切，Cicero 等首次报道三倍体胎儿鼻骨缺失的发生率与正常胎儿有显著差异，21-三体、18-三体、13-三体的鼻骨缺失发生率分别为为 73%、57%、32%，而染色体正常组为 0.5%。Viora 等研究结果提示孕中期 21-三体组胎儿的鼻骨缺失发生率为 55.5%，而假阳性率仅为 5.1 %。陈琮瑛等研究结果显示，57.1 %的唐氏综合征患儿存在鼻骨缺失或发育不良。此外鼻骨缺失检出率随着胎儿头臀径增长而下降，随着胎儿颈后透明带厚度的增加而上升。因此，在孕早期检测胎儿颈后透明带厚度的同时检测有无鼻骨缺失或发育不良，对预测唐氏综合征的具有重要意义。以上均提示鼻骨发育异常是筛查唐氏综合征的重要超声软指标。

4）胎儿短长骨：有研究表明长骨缩短与染色体异常特别是唐氏综合征的风险增加密切相关，唐氏综合征中，24%～45% 股骨偏短，24%～54%肱骨偏短，肱骨偏短比股骨偏短具有更高的价值。

5）胎儿肾盂增宽：胎儿肾盂扩张发生率为 1%～5%，主要引起肾盂扩张的原因为泌尿系统发育异常，而孤立性的轻度肾盂扩张可能与染色体异常相关，有研究表明约 17%的唐氏综合征胎儿有肾盂扩张的表现，孤立性肾盂扩张的胎儿患染色体异常的概率约为 1/300。Feldman 等主张肾盂扩张的诊断标准为：15～20 周≥4 mm，21～30 周≥5 mm，31～40 周≥7 mm，40 周以上≥10 mm。

6）心室内强回声灶（echogenic intracardiac focus，EIF）：Smith-Bindman 等进行的荟萃分析结果表明，胎儿 EIF 与唐氏综合征的发生有关，应用 EIF 作为标志物进行胎儿染色体筛查的灵敏度为 11%。Bromley 等研究表明，18%的唐氏综合征胎儿可至少检出 1 个心内强回声灶，是正常胎儿的 4 倍。尽管有证据支持采用 EIF 作为高危人群唐氏综合征的标记，但在非选择性的人群中采用这一指标表示怀疑，虽然孤立性心事强回声灶虽增加了唐氏儿发生的风险，但这一增加是微小的，如果是复杂性 EIF 应作为侵入性检查的指征。

7）肠管回声增强：一般多为生理性表现，多数在妊娠期可自行消失，但一部分也被证实与染色体畸形相关，需要动态监测，Simon-Bouy 等研究发现：682 例肠管强回声胎儿中 3.5% 胎儿有染色体异常，其中约 70%为唐氏综合征。肠管回声增强可以作为筛查染色体异常的一项超声软指标，尤其是较早出现或同时合并其他多项超声软指标阳性时，临床医生应联合孕妇唐氏筛查风险值以判断孕妇是否需要进一步行介入性产前诊断。总之，超声检查具有安全、便捷、无损伤等优点，能实时观察胎儿各个部位及脏器，可以从早孕期贯穿至临产。但其也有其局限性，可因人员技术及仪器设备的差异使得超声无法发现微小结构畸形或器官功能障碍，且超声易受孕妇腹壁脂肪厚度及羊水量的影响，有时会成像模糊，给筛查或诊断造成一定困难。

（4）分子生物学技术

1）无创产前筛查（non-invasive prenatal diagnose，NIPT）：高通量基因测序即无创母血DNA 筛查，通过抽取孕妇外周血，提取其中胎儿游离 DNA 片段并利用新一代 DNA 测序技术对胎儿游离 DNA 进行测序，并将测序结果进行生物信息分析，从而检测胎儿是否患 13-三体、18-三体及 21-三体这三大染色体疾病。其具有高敏感性、高特异性且存在较低的漏诊率和假阳性率，同时较安全，不存在流产、感染、死胎的介入性产前诊断的相关风险；但缺点是价格较高，且仅筛查 13-三体、18-三体、21-三体及性染色体数目异常。目前，原则上对于唐氏筛查高风险及高龄的孕妇，应该进行介入性产前诊断，但很多孕妇因顾虑流产、感染、胎儿损伤等风险而不愿接受介入性穿刺，这类孕妇可选择 NIPT 高通量基因测序。其次，对于不适合行介入性产前诊断者，如珍贵儿及习惯性流产者，也可建议行 NIPT 高通量基因测序。但对于妊娠不足 12 周、双胎及多胎、体重大于 100kg、1 年内接受过异体输血或免疫疗及孕妇本人为恶性肿瘤患者，应避免 NIPT 高通量基因测序。

2）荧光原位杂交技术（fluorescence in situ hybridization，FISH）：基本原理是用特殊的核苷酸分子标记 DNA（或 RNA）探针，然后直接将探针杂交到染色体上，再用与荧光素分子偶联的单克隆抗体与探针分子特异性结合，对染色体上 DNA 序列进行定性、定量、定位分析。目前在国内产科的主要应用 FISH 来筛查 13-三体、18-三体、21-三体及性染色体的数目异常，虽然具有快捷、灵敏、准确等优点，但因其造价较高，操作复杂，过程复杂，故较少应用。FISH 在国际上主要用来定位遗传病的基因及验证基因芯片。

3）荧光定量聚合酶链反应技术（fluorescence quantitative polymerase chain reaction，QF-PCR）：应用 QF-PCR 技术扩增孕妇绒毛、羊水或脐血中的 21、18、13、X 和 Y 染色体的特异性短串联重复序列（short tandem repeat，STR），根据荧光信号的收集，可以准确得到胎儿 21、18、13 及 X 和 Y 的拷贝峰值，进而判断胎儿是否为胎儿染色体非整倍体异常。与传统的羊水细胞培养相比较，该技术具有操作简单，结果可靠，快速简洁（48 小时内可得到结果），大大缓解了孕妇及家属的焦虑情绪。但缺点是仅可检测 13、18、21 号染色体及性染色体的数目异常，无法检测染色体结构异常，且存在一定的漏诊率。

4）介入性产前诊断：高龄、唐氏筛查高风险、超声提示胎儿发育异常及怀疑胎儿罹患唐氏综合征或基因病等情况，均建议孕妇行介入性产前诊断和胎儿染色体核型分析。目前根据不同孕周介入性产前诊断技术不同，如早孕期绒毛活检（11～13^{+6}周）、中孕期羊膜腔穿刺（16～23 周）、晚孕期脐静脉穿刺（＞23 周）。其中羊膜腔穿刺技术最为常用，即在 B 超引导下，将针通过孕妇腹部刺入羊水中，抽取羊水，对胎儿细胞进行染色体分析，适宜孕 16～23 周的孕妇。其优点是可以全面直观地检测 46 条染色体数目及结构异常，可为后续的分子生物学检测提供物质基础；缺点是存在流产（羊水及绒毛穿刺流产率约 0.3%～0.5%，脐血穿刺约为 0.5 %～1%）、胎儿损伤、感染及死胎等风险。

6. 唐氏综合征的发病机制　一般认为亲代（多数为母方）的生殖细胞在减数分裂时，近端着丝染色体不分离导致 21-三体综合征，而对于其具体发病机制尚不明确。目前存在两种假说：发展不平衡假说和基因剂量效应假说。

（1）发育不平衡假说：是人们对唐氏综合征最初的认识，认为在不同细胞的不同发育过程中，21 号染色体上存在成千上万种基因剂量的整体失衡，非特异性地干扰了基因的表达和调控，打乱了细胞内环境平衡，因此导致唐氏综合征的发生。

（2）基因剂量假说：主要解释为 21 号染色体上剂量敏感的基因（如 DSCR1 和 DYRK1A 等）过度表达产生的效应，其过度表达产生的作用可以是量变也可以是质变。这种剂量不平衡可引起各种基因表达失衡导致唐氏综合征的特殊表型。剂量敏感的基因产生的效应可分为初级、次级基因效应。理论上唐氏综合征患儿由于多了 1 条 21 号染色体会导致 mRNA 及其基因产物蛋白质相应的增加 50%，实际上，在基因转录过程中产生的初级效应，21-三体 1.5 倍量的基因使基因表达也增加了 1.5 倍。次级效应是 21 号染色体上剂量敏感的基因编码的转录因子和其他蛋白质，可直接或间接使其他基因表达受影响，一方面通过叠加效应或同步化效应放大信号，使基因表达过量，但不是增加 1.5 倍；另一方面通过下调 21 号染色体或其他染色体上的基因表达使基因组中下游区域基因的转录调控失常。在不同的细胞和不同的时期，这种转录调控效应表现也不同。由于调节性反馈调控环的作用使很多基因表达保持在正常水平，而总体转录/蛋白质水平到达一定阈值量，就会出现特征性表型，包括唐氏综合征的脑病变及认知障碍。许多研究表明 21 号染色体长臂远端的特定区域（21q22.1～21q22.3）为唐氏综合征关键区域（Down’s syndrome critical region，DSCR）。关键区域所含的基因是基因敏感的基因，可以编码成多种与 DS 发病机制相关的酶或酶复合物，包括 Cu^{2+}/Zn^{2+}过氧化物歧化酶（Cu^{2+}/Zn^{2+} superoxide dismutase，SOD-1），CBS 等。在唐氏综合征患儿胎儿大脑中 SOD- 1 的活性增强，其增强了脂质过氧化反应；而 CBS 的活性增强使同型半胱氨酸代谢中断；同时体外实验已经证实，CBS 活性增加将最终导致叶酸代谢异常' 而叶酸代谢异常可能与唐氏综合征的染色体不分离的关系密切。

7. 唐氏综合征的常见并发症 一般唐氏综合征患儿常伴心脏及消化系统发育畸形，如先天性心脏病、气管食管瘘、脐疝、十二指肠闭锁等；同时因为免疫功能低下，易发生感染；白血病的发生率增高；性腺发育迟缓，如男性常为隐睾等，偶见癫痫发作等。

（1）先天性心脏病：唐氏综合征患儿发育畸形中最常见的一类。轻者一般无症状，可在查体时发现，重者可出现活动后呼吸困难、发绀甚至晕厥等症状。患此病儿率高达 40%，尤其是心内膜不全比例较高，常可通过手术进行治疗。

（2）消化器官畸形：如先天性食道闭锁症（由于先天性食道闭锁的胎儿在宫内不能吞咽羊水，故常伴孕妇羊水过多，同时先天性食道闭锁的胎儿常伴其他先天畸形），十二指肠狭窄，常常于出生后 4 天～1 个月发生呕吐，每天呕吐 1～2 次，呕吐物多含胆汁。大便次数和性质均可正常，腹胀症状表现轻重不一，严重患儿查体可见胃蠕动波、振水音等，肛门闭锁（直肠下端与外界不相连接）等。

（3）免疫功能低下：常发生各种感染，如内耳积蓄液体引起浸出性中耳炎，听力下降；由角膜，水晶体异常引发近视，远视，散光等眼部异常疾病等；一时性骨髓异常增生症，急性白血病比一般增高 10～30 倍，并发该病的发生率约为 1%。

（4）白内障：患儿可出现视物模糊，可表现为怕光、视物颜色呈黄色或较暗，甚至出现复视及看物体变形等症状，并发该病的发生率约为 2%。

8. 唐氏综合征的防治 唐氏综合征胎儿一旦出生则无法治愈，唯一避免的方法就是进行产前筛查和产前诊断，查出后立即终止妊娠，如出生后伴有先天性心脏病、胃肠道或其他畸形，可考虑手术矫治。对于已经出生的唐氏综合征患儿应长期进行耐心的教育和训练，以增强患儿的体力和生活能力，加强护理，预防感染及传染病。

（1）遗传咨询：孕妇年龄愈大，唐氏儿发生风险率愈高。标准型唐氏综合征的再发风险率为 1%。易位型患儿的双亲应进行核型分析，以便发现平衡易位携带者：如父方为 D/G 易位，则风险率为 4%。如母方为 D/G 易位，则每一胎都有 10%的风险率；绝大多数 G/G 易位病例均为散发，父母亲核型大多正常，但亦有发现 21/21 易位携带者，其下一代 100%罹患唐氏综合征。

（2）产前诊断：产前诊断是防止唐氏综合征患儿出生的有效措施。已有该病生育史的夫妇再次生育时应作产前诊断，即染色体核型分析，取样包括孕中期羊膜腔穿刺培养羊水细胞、胚胎绒毛细胞和孕中期脐带血淋巴细胞等分析。产前筛查血清标志物 hCG、AFP 测定有一定临床意义，因为它能够减少羊膜腔穿刺进行产前诊断的盲目性，提示高危孕妇群的存在，使这些孕妇得以作进一步的产前检查和咨询，最大限度地防止唐氏综合征患儿的出生。

第三节　同型半胱氨酸与先天性心脏病

先天性心血管病是先天性畸形中最常见的一类，是胎儿时期心脏血管发育异常所致的心血管畸形，是小儿最常见的心脏病。在人胚胎发育时期（怀孕初期 2～3 个月内），由于心脏及大血管的形成障碍而引起的局部解剖结构异常，或出生后应自动关闭的通道未能闭合（在胎儿属正常）的心脏，称为先天性心脏病。除个别小室间隔缺损在 5 岁前有自愈的机会外，绝大多数需手术治疗。临床上以心功能不全、发绀以及发育不良等为主要表现。其发病率约占出生婴儿的 0.8%，其中 60%于 1 岁内死亡。发病可能与遗传尤其是染色体易位与畸变、宫内感染、大剂量放射性接触和药物等因素有关。随着心血管医学的快速发展，许多常见的先天性心脏病得到准确的诊断和合理的治疗，病死率已显著下降。

一、先天性心脏病的流行病学

先天性心脏病发病率较高，在出生婴儿中达 0.4%～0.8%，随着科学的发展和医疗技术水平的提高，新生儿死亡率已经明显下降，出生缺陷已逐渐成为我国围生期儿死亡的主要原因，目前活产儿先天性心脏病的发病率居所有出生缺陷疾病中首位，有统计显示小儿先天性心脏病的患病率在我国呈上升趋势。多个国家和地区的研究显示，活产儿先天性心脏病发病率为 6‰～13‰。国内学者研究显示，我国活产儿先天性心脏病发病率在 8‰左右。由于我国出生人口基数大，每年约有 2000 万新生儿出生，按全国平均发生率估算，全国每年约有 20 万 CHD 患儿出生，严重危害着儿童的生命与健康。据世界卫生组织（World Health Organization，WHO）报道，出生缺陷在全世界范围内是导致胎儿死亡率及儿童发病率升高的主要原因，发病率大约占每年出生人数的 2%～3%。而其中 CHD 几乎占据了我国新生儿主要出生缺陷疾病的 1/3，发病率及死亡率都位居出生缺陷性疾病的首位。在欧美国家中每 125 个活产新生儿中就会有 1 例 CHD 患儿，发病率为 8‰；澳大利亚报道其活产胎儿的 CHD 患病率为 1.07‰；巴西报道其活产新生儿的发病率为 5.49‰。据 20 世纪 80 年代末上海杨浦区和徐汇区流行病学调查显示，CHD 发病率为 6.87‰。北京市对 2007 年 1 月 1 日到 12 月 31 日期间出生的 84062 名胎儿进行调查显示，CHD 患儿共有 686 名，总体（包括死胎、死产胎儿和活产儿）CHD 的发病率为 8.2‰，其中活产儿 CHD 的发病率是 6.7‰，死胎死产胎儿的发病率为 168.8‰。由于我国出生人口基数大，每年大约有 2000 万胎儿出生，因此推测每年约有近 20 万各种类型的 CHD 患儿出生。据北京市 20 世纪 70 年代的统计，CHD 占胎儿主要疾病死亡总数的近 1/3，仅次于肺炎而居死亡的第二位，而在 15 岁以下儿童中则占全部死因的 23.4%，居第一位。随着现代化工业的发展，生活节奏明显增快，环境污染加重，CHD 患儿出生人数出现逐年增高的趋势。据国家出生缺陷检测中心报告，1996～2004 年，我国城市地区 CHD 的发病率已从 6.67/万上升到了 20.97/万，上升的幅度为 214.39%；农村地区则从 4.86/万上升至 13.17/万，上升幅度为 170.98%，并且以沿海城市的增幅最大，从 9.57/万上升至 33.35/万，上升幅度高达 248.48%。因此，CHD 已经成为影响我国儿童身心健康以及人口质量的重大公共卫生问题。CHD 是一种多因素疾病，由胚胎期遗传因素和环境因素的共同作用，导致心脏血管发育异常，但由于该病的发病机制尚未阐明，究竟哪些因素可导致 CHD，各研究结论不一致，使一级预防至今未能有效开展。临床上以心功能不全、发绀以及发育不良等为主要表现。其临床后果极为严重，通常导致流产、死胎、死产、新生儿死亡，以及儿童、青少年和成人残疾。先心病已成为影响儿童身心健康及人口生存质量的重大公共卫生问题，给社会和家庭造成严重的经济和精神等方面的负担。因此通过研究先心病的病因及危险因素，进行相应的遗传咨询，以期减少先心病的发病率，对提高我国人口素质具有重要的意义。

二、先天性心脏病的病因

近年来，我国胎儿及5岁以下儿童的死亡率已大幅度地降低并接近了发达国家的水平，然而随着死亡率的变化，儿童的死因构成也发生了较大的转变，在感染性的疾病得到控制后，先天性心脏病（CHD）已上升为我国 5 岁以下儿童的主要死因。CHD 作为一类有严重危害的先天性畸形，经常会造成流产、死胎、新生儿死亡，即便患儿存活，其身高、体重也将会明显的低于同龄的正常儿童，甚至语言能力也会低于同龄正常儿童。同时由于 CHD 患者心脏功能先天不全，生活质量及劳动能力都将会受到很大影响，这将会给家庭和社会都带来沉重的精神和经济负担。胎儿心脏发育的过程是连续且极其复杂的，其中任何一个环节受到负面因素的影响都可能导致心脏结构和功能的发育异常。目前已知的CHD类型至少超过35种，但其中大多数的病因尚未清楚，仅有 10%～20%的 CHD 患儿有比较明确的致病因素。影响心血管系统发育的危险因素非常多，目前研究比较多的危险因素主要包括遗传基因因素和环境危险因素。

（一）CHD 的遗传基因因素

1. 染色体畸形 染色体畸形包括染色体数目异常和染色体结构畸变。由于染色体畸形所引起的CHD约占5%，常常表现为全身各个系统畸形的一部分。其中包括心血管系统畸形，常见的一些综合征见表 8-1。

表 8-1 伴有 CHD 的综合征及染色体异常

综合征	染色体核型	临床表现
21-三体综合征（Down 综合征）	47，XX，+21 或 47，XY，+21	20%～50%患儿合并有 CHD，类型多为室间隔和房间隔缺损
18-三体综合征	47，XX，+18 或 47，XY，+18	80%～90%患儿合并有 CHD，类型多为室间隔缺损，动脉导管未闭，肺动脉瓣狭窄
13-三体综合征	47，XX，+18 或 47，XY，+18	80%～90%患儿合并有 CHD，类型多为室间隔缺损，动脉导管未闭，完全性大动脉转位
5P-综合征（猫叫综合征）	第五对染色体短臂缺损	25%患儿合并有 CHD，类型多为室间隔、房间隔、房室间隔缺损

2. 单基因突变 单基因突变也被称为孟德尔遗传病，由其所致的 CHD 大约占 3%，主要包括：

（1）常染色体显性遗传病：包含马方综合征，其 30%～60%患儿合并有 CHD，类型为升主动脉扩张、主动脉瘤、主动脉瓣关闭不全等；Holt-Oram 综合征，亦称手心综合征，其50%患儿合并 CHD，类型多为房室间隔缺损和室间隔缺；另外还有 Noonman 综合征和不伴耳聋的长 QT 综合征等。

（2）常染色体隐性遗传病：包含 Ellis-Van Greveld 综合征，亦称软骨外胚胎发育不全综合征；伴耳聋的长 QT 综合征；乌头侏儒征等。

（3）伴性遗传病：包含进行性肌营养不良症假肥大型，即 Duchnne 型等。

3. 多因子遗传　作为遗传因素和环境因素相互作用的结果，多因子遗传病因占CHD的90%以上，该理论认为胚胎期的遗传因素和环境因素共同作用造成的心血管系统发育异常是CHD的主要原因。在ASD及VSD的致病基因研究中发现以下的相关基因和CHD的发病有关。

致病风险基因（CRELD1）：CRELD1的家族包含了2个参与细胞黏附过程的细胞基质蛋白，处于染色体3p25上，近些年来被研究者认为是第一个散发性房室间隔缺损（AVSD）的致病风险基因。CRELD1基因的突变增加了AVSD的发病风险。另外，其他的候选发病基因包括：①CRELD2是CRELD1的同源基因，二者编码的蛋白结构高度的相似且功能相关。②GATA4是心脏发育过程最重要的转录因子之一，初期在心肌的中层表达，之后在心脏和血管的肌层及内膜表达，并参与心肌细胞的分化，研究发现GATA4与ASD和VSD相关。③骨发育蛋白4（BMP-4）为转化生长因子（TGF-β）的家族一员，目前认为在房室分隔过程中起到重要的作用。其缺失与ASD及VSD的发生相关。并且BMP-4表达水平越低则心脏畸形的表现就越严重。

（二）CHD的环境影响因素

心脏胚胎发育的关键时期是在第2～8周，在怀孕前3个月至孕早期3个月内，孕妇若暴露在危险因素中，则胎儿将有可能出现心血管畸形。据一项研究表明，因为一些潜在危险因素的影响，某些类型CHD的发生率会高出30%。目前认为可导致CHD发生的主要环境影响因素如下：

1. 母亲的影响因素

（1）母孕期的精神刺激：孕期不良生活事件指孕期突然遇到的强烈刺激或慢性长期刺激引起的精神紧张和内心矛盾而使人压抑、沮丧、悲伤的事件。人类在受到创伤或心情紧张时可刺激交感神经-肾上腺髓质系统和垂体-肾上腺皮质系统，引起一系列生理功能的异常改变，如血糖升高、内脏血流量减少、外周血管阻力增加、免疫功能下降等。但致畸机制尚不清楚，有待进一步研究。

（2）母孕期感染和母亲疾病：母孕期宫内感染与CHD的发病关系密切。Givens报道，在妊娠的前3个月内感染风疹病毒后患有先天性心血管缺陷的比例较高。高莉洁等研究显示孕期内感冒发烧（高于38℃）是CHD的危险因素（OR：4.929）。妊娠的前3个月内发热则胎儿发生心脏缺损风险的概率将会增加1倍。微小病毒B19是近些年来最新发现的和人类疾病极其相关的病原体。妊娠期间感染这一病毒将会经过胎盘感染胎儿，造成心肌炎、室间隔缺损、先天性扩张性心肌病、死胎等。另外，母亲的某些疾病也被认定与CHD有关。如母亲患有苯丙酮尿症在未治疗的情况下将会导致CHD的风险大于6倍，易造成法洛四联征、动脉导管未闭、室间隔缺损、单心室等；一项研究报告显示母亲肥胖会造成心脏畸形发生的风险增加6.5倍；通过母婴传播母亲艾滋病毒能够垂直传播给后代，使胎儿心肌组织肥大和显著左心室肥大的风险明显增加，并且发生左心室局部缩短的可能性更大。除此之外，母亲患有系统性红斑狼疮、糖尿病、癫痫等疾病也被认为与子代先天性心脏结构畸形有关。

（3）母孕期服药：根据相关文献报道，母亲在怀孕期间尤其是初期使用某些药物和子代CHD的发病有一定关系。其中沙利度胺是最为严重的心脏致畸剂，易导致室间隔缺损、完全性房室隔缺损甚至心脏圆锥干畸形，为孕期和准备怀孕的女性所禁用。目前该药对怀孕的妇女没有安全剂量，因为有报道称即使孕期摄入了一个含量为50mg的胶囊也将有可能导致胎儿心脏畸形。Zierler等在对CHD和母亲用药的研究中发现，母亲使用抗惊厥药、雌激素等将会增加CHD的发病因素。国内外研究显示孕妇使用布洛芬、阿司匹林等非甾体类抗炎药可以增加大动脉转位、房室间隔缺损和二叶式主动脉瓣等的风险。另外，有研究证明，孕早期使用红霉素类、锂剂、安非他明类和治疗甲状腺类的药物都会增加心血管畸形的发病风险。

（4）化学物质：目前，农药、油漆、颜料、涂料等化学物质在世界范围内被广泛使用，导致育龄期夫妇在孕前、中期暴露于化学污染物中的机会很大。某些有毒化学成分可以经过皮肤黏膜或者呼吸道吸收进入人体，继而以化合物的形式影响胚胎心血管系统的发育。Loffredo 等研究表明，孕早期暴露于灭鼠剂和除草剂与大动脉转位等先天性心血管发育异常相关。然而，化学污染物的剂量、接触时间和接触途径与 CHD 之间的确切关系目前仍然无法界定。

（5）空气污染及噪音污染："妊娠早期孕妇居室与马路距离小于 50m" 在单因素和多因素的分析中都显示其是 CHD 的危险因素，这是由于交通工具是空气污染的主要来源，并且增加了暴露于噪音污染的机会。Strickland 等对美国佐治亚州 1986～2003 年妊娠 20 周以上并且在妊娠 3～7 周时受到空气污染的妇女进行研究发现，空气污染物中的臭氧、二氧化硫、一氧化碳、二氧化碳和空气中的颗粒物有可能会造成房间隔缺损、动脉导管未闭及左心室发育不良综合征等 CHD。

（6）孕妇年龄：Reefhuis 等对 1968～2000 年的先天性心脏缺陷表明 35～40 岁年龄间高龄产妇患先天性心脏畸形的危险度较普通孕妇较高。Loane 等的研究显示年龄低于 20 岁的青少年母亲生育的胎儿更容易患动脉转位。因此，24～30 岁被认为是最佳的生育年龄。

（7）孕期吸烟或被动吸烟：母亲吸烟能够使碳氧血红蛋白升高，引起血液的输氧能力降低，造成胎儿缺氧，从而导致患 CHD 的危险度增加。并且，烟气之中包含着烟碱、苯并芘和重金属铅等众多有害化学物质，会对胎儿的器官发育造成不良的影响，使 CHD 的危险度增加。据 Hawamdeh 等报道，和经常吸烟的配偶在一起生活，所吸入的尼古丁量与自己每年主动吸 60～150 支烟相当，因此，被动吸烟也是危害胎儿发育的重要危险因素，增加 CHD 的发生危险。

（8）孕期饮酒：尽管目前许多相关研究结果显示酒精对 CHD 的致畸作用较为微弱，但自 Jones 和 Smith 等于 1973 年第一次报道胎儿酒精综合征开始，酒精对胎儿的危害逐渐受到人们的重视。Carmichael 等的研究表明，母亲在妊娠期间若饮酒频率高于每周一次，则后代发生共同动脉干缺陷的危险度是不饮酒的母亲的 1.9 倍。且其危险度随着饮酒次数和量的增加而上升，存在剂量反应关系。Tikkanen 表明母亲在孕期前 3 个月饮酒的胎儿发生室间隔缺损的机会（47%）和控制饮酒者相比（38%）较大。因此，母孕期尤其是孕早期应禁酒或限酒以降低 CHD 的发病风险。

2. 父亲的影响因素

（1）父亲长期嗜酒：父亲长期嗜酒被认为是 CHD 的危险因素，刘辉等认为这可能是由于酒精能损害男性睾丸的间质细胞，引起精子的形态改变，活动力降低，精子数减少，精子的畸形和发育不良而导致后代发育异常。袁雪等研究结果显示，父亲在母亲妊娠半年前长期嗜酒是 CHD 的危险因素。王建波等调查发现母亲妊娠前半年父亲饮酒，胎儿发生房间隔缺损的风险将增加 1 倍。

（2）父亲职业接触不良物质：父亲接触毒物与 CHD 有关，李有金等研究表明，如果父亲因职业等原因长期接触农药、化肥、油漆等有害物质，母亲接触染有这些有害物质的衣服，通过呼吸道和皮肤吸收毒物，也会对胎儿产生致畸作用。

3. 其他影响因素

（1）饮用水源：Cedergren 等的研究表明饮用水的消毒剂二氧化氯有可能增加心脏缺损的发生率。Bove 等检测到公共供水系统有机污染物苯、三氯乙烯、四氯乙烯和 1,2-二氯甲烷等与室间隔缺损的发生成正相关。因此，公共饮用水消毒剂的污染问题应当引起社会和国家足够的认识。

（2）地理位置：宋书帮等的研究显示高原地区 CHD 的患病率明显高于平原地区，西部地区（海拔 2261m）的患病率是 0.71%，昆仑山地区（海拔 2800m）的患病率是 1.33%，玉树地区（海拔 4068～4887m）的患病率是 1.38%，可以发现患病率和海拔高度呈正相关。Miao 等对中国 4500m 海拔的四个调查点 1116 名学生进行调查发现在三个调查点上，动脉导管未闭和房间隔缺损发病率较高。这主要是因为高海拔地区的大气氧气密度较低，使动脉导管不能闭锁。

（3）孕期季节：刘辉等的研究表明，冬春季节怀孕者孕育 CHD 患儿的风险较大。这是因为冬春季节的空气寒冷干燥，容易造成各类病原体生长繁殖，因而孕妇受到感染的几率增大，从而易导致胎儿畸形。另外，冬春季节的室内外空气污染较为严重，有害物质引起人体细胞内的染色体产生异常，造成胎儿畸形。

（4）经济状况：Carmichael 等的研究表明孕妇家庭社会经济地位低增加了子代发生大动脉转位的风险。张成香等对山西介休地区的调查显示 CHD 的发生与不良经济生活条件有关，家族经济优、良、中、差与心脏畸形的发生存在明显的差异。赖小今的分析显示农村和边远地区胎儿患 CHD 的危险度高于城市胎儿。

综上所述，引起 CHD 的危险因素是相当复杂的，其发生也往往是多个危险因素综合作用的结果。目前很多学者从遗传学和环境因素的角度进行了大量的研究工作，但 CHD 的病因目前仍然没有完全清楚，因此寻找致病因素，从根本上预防 CHD 仍然是一项极其艰巨的任务，需要进一步的研究和探索。

三、先天性心脏病的发病机制

目前认为先天性心脏病的发病机制是由于在胚胎期发育出现差错所致。其类型有：①不发育：如动脉干永存和动脉瓣异常；②发育不全：如二尖瓣脱垂综合征；③发育异常：如先天性三尖瓣下移畸形；④错位：如心脏位于上腹部或颈部，发绀四联征；⑤融合不良：如心内膜垫缺损；⑥融合异常：如房室瓣狭窄；⑦吸收不足；⑧吸收过度：如室间隔肌缺损；⑨开放部位持续未闭：如动脉导管未闭，左上腔静脉永存；⑩异常闭锁：如主动脉弓中断等。

（一）转录因子基因突变引起先天性心脏病的机制

心脏特异转录因子是指那些主要在心肌细胞中表达的关键的转录活化因子，并且调控那些编码心肌细胞结构蛋白或调节蛋白的心脏基因的表达。研究的较多的心脏特异转录因子包括：Nkx2.5、GATA4、dHAND、eHAND、MEF2C、Irx4 以及 TBX5。

1. Nkx2.5 基因

（1）Nkx2.5 基因的结构特征：Nkx2.5 基因属于 NK 型同源核基因家族 Nkx2 型的成员之一，定位于 5q35。其 cDNA 全长 1585bp，有 2 个外显子，编码一个 324 个氨基酸的转录因子，分子质量 35ku。在两个外显子之间有约 1.5kb 的内含子，在其上游约 9kb 处有一含有 GATA-4 的高亲和位点的心脏增强子，对心肌细胞的分化、整个心管的形成与环化起到重要作用。人类 Csx/Nkx2.5 蛋白同源结构域 HD 含有高度保守的 60 个氨基酸残基，是与 DNA 结合的必需结构。

（2）Nkx2.5 基因在心脏发育中的作用：Nkx2.5 基因是心脏前体细胞分化的最早期标志之一，参与心脏前体细胞的分化、心脏环化、房室分隔、房室流出道和传导系统的形成。随着心脏发育，该基因的表达范围趋向局限，在发育成熟的心脏只在房室肌细胞中表达，但对成熟心脏发挥正常功能却不可缺少。同源结构域HD可以与目的基因中相应的启动子结合，从而促进下游基因的转录，它们的变化将引起蛋白质-DNA 间亲和力的改变，从而影响基因的转录，产生相关蛋白的缺陷，形成心脏畸形。

（3）Nkx2.5 基因突变与先天性心脏病

1）Nkx2.5 基因突变：Csx/Nkx2.5 基因突变大多是外显子的无义突变、错义突变、RNA 剪接信号突变以及寡核苷酸序列插入或缺失导致的内含子剪接异常，阅读框架异位引起蛋白质截断等。Watanable 等通过对 2 个 CHD 家族的多个患者的鉴定，发现 2 种突变，家族 1 突变类型：外显子 1 从翻译起始位点起第 215 个核苷酸处缺失 7bp（AGC-TGGG）；家族 2 突变类型：外显子 1 第 223 个核苷酸处缺失 2bp（CG）。Ikeda 等通过对 109 例患房间隔缺损和房室传导阻滞患者的基因组 DNA 经扩增后测序发现在一例患者中有一个新突变，位于 Nkx2.5 第 901 位核苷上，C→A，使 TGC 变为 TGA，导致 HD 羧基端蛋白截断。Cathy 等认为 Csx/Nkx2.5 基因突变多引起二型房间隔缺损和房室传导阻滞，除此尚有其他类型，如室间隔缺损 Fallots 四联症、肺动脉闭锁等，但少见。HirayamaYK 等对 16 个有家族性房间隔缺损的病例进行 Nkx2．5 基因的测序研究发现：在三个伴房室传导阻滞的先症者发生 Nkx2.5 的突变，突变发生在 A88Xfs（c.262delG），R190C 和 T178M，并且 Nkx2.5 同源盒错义突变、无义/移码突变与严重的房室传导阻滞相关。最近对 68 个 CHD 病例进行外周血和心肌组织的 Nkx2.5 基因突变对比筛查研究，发现在心肌组织中发现了 53 种突变，其中 35 个是非同义突变，一个病例可有多种突变，最多的是一个 VSD 病人，存在 14 个位点的突变，且大部分的 CHD 病例中存在 A232G（Asn19-Ser）突变位点。

2）Nkx2.5 基因突变引起 CHD 的可能机制：主要机制概括为三个方面：①Csx/Nkx2.5 基因与 DNA 结合障碍；②Csx/Nkx2.5 二聚体活性下降；③影响其他基因或因子发挥作用。

2. TBX5 基因

（1）TBX5 基因的结构特征：TBX5 基因定位于 12q24.1，其 cDNA 全长 2441bp，有 8 个外显子，编码一个 513 个氨基酸的转录因子 T-box 转录因子基因家族。TBX5 转录因子在心脏、上肢芽和眼中表达。TBX5 基因突变会使 TBX5 转录因子表达异常或表达缺陷，这都将引起心脏发育不良和上肢畸形。TBX5 基因在心脏中起着关键的不可替代的作用。

（2）TBX5 基因突变在先天性心脏病中的研究：Bruneau 报道 TBX5 错义突变可导致程度不等的心脏缺损，这可能与TBX5蛋白上的DNA结合上的位点突变有关，也可能影响了TBX5与其他蛋白的结合，从而削弱了转录因子间的相互作用。含有TBX5突变的病人有大面积房间隔缺损和广泛的其他与传导障碍有关的心脏畸形。TBX5 基因突变常常引起心手综合征。心手综合征，又称 Holt-Oram 综合征（HOS），是一种常染色体显性遗传病（AD）。病人表现以房间隔缺损为主的心脏异常和上肢不同部位、不同程度的畸形。

3. GATA4 基因在心脏发育中的作用

（1）GATA-4 基因的结构特征：人类 GATA-4 基因位于染色体 8p23.1，其 cDNA 全长 1856bp，有 9 个外显子，编码一个 438 个氨基酸的转录因子，分子质量 45ku。人类 GATA-4 基因属于GATA家族，是心脏前体细胞分化的最早期标志之一。GATA-4是目前研究较多的与心脏发育密切相关的转录因子基因，它首先在心前期中胚层表达，随后在心内膜与心肌中表达，几种心脏基因的控制区存在 GATA-4 结合位点。

（2）GATA-4 基因突变在先天性心脏病中的研究：GATA-4 突变引起人类先天性心脏病。ViduG 等对两大单纯性先天性心脏病五代家系进行了调查，其中 16 个人患有 CHD，每个病人都存在 ASD。对 GATA-4 进行直接测序发现第一个家族中都有 cDNA886G→C 突变，造成杂合 hG296S 错义突变，而家系中无 CHD 和 3000 个正常人中都没有此突变。hG296S 错义突变减弱了GATA-4与DNA结合能力，降低了GATA-4的转录活性，与TBX5结合能力消失。另一个家系患者中为移码突变（hE359del），在300个正常人中无此突变，hE359del移码突变造成GATA-4mRNA的表达过早中断，最终导致CHD。其中有8个病人还有VSD，房室通道，肺动脉瓣增厚或心腔发育不良，但没有传导阻滞及其他器官异常。这点与NKX2.5和TBX5突变有所不同。研究表明Nkx2.5、TBX5和GATA-4能相互作用，彼此是辅助因子。心脏特异转录因子通过它们之间的相互作用以及对靶基因的调控，在心脏发育的特定阶段起着关键作用。

（二）同型半胱氨酸引起先天性心脏病的机制

近年研究证明，高浓度Hcy是一个独立的发育潜在致畸因子，母体的高同型半胱氨酸血症能诱发胎儿出生缺陷，在CHD的发病机制中起着重要的作用。近年来国内有学者通过在心脏开始形成时期给大鼠注射Hcy，成功诱导出以心脏畸形发生为主的动物模型，且其中室间隔缺损（ventricular septum defect，VSD）的发生率占60%以上。这说明在室间隔形成时期，高Hcy可能影响了与室间隔形成相关基因的表达。随后大量基础研究、动物实验及流行病学调查均提示母亲HHcy可能与子代CHD的发生有关，但具体的发病机制尚不清楚。

同型半胱氨酸（Hcy）对神经胚形成期和器官形成期的胚胎均有显著的致畸性，并呈剂量-反应关系。Hcy能抑制胚胎细胞合成DNA和RNA，激发早期胚胎细胞凋亡过度，超过耐受值的Hcy水平可能通过此机制诱发本应增殖的心脏细胞发生凋亡，进而发生畸形，重者可引发早期胚胎死亡。大量基础研究以及流行病学调查结果表明高同型半胱氨酸血症（HHcy）是出生缺陷，尤其是神经管畸形发生的重要危险因素；而神经管与心脏的发育存在一定关联；动物实验也显示Hcy对器官形成期的鸡胚心脏有明显的致畸作用并呈剂量-反应关系。以上结果提示HHcy可能与先天性心脏病的发生有关，但目前缺乏设计合理的流行病学证据。

Hcy具有细胞毒性，可使巯基氧化产生自由基，引起DNA损伤和细胞凋亡；另外Hcy过多还可产生大量S-腺苷蛋氨酸，后者是体内所有甲基转移反应的竞争抑制剂，干扰蛋白质、脂类和DNA等的甲基化反应，产生错误蛋白和无功能蛋白。

肺动脉高压（PAH）是左向右分流型先天性心脏病（CHD）常见并发症，肺血管收缩与舒张功能异常及肺血管重构是PAH发展中的重要环节。一氧化氮（NO）作为一种重要的气体分子，通过多种途径作用于血管内皮细胞，广泛参与PAH的形成与发展。同型半胱氨酸是一种含硫氨基酸，来源于饮食中的蛋氨酸，是蛋氨酸代谢循环的重要产物。一般空腹血清总Hcy水平的参考值为5～15μmol/L，高于此值被称为HHcy。HHcy可以减少体内NO的合成，有研究表明血清Hcy水平与高血压水平呈正相关，但其与PAH的关系研究尚少。

CHD患者PAH的病理特征：肺血管异常收缩、肺血管壁重构旧、原位血栓。表现为肺动脉收缩压（PASP）进行性升高，最终导致右心衰竭。在PAH发生早期，表现为流量型压力升高，伴随有高动力性的血流动力学改变。在长期高血流量压力的影响下，血管内皮细胞将这些刺激转化为细胞的生物效应，从而改变肺部血管对微环境的反应性，逐渐转变为阻力型压力升高。NO由L-精氨酸在血管内皮细胞中的内皮型一氧化氮合酶（eNOS）催化下生成，是体内发现的第1个气体信号分子，其不仅是重要的血管舒张因子，而且在血管重构中同样起到重要作用。NO通过如下机制调节血管重构：①抑制肺动脉平滑肌细胞（PASMC）增殖，表现为对丝裂原等增殖指标的下调作用和对内皮素、血小板源性生长因子等促细胞增殖因子的抑制作用；②加速PASMC的凋亡，表现为PASMC凋亡相关基因Fas和细胞凋亡蛋白酶3（Caspase-3）表达的上调；③抑制细胞外基质堆积，降低细胞外胶原合成，促进细胞外胶原降解。Stiehorn和Fineman通过实验观察到NO在肺血流增加导致的PAH中发挥重要作用。HHcy是左向右分流型CHD形成PAH的重要影响因素，通过降低Hhcy的CHD患者血清Hcy水平，减缓PAH发展，甚至降低PASP，可以作为防治CHD患者PAH的新途径进一步开展研究。同时PAH的产生受多因素影响，Hcy及NO的影响只是众多因素之一，PAH形成的完整机制尚需要更深入的研究。

同型半胱氨酸是一种含硫的氨基酸，是蛋氨酸和半胱氨酸代谢过程中一个重要的中间产物。近年来研究证明，由环境和遗传因素引起Hcy代谢异常形成HHcy在CHD的发病机制中起着重要的作用。虽然国内国外学者作了大量的研究，但是对Hcy确切致病机制尚不十分了解，认为它可能是一种细胞毒素和基因毒素。Hobbs等研究显示CHD孕妇血浆中存在高浓度Hcy，CHD孕妇中存在HHcy导致的氧化应激生物标志物明显升高。Boot研究显示到鸡胚暴露在HHcy环境中主要产生心脏流出道畸形。他们认为HHcy导致CHD的致畸机制可能是：①高Hcy诱导氧化应激反应产生大量氧化中间产物，可能引起线粒体和DNA损伤甚至引起细胞凋亡；②神经嵴细胞迁移分化过程中若处于高Hcy环境，会改变凋亡相关基因的表达，不能提供正确的信号以完成心脏流出道细胞的心肌化过程，进而引起畸形发生。国内李勇等研究发现Hcy使鸡胚细胞凋亡明显增加，Hcy诱导的新基INrHCYN诱导细胞凋亡和DNA损伤。刘虹进Hcy诱导鼠胚胎心肌细胞凋亡的研究发现：Hcy或其代谢产物可以透过胎盘作用于哺乳动物胚胎细胞，可能是体内Hcy诱导啮齿类胚胎细胞凋亡的机制；③Hcy引起细胞凋亡及不同程度的细胞毒性Hcy剂量相关；④Hcy对大鼠胚胎的分化和增殖有双重作用，且对分化的影响大于对增殖的影响。由此可见，胚胎发育过程中高Hcy引起的氧化应激损伤和凋亡是Hcy致畸的重要机制。我们在既往研究中对妊娠7～20天的S-D大鼠腹腔注射Hcy，成功诱导出了CHD仔鼠，但致畸机制尚不清晰。

SRF属于MADS框转录因子家族成员，是大量心脏发育基因的总的调节子，在心脏分化成熟中有关键作用。它能够激活即刻早期基因、神经元基因、肌肉相关基因肌动蛋白（actins）和肌球蛋白（myosins）等许多基因的转录，从而调控心肌细胞的分化和增殖、神经元传递、肌肉发育和收缩功能。许多研究表明其过表达和缺陷都会造成心脏发育异常或功能缺陷。SRF的过表达则会诱导心肌肥厚等病理性改变。胚胎心脏特异缺失SRF会导致胚胎10.5～13.5天的死亡。Niu发现SRF条件的消融引起细胞凋亡增加存活减少，导致胚胎心脏腔室发育不全。另有报道氧自由基通过SRF调节其下游基因转录，同时SRF参与了抗氧化应激基因的转录，保护细胞免受氧化应激。可见SRF是心脏结构和功能很重要的转录因子，参与氧化应激和凋亡过程，高Hcy氧化应激和诱导凋亡影响SRF的表达，引起CHD发生。

目前在Hcy胚胎毒性致畸研究中有关重要转录因子SRF的报道较少，本实验建立Hcy诱导的CHD仔鼠模型，用体视镜观察仔鼠畸形发生情况；利用光镜和透射电镜观察仔鼠心肌在细胞和亚细胞水平的病理改变；利用实时荧光定量PCR和免疫组化，分别检测SRFmRNA和SRF蛋白在仔鼠心脏的表达水平。探讨不同剂量的Hcy在形态学水平对心脏病理损害程度与不同剂量的Hcy影响转录因子SRF表达的关系，进一步揭示Hcy导致CHD的机制。

PAX-8作为调控细胞增殖、促进细胞自我更新、诱导前体细胞定向转移以及改变特异细胞系的分化方向的一类重要细胞因子，参与调控心脏发育的具体机制仍未阐明，但目前的研究显示其在心脏发育的中后期起重要作用，与CHD尤其是VSD的发生关系密切。

早在1996年，Thomash等研究发现，高浓度Hcy对9天龄的鸡胚心脏有毒性作用，表现为室间隔缺损等。随后，国内李勇课题组也进一步证明此说法，高Hcy能干扰鸡胚及鼠胚心脏发育和血管分化，并呈现剂量反应关系，主要表现是心外露、心包积液、异位心和心脏发育过小。其对胚胎心脏致畸作用已经从动物实验得到证实，但作用机制尚不清楚。近年来的实验研究显示说法不一：高Hcy导致的心脏畸形可表现为近端流出道缺损，Marit等研究发现，神经嵴细胞在分化为心脏流出道细胞的过程中，若处于高浓度的Hcy环境中，则会通过改变凋亡相关基因表达，干扰凋亡作用，进而不能提供正确的信号以完成心脏流出道细胞心肌化过程，造成心脏近端流出道缺损表现。概括来说，Hcy可通过以下两方面发挥作用：①直接作用。Hcy能使细胞处于高氧化应激状态。大量动物实验证明，胚胎发育若过多地发生氧化应激反应，能通过损伤线粒体及核 DNA，使基因表达产物功能与结构发生改变，而产生胚胎病及致畸；使细胞膜发生过度氧化反应，损伤细胞膜的稳定性；另外还能影响信号转导通路。②间接作用。高 Hcy 血症能同时伴有 SAH 积聚，后者能抑制 DNA 甲基化作用，使 DNA 低甲基化，改变基因表达，引起胚胎多器官致畸，甚至致死。

四、先天性心脏病的临床表现

CHD 主要临床表现有室间隔缺损（ventricular septal defect，VSD）、房间隔缺损（article septal defect，ASD）、动脉导管未闭（patent ductus arteriosus，PDA）、法洛四联征（tetralogy of fallot，TOF）、主动脉瓣狭窄（aortic valve stenosis，AS）、肺动脉瓣狭窄（pulmonary valve stenosis，PS）。还有一些比较罕见的 CHD 如单心室、单心房、肺动脉闭塞等。除此之外，许多临床综合征常伴有CHD，如马方综合征、Noonan综合征、Alagille综合征、Turner综合征、22q11 缺失综合征、长 QT 综合征、Holt-Qram综合征、CHARGE综合征、13-三体综合征、18-三体综合征、21-三体综合征等。

其中以左向右分流型先天性心脏病最常见，约占总发病率的 50%左右。不经治疗，自然病程中患儿可出现生长发育迟缓、反复肺炎，甚至心力衰竭、呼吸衰竭。儿童发生的心力衰竭以左向右分流型 CHD 最常见，如室间隔缺损、房间隔缺损、动脉导管未闭、主肺动脉窗、完全性房室间隔缺损等，其血流动力学改变为心室容量超负荷，心室收缩功能并未明显减退。以右心负荷增加为主的 CHD，如法洛四联征、肺动脉瓣闭锁等，晚期右心室容量超负荷也能通过压迫室间隔或通过压力传导影响左心室舒张，这是由于左、右心室间跨隔压差的逆转使室间隔舒张期左移或变平，表现为左心室径线的非对称减少及左心室三维几何形态发生改变。对于这部分左室射血分数（LVEF）基本正常而有或无心功能不全表现的患儿，应注意左室舒张功能不全的可能性。目前如何早期发现左室舒张功能不全的 CHD 患儿及介入或外科术前、术后左心室舒张功能变化情况日益受到重视。

（一）非青紫型婴幼儿先天性心脏病

非青紫型婴幼儿先天性心脏病包括动脉导管未闭、室间隔缺损、房间隔缺损等几种，其患儿平时无青紫表现，故称为“非青紫型先天性心脏病”；但患儿在剧烈哭闹或患肺炎、心力衰竭及心脏病晚期时，则可有青紫出现，所以又称“潜伏青紫型先天性心脏病”。

（1）动脉导管未闭婴幼儿先天性心脏病患儿的症状：与未关闭的肺动脉和主动脉间导管和粗细及血液分流量的大小有关。导管直径不大的，可不产生任何症状，只有偶尔体格检查时发现心脏杂音。如导管口径粗大，患儿易反复感冒或肺部感染，平时易疲乏，出汗多，发育较慢且苍白消瘦；同时，可有心脏扩大、左胸前膨起，左胸骨左缘 1～2 肋间可听到杂音并可摸到震颤。

（2）室间隔缺损婴幼儿先天性心脏病患儿症状：出现的早晚及严重程度，取决于左、右心室间隔缺损的大小。小型的缺损可无症状；中型的缺损则常有易疲乏，运动时心慌，易患呼吸道感染等表现；大型的缺损则妨碍患儿发育，有体重不增、呼吸急促、多汗等症状，患儿常易合并肺炎，并易导致心力衰竭（心率增快、呼吸急促、肝大等）。典型者在胸骨下缘 3～4

肋间可听到较响亮的粗糙的收缩期杂音，并可摸到震颤。

（3）房间隔缺损婴幼儿先天性心脏病患儿症状较少，许多患儿是到入托或入学体格检查时才发现。但缺损大、血液分流量大的也可有明显症状，如气急（特别是啼哭及吃奶后）、发育不良、瘦小、皮肤薄而苍白、骨骼细小、不喜活动等。

（二）青紫型婴幼儿先天性心脏病

青紫型婴幼儿先天性心脏病以法洛四联征多见。婴幼儿先天性心脏病患儿的突出表现是早期出现全身青紫，以口唇、指、趾、耳垂、口腔黏膜为明显。青紫持续6个月以上者，可出现手指端及脚趾端变厚变宽（称为杵状指趾）、呼吸急促且困难。重者可有缺氧发作，表现为突然呼吸加快、加深，青紫加重，若持续时间长，可神志不清、抽风，甚至死亡。年长患儿行走或活动时即出气急促，常有蹲踞片刻起立再走的现象。但检查胸前不隆起，心脏不扩大，可有头痛、烦躁不安、厌食等症状，也可有血管栓塞现象，如咯血、脑中风等，如出现这些表现多表明疾病已是晚期。

（三）艾森曼格综合征

如果小孩一出生时是正常颜色的，等到几岁、十几岁或成年人以后（多数为 20～30 岁左右）逐渐出现青紫，我们称之为先红后紫型，可能是左向右分流型先天性心脏病（如室缺、动脉导管未闭等等）发展为右向左分流的疾病，已经形成了严重肺动脉高压，医学上称为艾森曼格综合征，是先天性心脏的严重阶段，这时已失去了手术时机。先天性心脏病一出生即有，可以说影响人的一生。不但在出生后，其实一些孕妇的流产，很多是因为胎儿的心脏可能发育不良。一些严重的患儿，出生后不久就夭折，主要是因为其血流动力学上的原因，不能符合正常生理。存活下来的患者，除个别情况下影响轻微，能和正常人一样生活外，多数情况下会给这些患者带来不同程度乃至极严重的影响：患儿可有生长发育差、易患感染、发生细菌性心内膜炎和心功能不全；常见的左向右分流性疾病主要是由于过量血流和肺动脉压力过高导致阻力型肺动脉高压，造成肺损害，即艾森曼格综合征。

五、先天性心脏病诊断标准

儿童先天性心脏病的诊断技术同成年人。先天性心脏病的儿童，血流的异常可产生杂音，这种杂音用听诊器可以听见。心电图、X 线胸片、超声心动图常用来诊断先天性心脏病的类型。多数先天性心脏病外科手术可以矫正，手术的时机根据缺陷的类型、症状和病情的严重程度决定。

（1）首先应先考虑有无心脏病临床上出现发绀、充血性心力衰竭及粗糙响亮Ⅲ级以上心脏杂音伴震颤等表现均高度提示心脏疾患的存在。发绀出现在新生儿期尤应注意与呼吸道、中枢神经系统疾患及血红蛋白异常引起的发绀相鉴别。前两种发绀的发生多因肺部换气不足所致，故吸入 100%氧气后发绀可减轻。血红蛋白异常如高铁血红蛋白血症则可通过分光光度比色检查或静脉注射亚甲蓝后发绀缓解而确诊。

（2）应与后天性心脏病鉴别下列几种情况提示先心病的可能。

1）自幼有反复呼吸道感染，活动后气促史及生长发育落后。出生后或婴儿期即已出现响亮的心脏杂音。

2）体格检查中发现持续发绀伴杵状指趾。心脏杂音以胸骨旁左缘最响，肺动脉第二音亢进、减弱或分裂。

3）心电图示心室肥大及有收缩期或舒张期负荷过重征象等。

4）X 线显示肺充血或肺缺血、主动脉结扩张或缩小、肺动脉段突出或凹陷等。

（3）顺序分段诊断方法：在明确有先心病后，参照 vanPraagh 提出的顺序分段诊断方法可对先心病进行诊断。完整的先天性心脏病顺序分段诊断包括心房、心室及大动脉 3 个节段的位置异常的判断及房室间、心室大动脉间两个连接异常的判断以及心脏位置及合并畸形的诊断等。

1）心房位置判断：绝大部分正常人的右侧胸、腹腔器官在右侧，左侧器官在左侧。解剖右心房在右侧，解剖左心房在左侧，称为心房正常位（situssolitus，“S”）。少部分（＜1/6000～1/8000）人的内脏器官呈镜像反位，解剖右心房及肝脏等右侧的器官在左侧，解剖左心房及胃等左侧器官在右侧，称为心房反位（situsinversis，“I”）。先天性心脏病患者中，约有 2%～4% 患者的胸腔、腹腔器官呈对称分布，此时两侧心房的形态特点相似，称为心房不定位（situsambiguus，“A”）。若与解剖右心房相似，称为右心房对称位（rightatrialisomerism），与解剖左心房相似称为左心房对称位（leftatrialisomerism）。内脏器官呈对称分布的也称为内脏异位症（visceralhcterotaxies）。右心房对称位多伴无脾综合征，左心房对称位多伴多脾综合征。

一般情况下，胸腹腔脏器位置与心房位置有较高一致性，可以根据 X 线胸片上肝脏及胃泡位置确定心房位置正常或反位，如肝脏及胃泡在正常位置提示心房正位，反之亦然。内脏异位时大多数肝脏为居于中间呈水平位，少数仍可呈正常位置或反位。增高 KV 的 X 线胸片可显示支气管形态，右侧支气管的特点为自隆突至第一分支间的距离短，与经隆突的中轴线夹角小；而左侧支气管自隆突至第一分支间距离长，与经隆突中轴线的夹角大。一般认为根据支气管形态诊断心房位置较依据腹腔脏器位置推测可靠。窦房结位于上腔静脉与右心房连接处。P 波除极向量有助于确定右心房的位置。心电图检查对心房反位诊断有价值，但不能肯定心房对称位的诊断。二维超声心动图检查可显示腹腔大血管位置及连接关系，间接判断心房位置。

2）心室位置判断：正常心脏的解剖右心室位于解剖左心室的右侧，以心室右襻（D-loop）表示。如果心室反位，即左心室位于右侧，右心室位于左侧则为心室左襻（L-loop）。

3）大血管位置判断：主动脉与肺动脉在瓣膜及动脉干水平的相互位置关系与心室大动脉的连接关系并没有必然的联系，不能互相准确地推测。主动脉在肺动脉的右后方为正常位（situssolitus，“S”），主动脉在肺动脉的左后方为反位（situsinversis，“I”），其他尚有主动脉在肺动脉右侧（D）、左侧（L）、前方（A）等。主动脉干与肺动脉干的走行关系可为平行或螺旋状。不论右位或左位主动脉弓，弓的位置均在左、右肺动脉之上。

4）房室连接诊断：当心房及心室的解剖性质及位置确定后，房室的连接关系即可确定。根据心房位置及心室袢类型相应确定房室连接一致和不一致。心房正常位、心室右袢者为房室连接一致，心房正常位、心室左袢者为房室连接不一致。房室连接方式是描述房室交界处瓣膜、瓣环的解剖特点，有两侧开放的房室瓣、共同房室瓣、房室瓣闭锁和房室瓣骑跨等房室连接方式。

5）心室大动脉连接诊断：心室大动脉连接有四种类型：①连接一致：主动脉与左心室连接，肺动脉与右心室连接。②连接不一致：主动脉与右心室连接，肺动脉与左心室连接。③双流出道：主动脉、肺动脉均与同一心室腔连接。④单流出道：可为共同动脉干，或一侧心室大动脉连接缺如（主动脉或肺动脉闭锁）。

6）心脏位置：心脏在胸腔中的位置与心脏发育有关，特别是在心脏畸形时需要描述心脏位置和心尖指向。心脏的主要部分在左侧胸腔，心尖指向左侧称为左位心（levocardia）；心脏主要部分位于右侧胸腔，心尖指向右侧，称为右位心（dextrocardia）。心房位置正常而呈右位心的也称孤立性右位心，心房反位而呈左位心的也称为孤立性左位心。心脏位于胸腔中部，心尖指向中线时称为中位心（mesocardia），很多复杂型先天性心脏病可呈中位心。

7）合并心脏血管畸形：在绝大部分病例中，因为心脏、心房位置正常，房室连接及心室大动脉连接均正常，合并心脏血管的缺损和畸形为其主要的诊断内容。

8）先天性心脏病分段诊断方法及命名：VanPraagh 分段诊断方法及命名中将心房、心室、大动脉（瓣膜水平）位置三段分别以字母表示，例如正常心脏可以为（S、D、S）即心房位置正常（S）、右心室袢心室（D）、大动脉位置正常（S）、主动脉位于肺动脉右后方。镜像右位心时则为（I、L、1）即心房反位（I）、左心室袢心室（L）、大动脉反位（1）、主动脉位于肺动脉左后方，以上各段连接均正常。心房位置正常、右心室袢心室、主动脉位于肺动脉右前与右心室连接的大动脉转位，为完全性大动脉转位（S、D、D）。

分段诊断概念对推动和提高先天性心脏病诊断和治疗水平发挥了非常重要的作用。分段诊断方法不仅对复杂型先天性心脏病的诊断是必要的，也应该作为所有先天性心脏病诊断的基础。

六、先天性心脏病的治疗与预防

（1）ACC 发布了一篇关于先天性心脏病移植手术和机械性循环支持治疗的科学声明，以下为该科学声明的十大要点：

1）一个从 2003 年至今纳入了 26 名患者的单中心研究显示，移植的预后可因缓解阶段的不同而有所差异。在双向腔肺动脉分流术向肺动脉连接阶段中，单心室儿童患者做移植手术的死亡风险最低。该人群 30 天生存率为 100%，相比之下，动脉分流术后的生存率为 62%，Fontan 手术失败后的生存率为 33.3%。

2）运动测试可用于辅助诊断成人先天性心脏病（ACHD）。结合氧耗峰值和心率储备，可得到最大的预测力。预期的运动参数正常值也因潜在先天性心脏病的不同而有所差异。

3）ACHD 患者有很高的致敏率，因为在先前的手术中输入了血液制品和使用了同种异体移植物。如果移植手术前群体反应性抗体（PRA）＞25%，可增加移植手术后的死亡率。

4）肺动脉高压常见于先天性心脏病患者。肺动脉阻力（PVR）超过 4Wood 单位的 ACHD 患者发生围手术期死亡的风险较高，但长期生存率却没有影响。

5）复杂的心脏解剖构造增加了心脏移植手术时缺血时间和整体风险。通常在进行移植手术时还需额外增加其他手术操作，尤其是肺动脉重建。85%的 Fontan 患者和 42.9%的其他先天性病变患者需要行肺动脉重建，其可增加死亡率。

6）先天性心脏病常常并发肝脏疾病。这可能是与全身静脉压升高有关，如 Fontan 患者、右心室功能失调和瓣膜病变，也和丙型肝炎的感染增加相关。早在 1992 年便有研究发现手术前的常规检查中有 8.6%的 ACHD 患者有丙型肝炎。

7）相比其他先天性病变，Fontan 循环在移植手术后的预后较差，相关的死亡风险可增加 8.6 倍。Fontan 循环和心室功能下降的患者的整体状况比那些心室功能正常但 Fontan 循环较差的患者好。一些单中心的研究显示 Fontan 患者很适合做移植手术。患者选择和及时性决定了患者的预后。

8）对于已经出现 Eisenmenger 综合征的患者则应考虑心肺移植。该患者人群应该接受药物治疗（特别是肺血管扩张剂）还是接受心肺移植手术治疗（5 年生存率＜60%），应进行必要的利弊权衡。

9）ACHD 患者行心脏移植手术后早期生存率低于其他移植手术前情况。然而，ACD 晚期生存率较高，平均预期寿命为 13 年。

10）机械性循环支持或许并没有很好地应用于 ACHD 人群。对于先天性心脏病患者，复杂解剖构造影响了心室辅助设备植入的位置。尤其是动脉转位手术之后动脉的位置发生改变的患者，该人群的右心室可发生流入管道阻塞，流入管道植入之前通常需要切除部分心肌。

（2）新生儿的先天性心脏病的手术治疗

治疗方案一般取决于新生儿心脏畸形的类型和严重程度、适合手术矫正者的手术时机及术前心功能状况，有无合并症而定。并且一定要选择手术的最佳时机，不可延误治疗。新生儿先天性心脏病的手术最佳最佳治疗时间取决于很多种因素，其中包括先天畸形的复杂程度、患儿的年龄及体重、全身发育及营养状态等。一般来说，简单的先天性心脏病，建议 1～5 岁的时候做手术治疗，因为 1 岁之前的患儿的年龄过小，体重偏低，全身发育及营养状态较差，会增加手术风险，而年龄过大的话，心脏会代偿性增大，有的甚至会出现肺动脉压力增高，同样会增加手术难度，术后恢复时间也较长。因此，1～5 岁的患儿比较适合做手术。先天性心血管病是先天性畸形中最常见的一类，随着心脏诊断方法及外科手术治疗技术的进展，目前绝大多数先天性心血管病均能获得明确的诊断和手术矫正治疗，预后较前有明显的改观。对于合并肺动脉高压、先天畸形严重且影响生长发育、畸形威胁患儿生命、复杂畸形需分期手术者手术越早越好，不受年龄限制。无分流类或者左到右分流类、轻者无症状、心电图和 X 线无异常者以及中重度均可通过手术矫正，预后较佳，若已产生严重肺动脉高压双向分流则预后较差，右至左分流或复合畸形者，病情较重者，应争取早日手术。轻者可选择手术时机，以 10 岁左右为佳。先天性心脏血管病中室间隔缺损，动脉导管未闭和法洛四联征较易并发感染性心内膜炎，影响预后需注意防治。

目前只能通过实验和流行病学研究推测部分CHD的危险因素，且不同类型CHD的危险因素也不尽相同。因此还无法完全避免 CHD 的发生，但进行积极的预防仍是必要的，同时产前检查也是至关重要的。针对高危因素，在遗传方面的预防措施首先是提倡优生优育，避免近亲结婚，从而减少各种遗传病如 21-三体综合征等。其次，积极控制治疗孕妇基础疾病，如糖尿病孕妇积极控制血糖，苯丙酮尿症母亲在妊娠早期适当摄取维生素和蛋白质。另外，妊娠期间要适当地进行体育锻炼以增强体质，避免到公共场所以远离感染源，减少妊娠期感染从而减少宫内感染的可能性。停止吸烟、饮酒，避免高龄生产和不良的精神刺激以及注意环境污染和辐射的防范等，尽可能减少高危因素的发生。研究发现 CHD 的保护因素有常吃蔬菜水果、每天服用多种维生素、妊娠早期服用叶酸、产前检查和家庭饮用纯净水等。杨江帆等的研究中证实叶酸能预防 CHD。积极产前检查，尽早发现心脏畸形，以便对妊娠过程进行决策以及对胎儿进行恰当的干预。大量临床资料证明产前监测会改善复杂 CHD 尤其是心室、大血管严重畸形及导管依赖型 CHD 所导致的严重发绀和酸中毒。

1）父母在妊娠前和妊娠期一定要戒烟戒酒。烟酒会导致成人和幼儿的各种疾病这是已经经过科学论证的，切不可存在侥幸心理。酒精和尼古丁已经成为人类的头号杀手，只有戒烟戒酒，才能生出健康的婴儿。

2）父母要尽量少接触化学物质和放射线。母亲不要轻易使用药物和激素类化妆品。饮食上，要减少饮食中化学物质摄入，比如罐头、烧烤食品、卤制食品等，这些食品中含有的防腐剂、色素等化学物质往往有致畸作用。

在母亲生病时服用药物要遵医嘱，不可盲目使用抗生素等各类药品，保持心境平和，尽量少接触电脑、手机等高科技电子产品。

3）在怀孕前要做好必要的身体检查。包括妇科的子宫、卵巢检查，以确定身体状况适应孕育下一代。如果检查自身出现问题，一定要及时治疗，切不可在治疗没有完成前怀孕。并尽量避免家中有宠物，避免与宠物接触，因宠物身上的细菌及微生物也可能造成孩子先天性心脏病。

4）孕育新生儿的环境因素同样重要。在怀孕前应该找专业的检测机构，检测家中是否甲醛超标，以便及时找到应对的方法，减少新生儿的患病几率，提高新生儿的身体素质，优生优育。

（3）同型半胱氨酸引起先天性心脏病的预防及治疗

1）妊娠早期对高 Hcy 进行干预，能够有效使得 Hcy 水平降低，减少危险因素，从而减少先天性心脏病的发生。

2）通过补充维生素类及叶酸药物降低血中同型半胱氨酸水平，从而减少先天性心脏病的发生率。高同型半胱氨酸血症与先天性心脏病有一定的相关性，这对于指导临床诊断和治疗有一定的意义，值得临床应用和推广。

3）适当多吃绿叶蔬菜、水果、动物肝脏和肾脏等，少吃红肉、白肉、豆类、海产品等，因为这些食物富含蛋氨酸，进入人体后会转化为同型半胱氨酸。

第四节　同型半胱氨酸与唇裂合并腭裂

唇腭裂是一种先天性生理缺陷，是胚胎有关部位的组织和骨骼未能正常长合引起的。大部分唇腭裂患者的其他身体部位都很正常，没有先天性缺陷。唇腭裂有三种基本形式：唇裂、口腔上腭开裂、口腔后部的软组织开裂。唇裂指上唇有裂开者，是先天畸形的一种。唇裂多见于婴儿，可占婴儿的千分之一左右，也可为后天因素造成，如外伤。唇侧裂更多见，侧裂是指在人中的一侧或双侧发生裂隙，可同时伴腭裂。腭裂是指患儿口腔里的上腭部出现裂隙。轻者仅表现为软腭部的悬雍垂裂开，严重者则表现为从软腭到硬腭的整个腭部的裂开。此时患儿的口鼻腔之间没有了正常人的口盖来封闭，就形成了所谓的“狼咽”。

一、唇腭裂的流行病学

在关于唇腭裂（CLP）发生率的调查资料中，存在有相当大的差异，以过去的记载，唇裂伴或不伴腭裂 CL（P）的人群发生率约为 1%，单纯腭裂（CP）为 0.4%～0.5%。近年来的资料望，表明其发生率有上升趋势，CL（P）为 1%～1.2%，而 CP 高达 0.56%～0.87%。与 CLP 发生的可能有关因素被予以系统分析。

（一）人种差异

一般认为在 CLP 的发生上是存在人种差异的，Vanderas 对近 20 年各国学者报道的有关 CLP 发生率的资料根据人种作了总结。美国印地安人的发生率最高（0.79%～3.74%），顺次是日本人（0.85%～2.68%），毛利人（2.27%），中国人（0.45%～4.04%，该 4.0%的样本量较小），白人（0.91%～2.69%）及黑人（0.18%～1.67%）。对人种差异的解释主要有：

（1）基因的特殊组合不同。

（2）各种族的环境因素不同，主要表现为生活习性及地理环境上的籍异。如 Tayn 曾调查在日本或夏威夷出生的日本人其 CLP 的发生率明显高于出生在加尼福利亚或纽约的日本人，而迁移至美国的日本人以及亚洲人的后裔其 CLP 的发生情况却与当地白人基本一致。提示环境因素在决定 CLP 的发生中起有重要作用。

（3）以上两者兼而有之。

（二）性别、唇腭裂类别及父母年龄

CLP 类型的分布：CL/P＞CP＞CL，但各地资料有差异。日本人多为 CL/P＞CL＞CP，个别资料为 CP＞CL/P＞CL。在 CL/P。中男性为多，男：女约为（2～3）：1，在 CP 中女性稍多于男性。一般认为父母年龄在 30 岁以上，其后代的 CLP 发生率较高，且其伴发畸形的机会愈大。CLP 的发生与产次无关。

（三）季节

关于 CLP 的发生是否存在季节性，一直存在着争议。显示有季节性的资料都表明：单看整个 CLP 无季节性差异，但将各类型分开看，则表现有差异。C-uPland 的调查表明：CL（P）在 12 月至 1 月发生较高，5～6 月里较低，CP 在 8～9 月发生较高，而在 3～5 月里较低。英国人口统计局（OPCS）1983 年的资料也表明在 12 月至 1 月发生率最高，Saxon 在芬兰所做的调查也显示，CL（P）在 10～12 月发生率较高，这似乎提示在寒冷季节出生的儿童，其唇腭裂发生率较高。对 CLP 可能存在有季节性的解释主要有：①病毒感染如风疹的发生有季节性。而风疹病毒感染被认为是可导致发育异常的明显因素。②人体的代谢以及内分泌变化有季节性。但 Neibylet 认为内分泌变化对 CLP 的发生无影响。③外界环境因素。如施收农药有季节性。④另一个重要因素是食谱。人体吸收维生素存在有季节性，这主要是新鲜水果及蔬菜有一定季节。

（四）地区差别

一般认为农村 CLP 发生率较高，其比例大约是城市：农村=1：（1.5～2.5），而且农村有家族倾向者较多，这可能是：①农村中近亲通婚率较高。②其家族久居一地，受同一环境因素的长期影响，因而环境因素模拟了某种家庭遗传作用。

（五）父母经济条件

有学者认为在社会的下层阶级，其 CLP 的发生率较高，特别是女方在青少年时期的生活条件尤为重要。

（六）伴发畸形及综合征

由于 CLP 可能伴有并发畸形或为某综合征的一个表征的概念逐步受人重视，近期的资料都显示伴发畸形及综合征在 CLP 比率中有增高，特别是在 CP 患者中有很高的发生率，约为 52%～66%，而在 CL（P）中只有 21%左右，因而学者们认为表现为单一畸形的 CLP 与有伴发畸形的 CLP，其流行病学资料不同，可能有着不同的病因，CP 可能是多畸形综合征的一个表征，主张在研究 CLP 时应将有无并发畸形或综合征区分开来，以免使 CLP 的病因学研究及流行病学研究复杂化。尽管 CLP 可能有 150 种以上的伴发畸形，但其结构缺陷大多数是散发的，伴发畸形只提示某单一的病因——基因上的，或染色体上的，或是其他致畸因素产生的一个模式。机体组织器官的畸形多发生在中枢神经系统、心血管系统、骨骼系统、生殖器官和眼。发生在染色体上的异常多见于第 11、13、21、3、22 号及性染色体 X 链上的异常。

（七）唇腭裂的家族遗传趋势

遗传性曾被认为是人类面裂畸形最主要的病因，在决定裂隙的发生上起到 25%～50%的作用。Bu-rman 在 1987 年的文章提示，CLP 有家族背景的为 28%，其中 CL（P）中为 30%，CP 中为 17%，然而直接亲属并不占家族背景的主要比例，Fraser 在调查 CLP 伴综合征的病例中发现，除 60%有突变基因外，40%仍无家族背景，认为 CLP 畸形受家族性影响，不应归类于简单的孟德尔遗传模式。CLP 的发生在其遗传及环境因素都表现有倾向性，畸形的多因素应是遗传多相性与环境因素多元化的混合体。

二、唇腭裂的病因

唇腭裂的发生有着较强的遗传因素。人群干预实验显示妇女孕前后补充叶酸可降低后代唇腭裂发生的风险，HHcy 是发生唇腭裂的危险因素，叶酸缺乏或 Hcy 代谢障碍可能是其病因之一，而 MTHFR 基因是 Hcy 代谢的关键酶，VanRooij 等研究发现母亲为 MTHFR 677TT 和 MTH-FR1298CC 基因型，且孕期未用叶酸或服用叶酸的剂量较低，其后代有腭裂（CL/P）的风险增高 7 倍。Wong 等发现与对照组相比分娩唇腭裂患儿的母亲均存在 HHcy。6 例妊娠有唇腭裂胎儿孕妇血浆 Hcy 水平为（11.24±3.42）μmol/L，明显高于健康对照组，提示 HHcy 可能为唇腭裂发生的危险因素。Hcy 是人体代谢产生的正常中间产物，当其在体内蓄积时，可能诱发多种疾病。CHD、NTDs 和唇腭裂畸形的病因复杂，均是环境与遗传相互作用的结果。而 HHcy 作为环境营养因素、基因和疾病的中介和桥梁，为研究环境与疾病、环境与基因、基因与疾病提供了一个模式。

先天性唇腭裂是一种常见的先天性口腔颜面部畸形，在我国发病率为 0.182%。唇腭裂发生在胚胎发育 6～12 周时，在致畸因素的作用下，面突、腭突的外胚间质细胞生长停止或减慢，最终上颌突与球状突、中腭突与侧腭突部分融合或未能融合，出现相应程度的唇腭裂。唇腭裂可以引起除视力以外的颌面部多器官形态和功能的障碍，影响患儿的身心健康，甚至导致患儿成长中的心理障碍。研究唇腭裂发生的原因，在孕期得到预防，对提高育龄妇女的保健水平有重要的指导意义。

（一）遗传因素

唇腭裂发生有家族倾向。国内多位学者的研究表明，父母任何一方有唇腭裂，其子女有 5%出现唇腭裂，父母双方都有唇腭裂，其子女出现唇腭裂的可能为 15%。近亲结婚者子代唇腭裂的发生率明显高于非近亲结婚者。以往国外学者计算在美国白种人患者中遗传度为 78%，丹麦和英国的遗传度为 76%，国内学者按亲属等级计算的结果为：一、二、三级亲属的遗传度分别为 79.17%、79.77%、77.54%，国内外学者计算的结果较为接近。遗传度在 60%以上时，表示遗传起重要作用。目前国内外学者多认为，唇腭裂的发生与多基因遗传有关。

目前国内外很多学者认为唇腭裂发生是受多对基因控制的，每对基因的致畸作用微弱，只有在两对以上基因共同作用，微弱作用累积到一定程度后，才会引起唇腭裂的发生。近亲结婚者，可以在同一祖先获得相同的基因，所以其子代得到致病基因纯合子的几率更大，发病率会更高。

学者们大多认为唇腭裂的遗传方式是通过“畸形基因”作用而进行，属于多基因遗传病，其先天畸形往往单独存在，与染色体畸变或一些属于质量性状的单基因突变所致的唇裂（腭裂）综合征不同，后者通常以多发畸形的综合征形式出现。多基因遗传病属于数量性状遗传，指某一疾病的发生与很多对基因有关，这些基因也按遗传规律进行分离和自由组合。每一对基因的作用都是较轻微的，通常没有显性和隐性的区别，其作用是积累的。当积累超过一定阈值时，即可出现疾病引起畸形。多基因病的亲属患病率高于群体患病率，其亲属患病率的特点有：①受群体患病率的影响，其特点为常见病的亲属患病率较高，而少见病的亲属患病率较低。这与单基因突变的遗传病不同。单基因突变的亲属患病率与群体患病率无关，而取决于遗传方式，多基因遗传病的亲属患病率随群体患病率增高而升高，但二者不成正比，其比值与群体患病率有关。②受亲属等级影响：亲属关系愈密切，患病率愈高。③受患者性别影响：患者如为患病率较低的性别，则其亲属患病率常较高，少发性别患者的亲属，不仅患病率较高，且易发生较严重的病变。④受患者病情轻重影响，患者病损较重的亲属患病率较高。⑤受家庭中已有患病人数影响，当一个家庭已有一个患儿时，以后子女的患病率显著高于群体患病率。多基因遗传病的主要模式是阈值模式，这是将其发病倾向用易患性表示。某一个体的易患性，是作用于该个体的遗传因素和环境因素的总和，群体的易患性分布，呈常态曲线。每一疾病均有其特定的阈值。

（二）环境因素

环境因素诱导胎儿发生畸形有两方面作用，一是外界因素直接作用于胚胎组织导致畸形，二是作用于母体，导致母体体液成分变异，影响胚胎组织的正常发育与融合。

1. 药物作用　激素类药物：可的松、地塞米松等，它能引起腭突发育过程中 EGF 表皮生长因子和 TGF 转化生长因子及其受体分布的改变，引起腭裂的发生。许多学者认为服用抗惊厥药物的母亲，其子代发生唇腭裂的风险大大高于未服用药物的母亲，认为苯妥英钠改变肠道的pH环境，不但抑制叶酸在肠道的吸收，而且影响许多重要生物活性物质的合成，引起DNA及蛋白质合成的代谢障碍引起畸形。

国外学者调查表明，母亲孕期服用非甾体抗炎药、止痛药都可以使畸形率明显上升。某些抗生素如土霉素可以诱导唇腭裂的发生。动物实验的结果表明，烷化剂 5-氟脲嘧啶和环磷酰胺等通过胎盘，与胎盘组织细胞内 DNA 结合，影响 DNA 的转录，导致腭裂等畸形。以四氯二苯丙对二噁英 TCDD 为代表的多卤化杂环芳烃类药物，干扰唇腭胚胎组织在母体内的增殖、分化、融合，引起唇腭裂的发生。20 世纪 60 年代由于服用药物反应停，使包括唇腭裂在内的畸形率明显上升。反应停损害了胚胎的间质组织，影响糖原的利用与碱性磷酸酶的产生，导致畸形。

2. 生活影响

（1）营养因素：母亲怀孕期间剧烈的呕吐可影响营养摄入，造成维生素的缺乏，动物实验的结果表明，维生素 B_2、维生素 A、维生素 E 等的缺乏可诱导唇腭裂的发生，但早期维生素 A 的大量摄入，可促使突起的上皮组织过早的成熟分化，使突起接触时，彼此上皮不能粘连融合。叶酸促进甲基四氢叶酸酯还原酶的活性，进一步促进同型半胱氨酸转变为蛋氨酸，合成DNA，所以母体缺乏叶酸会导致胚胎在宫内的生长发育障碍，所以一些学者提倡对母体孕前孕期补充叶酸，可对唇腭裂的发生起到预防作用。国外学者调查结果显示，胡萝卜、南瓜、菠菜、菜花等含大量 β-胡萝卜素的蔬菜和奶制品在饮食成分中比例高的母亲，比饮食成分中这两类食品较少的母亲，生育健康婴儿的比例更高。

（2）不良习惯与职业影响：国内多位学者研究表明，母亲文化程度越低，唇腭裂的发生比例越高。从职业角度分析，农民、个体户所占比例最高。这与母亲优生优育知识的缺乏和享受孕期保健程度的差异有关。国外调查显示，母亲职业接触某些化学物质与唇腭裂的发生有关。脂肪族醛、乙醇醚可诱导唇腭裂的发生；脂肪族酸、抗肿瘤药、三氯乙烯、杀虫剂可诱导腭裂的发生。孕妇工作生活环境接触较多的放射线、超声波、微波等，损伤了正常发育的胚胎，导致唇腭裂的发生，或上述原因改变了生殖细胞的遗传基因。流行病学研究表明，母亲怀孕早期的烟酒嗜好，与其子女的唇腭裂发生有关。感染也是致畸原因，目前已知有 12 种病毒可导致畸形，它们是风疹病毒、疱疹病毒、水痘病毒、麻疹病毒、天花病毒、腮腺炎病毒等，其中风疹病毒与唇腭裂的发生关系密切。病毒由母体通过胎盘进入胚胎，使胚胎血管结构发生异常，导致胚胎发育异常，出现唇腭裂畸形。

有研究表明，妊娠期母亲吸烟能引起胎儿 TGF-α 基因的变化而导致唇腭裂。另外，酒精、营养因子通过影响肌节同源异型框基因（MSX1）、TGF-β3 和 TGF-α 基因表达而发挥作用，如婴儿酒精综合征中就出现唇腭裂表型。流行病学研究表明，母亲妊娠早期的烟酒嗜好与其子女唇腭裂发生有关。Chung 等在排除教育程度、年龄、药物应用等干扰因素的情况下，随机抽取 2207 名唇腭裂患儿和 4414 名正常婴儿对照分析母亲吸烟与子女患此畸形的相关性，结果表明随着母亲吸烟程度的增加，子女患病率也逐渐增加。关于吸烟导致唇腭裂发生的机制，Hartsfield 等认为可能是烟草中的生物活性和（或）生物毒性产物作用的结果，具体作用途径为：①化合物产生具有生物活性的环氧化物，再形成 DNA 复合物，从而诱导突变或畸变。②化合物干扰一些酶类，如谷胱甘肽硫化转移酶和微粒环氧化物水解酶，使酶合成或活性改变，从而间接影响遗传物质的合成和功能。

3. 环境污染 石油化工企业中的有毒物质，汞、砷、铅、锌、锰、有机磷、有机氯、有机溶剂、重金属尘埃、地区放射性影响，都可以引起唇腭裂发生比例上升。

4. 母亲的健康程度 孕妇的身心健康对保证胎儿的健康非常重要。孕妇情绪的剧烈变化，可促使肾上腺皮质产生大量的皮质激素，妨碍胚胎中胚叶组织的发育而导致唇腭裂的发生。母体妇科疾病、创伤均会影响胚胎的发育而导致畸形。母亲的健康程度影响新生儿的重量，体重越轻的新生儿，唇腭裂的发生率越高。体重＜3kg，唇腭裂的发生率为 2‰，体重＞4kg，唇腭裂的发生率为 0.3‰，唇腭裂的一般发生率为 1.03‰。

胎儿颜面部的形成始于胚胎发育的第 4～5 周，若在第 6～7 周时颌突与球状突一侧或两侧部分或全部未能联合，则在上唇一侧或双侧形成不同程度的唇裂；而在第 9 周两侧腭突在某个部位未能与对侧的腭突及上方的鼻中隔融合，则可发生不同部位不同程度的腭裂。若上述两种情况同时存在，则可发生胎儿的唇裂伴腭裂。唇腭裂分为单侧性、双侧性及中央性。根据病变累及的范围，又将其分为单纯唇裂、唇裂合并腭裂及单纯腭裂。一般认为唇裂与唇腭裂、腭裂的比例约为 1∶2∶1。另外根据病变严重程度还可将其分为完全性和不完全性唇裂，前者从唇红一直裂至前鼻孔底部，有时甚至牙槽也裂开；后者仅在唇缘处留有一小切迹。完全性腭裂是指左右外侧腭突未在中线愈合，也未与前方的正中腭突愈合；不完全性则指前腭裂或后腭裂（腭黏膜由两部分组成，前 2/3 为硬腭，后 1/3 为软腭，发生在硬腭的为前腭裂，发生在软腭的为后腭裂）。唇腭裂以上唇多见，下唇罕见。

三、唇腭裂的发病机制

（一）口面部形态发生过程及组织学研究的机制

1. 口面部形态发生的研究 唇腭裂发病机制的基础是了解正常口面部形态的发生过程。通过研究对与人类颅面部发育类似的猴子、小鼠等动物模型结合人类胚胎的发育，人们对这一过程有了清楚的认识。面部胚胎发育学对于不同类型裂隙的理解十分重要。例如单侧唇裂是由一侧的内侧鼻隆突和上颌隆突融合失败导致的；内侧鼻隆突与双侧上颌隆突均不能融合从而形成双侧唇裂；双侧腭板的融合失败则导致腭裂的发生。除此之外，组织学研究还发现每一个面部的突起都是由上皮组织包被起源于前脑和后脑的神经嵴和中胚层组成，神经嵴细胞分化形成面部的骨骼，而面部肌肉则是由中胚层起源细胞形成。

2. 面部隆突上皮融合机制 对于面部原基的各隆突互相融合时，其上皮是经历了表皮间充质转换转化成间充质细胞还是自然的凋亡过程，存在不少的争论，其中具有代表性的是对于继发腭中嵴上皮（medial edge epithelial，MEE）融合的研究。虽然多数文献基于组织学分析认为细胞凋亡是 MEE 融合的主要机制，但研究者通过透射电子显微镜和免疫组织化学染色实验方法证明，腭 MEE 可以转化为间充质细胞，因此，提出了上皮细胞-间充质转化（EMT）的概念。近年来，Vaziri Sani 等使用 Cre / loxP 介导的遗传标记方法对鼠腭发育过程中的 MEE 细胞进行了追踪，并生产了只在上皮细胞中表达 β-半乳糖苷酶的双转基因小鼠，发现小鼠胚胎中成功标记的腭 MEE 细胞在腭突融合完成前完全消失，而且没有看到任何腭间充质细胞显示出特异性 β-半乳糖苷酶活性，从而证明了 MEE 细胞在腭融合过程中经历程序性细胞死亡而不是 EMT。然而，与之类似的研究有的支持，有的不完全赞同此结论。

（二）唇腭裂易感基因的研究机制

1. 连锁与测序　对唇腭裂易感基因的研究贯穿了整个唇腭裂研究的过程，通过连锁分析和测序的方法，发现了许多唇腭裂易感基因或可能的遗传位点，Zucehero 等对 10 个不同种群的 2000个家庭的家系连锁进行了研究，结果显示，干扰素调节因子 6(interferon regula-tory factor-6，IRF-6）与 NSCLP 具相关性。Marazita 等对八百多个唇腭裂家庭以 10 cm 的距离基因组扫描进行了连锁分析，发现叉头转录因子 E1（forkhead transcription factor E1，FOXEl）（9q21）位点单核苷酸多态性变异与唇腭裂具有高度的相关性。

2. 全基因组关联研究　随着“人类基因组计划”的实施到完成，2005 年以来，对仝基因组关联的研究被广泛应用到多种复杂疾病或性状的研究中。迄今，已经有三个病例对照设计 21nml 和一个病例、双亲、三联设计的 NSCLP 全基因组关联的研究。通过对 NSCLP 全基因组关联的研究，Birnbaum 等确认了 IRF-6 的作用，并发现染色体 8q24 上存在一个新的区域，这个区域在欧洲患者中展现出极强的关联证据。Grant 等也独立证实了染色体 8q24 区域与欧美 NSCLP 患者具有强烈的相关性。Mangold 等随后用一个扩大的样本又鉴定出了两个新的基因位点，10q25（VAXl）和 17q22（NOG）。Beaty 等使用来自多个人种的病例、双亲、三联研究再次证实了 IRF-6 及染色体 8q24 和 10q25（VAXl）的意义，以及两个新的位点（MAFB 和 ABCA4）。

3. 动物模型　目前，研究基因功能最直接和最有效的方法之一是转基因和基因剔除技术。对于唇腭裂的研究，几乎每一种唇腭裂候选基因都有基因剔除小鼠模型进行验证的研究，如小鼠剔除肌肉片段同源盒基因 1(muscle segment homebox gene l, Msxl)发生腭裂的概率是 100%；剔除小鼠转化生长因子 B3（transforming growth factor B3，TGF-p3）基因会产生腭裂以及肺发育延迟。近年来，各种转基因唇腭裂小鼠模型数量呈几何级增长，并导致多个可能与人类 NSCLP 相关的基因的发现，如骨形成蛋白 4（bone morphogenetic protein 4，BMP4）、骨形成蛋白受体 1B（bone morphogenetic protein receptor type-1B，BMPRlB）、Y 染色体性别决定基因相关的高迁移率族蛋白基因 4（SRY-related HMG-box gene 4，SOX4）、锌指结构转录因子家族特异性蛋白 8（specificity pro-tein，SP8）、转录因子活化增强结合蛋白 2ct（transcript- tion factor activating enhancer binding protein 2 alpha，TFAP2et）、无翼型果蝇及小鼠乳腺瘤病毒整合位点家族成员（wingless-type MMTV integration site family member，WNT）9B 和 WN'13 等。

4. 亚临床表型　由于大多数的研究都是将病例简单地分为唇裂组、唇裂伴腭裂组、单纯性腭裂组等，导致了许多重要信息的丢失，表型细分有助于对病因学和流行病学的了解。当把异质群体作为单一整体对待时，检测效能就会弱化。因此，对于复杂异质性疾病（如 NSCLP）的大型家系遗传分析的研究，精确的表型界定是非常有必要的。研究证明，NSCLP 的确有许多显著的亚临床表型，且经过分析后可以显示出与唇腭裂的相关性，如唇凹 / 纹、牙齿异常、口轮匝肌缺陷等。今后的研究将更加注重对研究群体表型的细分，从而显著增加遗传分析的特异性。

（三）信号通路及网络调控

近年来研究发现，多个信号通路如 Wnt、Bmp、Vgf 等均参与了唇腭裂的发病过程。分子和信号通路之间存在着错综复杂的相互作用，单个因子或多个因子相互作用达到一定阈值会导致唇腭裂的发生，因此，以整体的视角研究单个因子在一个网络调控框架内的作用是今后研究的主要方向。下面以 Wnt 信号通路为例，详细地加以说明。

1. Wnt 信号通路 Wnt 信号通路调控着机体的发育进程。经典的 Wnt 通路中 wnt 蛋白结合到 Friz-zled（FRZ）家族细胞表面的受体，进而激活 Dishevelled（DSH）家族蛋白，最终调控细胞内 p-catenin 的数量。B-catenin 进入细胞核与转录因子的相互作用，促进了特异基因的转录。Juriloff 等在对 A 系小鼠自发性唇腭裂致病基因进行研究时，发现小鼠 11 号染色体存在一个隐性突变 clfl，并证实了 clfl 是 Wnt9b 基因突变的产物。近年来，许多对转基因小鼠的研究确认了经典 Wnt 信号通路能显著影响面部形态的发生发展，形成了包括唇腭裂在内的多种畸形。Brugmann 等研究了扰乱 Wnt 信号的后果，结果显示，携带核介质 Left 和 Tcf4 混合无义突变的小鼠面部明显增宽；用 Wnt 拮抗剂 Dkkl 在子宫内扰乱 Wnt 信号，结果产生了同样的面部畸形。Reid 等通过利用外胚层特异的 Cre 重组酶转基因系构建了条件性 p-catenin 突变体小鼠，得出了在胚胎外胚层去除 B-catenin 将改变面部形态发生的结论。Wang 等用 Foxgl-Cre 小鼠在面部外胚层和邻近的端脑神经上皮条件性地消除 B-catenin，导致额鼻和上颌原基不能形成。

2. Pbx、Wnt-P63、Irf6 级联调控模式 IRF-6 和 Pj63 都为唇腭裂的易感基因，而 Thomason 等研究发现，同时携带 p63 和 Irf6 复合突变杂合子小鼠的唇腭裂的发病率要远高于携带其中任意一种单基因突变小鼠的发病率。染色质免疫沉淀反应和表达分析结果表明，p63 通过结合到 Irf6 上游一个增强子元件，反式激活 Irf6，这个增强子元件的遗传变异将会导致唇裂敏感性的增加。综合 Rahimov 等之前的研究，发现 Irf6 基因上游增强子的一个单核苷酸多态性扰乱了转录因子 AP-2ct 的结合能力从而导致唇裂的发生。因此 Grifli-Hnde 等认为 p63 与 AP-20t 共同调控着 Irf6。而 Moretti 等也证明了 Irf6 是 p63 一个转录激活靶点。Ferretti 等通过生产多种 Pbx 转基因小鼠，论证了 Pbx 表达的缺失会导致唇腭裂，并发现了 Pbx 在体内结合的直接靶点是 Wnt9～Wnt3 基因间区域（intergenic region，IR）。Wnt9b 和 Wnt3 在鼠 11 号染色体共享的一段 24kb 大小的核苷酸片段被称为 IR，此片段在脊椎动物（除了鱼类）进化过程中具有高度的保守性。通过在头部表面外胚层异位表达 Wnt，彻底挽救 Pbx 突变体的唇腭裂表型，从而证明了 Pbx 介导的 Wnt 信号是口面部形态发生的必要条件。此外，Fer-retti 等检测到 p63 基因的保守区域内存在一个 Lef-Tcf 结合的位点（ATCAAAG），并确认了 Wnt 效应物通过此位点反式激活 p63 基因。基于上述研究，Ferretti 等这种 Pbx、Wnt-p63、Irf6 级联调控模式进行了总结定义。在此模式中，Pbx 可以控制 Wnt 信号，Wnt 效应物反式激活 p63，而 p63 直接调控 Irf6，从而进一步控制着表皮增殖、分化和凋亡之间的平衡控制面部形态的发生。

3. Wnt 和 Fgf 信号通路的相互作用 wnt 和 Fgf 信号通路在多种细胞发育进程中交互调节，如早期胚胎发育、体轴形成和神经等过程。近年来，多个转基因小鼠模型研究证明，Wnt / B-catenin 在头部形态发生过程中的一个重要靶点是 Fgf8。Paek 等在实验中发现，Wnt 信号可以通过 13-catenin 直接维持 Fgf 的表达。Reid 等证明，在胚胎外胚层，如果去除 B-catenin 将改变面部形态的发生，同时伴随着 Fgf8 表达的改变。Wang 等利用 Foxgl-Cre 小鼠，在面部外胚层条件性地消除 B-catenin，从而导致 Fgm、Fgf3 和 FSn7 在前神经嵴表达量减少，额鼻和上颌原基不能形成；进一步的研究证明，Wnt／13-catenin 信号是 FgS 基因在早期面部发育过程中的转录靶点。

（四）表观遗传学机制

大量流行病学研究表明，孕早期吸烟、饮酒、药物、营养缺乏、毒物接触等均会增加唇腭裂的发病率。母亲孕期缺乏叶酸会增加其胎儿患唇腭裂的风险，而孕期服用叶酸可一定程度地减少发病率。吸烟是唇腭裂的病因之一，近年来一个系统性的 meta 分析显示，孕早期吸烟与唇腭裂在内的多种新生儿缺陷疾病相关。并且环境与遗传因素之间存在着紧密的交互作用，环境因素会影响机体生长发育，而某些基因变异则会影响机体对环境因素的敏感性。MTHFR 是一个唇腭裂易感基因，母亲的基因型为 MTHFRC677T，且如若孕期缺乏叶酸时，则将会增加胎儿出现唇腭裂的发病率。吸烟对胎儿唇腭裂发病的影响可能与某些特异的解毒基因变异有关。一些唇腭裂易患基因如 TGF、TGF-B 和 MSXl 等出现多态性变异，也会增加吸烟对胎儿唇腭裂发病的遗传易患性。

近年来，表观基因组学及表观遗传学的飞速发展为唇腭裂的研究提供了一个新的视角。表观遗传学是指基于非基因序列改变所致基因表达水平的变化，如 DNA 甲基化、组蛋白修饰及染色质重构等，表观基因组学则是在基因组水平上研究表观遗传学的改变。越来越多的研究证明，表观遗传机制可能参与唇腭裂的发病过程。环境因素的影响可以通过表观遗传机制介导，如 DNA 甲基化模式可受营养、吸烟等因素影响。体内的 DNA 甲基化状态可被饮食中甲基供应显著改变，而 DNA 甲基化对基因的表达调控具有十分重要的作用。因而，对那些影响甲基基团供应的因素，如维生素 Bm 胎儿蛋氨酸合成酶还原酶基因型和母体 MTHFR 基因型都具有重要的研究价值。近年来研究发现，Wntgb（clfl）和 clf2 的相互作用可以导致 A 系小鼠自发性唇腭裂的发生。clfl 突变主要指 wnt9b 基因非编码区域内的一个 IAP(intra- cistemal A particle）转座子插入导致的缺陷；clf2 位点定位于 13 号染色体的一个包含 145 个基因的 13.6Mb 大小的区域。Plamondon 等研究发现 clf2 基因型对 wnt9b（clfl／null）胚胎 IAP 的甲基化具有强烈的影响，唇腭裂与 IAP 低水平的甲基化密切相关。特定基因的表达沉默方面 microRNAs(miRNAs）执行着关键的作用，它同样被发现与唇腭裂的发病有关。在斑马鱼中，miR-140 能抑制血小板源性生长因子受体 13 介导的颅神经嵴细胞向面部外胚层的吸引，此过程是正常腭形态发生的关键。另外，TGF-B 介导的 EMT 被证明与 miR-205 和 miR-200 家族成员有关，只增强 miR-200 家族的表达就能有效地阻止这个进程。

（五）同型半胱氨酸引起唇腭裂的机制

近年来随着生物标志物检测方法的迅速发展，针对候选基因的研究和全基因组关联的研究发现了多个可能与 NSCL/P 发生有关的候选基因，如与叶酸代谢相关的 MTHFR、CBS、BHMT 等候选基因。体内 DNA 甲基化的甲基供给途径主要是叶酸/同型半胱氨酸代谢通路。当甲基供给不足时，会引起 DNA 碱基低甲基化，从而导致 DNA 不能正常调控细胞的发育与分化，最终导致胚胎形态的发育异常。

既以往的研究发现，叶酸对人群中的 NSCL/P 具有预防作用，其机制可能是叶酸补偿了此代谢通路的功能障碍。通过对叶酸/同型半胱氨酸代谢通路上 18 个基因中的 257 个基因多态性位点的研究，进一步对其进行 TDT 及基因-环境交互作用分析，均未发现该通路上的基因与 NSCL/P 的发病风险之间有一定的关联性。该通路中，蛋氨酸合酶还原酶基因位于染色体 5p15.31 上，它所编码的酶可以使因 B_{12} 氧化失活的蛋氨酸合酶（methionine synthase，MT R）

重新活化，从而保障了 MTRR 将 5-甲基四氢叶酸上的甲基基团传递给同型半胱氨酸，最终生成蛋氨酸。编码 MTRR 的基因位于染色体 1q43 上。

既往的研究发现 MTRR 的变异与乳腺癌、溃疡性结肠炎、先天性心脏病等疾病的发生存在一定的关联性。而关于上述的两个候选基因与 NSCL/P 之间关系的研究较少，目前尚无可靠证据表明二者与 NSCL/P 的发生有关。CBS 位于 21 号染色（21q22.3），CBS 可在磷酸吡哆醛的参与下使同型半胱氨酸与丝氨酸缩合生成胱硫醚，促进甲基循环反应的正常运转。在下游酶的催化下，胱硫醚可进一步代谢为体内抗氧化剂谷胱甘肽的重要组分半胱氨酸。国内外均有相关研究发现，CBS 是 NSCL/P 的候选基因。既往研究中报道 MTHF R 、CBS 和 BHMT 与人群 NSCL/P 的患病风险之间存在一定关联，且在一些中国人群的研究中发现了阳性结果，但此次分析结果并未在中国人群中发现这些基因与 NSCL/P 之间的关联具有统计学意义。阴性结果的出现可能源于 NSCL/P 遗传位点的异质性与同一等位基因异质性，以 Bonferroni 校正过于保守等因素。

候选基因可能通过与环境之间的交互作用影响疾病的发生与发展，基因-环境交互作用不但对于准确地评估基因与疾病之间的关联具有重要意义，同时还可为制定有效的人群干预措施提供科学依据。尽管统计学意义上的交互作用不能完全等同于生物学上的交互作用，但它为发现生物学上的交互作用起到了一定的提示作用。在观察性研究中，检测统计学交互作用的把握度不仅取决于交互作用的类型，同时还取决于相关基因的弱势等位基因频率以及人群中环境危险因素的暴露率。曾有研究报道过母亲孕期饮酒、被动吸烟以及服用多种维生素补充剂可影响 NSCL/P 的发病风险，但目前为止，尚无明确的研究证明它们是通过何种机制来影响体内的基因表达或代谢循环，最终导致 NSCL/P 的发生。在 DMGDH 中 rs1805074、rs933684、rs10514154 和 rs2034900 这 4 个位点间存在较强的连锁不平衡，处于同一单体型区块。因此，分析时利用 Haploview 软件可选择 rs1805074 作为标签 SNP。此位点的多态性属于错义突变，可使 DMGDH 编码酶中的丝氨酸变为脯氨酸。研究发现，如果多重比较校正前不考虑基因-环境交互作用的 TDT 结果显示，基因位点与 NSCL/P 之间的关联不具有统计学意义，而考虑了基因-环境交互作用后，列位点与疾病之间具有显著关联，特别是该通路上多个位点均显示与母亲孕期补充多种维生素之间可能存在基因-环境交互作用。因此可以看出，考虑交互作用在一定程度上有助于发现与疾病有关的候选基因位点，多重比较校正后，候选基因与上述环境暴露因素之间的交互作用均无统计学意义。Johnson 等曾对研究 MTHFR 与增补维生素交互作用的相关文章进行了 Meta 分析，发现没有足够的证据支持存在交互作用的假设与上述研究结果一致。既往研究报道，IRF6\RUNX2 和 BMP4 等基因同母亲被动吸烟之间存在交互作用，而尚无叶酸/同型半胱氨酸代谢通路上的基因与被动吸烟之间存在交互作用的报道。NSCL/P 可根据唇裂位置被细分为多个临床亚型，且其可能对应不同的遗传危险因素。因此，继续关注该代谢通路上候选基因的罕见遗传变异及其他常见遗传变异位点，对病例临床表型的更准确划分，对环境暴露更加准确客观的测量以及进一步增大样本量等将有助于我们更深入地揭示该代谢通路候选基因与 NSCL/P 之间的关联关系和基因-环境交互作用。

（六）展望

尽管当前研究鉴定出了多个唇腭裂可能的致病基因，但对于 NSCLP 确切的发病机制仍不是很了解。但可以肯定的是，NSCLP 是一种多基因影响的复杂异质性疾病。单因素研究的时代已经过去，需要进一步的研究阐明各致病因子间的相互作用，以整体的视角在一个网络调控框架内研究单个因子的作用。此外，表观遗传学的发展开启了唇腭裂发病机制研究的新方向。

四、唇腭裂的临床表现

（一）唇裂

唇裂的表现主要为巨口、吞咽困难、嘴角降肌发育不良、上唇部裂开。根据其裂隙的部位和裂开的程度可分为三度。

1. 一度唇裂　仅为红唇裂开。

2. 二度唇裂　为裂隙超过红唇但未达鼻底。

3. 三度唇裂　为裂隙由红唇至鼻底全部裂开，前二者又称为不完全唇裂，后者又称为完全唇裂。

（二）腭裂

1. 软腭裂　软腭裂主要指仅软腭裂开，有时只限于腭垂，不分左右，一般不伴唇裂，临床上以女性比较多见。

2. 双侧完全性腭裂　双侧完全性腭裂常与双侧唇裂同时发生，裂隙在前颌骨部分，各向两侧斜裂，直达牙槽突；鼻中隔、前颌突及前唇部分孤立于中央。

3. 单侧完全性腭裂　单侧完全性腭裂是指裂隙自腭垂至切牙孔完全裂开，并斜向外侧直抵牙槽突，与牙槽裂相连；健侧裂隙缘与鼻中隔相连；牙槽突裂有时裂隙消失仅存裂缝，有时裂隙很宽及常伴发同侧唇裂。

4. 其他症状　腭裂由于口腔与鼻腔之间存在缺裂，吸乳时无法在口腔内形成所必需的负压，以致发生吸乳困难，可导致营养不良，易发生中耳炎及呼吸道感染。有重度腭裂的新生儿或婴儿常常伴有吸吮及吞咽功能障碍，从而引起营养障碍和吸乳时呛咳，可发生吸入性肺炎。严重时可导致发音障碍，患儿常有明显的开放性鼻音或构语不清等问题出现。

五、胎儿唇腭裂的诊断标准

1. 超声检查在唇腭裂诊断中的应用　目前，诊断胎儿唇腭裂的主要技术是超声检查，超声检查具有方便、经济等优点。

（1）唇腭裂的超声诊断：在诊断胎儿唇腭裂中超声技术的应用最为广泛，妊娠 20～32 周为检查的最佳时段。此时，胎儿鼻唇部体积增大、硬腭部骨质含量增高、发育丰满、胎儿活动空间较大、羊水量较丰富、有利于显示鼻唇部结构以及利于获取唇腭部最佳切面图。

尽管超声诊断是一个相对较好的诊断工具，但是仍然有一定的误诊和漏诊率。影响胎儿唇腭裂诊断的因素除了仪器的分辨率外，还包括胎儿孕周过小或过大，颜面周围羊水过少或过多；子宫张力过大，探头加压困难，声束难以扫查到鼻唇部；胎儿过度俯屈、孕妇腹壁过厚或水肿等也对图像采集造成影响。要做到诊断准确，不但需要掌握唇腭裂的检查时机，而且对唇腭部图像能正确认识，多切面、多角度、多体位进行观察也非常重要。

（2）唇腭裂超声表现：测时在显示胎头横切第二平面（双顶径测量平面）后，探头旋转 90°，进而进行冠状面检查，一系列颜面部冠状切面图像可由声束平面向颜面部方向平行移动获得。继而做胎儿正中矢状切面扫查。胎儿颜面部矢状切面可由声束平面分别向左、右平行移动显示。再以唇部为中心，探头旋转 90°，显示鼻窦和唇部全貌，声束平面分别向额部和下颌方向移动，获得胎儿一系列颜面部横切面。胎儿唇部冠状切面和横切面是检查唇腭裂并做出鉴别的主要切面，一侧唇裂时显示病变处唇弓回声中断，鼻尖向健侧偏斜。闭口时上唇裂隙可不明显，张口时呈明显的“三瓣兔唇”样。不完全性唇裂的唇裂隙较窄，向上未裂至鼻底部，鼻结构多正常。双侧完全性唇裂显示上唇两处裂口，向左、右裂开，中央部呈团块状突出，悬挂于两鼻孔之间，可以为对称性或不对称性。中央性唇裂为上唇中线部位缺损，范围较大，常合并鼻异常。

完全性腭裂常常伴有同侧唇裂。完全性唇腭裂占唇裂、腭裂总数的50%左右，表现为鼻尖低平、鼻翼塌陷、上唇口与鼻腔相通并向深部延伸、上牙槽裂开并延伸至上腭及牙槽嵴曲线缺损变等，双侧完全性唇腭裂时，鼻端难以显示，鼻唇部结构紊乱。牙槽嵴曲线两处缺损，中央部突出呈强回声团，两侧裂隙显示带状低回声，向深部延伸，构成“T”形强回声，唇腭裂胎儿在扫查时常见舌头运动活跃，吞咽时口腔和鼻腔同时有羊水进入。

单纯腭裂占唇腭裂的20%～25%，不伴发唇裂，超声诊断难度最大，且易漏诊。检查时可见正常鼻及唇结构，上唇连续完整，颏下向上扫查时声束切向鼻底部略深处，见一向上延伸的低回声带，自额部向下扫查及侧扫描时亦可见此回声带，尚可见该侧牙胚间隙明显增宽及齿槽裂隙。

（3）产前唇腭裂的检出率：一项研究对英语、法语、荷兰语、德语的451篇文献进行了归纳总结，其中有21篇涉及非选择性低风险人群观察，其中回顾性的研究显示利用二维超声产前诊断面部裂的总检出率为0～70%，诊断唇裂合并或不合并腭裂的检出率为33%～88%，腭裂的检出率为22%。前瞻性的研究相对应的检出率分别为9%～73%（面部裂总检出率）、9%～100%（唇裂合并或不合并腭裂的检出率）、7%（腭裂的检出率）。而6篇涉及高风险人群的回顾性研究中，一篇报道了三维超声对于单侧裂的检出率为87%（27/31），双侧裂的为66%（2/3）。其余文章均显示三维超声在高风险妇女中对唇裂的检出率为100%。研究者认为，利用二维超声在低风险人群中筛查唇腭裂的检出率相对较低，而三维超声能实现可靠的诊断，不仅仅在腭裂的诊断上。从上述数据中可以推断，低风险人群的唇腭裂检出率很低，因此需要密切关注低风险人群。最近的一个研究显示，二维和三维超声联合诊断唇腭裂时唇裂检出率为95%，假阳性率7.7%；牙槽突裂84.5%，假阳性率7.2%；硬腭裂89.7%，假阳性率15.6%。从这些数据可以看出，二维联合三维超声检查可以提高检出率。Russell等研究了1997～2002年出生的108220例婴儿。在出生前，母亲孕周为18～20周时利用二维超声进行了检查，127例唇腭裂患儿出生，其中29例唇裂合并或不合并腭裂在产前得到了诊断，检出率为23%。98例腭裂患儿未在产前得到诊断。研究还提及唇腭裂的诊断率从1992～1996年的14%增高到1996～2002年的30%。另外Offerdal等研究了49314例非选择性妊娠人群，将胎儿面部作为超声检查的一个常规项目，结果显示，有77例为唇裂合并或不合并腭裂，24例在产前中孕期得到诊断，诊断率为31%。24例为腭裂，均未在产前得到诊断。研究提及诊断率从1987～1996年的34%增高至1996～2004年的58%。Ghi等首先报道了利用二维联合三维超声于早孕期诊断胎儿唇裂的病例，该例孕妇于妊娠12周进行了二维成像检查，怀疑胎儿面部矢状面可见突出的上颌骨，然后三维超声实现了更准确地评估，胎儿面部图像证实了双侧唇裂和上颌骨突出。以上的研究观察结果提示超声诊断胎儿唇腭裂的技术近年有了很大的提高，三维超声技术也越来越多的显现其优势，特别是在牙槽突裂、腭裂中的应用。一项研究对孕期利用三维、四维超声观察有无唇腭裂的孕妇及丈夫做问卷调查，以了解对于三维、四维超声的满意度。78%的家长没有认为三维超声给他们带去不安。与此相反，三维画面产生了积极的作用，可以帮助父母更好地准备新生命的诞生。

2. MRI在唇腭裂诊断中的应用 由于受面部周围的骨性结构阴影的影响，超声诊断胎儿唇腭裂尤其是腭裂及其分型时仍然存在一定的局限性。MRI对于超声可以有一个很好的辅助作用。与超声相比，MRI较少受到母亲体位、羊水过少、不利胎儿位置的影响，且对软组织分辨率高。胎儿显微外科手术的发展对于产前诊断的精确性及分型提出了更高的要求，因此MRI

在此有较为明显的优势。Descamps 等研究显示胎儿 MRI 检查腭裂的阳性预测值为 96%，阴性预测值为 80%（以胎儿出生后的检查为标准）。这项研究包括 49 名孕周为 24～37 周的孕妇，其中 4 名有后腭裂家族史，45 名是在 20 周行超声检查时发现有面裂。研究指出胎儿 MRI 能准确判断唇腭裂的程度，有助于更精确地进行产后的管理和制定治疗计划。Mailáth-Pokorny 等研究了 MRI 在胎儿唇腭裂产前诊断中的应用，该研究对 34 例孕妇进行了宫内胎儿检查，孕周 19～34 周。这些孕妇超声检查时诊断：面部裂（29 例）、其他可疑畸形（小颌畸形 1 例）、心脏缺损（1 例）、脑异常（2 例）、横膈疝（1 例）。将面部裂在出生后进行了分类，并与出生前的检查进行了对比。有 11（32.4%）例一级腭裂，20（58.8%）例一级合并二级腭裂，3（8.8%）例单纯性二级腭裂。其中对 20 例腭裂 MRI 进行了诊断。而超声检测漏诊 5 例（14.7%）面部裂，15 例面部裂错误分类。研究说明 MRI 在胎儿唇腭裂的产前诊断中比超声更加准确，特别是对腭裂的诊断和分类。Wang 等也将 MRI 和超声在 11 例胎儿唇腭裂的诊断做了对比，结果超声诊断了 5 例（45.5%），而 MRI 诊断了 10 例（91%），1 例单侧腭裂胎儿未被检出，无假阳性发生。

早在 1918 年，就有研究者在豚鼠模型上成功地进行了宫内手术。之后在 20 世纪 80 年代，产前诊断、宫内麻醉、手术技术得到了迅猛发展，现在很多的胎儿先天畸形可以在宫内得到正确的诊断，其中一些可以在宫内进行矫正。宫内手术不仅应用于对生命构成威胁的畸形，而且还用于胎儿梗阻性疾病的引流，双胎输血综合征等。在过去的 20 年，宫内修复唇腭裂这类不威胁生命的畸形也渐渐受到了人们的关注。宫内手术治疗唇腭裂的优点：中期宫内妊娠手术的干预有两个最重要的优势，即无瘢痕伤口愈合和无骨痂形成的骨愈合。由于胎儿早期伤口愈合能减少瘢痕组织再生，胎儿时期的手术可能是未来的治疗选择。这个时期的手术可能会减少二次手术矫形的发生率。此外，宫内手术可能减少畸形造成的儿童和家长的心理问题，从而提高其生存质量。宫内手术治疗动物模型的建立已经被用来研究唇腭裂的发生。如小鼠、兔、类人猿及羊。第一个有记录的干预是在羊模型上进行胎儿内镜下的唇腭裂手术修复，实验组胎羊在妊娠中期行气管插管麻醉，胎儿镜下切开胎羊左上唇全层，再将胎羊伤口分 3 层用 7-0 铬肠线缝合。在胎儿内镜方法得到应用后，宫内治疗唇腭裂的优势可有：①诊断的高分辨率；②降低对子宫和胎儿的侵袭性，减少术后早产的发生；③减少胎儿出生后的监护；④不需要开腹手术；⑤与传统方法相比，手术时间明显缩短。中期妊娠的羊模型已被认为黄金标准。有研究在中孕期胎羊创建唇腭裂模型，实验组修复 3 层（黏膜、肌肉和皮肤），对照组未修复。胎羊分别在术后 7 天、14 天、21 天剖宫取出，并进行显微镜检查。发现在妊娠 75 天（孕期为 145 天）创建的胎羊模型伤口愈合迅速且无炎症及瘢痕的形成。术后第 21 天，有完整的再生皮肤、肌肉、黏膜，以及表皮附属物。Papadopulos 等对 15 只胎羊模型进行修复手术，共有 4 种不同的手术方法修复上颌牙槽骨缺损。12 只胎羊在经过宫内治疗后幸存，死亡 3 只。幸存胎羊的表型显示轻微的不对称和唇的变薄，但符合审美效果。在这项研究中采用了取胎羊自体骨移植进行牙槽裂修复的探索。但是，所取得的研究成果还不能足以建议在人类进行宫内治疗唇腭裂（或其他颅面畸形）。小动物（小鼠、大鼠及兔）作为研究模型的优点是较低的成本和较多的胎儿数量。缺点是小的解剖结构不允许复杂的手术，且小动物的孕期较短，不好掌握手术时机。有研究分别在妊娠组 17.5 天、18.5 天和 19.5 天时利用手术造成胎鼠左上唇的缺损，胎鼠在妊娠 21.5 天出生，并接受了宏观和微观的分析，最终确定了胎鼠模型创建唇腭裂的最适当的时机是 19.5 天。大动物（绵羊、山羊、猿）可进行复杂的外科技术，因为所有的动物都可用来进行两个操作（裂的诱导和修复），而且这些动物的妊娠期较长，如母羊的孕期约 145 天，因此为两次操作提供了足够的时间，具有重大意义。此外，母羊也不易早产。但是羊的唇腭裂模型不能通过药物来诱导，只能通过标准的有创手术制造。人的唇腭裂修复要求实现精确的水平对齐和垂直伸长，可采用不同的技术，如 Veau、Millard，Pfeifer，或 Tennison-Randal，但那些技术尚未用于胎儿。在人类胎儿期进行宫内手术的风险仍然很高。虽然胎儿内视镜下的微创手术可能降低胎儿死亡率，仍然有很多未解决风险，其中胎膜早破是最重要之一，另外胎儿镜的灯光可能引起胎儿视网膜的损伤，虽然目前尚未见报道。未来的研究必须是发展更为理想的动物模型来理解和解决胎儿唇腭裂手术的问题。另外，临床医师还得开阔视野，基因治疗可能会变为胎儿唇腭裂等颜面部畸形未来的无创或微创治疗方法。同时，胎儿宫内治疗唇腭裂所带来的道德伦理问题也是临床医师所要关注的。

3. 临床及超声诊断分型 目前，临床上对于唇腭裂的诊断分型常常包括 2 个以上的定义项，如单侧或双侧单纯不完全（Ⅰ、Ⅱ度）或完全（Ⅲ度）唇裂、双侧单纯混合性唇裂（一侧完全裂、另一侧不完全裂）、单侧或双侧单纯不完全（Ⅰ度）悬雍垂裂或软腭裂等。超声诊断分型主要参考临床分型法提示诊断。临床分型主要依据出生后活体形态学显示的直观异常征象，而部分超声检查诊断指标无法显示，因此难免存在一定的局限性。根据临床分型法及胎儿唇腭裂固有的超声显像特点，一般认为以显性型（可辨类唇腭裂）和隐性型（难辨类唇腭裂）超声分型法较全面合理，对统一超声检查认识及提高产前诊断水平具有一定的帮助。显性型唇腭裂主要包括单纯唇裂（单侧或双侧或中央性，不完全或完全性）及完全唇裂伴牙槽突裂或完全腭裂（单侧或双侧）。隐性型唇腭裂主要包括单纯腭裂（不完全腭裂、软腭裂、悬雍垂裂或黏膜下裂）、微小不规则唇裂、下唇裂及微小单纯唇裂或单纯牙槽突裂。

4. 胎儿唇腭裂超声检查的最佳孕周 儿唇腭裂超声检查可按照超声显像效果及临床诊断经验分为 3 个不同时段：①胎龄≥18 至≤21^{+6}周，超声检查通常难以将唇裂或唇腭裂或合并其他复合畸形显示清楚；②胎龄≥22 至≤34^{+6}周，二维及三维超声检查适宜于颜面部结构正常发育较好，硬腭骨化趋向完全，羊水量适中孕妇；③胎龄≥35 周至足月龄，此时期检查难度增大，成像效果差且部分可能无法诊断。有研究报道，32 例唇腭裂胎儿中除 1 例单纯腭裂漏诊外，其余 31 例被检出时孕周的中位时间为 28^{+4}周，其中≥18 至≤21^{+6}周发现只有 1 例（5.81%）；≥22 至≤34^{+6}周发现有 25 例（80.65%）；胎龄≥35 至足月龄发现有 5 例（16.13%），孕 22～34 周时为显示超声诊断胎儿唇腭裂的最佳时机，如果孕 35 周前未进行系统产前筛查，只要条件允许，还可以对该区进行检查。

5. 超声诊断胎儿唇腭裂有关切面的应用 直接征象（即裂口可视）是超声诊断胎儿唇腭裂的依据，只有出现“裂口”时才能诊断。目前所用的切面有 6 个，每个切面的临床应用价值均有所不同：①冠状切面不但可以同时显示胎儿鼻与上唇，而且相对容易获得，对判断唇裂的部位及程度等具有十分重要的作用，由于该切面“双位”（即闭口位、张口位）像，因而对判断唇裂的部位及程度具有十分重要的作用；②横切面可同时显示出上唇与上牙槽突，容易获得，是诊断牙槽弓裂、硬腭裂不可或缺的切面；③斜切面可显示裂口的范围、程度、局部与整体的关系；④经口裂斜冠状切面可显示出腭与软腭，虽然这对发现单纯腭裂有一定的价值，但只能在孕 25～35 周使用；⑤矢状切面部分尽管可显示出裂口，但不及冠状切面和横切面清晰，极少数孕妇在胎龄 18～24 周时可显示“标志线”，由于在检查中标准的正中矢状切面的获得较难，其应用价值具有一定的局限性；⑥经颏下三角切面极难获得。因此，冠状切面、横切面、经口裂斜冠状切面应作为基本切面使用，斜切面、矢状切为补充切面。

（1）超声诊断胎儿唇腭裂与胎位的关系：胎儿颜面部的显像效果不仅与胎龄及所用切面相关，而且还与检查时的胎位密切相关。①最为理想的状态指胎儿面部朝向母体前腹壁，颜面部前方很少有肢体及脐带等干扰；②不完全限制性状态指胎儿处于侧卧位或（和）面部朝向母体侧腹壁，颜面部前方很少有肢体及脐带等干扰。为了保证胎儿颜面部冠状切面、横切面图像得以充分显示出来，此时则需要改变孕妇体位（由仰卧位转为侧卧位或半坐位）；③完全性限制性状态指胎儿枕前位或骶前位、面部完全朝向母亲脊柱或胎头入盆、过度俯屈、紧贴宫壁、胎盘或胎位已固定，胎儿面部虽朝向母体前腹壁，但前方有肢体、脐带等干扰，为达到部分观察效果（获得胎儿颜面部冠状切面、横切面图像），此时应先通过改变孕妇体位、调整探头及声束方向，或使用探头在孕妇腹部适当局部加压（促使胎儿移动）等方法，如难以实现，叮嘱孕妇下床活动 10～20min，然后按上述方法再次进行检查。尽管如此仍有部分难以显像，这也是漏诊的客观原因之一。

（2）各种类型胎儿唇腭裂二维超声表现：胎儿唇腭裂二维超声表现主要有直接征象和继发征象，直接征象是诊断唇腭裂唯一的依据，而继发征象则对判断胎儿唇腭裂病变的类型及程度具有重要辅助作用。

主要表现为上唇弓、继发腭融合线、上颌牙槽弓、硬腭及软腭一定程度的中断或缺失，可单独或混合发生。只有相应征象显示出来，诊断才能成立。这些现象包括：①单纯唇裂（经典型，显性易辨型）：一侧或两侧上唇弓局部连续中断，典型者呈“Ⅰ”形或“∧”形，上颌牙槽弓强回声线连续完整；②上颌牙槽弓裂或完全腭裂（复合型，显性易辨型）：上颌牙槽弓裂与唇裂伴生，完全腭裂时除可见上述唇裂、上颌牙槽弓裂征象外，尚可见上颌牙槽弓后方正中区（硬腭、软腭）有宽大的缺口，且口、鼻腔相通；③单纯腭裂（经典型，隐性难辨型）：如标准的正中矢状切面显示融合线缺失，或经口裂斜冠状切面显示硬腭强回声带或软腭低回声带存在裂缺，对诊断具有提示重要意义；④正中唇裂（合并症型，显性易辨型）：多为胎儿全前脑或中部面裂综合征的征象之一，主要表现为上唇中部、上腭中部较大范围缺失，前者眼距过近，而后者眼距过远，鼻发育异常；⑤不规则唇裂（合并症型，显性易辨型），多与羊膜带综合征有关，常伴其他部位（尤其面部）出现严重畸形，唇裂可见于唇的任何部位，且形态怪异，容易被其他显性征象掩盖而漏诊。

六、唇腭裂的治疗与预防

（一）唇腭裂的一般预防

1. 营养平衡　妈妈是胎儿唯一的营养来源。在怀孕期，均衡且多元化的饮食对于胎儿十分重要。

2. 情绪稳定　一旦孕妇出现忧虑、焦急、暴躁及恐惧等不良情绪时，肾上腺皮质激素可能会阻碍胚胎某些组织的融汇作用，从而造成胎儿唇裂或腭裂。

3. 疾病早治　对于有糖尿病、妇科病、贫血及甲状腺功能减退疾病的孕妇，应尽早治疗。

4. 慎重用药　怀孕期间服用激素或抗肿瘤药物及抗组胺药物等，均可导致胎儿畸形。

5. 避免感冒　调查发现，许多兔唇儿母体在孕前期都感冒过，这也是导致兔唇的非常重要因素之一。

6. 防范病毒　孕期妇女应特别注意预防风疹等病毒感染。

7. 远离放射　青年夫妇在决定怀孕前 3 个月时，应尽量避免接触放射用品，如电脑，手机等。

8. 戒除烟酒　婴儿在胚胎时期上唇和上腭的发育受阻时就会导致兔唇的发生，孕妇长期吸烟和酗酒导致胚胎发育异常是其中的一个原因。

9. 掌握生育时机　医生表示，20 岁以下和 35 岁以上的妇女产生畸形儿的概率最大，因为 20 岁以下还没完全发育成熟，而 35 岁以上已经开始出现老化，因此，女性最佳生育年龄为 25 岁至 30 岁之间。

10. 重视婚检产检　结婚前最好通过婚检进行第一次筛查，从而避免兔唇等遗传疾病的发生。此外，有经验的医生可以在胎儿 20～24 周时从超声波检查中看出胎儿是否存在肢体残缺等比较明显的畸形。

11. 健康教育

（1）高度重视健康教育的重要性和必要性。疾病使人陷入痛苦、贫困之中，而预防保健既简单又经济，而且效果良好，但人们却不重视。为了扭转这种局面，医务工作者必须从自身做起，务必重视健康教育工作，做到防患于未然，避免亡羊补牢。

（2）胎儿在发育过程中，特别是在胎儿发育成型的前 12 周，如果受到某种因素的影响，而使各胚突的正常发育及融合受到阻碍时，就有可能导致胎儿发生各种不同的相应畸形。因此健康教育的对象应该为准备生育的育龄妇女和孕妇。

（二）唇腭裂的一般治疗

先天性唇腭裂是人类最具治疗价值、最常见的先天性畸形，对于先天性唇腭裂治疗重视的程度和治疗效果的优劣往往从侧面反映一个国家经济实力的状况和对人的生存质量的态度。在我国，唇腭裂治疗走过了一个漫长而曲折的发展道路，也曾遇到过重重困难和机遇，但如何把握机遇，战胜困难，提高我国唇腭裂的临床治疗水平，是近年来唇腭裂临床研究学者们经常探索的话题。总的来讲，我国虽有着国际上较为丰富的患者资源，但资源却难以被利用；尽管唇腭裂临床治疗有对高精尖仪器依赖性不强的有利条件，但又需要医者掌握多学科知识和理论观念。从总体上讲，我们对唇腭裂治疗的观念、技术及研究水平等要落后于发达国家的水平，特别是在创新方面更是让人自愧不如。手术速度快及切开缝合技术熟练不能代表我们临床治疗水平要强于他人。对此，在对待差距上要谦虚一点，把不足和困难估计得多一点，将会对我们治疗水平的提高是大有益处的。因此，对于我国唇腭裂治疗的未来何去何从，应当引起我们的思考，应该与国际最高水平学者进行的比较和对话。

对于唇腭裂的治疗是一系列性治疗，缺一不可。其主要治疗目的是为了恢复上唇正常形态和正常的语言功能。为获得满意的手术效果，手术时时间的选择非常重要。唇腭裂主要分为单侧唇腭裂和双侧唇腭裂。目前国内外公认的单侧唇腭裂的婴儿最佳手术时间为生后 3 个月。双侧唇腭裂的婴儿治疗的最佳时期则为生后 12 个月。同时，唇裂术后往往伴着不同程度的鼻畸形，即裂侧鼻孔扁平、塌陷、鼻尖歪等，应在婴儿 8 岁时做鼻畸形矫正术。另外唇腭裂小孩常常伴有有上颌牙齿排列不齐，出现反胎即地包天现象。应在 12 岁左右进行牙齿正畸治疗。唇腭裂的治疗需要口腔科、外科、整形外科、儿科以至心理医师的通力合作，是一项综合性治疗方式。家长在配合治疗的同时，还要作好患儿的喂养、语音训练以及心理矫治，这三方面的配合对治疗患唇腭的孩子来说极其重要。

1. 外科治疗

（1）唇裂：唇裂是先天畸形中最直观的缺陷，而手术则是修复唇裂畸形的重要手段。患儿出生后 3～6 个月之间进行唇裂的手术，但还有人提出应在新生儿期早期实施手术。因为早期施术时，患儿从母体内携带来的免疫能力高，手术瘢痕小。现代观点认为，唇裂修复术的最佳时间为出生后 1～3 周。另外，也有学者提出了唇裂施术时间的“四 10 原则（the rule of tens）”。目前认为单侧唇裂出生后 3 个月实施手术较理想，双侧唇裂出生后 6 个月实施手术较理想。最常用的唇裂手术方法是 Millard 旋转推进法和 Tennison 下三角瓣法。

（2）腭裂：腭裂手术的主要目的是关闭裂隙，恢复说话所必需的腭部正常的解剖结构。虽然早期手术可能影响颌骨的正常发育，但却可理想地恢复其语音功能；晚期手术虽影响发育较少，但语音效果并不是很理想。目前，较普遍的观点认为恢复语音功能是最主要的目的，而手术时造成的颌骨畸形可通过正畸和正颌治疗来矫正。因此，施行腭裂手术一般认为是在出生后 18 个月，语音功能尚未发育完善之前进行。

（3）牙槽突裂：牙槽突裂手术主要指植骨和龈瓣修复裂隙的结合，一般在 8～10 岁进行手术，其主要目的是恢复牙槽突的连续性，使恒牙在正常位置萌出、消除唇部及鼻翼基部的塌陷畸形以及封闭口-鼻腔瘘。

（4）唇裂鼻畸形：唇裂鼻畸形的整复目前已成为目前国内外学者研究的热点。因为早期手术对鼻翼软骨及骨膜会造成一定的损伤，可影响鼻的正常发育，从而导致生长障碍和扭曲畸形。因而，手术时间应推迟到 16～18 岁鼻发育完成之后再进行。也有学者推崇在早期唇裂修复术时可同期进行矫正。

（5）颌骨畸形的矫治：正颌手术的主要目的是矫正畸形发育的颌骨，从而改善患者容貌。一般在 16～18 岁左右可进行手术，但同时还需考虑患者的心理因素。

2. 矫形与正畸治疗　矫形与正畸治疗主要目的是矫正唇腭裂患者牙及上颌骨的错颌畸形，从而恢复良好的咬合功能及改善面容。唇腭裂矫形与正畸治疗一般包括牙萌出前期、乳牙列期、混合牙列期以及恒牙列期四个治疗阶段。其中牙萌出前期的治疗又称可为术前矫形治疗（presurgical orthopaedics），这个时期的治疗可使错位的颌骨得到矫正，还可以诱导颌骨的正常发育。乳牙列期的正畸治疗目前尚有争议，不作为序列治疗的常规内容。混合牙列期主要包括矫正反合与创伤合。恒牙列期是唇腭裂正畸治疗的最终阶段，在治疗原则上与非裂者差异不大。通常情况下是在 12 岁以后开始，目的是恢复功能性咬合平衡和理想的容貌外观。

正畸手段矫治牙颌畸形在唇腭裂治疗中的重要意义已逐渐被临床外科医师认识。尤其对单侧或双侧完全性唇腭裂患者，正畸治疗尤为重要。根据患者年龄及牙齿萌出情况可将正畸治疗分为四个时期：新生儿期、乳牙列期、混合牙列期及恒牙列期。

（1）新生儿期：完全性唇腭裂患儿由于颌骨及颌周肌肉连续性的丧失，在出生后早期即可显示出明显的颌骨骨段移位，术前正畸的主要目的是保持或恢复正常牙弓形态和各骨段的正常位置，从而有利于颌骨的正常发育。此期一般不认为使用复杂的矫治器，简单的腭托就可达到目的。

（2）乳牙列期：其治疗对象主要是有严重的上颌弓缩窄，明显的牙弓不对称和患侧骨段移位的完全性唇腭裂患者。这一阶段通常情况下在 3 岁左右开始进行，一般多采用活动矫治器。

（3）混合型牙列期：混合型牙列期的正畸治疗十分重要。尤其在完全性唇腭裂患者，上颌恒牙前牙的腭向萌出、旋转移位及反牙合十分常见。无论是从美容还是功能角度来讲都应及时予以矫正。更为重要的是应扩展已经缩窄的上颧弓并使移位的上颌骨段复位，恢复牙弓的正常形态，为牙槽突裂的植骨手术创造有利的条件。

（4）恒牙列期：在牙槽突植骨术后 2～3 年时，裂隙侧尖牙已在植骨处萌出或已经手术暴露助萌，即应恢复正畸治疗。上颌前牙的排列应视剩余间隙的大小而采用不同的治疗原则。通常应尽量采用正畸手段消除前牙的间隙。一般在患儿 15 岁左右时正畸治疗可结束并开始维持。由于腭裂患儿的牙列完整性较差且受腭部瘢痕的影响，维持期应尽可能延长，以保证治疗效果。

3. 修复体治疗　唇腭裂修复体治疗方式主要有三种修复方式，即恢复牙列完整性的义齿修复、消除口鼻腔瘘的阻塞器修复以及改善语音功能的语音矫治器修复。

伴有牙槽突裂的患者一般裂区恒牙胚多有缺失，且正畸治疗后间隙过大，应进行义齿修复。阻塞器修复的适应证主要包括：①早期婴儿喂养困难者；②体质较差或腭裂裂隙较宽手术无法修复者；③腭成形术失败并缺乏足够的组织再行修复者。

成人期后，由于某种因素导致语音治疗效果仍不理想者，可借助语音矫治器隔离口鼻腔，恢复腭咽的开闭合运动从而改善语音功能。

4. 语音治疗　唇腭裂患者语音功能的恢复，除与术后腭咽闭合是否完全相关，还与讲话时舌和下颌不良代偿习惯有关，前者需要通过再次手术解决，后者则需要语音训练纠正即可。语音治疗的工作一般开始相对较早。患儿在半岁之前，其父母在语音病理医师的正确指导下，共同商议制定矫正患儿语音的训练计划。语音治疗在学龄前的整个时期十分重要，包括评估、手术治疗、诊断、腭咽闭合功能的检测和语音训练等。

5. 中耳疾患及听力减退的治疗 腭裂患儿一般听力减退和分泌性中耳炎的发病率较高，主要是咽鼓管功能出现障碍。长期研究结果显示，腭裂修复术可以改善咽鼓管的功能。施术的年龄越早，中耳炎的发生率就会越低。因此，唇腭裂序列治疗过程中应经常作中耳功能的检查，一旦发生有听力减退和分泌性中耳炎，应即刻请耳科医师进行专科治疗。

6. 牙及牙周病治疗 由于唇腭裂患者常常出现口腔解剖结构异常和自洁功能下降，因此唇腭裂患者的牙体及牙周病发生率一般比正常人要高。因此，为保持牙体及牙周组织的正常结构和预防牙体、牙周病的发生，有必要施行适宜的预防和治疗措施，包括洁牙、窝沟封闭、龋齿及牙周病的一般治疗和恢复口腔正常结构的特殊治疗等。

7. 心理治疗 唇腭裂患者一般都会伴有明显的心理障碍，一般从儿童到成人的每个发育阶段中，其心理发育和心理障碍各有不同的特点，这种获得性的心理发育畸形与治疗学和社会学关系密切。Margrit 认为，应足够的重视唇腭裂患者儿童及青少年期的心理治疗和患儿早期双亲的心理治疗。在中国，目前还没有专职的唇腭裂心理病理学家，因此，心理治疗的工作应成为每个 Team 成员的责任。

唇腭裂继发畸形的修复：近年来唇腭裂术后继发畸形较常见，已有多篇报道介绍唇腭部二期修复的经验，对畸形形成的机制、解剖基础及修复原则深入研究，对腭裂二期修复强调借助先进的检测手段评价患者腭咽闭合情况，根据不同的腭咽闭合不全机制，选择适宜的手术方式，可以改变以往由术者熟悉惯用的一种术士缩小咽腔的做法，提高了疗效。这也是科研工作与临床密切结合的成果。

（三）同型半胱氨酸引起唇腭裂的预防及治疗

（1）妊娠早期对高 Hcy 进行干预，可以有效的使 Hcy 水平降低，减少了血栓前状态危险因素，避免胎盘栓塞，从而降低流产的发生。

（2）通过补充维生素 B_6、维生素 B_{12} 及叶酸等药物可以降低血中同型半胱氨酸的水平，促进 Hcy 代谢，从而降低了唇腭裂的发生率。研究发现，每天口服 200μg 叶酸可使得高半胱氨酸水平降低 4μmol/L 左右。高同型半胱氨酸血症与唇腭裂之间有一定的相关性，这对于指导临床诊断和治疗具有一定的意义，值得临床应用和推广。

（3）限制甲硫氨酸的摄入，减少饮食中动物蛋白的摄入量，尽量少吃肥肉、乳酪等高蛋白食物，多吃绿叶蔬菜，锻炼身体等健康的生活方式以保持同型半胱氨酸值的相对稳定。

第五节　同型半胱氨酸与胎儿生长受限

同型半胱氨酸代谢酶的辅助因子叶酸、维生素 B_{12} 缺乏可导致 Hcy 在体内蓄积。Hcy 通过氧化应激、影响血管内皮功能、促进平滑肌细胞增生等作用致血管损伤，造成子宫胎盘间血循环不足，胎儿从母体获取营养物质和氧气受限，严重影响了胎儿生长发育，了解其代谢过程可为临床上胎儿生长发育异常的诊断、治疗和预后评估提供新的思路。

一、胎儿生长受限概述

胎儿宫内生长受限是指孕期胎儿在母亲子宫内生长缓慢；经超声评估的胎儿体重低于相应

孕周应有胎儿体重的第 10 百分位数，低于第 3 百分位数属于严重胎儿生长受限。随着二胎政策的放开，高龄产妇人数增多，更多临床医生将直面胎儿生长受限。

胎儿生长受限亦称胎盘功能不良综合征或胎儿营养不良综合征，为生长潜力低下的小于孕龄儿，系指孕 37 周后胎儿出生体重小于 2500g，或低于同孕龄平均体重的两个标准差。与同孕龄出生的正常体重儿比较，胎儿生长受限者更易发生胎儿窘迫、胎死宫内，并且其出生后新生儿死亡率和并发症发生率较正常体重儿也明显增高。胎儿生长受限不但病因复杂，围生儿死亡率高，而且对出生后患儿的体格和智力发育均有影响，是围生期主要并发症之一。目前已知胎儿生长过程与许多因素有关，妊娠早期主要与基因有关，晚期环境因素、营养因素和激素影响则显得越来越重要。造成胎儿生长受限的原因已经被广泛研究，大多数是从遗传因素、胎儿感染、胎盘因素等方面去研究，营养因素对胎儿的生长发育的影响研究相对较少。

国外某研究者经过 6 年的随访追踪发现，胎儿生长受限患儿的生长参数、神经发育评分及智商等均显著低于正常胎儿。研究报道，动物宫内发育迟缓模型显示动脉供氧不足会造成脑神经细胞成熟障碍、神经元移行异常；另有对新生儿行为评分的研究显示，足月小于胎龄儿的运动、反应评分相对较低，其防御反应、社会交往能力均较差。胎儿生长受限不仅近期会影响胎儿宫内的生长发育，而且远期还能影响儿童和青春期体能和智力的发育，是导致婴幼儿发病率及死亡率升高的主要原因，患儿成年后心血管、神经系统和代谢性疾病发病率升高，严重影响人口质量。母体孕期健康与疾病治疗对胎儿生长受限影响非常大，及时处理可改善胎儿生长受限的预后。

（一）胎儿生长受限分类

胎儿发育分三个阶段。第一阶段（妊娠 17 周之前）：主要是细胞增殖，所有器官的细胞数目均增加。第二阶段（妊娠 17～32 周）：细胞继续增殖并增大。第三阶段（妊娠 32 周之后）：细胞增生肥大为其主要特征，胎儿突出表现为糖原和脂肪沉积。根据胎儿生长受限发生时期，胎儿体型及结合发病原因分为三类：

1. 内因性匀称型胎儿生长受限　内因性匀称型胎儿生长受限即原发性胎儿生长受限，于受孕或胚胎早期，有害因素产生作用，使胎儿在体重、头围和身长三方面受到抑制。因头围和腹围均小，故为匀称型胎儿生长受限。其原因多为遗传物质如基因染色体异常或外界有害因素如病毒感染、中毒、放射性物质影响。

2. 外因性不匀称型胎儿生长受限　孕早期胚胎发育正常，晚期才受到有害因素影响，因而胎儿内部器官发育正常，头围身高不受影响，但体重较轻，显得胎头较大，故为不匀称型胎儿生长受限。其基本原因为胎盘功能不足。常见病因为妊娠期高血压疾病、慢性高血压、慢性肾炎、糖尿病、双胎、过期妊娠、烟酒等。

3. 外因性匀称型胎儿生长受限　为以上两种类型的混合型。由于重要生长因素如叶酸、氨基酸或其他营养物质缺乏引起，致病因素虽是外因，但在整个妊娠期却都发生影响，所以后果类似内因性胎儿生长受限。

（二）胎儿生长受限临床表现

1. 内因性匀称型胎儿生长受限

（1）新生儿体重、头围、身长匀称，但与孕周不符，外表无营养不良状态，器官分化和成熟度与孕周相称，但各器官的细胞数均减少；脑重量低，神经功能不全和髓鞘形成延缓；胎盘较小，除非胎盘受到感染，组织无异常。

（2）半数胎儿有严重先天性畸形。

（3）无胎儿缺氧现象，但有轻度代谢不良。

（4）新生儿生长发育有困难，常伴有脑神经发育障碍。

2. 外因性不匀称型胎儿生长受限

（1）胎儿发育不均匀，头围和身长与孕周符合，体重偏低，胎头较大而腹围较小；外表有营养不良或过熟情况；各器官细胞数正常，但细胞体积缩小，尤其是肝脏内细胞团数目减少；胎盘常有病理变化，但体积不小，DNA 含量基本正常。

（2）常有胎儿缺氧现象及代谢不良。

（3）由于肝脏较小，要供应葡萄糖给相对较大的大脑，故出生后常发生新生儿低血糖。

（4）新生儿出生后躯体发育正常，但由于在围产期缺氧，常有神经损伤。

3. 外因性匀称型胎儿生长受限

（1）新生儿体重、身长与头径均减少，发育匀称但有营养不良表现；各器官均小，肝脾更严重；器官的细胞数目可减少 15%～20%，有些细胞体积也缩小；胎盘小，外表无异常，但 DNA 量减少。

（2）在新生儿期还受到营养不良的影响，60%的患儿脑细胞数目也减少。

（三）胎儿生长受限症状

1. 内因性匀称型胎儿生长受限　在妊娠开始或在胚胎期，危害的决定因素已发生作用，其特点为新生儿的体重、头径、身高相称，但和孕期不相称；各器官的细胞数减少、脑重量低；半数新生儿有畸形，能危及生存；主要病因为先天性或染色体病变、病毒或弓形虫感染等。

2. 外因性不匀称型胎儿生长受限　危害因素在妊娠晚期才发生作用，胎儿内部器官基本正常，仅营养缺乏，故体重减轻而头围与身长不受影响，其特点为新生儿发育不匀称，头围和身体与孕期相符合而体重偏低；外表呈营养不良或过熟状态；基本病因为胎盘功能不良或失调，常伴有妊高征、慢性肾炎、过期妊娠等病因。

3. 外因性匀称型胎儿生长受限　外因性匀称型胎儿生长受限是一种混合型，由于营养不良，缺乏重要营养物质如叶酸、氨基酸等引起。致病因素是外因，但是在整个妊娠期都发生影响，所以后果类似内因性胎儿生长受限。其特点为新生儿体重、身长与头径均减少，同时有营养不良状态；各器官体积均小，肝脾更为严重，细胞数减少 15%～20%，有些细胞体积也缩小。

二、胎儿生长受限的流行病学

胎儿生长受限（FGR）又称宫内生长受限（IUGR），是指胎儿大小异常，在宫内未达到其遗传的生长潜能。胎儿出生体重低于同孕龄平均体重的两个标准差，或低于同龄正常体重的第 10 百分位数。鉴于并非所有低于第 10 百分位数的胎儿均为病理性生长受限，也有人提出以低于第 3 百分位数为准。我国发生率为 6.39%，是围生儿死亡的第二大原因。死亡率为正常发育儿的 6～10 倍。在死亡中约占围生儿的 30%，产时宫内缺氧围生儿中 50%为 FGR。全世界每年有 400 万新生儿死亡，其中至少 60%与低出生体重相关，而低出生体重则由宫内生长受限，早产和基因/染色体异常引起，相关表明营养不良已成为新生儿健康的首要问题。

胎儿生长受限儿的围生期死亡率较同期正常围生儿高 4～6 倍。在妊娠期给予适当的早期治疗能使胎儿生长受限儿围生期死亡率自 25.5%下降到 10.6%。其中较重的先天性畸形或遗传病常造成死胎、早产、宫内窘迫或新生儿窒息，是胎儿生长受限儿死亡的原因。如胎儿无上述先天异常，由其他因素所致的胎儿生长受限，只需能得到较早期的正确诊断，通过适当治疗，均能存活到足月分娩。

因胎儿生长受限儿处于低氧环境中，故临产时胎儿窘迫的发生率为正常的 3～4 倍。因此，出生后常易发生新生儿窒息、低氧血症、胎粪吸入综合征、红细胞增多症、酸中毒、低血糖等。

此外，胎儿生长受限儿皮下脂肪少，出生后体温不易维持。由于体温低，易发生硬肿症。一般胎儿生长受限儿出生后度过刚出生时一些不良预后，在最初的一周内生长发育可较正常新生儿为快，但以后生长速度就减慢，至 5 岁时，可比正常儿体重低 20～25 个百分位，且智力发育显著较差。

三、胎儿生长受限的诊断标准

诊断胎儿生长受限需基于临床，金标准则是超声。一般孕妇在 28～32 周接受超声检查，通过测定胎儿腹围、头围、双顶径、股骨长度等指标来预测胎儿体重，并参考不同孕周正常胎儿的体重标准来诊断胎儿生长受限。

孕期准确诊断胎儿生长受限并不容易，往往需要在分娩后才能确诊。密切关注胎儿发育情况是提高胎儿生长受限诊断率及准确率的关键。没有高危因素的孕妇应在孕早期明确孕周，并通过孕妇体重和子宫长度的变化，初步筛查出胎儿生长受限，进一步经超声检查确诊。有高危因素的孕妇还需从孕早期开始定期进行超声检查。根据各项衡量胎儿生长发育指标及其动态情况，及早诊断胎儿生长受限。

1. 测量子宫长度、腹围、体重，推测胎儿大小

（1）子宫长度、腹围值连续 3 周测量均在第 10 百分位数以下者，为筛选胎儿生长受限指标，预测准确率达 85%以上。

（2）计算胎儿发育指数。胎儿发育指数=子宫长度（cm）–3×（月份+1），指数在–3 和+3 之间为正常，小于–3 提示可能为胎儿生长受限。

（3）于孕晚期，孕妇每周体重增加 0.5kg。若体重增长停滞或增长缓慢时，可能为胎儿生长受限。

2. 尿雌三醇测定　可以协助诊断胎儿、胎盘功能，在内因性匀称型胎儿生长受限中，尿雌三醇值曲线位于正常值和 2 个标准差之间，呈平行状态。在外因性不匀称型胎儿生长受限中，除非有肾上腺发育畸形，则直到 37 孕周时，尿雌三醇值还和正常值符合，以后则不再增长，以致到孕 38 周时，处于 2 个标准差以下，指示有严重功能不足，若尿雌三醇值直线下降，常提示胎儿有危险。

3. 妊娠特异蛋白（SP1）测定　在孕 28 周以后，如 SP1 值小于第 10 百分位数，则多提示有胎儿生长受限，故测定 SP1 值有一定价值，可供临床参考。

4. 超声检查　对疑有胎儿生长受限者，应进行系统地超声测量胎头双顶径，每 2 周 1 次，观察胎头双顶径增长情况。正常胎儿在孕 36 周前其双顶径增长较快，如胎头双顶径每 2 周增长＜2mm，则为胎儿生长受限，若增长＞4mm，则可排除胎儿生长受限。应用 B 超测定胎儿身体不同部位的数值，包括胎儿头臀长，胎头双顶径头围、胸围、腹围、股骨长等参数值作为生长指标，以评估胎龄及胎儿生长情况。利用头围腹围比值（HC/AC）可发现 85%的胎儿生长受限。正常发育胎儿 HC/AC 于孕 32 周大于 1，孕 32～36 周以后则小于 1，对称型胎儿生长受限比值可正常；不匀称型胎儿生长受限比值随孕周上升。

5. 脐动脉速率波形　应用脐动脉速率波形可早期发现胎儿生长受限。通过脐动脉的收缩（S）与舒张（D）血流峰值 S/D 比值，来观察胎儿胎盘血管动力学的情况。S/D 比值随胎龄增高逐渐下降，表示胎儿发育良好。如果比值上升表示胎盘血流阻力升高，说明胎儿发育不良，以预测胎儿生长受限。

此外，B 型超声测胎儿胸廓前后径、腹部横径及腹部周径也能预测低体重儿体重，其中以胸廓周径较为正确。近年来，国外应用宫腔总容积（TIUV）测定也可早期诊断胎儿生长受限，其公式为 $V=0.523\times ABC$（0.523 为常数），A=宫底至宫颈内口距离，B=宫腔横径，C=宫腔最大前后径。

由于受到腹壁厚度、羊水量、胎先露部位以及是否入盆等因素的影响，根据孕妇宫底高度和腹围来判断胎儿大小，仅凭有经验的医生徒手进行产科检查并不能准确诊断胎儿生长受限。超声是诊断胎儿生长受限的金标准，能直接检测胎儿的情况。胎儿腹围是超声检测中最重要的指标，若腹围小于相应孕周的第 5 百分位数，则可直接诊断胎儿生长受限。但在更多情况下，是通过头围、腹围、股骨长度等来进行综合判断。

值得注意的是，诊断准确性与超声医生的技术水平和质控情况密切相关。建议超声医生严格按照标准化平面进行检测；对于诊断为胎儿生长受限的胎儿，应随访其出生体重，与超声结果相互验证，从而不断优化检测和质控水平。

四、Hcy 致胎儿生长受限的病因与发病机制

近年来，随着分子生物学的研究与发展，某些营养物质如 FA、VB_{12} 对胎儿生长受限的影响，已受到学者的广泛关注。

从生命的早期状态到老年期，许多疾病发病率和死亡率的提高都与 Hcy 的升高有直接的相关性，这些已经经过大量的生物学和药理学研究得以证实。Hcy 不参与蛋白合成，它由蛋氨酸经过几个步骤形成，通过再次甲基取代作用或转硫基作用代谢。它的代谢过程容易受叶酸、维生素 B_{12}、维生素 B_6 等 B 族维生素水平的影响，当后者的血清浓度降低时，Hcy 的代谢受阻，从而发生 Hcy 蓄积升高。Hcy 致胎儿生长受限的发病机制有以下几方面：

（一）血管内皮细胞损伤

大量实验研究证明，Hcy 能损伤血管内皮细胞，Hcy 是许多血管疾病的危险因素。Hcy 引起内皮细胞损伤的机制尚不清楚，目前认为主要与氧化损伤有关。张冀等通过观察不同浓度同型半胱氨酸在生理浓度 Cu^{2+} 介导下诱导培养中的人脐静脉内皮细胞凋亡的情况，发现不同浓度（0.1mmol/L、0.5mmol/L 和 1.0mmol/L）的 Hcy 在生理浓度 Cu^{2+}（0.01mmol/L）介导下，均可引起血管内皮损伤，该损伤具有一定的浓度效应和时间效应，而单独 Hcy 作用下（未加入生理浓度的 Cu^{2+}），未见对细胞有明显影响。这提示 Hcy 可能与 Cu^{2+} 及氧共同作用发生氧化还原反应，产生过氧化氢和氧自由基，后者作用于细胞膜内的不饱和脂肪酸，启动膜脂过氧化链式反应，破坏细胞膜的完整性，增加细胞膜的通透性，改变内皮细胞的功能，诱导内皮细胞凋亡。Hcy 诱导血管内皮细胞凋亡失衡，导致血管重塑，破坏血管正常结构，也许是其引起心血管畸形的主要机制之一。

（二）刺激平滑肌细胞增生

徐志红等使用不同浓度的 Hcy（0.025mmol/L、0.05mmol/L、0.1mmol/L、0.2mmol/L、0.5mmol/L、1.0mmol/L、1.5mmol/L、2.0mmol/L、3.0mmol/L、5.0mmol/L）刺激原代培养的大鼠胸主动脉平滑肌细胞，发现较低浓度的 Hcy（0.025 和 0.05mmol/L）刺激大鼠血管平滑肌细胞增殖加速。研究发现，S-腺苷同型半胱氨酸水解酶表达下调，使 SAM 与 SAH 比值（SAM/SAH）

下降可能是 Hcy 引起平滑肌细胞增殖的主要机制之一。

（三）凝血功能异常

Hcy 可通过多种方式影响凝血功能。同型半胱氨酸及其代谢物同型半胱氨酸巯基内酯可修饰蛋白质分子中的巯基或氨基，此反应在同型半胱氨酸巯基内酯浓度低达 10nmol/L 时也能发生。纤溶酶溶解由被修饰后的纤维蛋白原生成的纤维蛋白所需时间增加。此外，Hcy 可选择性地与 annexin Ⅱ 分子中的组织纤溶酶原激活剂（tissue plasminogen activator，t-PA）结合域的 Cys-9 结合，从而抑制 t-PA 与 annexin Ⅱ 的结合能力，影响纤溶系统活性，削弱血管壁的抗血栓能力。

（四）脂代谢异常

黄丹文等通过高蛋氨酸饮食诱导小鼠高 Hcy 血症，分析肝细胞内甘油三酯（TGE）、胆固醇（CHO）含量的变化，并检测内质网应激蛋白 SREBP-1C 和 GRP-94mRNA 及其蛋白表达，结果发现高蛋氨酸饮食后小鼠各时点血浆 Hcy 及肝细胞内 TGE、CHO 含量均显著升高，而血浆中 TGE、CHO 含量升高并不明显，小鼠肝细胞内质网应激蛋白 SREBP-1C 和 GRP-94mRNA 及其蛋白表达也显著升高。从而得出，Hcy 诱导的内质网应激可引起 SREBP-1C、GRP-94 的表达变化及内源性胆固醇调节通路失调，增强肝细胞脂质生物合成或摄取，并进而影响肝细胞脂肪变性与肝组织炎症。有研究发现，同型半胱氨酸可与内质网蛋白发生二硫键交换反应，介导内质网应激，引起新合成的分泌蛋白、膜蛋白错误折叠，可导致酯类代谢失调、炎性反应激活、胰岛素的信号转导途径被抑制。

（五）神经毒性作用

张福林等对大鼠胚胎海马神经元细胞进行体外培养，观察不同浓度的 Hcy（0.01mmol/L、0.1mmol/L、1.0mmol/L、10.0mmol/L、100.0mmol/L）对细胞分化和增殖的影响。结果发现，同型半胱氨酸可抑制胚胎海马神经元细胞分化和增殖，作用呈剂量反应效应。提示 Hcy 可能通过抑制神经元的分化与增殖，在导致神经管畸形的过程起着重要作用。Hcy 不仅对中枢神经系统产生毒性作用，对周围神经也具有损伤作用。有研究通过高蛋氨酸饮食建立 Hcy 大鼠模型，发现大鼠的髓神经纤维出现了髓鞘脱失、轴突肿胀、间质水肿等超微结构改变，Hcy 可造成大鼠周围神经组织结构与传导功能的损害。

（六）免疫代谢异常

有研究提出，Hcy 致病可能与免疫系统激活有关，Hcy 可诱导单核细胞和 T 细胞分泌趋化因子和细胞因子，还可以直接刺激 B 细胞增殖及 IgG 分泌。

（七）其他

Hcy 是胎盘血管病变的危险因子，孕妇 Hcy 水平升高会影响胎盘功能，从而影响胎儿生长发育。国外学者研究证实 Hcy 是胎盘血管疾病的独立危险因素。研究表明，Hcy 可以通过人类的胎盘屏障，从母体输送给胎儿。当有不同的原因导致孕妇血清 Hcy 浓度发生变化时，胎盘的功能受到影响，并且对胎儿发育存在潜在的伤害。

当 Hcy 在胎盘合体膜的表达发生异常，能潜在的导致胎盘代谢、胎盘血管内皮损伤以及胎盘血管功能的改变，甚至会诱导凋亡。此外，在 Hcy 的代谢过程中，蛋氨酸等基本氨基酸在和 Hcy 的竞争中被剥夺，由此产生的胎儿受损必须在胎儿此后的发育过程中修复，从而发生胎儿生长受限。此外，同型半胱氨酸水平升高常伴随叶酸或其他 B 族维生素的低水平状态。叶酸缺乏容易导致贫血，且孕期此类贫血更为显著。不仅叶酸及 B 族维生素参与人体内多种代谢如糖、蛋白质、脂类代谢，而且 B 族维生素还可影响神经系统及维持组织正常功能。因此叶酸或其他 B 族维生素不足时，同样对胎儿生长发育造成危害。

国外学者早在 2000 年就有研究证实，血浆 Hcy 水平与胎盘血管疾病的发病有一定的关系。保证胎儿宫内生长发育的最佳环境，主要依靠胎儿与胎盘间的血循环、子宫与绒毛间隙间的血循环及胎盘中的物质交换。刘伯宁等认为胎盘形态学、胎盘本身的变化及胎盘床的变化可导致胎儿生长受限。许多生长因子，如血管内皮生长因子、胎盘生长因子、血管形成素及血管生成抑制素等在绒毛内产生后，经其受体局部起作用，控制血管形成。国内有学者对胎儿生长受限胎盘组织进行病理学研究发现，胎儿生长受限组绒毛数目明显减少，绒毛血管减少。绒毛膜血管病、闭塞性血管病等胎盘自身发育异常都可引起胎盘滋养层表面交换面积减少，限制了营养物质的摄取和转运，从而影响胎儿发育，致使胎儿生长受限发生的危险性增大。

高同型半胱氨酸可引起血管内皮功能失调，表现为循环内皮细胞增多、NO 和前列腺环素等血管活性物质分泌异常、内皮抗凝和纤溶功能受损、抑制内皮依赖性血管舒张反应、导致内皮细胞损伤、增加氧化应激、增加内皮细胞纤维蛋白溶解等，目前认为可能主要与 Hcy 自身氧化应激产生活性氧物质引起的内皮细胞毒性作用及非折叠蛋白反应等分子机制有关。内皮细胞长期暴露于较高水平的 Hcy 中，会导致细胞释放 NO 产物减少，内皮细胞介导的血小板抑制作用减弱，而且 Hcy 的活化形式可使血小板黏附聚集，改变凝血因子的功能，增加血栓形成倾向，造成血管部分或完全阻塞，子宫胎盘间血循环不足，胎儿从母体摄入营养物质和氧气受限，胎盘缺氧直接造成绒毛间质纤维化和坏死，损伤绒毛血管内皮细胞，影响胎儿生长发育。

五、胎儿生长受限防治

胎儿生长发育是一个多因素参与的综合过程，胎儿生长受限的诊断绝大多数在胎儿出生后才确诊，延误了治疗时机，故对胎儿生长受限孕妇的治疗要做到早发现早治疗。大量研究证实，营养因素及妊娠贫血所致胎儿生长受限占首位，可见合理调整饮食结构也是临床工作者对孕妇进行早期宣教的重要内容。同时，检测孕妇血与脐血中 Hcy 浓度，可为临床预测胎儿生长受限提供更全面的监测指标，有助于判断胎儿生长发育趋势，为临床上胎儿生长发育异常的诊断、治疗和预后评估提供新的思路。

（一）胎儿生长受限一般治疗

1. 一般处理

（1）卧床休息：左侧卧位，可使肾血流量和肾功能恢复正常，从而改善子宫胎盘的供血。临床上可以见到不少病例，在卧床休息 1～2 周后，宫底高度从第 10 百分位数以下很快升高至第 50 百分位数，最后胎儿生长受限得以纠正，分娩出发育良好的新生儿。

（2）胎儿生长受限的病因众多，其中包括母血中营养物质利用度的降低，或者是通过影响胎盘的交换。所以胎儿生长受限治疗的理论基础有补充治疗，但迄今这种疗法成效不大。近年来通过脐血管穿刺直接进入胎儿循环，为宫内治疗开辟了新的途径，治疗措施集中在 2 个方面：

1）积极营养补充：实验性胎儿生长受限，通过降低营养物质进入发育中胎儿有许多方式。charhon 等在胎羊实验模型上，对增加胎儿营养物质的利用度防止胎儿生长受限的方法进行评估，该实验应用重复子宫微球栓塞损害胎盘引起胎儿严重胎儿生长受限。在栓塞组注入葡萄糖和氨基酸补充以防止胎儿生长受限的发生，并与对照组比较。通过股静脉给予营养物质后观察到增加了胎儿胎盘的体积。该研究提示通过股静脉输入营养物质可防止胎儿和胎盘生长受限的发生。1990 年 Takeda，提出应用麦芽糖-肝素输注治疗胎儿生长受限，应用 10 天，通过胎儿双顶径测定发现明显促进了胎儿生长，这些药物也可直接通过胎儿循环给予。①葡萄糖：碳水化合物是胎儿生长发育的主要营养成分之一。每天给 25%～50%葡萄糖 100ml 静脉推注或 5%葡萄糖液 500ml 与能量合剂静脉滴注，7～10 天为 1 个疗程。②胎儿的生长发育每天需一定量的蛋白质，目前应用必需氨基酸溶液静脉滴注来治疗胎儿生长受限，可见胎头双顶径明显增加。③妊娠期高血压综合征或慢性肾炎合并妊娠所致的胎儿生长受限，可用肝素治疗。肝素剂量为 25mg 溶于 500ml 右旋糖酐-40（低分子右旋糖酐）溶液中，1 次/天，7 天为 1 个疗程，有眼底出血、溃疡病出血或其他出血倾向者禁用。

2）改善胎儿酸碱状态：胎儿生长受限的胎儿有慢性血氧过低，有几组试验通过母体氧疗，改善了胎儿的酸碱平衡。

（3）β_2 型拟肾上腺药物：如沙丁胺醇（舒喘灵）等，用以达到扩张血管，松弛子宫体及子宫颈平滑肌，改善子宫胎盘供血，在治疗因妊高征、妊娠合并慢性肾炎和慢性高血压等疾病引起的胎儿生长受限取得良好的效果。其他扩血管药物如氨茶碱或静滴硫酸镁也可增加 21%～45%子宫胎盘供血量。

（4）小剂量阿司匹林（aspirin）、双嘧达莫（dipyridamole）治疗：可降低血栓素合成，可以增加依前列醇（前列环素）对血栓素比率，达到改善子宫胎盘血液循环。这种治疗有助于防止复发的特发性胎儿生长受限。

2. 产科处理适时分娩

（1）近足月：足月或近足月的胎儿生长受限，应积极终止妊娠，可取得较好的胎儿预后。孕龄已达 34 周或以上时，如果有明显羊水过少应考虑终止妊娠。胎心率正常者可经阴道分娩，但这些胎儿与适于胎龄儿相比，多数不能耐受产程与宫缩，故应采取剖宫产。如果胎儿生长受限的诊断尚未确立，应期待处理，加强胎儿监护，等待胎肺成熟后终止妊娠。

（2）孕 34 周前：确诊胎儿生长受限时如果羊水量及胎儿监护正常，继续观察，每 2～3 周 B 超检查 1 次，如果胎儿正常并继续长大时，应允许继续妊娠等待胎儿成熟，否则考虑终止妊娠。须考虑终止妊娠时，酌行羊膜腔穿刺，测定羊水中 L/S 比值、肌酐等，了解胎儿成熟度，有助于临床处理决定。

（3）临产及分娩期：胎儿生长受限一般存在胎盘功能不全，引产或临产后整个产程均应加强胎儿监护，如发现胎儿窘迫应放松剖宫产指征。

（4）孕 36 周前终止妊娠者，为促使胎儿肺表面活性物质产生，可用地塞米松 5mg 肌注，每 8 小时 1 次或 10mg 肌注，2 次/天，共 2 天。

3. 新生儿处理　胎儿生长受限儿存在缺氧，容易发生胎粪吸入，故应有熟练的新生儿科医生在场处理新生儿，清理声带下的呼吸道，吸出胎粪，并做好新生儿复苏抢救。及早喂养糖水以防止血糖过低，并注意血钙过低，防止感染及纠正红细胞增多症等并发症。治疗越早，效果越好，孕 32 周之前开始治疗效果好，孕 36 周后治疗效果差。

第九章　胎儿出生缺陷诊断技术

第一节　胎儿出生缺陷产前诊断概述

胎儿出生缺陷（birth defect，BD）是指婴儿离开母体后所存在的形态、功能、生化和精神等方面出现异常，已成为造成婴儿死亡、儿童和成人残疾的主要原因之一。全世界每年大约有500万出生缺陷的婴儿诞生，而发展中国家约占85%左右。我国作为人口大国，是胎儿出生缺陷发生率较高的国家，每年大约2000万新生儿中，就会有20多万的先天畸形儿出生，再加上出生后数月或数年才会显现出来的缺陷，先天性残疾儿童总数高达80万～120万人，约占全年出生人口总数的4%～6%。目前，针对这些出生缺陷，临床上严重缺乏有效治疗措施，导致了至少有20%的缺陷儿自然流产，20%出生后就很快死亡，而存活下来的新生儿中有2%左右会出现严重的缺陷，进而给家庭和社会带来巨大的精神和经济压力，这已经成为影响中华民族素质的公共卫生和社会问题。因此，降低出生缺陷发生率、提高出生人口素质成为我国妇幼卫生工作的重点之一。

一、出生缺陷发生的影响因素

出生缺陷发生的原因相对较复杂，其主要有遗传因素和环境因素两类致因。研究发现，其中遗传因素约占25%，环境因素约占10%，遗传与环境因素共同作用下与原因不明者约占65%。

1. 遗传因素　是指由于基因突变变或染色体畸形而导致的胎儿出生缺陷，属于多基因遗传病。单纯唇裂遗传度为76%，有家族聚集性倾向，并且男性多于女性。遗传因素包括干扰素调控因子6（IRF6）基因突变、叶酸和同型半胱氨酸代谢异常等。

2. 环境因素　主要包括物理因素、化学因素、药物因素和生物因素等。

（1）生物因素：是引起出生缺陷的重要原因之一，主要由TORCH病原群引起，包括巨细胞病毒、单纯疱疹病毒、弓形体、风疹病毒等。此外，还包括水痘、带状疱疹病毒、肝炎病毒和梅毒螺旋体等。

（2）物理因素：是指日常生活和生产劳动中存在的辐射噪声、气象条件和振动等因素。研究表明，主要的物理致畸因素是辐射，其可以引起染色体畸变从而导致胎儿畸形的发生。

（3）化学因素：主要有农药、锰、铅、汞、镉、铝等重金属。一些药物因素在较低剂量时，就可对胚胎产生较大的损害，如大多数抗肿瘤药物。

（4）其他：致病因素包括烟、酒等，其可引起流产、早产、先天性心脏病和新生儿低体重等疾病的发生。

二、出生缺陷的产前诊断

产前诊断是针对存在出生缺陷高风险的孕妇或怀疑有染色体疾病的胎儿，采用各种方法诊断胎儿是否患有某种出生缺陷的诊断方法，又称宫内诊断或出生前诊断。产前诊断是一门多学科相结合的学科，其涉及胚胎学、遗传学、分子生物学、生物化学、病理学、超声影像学、产科学、儿科学等学科。同时，还可以预测胎儿出生前是否患有某些遗传性疾病或先天畸形，是实施优生优育的重大措施之一。产前诊断首先必须建立在对先症者确诊的（包括染色体水平、基因水平、表型水平）基础上，它是有目的性的一种诊断方法。目前产前诊断主要包括羊水成分分析、生化遗传检测、影像学、基因检测及染色体核型分析以等五种方式。产前诊断方法包括侵入性产前诊断和非侵入性产前诊断两大类，前者主要包括羊膜腔穿刺、脐血取样、绒毛取样、胎儿活检和胎儿镜检等；后者则包括超声波检查和母体外周血胎儿细胞检测等。虽然侵入性产前诊断方法对母体或胎儿有可能产生不同程度的损害，但这些损害都可以一般可以通过经验的积累和操作技术的改进并可在先进设备（超声波仪）的配合下予以避免，或使之减轻到最低限度，因此目前产前诊断仍以侵入性诊断为主，并最为常用的两种方法为羊膜腔穿刺和脐血穿刺。

目前，卫生部关于《产前诊断技术管理办法》规定，医疗保健机构应当建议如果出现下列情形之一的孕妇都应进行产前诊断：①年龄超过 35 周岁的；②早期接触可能导致先天缺陷物质的；③羊水过多或过少的；④曾经分娩过先天性严重缺陷患儿或者有遗传病家族史的；⑤胎儿发育异常或者胎儿有可疑畸形的。在产前诊断的过程中应遵循筛查在先、诊断在后的原则，根据产前筛查结果确定高危人群，然后采用可靠的诊断方法和标准，在知情选择和知情同意的情况下进行。

（一）能进行产前诊断的疾病大致分为六类

1. 胎儿感染　如单纯疱疹病毒感染、弓形体病、巨细胞病毒感染、风疹病毒感染、性传播疾病等。

2. 染色体病　如唐氏综合征、13-三体综合征、18-三体综合征等。

3. 先天畸形　主要指多基因疾病，如先天性心脏病、先天性神经管缺损、腹壁缺陷及先天性髋脱位等。

4. 遗传性代谢性疾病　如黏多糖贮积病、糖原贮积症、半乳糖血症及苯丙酮酸尿症等。

5. 单基因疾病　如假肥大型肌营养不良症、地中海贫血、血友病、脆性 X 综合征等。

6. 其他

（二）出生缺陷的产前诊断方法

1. 母体血清生化标志筛查　3 种生化指标：AFP、血清游离 β 绒毛膜促性腺激素（β-hCG）和游离雌三醇（uE3）联合应用可使 21-三体的检出率≥75%。21-三体 AFP 和 uE3 值均降低（一般分别低于 0.6MOM（multiplex of medium）和 0.55MOM，而 hCG 明显升高（一般为 2.0MOM 以上），即所谓“两低一高”其中以后者的敏感性最大。目前大多数产前诊断中心都以风险率为 1∶270 作为分界值（cut off）来决定筛查结果的“高风险”与“低风险”。有必要对筛查阳性者进行产前胎儿染色体核型分析。

2. B 型超声波监　测 B 型超声波监测是另外一种筛查手段。孕早期（11～14 周）颈项透明层（nuchal translucency，NT）厚度的增大与 21-三体综合征有密切关系。在孕早期把超声波 NT 监测与母体血清生化指标相结合从而进行筛查，可使 21-三体综合征检出率提高至 90%。国外 Cicero 等发现若合并应用 $11\sim13^{+6}$ 周超声筛查胎儿 NT、鼻骨及测定母体血清 β-hCG 及妊娠性血浆蛋白-A（PAPP-A），在假阳性率为 5%时，21-三体征的检出率可以达到 97%。

3. 胎儿细胞染色体核型分析　主要包括两种方法，即羊水细胞培养（amnioticfluid cells culture）和绒毛细胞培养（villus cells culture）。

4. 分子遗传诊断方法 在 21-三体综合征产前诊断中，目前应用较多的是荧光原位杂交（fluorescence insituhybridizatio n，FIH）方法。

（三）在我国进行产前诊断的疾病以先天畸形和染色体病为主

1. 胎儿染色体病 对于胎儿染色体病的诊断方法主要包括细胞遗传学方法——染色体核型分析；对于遗传代谢性疾病可通过检查羊水、羊水细胞、绒毛细胞或胎儿血中蛋白质、酶和代谢产物的异常改变，从而进行产前诊断；单基因病首先通过获取胎儿细胞，然后利用分子生物学方法进行产前基因诊断。其中，标本获取的方法主要分为无创（非侵入性）和有创（侵入性）两大类。无创的方法主要指利用宫颈脱落滋养细胞和孕妇外周血分离出的胎儿细胞（包括滋养细胞、颗粒细胞、有核红细胞、淋巴细胞）的诊断、胚胎移植前的诊断、超声诊断、X 线诊断等。有创的检查方法主要指在妊娠 8～11 周经宫颈抽吸或于妊娠 11 周后经腹部采集绒毛进行活检、妊娠 l6～22 周羊膜腔穿刺、妊娠 18～24 周脐静脉穿刺取血等。对采集的胎儿细胞进行染色体核型分析，可以诊断出近 100%的数目性染色体异常和明显的结构性染色体异常。同时结合荧光原位杂交技术（FISH），不但可以发现并确定染色体数目异常，而且还可以通过检出单纯染色体显带，从而确定异常片段和微畸变的基因的来源。同时有文献报道通过采样提取胎血 DNA，从而进行 DNA、酶学分析，或对代谢产物和底物进行检测，即应用分子遗传学进行基因诊断，从而确定胎儿是否存在基因水平的缺陷或先天性代谢缺陷。

2. 先天畸形 天畸形可以通过超声波、X 线磁共振（MRI）、胎儿镜进行诊断。其中，超声检查是最主要的检查方式，该检查方式可以检出大部分的胎儿畸形。胎儿形态和结构的解剖学异常是超声检查的基础，因而其对胎儿器官形态和结构异常诊断的特异性和敏感性相对较高，是检测胎儿是否患有出生缺陷的首选影像学诊断方法。对于无脑儿、脑膨出、脑积水、脊柱裂、严重的心脏畸形、脐膨出、唇腭裂、淋巴管水囊肿、腹裂、致命性软骨发育不全、胎儿水肿等明显的胎儿畸形，超声检查可具备很高的诊断率。胎儿畸形为一个发展的动态过程，因此，胎儿畸形对于检查的关键在于选择合适的检查时机。

声检查时间段选择分为 3 个时期：出胎儿的全身结构，可检出无脑儿、脑积水、脑膨出、严重肢体缺失等畸形；时羊水较充分，胎体小，且胎动活跃，并且可以清晰观察到四肢及内脏结构，是检查胎儿畸形的最合适时期；妊娠晚期 32～36 周时胎儿内脏结构更加清晰。有研究显示，一些迟发性病变的形态或功能异常在妊娠晚期才会出现，因此，声像图改变性疾病是诊断病程发展变化的最佳时期，如胎粪性腹膜炎、宫内感染所致脑液化、尿路梗阻所致肾盂积水等。

三、胎儿出生缺陷的预防措施

1. 一级预防 主要指防止出生缺陷的发生，从而降低出生缺陷率。

2. 二级预防 指减通过少出生缺陷儿的出生，从而降低部分出生缺陷率。

3. 三级预防 指对已经出生的缺陷婴儿进行有针对性的治疗，避免致残，降低致残率，从而在一定程度上能够减轻“疾病负担”。

四、出生缺陷产前诊断的临床应用

疾病的发生、发展和演化是一个不断变化的动态过程。有研究发现，产前筛查存在一定的局限性，并且只针对高风险的出生缺陷；介入性产前诊断对母亲及胎儿又有一定的风险性，并且其中少数诊断还会出现一些不可避免的人为误差，而超声检查对形态改变明显者则易被检出，然而改变小者则易漏诊，无明显形态改变的染色体异常则极容易被漏诊，有时还会受胎儿体位、时间等因素的限制，而且并不是所有的染色体异常都有超声检测指标的改变；目前，我国高龄孕妇越来越多，临床上仅把年龄作为唯一的产前诊断指征，从而进行广泛介入诊断，从卫生经济学角度、孕妇本人和家庭接受的程度来说，已经不再能够适应实际的需求；另外，我国已不再将产前筛查及产前诊断作为免费围产期检查项目，并且我国人均收入相对于国外发达国家还是有一定的差距，所以筛查费用是影响孕妇群体筛查总费用的首位因素，其次为产前诊断费用。因此，临床医生应该与时俱进，不断学习产前筛查、诊断的相关专业知识，而且还要全面衡量妊娠期的生理规律、性质等，运用动态性的原则对待产前筛查和产前诊断，将胎儿超声结构检查联合孕妇血清学标记物进行的组合筛查，同时，结合年龄进行综合分析判断，从而个性化地进行介入性产前诊断，探索适应我国国情的孕妇产前筛查、诊断流程。从而减少误诊及漏诊的发生，提高出生缺陷的检出率，选择性地终止妊娠，从而降低缺陷儿的出生。好的决策不但可以给发生出生缺陷的病人进行正确的临床指导和建议，引导病人在尊重科学事实和遵守政策法规的基础上作出最合适的选择，而且还可以最大程度的减少或避免出生缺陷给国家、社会和家庭带来的损失。

第二节　医学超声技术

近年来，胎儿出生缺陷病日益受到社会和临床工作者们的重视，其发病率有上升的趋势。临床表现为复杂多样、轻重不一、体内各系统、器官均可受累，严重者可致死、致残。临床上胎儿超声技术是常规的检测确诊方法，可提高疾病早期的诊断率。

由于胎儿超声显像技术具有实时动态、灵敏度高、易操作、无创伤、无特殊禁忌证、可重复性强、费用低廉和无放射性损伤等优点，从而使这一诊断技术成为了如今临床各学科疾病的检查、诊断和介入治疗中不可缺少的一种重要手段。

一、医学超声技术的概述

（一）医学超声技术发展历史

19 世纪 80 年代，两位法国科学家 Jacques 和 Pierre Curie 发现了压电现象，为胎儿超声探头奠定了基础。某些电介质在沿一定方向上因受到外力的作用而变形时，其内部则会产生极化现象，同时在其两个相对表面上会出现正负相反的电荷，当卸掉外力后，它又会恢复到原来不带电的状态，这种现象称为正压电效应。相反，如果在电介质的极化方向上施加电场时，这些电介质也会发生变形，但当电场去掉后，这些电介质的变形随之消失，这种现象被称为逆压电效应，亦或是电致伸缩现象。根据压电效应，声波的产生器与接收器可用压电晶体代替，压电效应是可逆的，这为超声波换能器既能发射又能吸收奠定了一定的基础。

随着第一次世界大战中声纳在军事上的应用，压电效应才得到重视。1915 年，法国科学家 Paul Langevin 发现了胎儿超声的第一个用途：水下声波测距法探测水下目标，简单来说就是今天大家熟知的利用声纳探测水下目标。正常人的耳朵可接听到声波频率的范围为 16～20000Hz，而高于 2 万赫兹的声波则称为胎儿超声波。

胎儿超声医学影像所用的声波频率一般为 300 万～750 万次/秒（3～7.5MHz）。胎儿超声波是一种机械波，其传播主要是通过介质中粒子的机械振动进行的。胎儿超声波不像电磁波一样能在真空中传播，但它可以在人体复杂的介质中传播较好，同时它属于直线传播，因此具有良好的方向性。胎儿超声诊断技术出现后获得了迅速的发展，20 世纪 40 年代末，A 型(amplitude mode) 胎儿超声诊断仪开始应用于临床，常用 A 型法测量界面距离、脏器径值以及鉴别病变的物理性质，其结果比较准确，为最早兴起和使用的胎儿超声诊断法，目前已被其他方法取代，只在脑中线测量等方面应用。

随后 B 型（brightness mode）、M 型（motion mode）和胎儿超声诊断仪相继问世。早在 20 世纪 70 年代，灰阶和实时技术的重大突破使得胎儿超声技术日渐成熟。二维灰度所显示的 B 型胎儿超声诊断仪取得了迅速发展，它们所显示的均为人体内结构形态信息，成像基础为人体内的声阻抗变化。所谓的 B 超是指将回声信号以光点的形式显示出来，为灰度调制型，回声弱则光点暗，回声强则光点亮。B 超会向人体发射一组按一定方向进行扫描的胎儿超声波。通过对其回声的延迟时间的监测，所显示的声波强弱就可以判断脏器的距离及性质，经过采用电子电路和计算机的处理，从而形成了我们今天的 B 超图像。根据扫描的方式对其分类，B 超已经发展了包括手动直线扫描、机械扫描、电子直线扫描和电子扇形扫描四代。M 胎儿超声诊断法是指在灰度调制型中加入慢扫描锯齿波，使回声光点从左向右自行移动扫描，因此也称之为胎儿超声光点扫描法，它是 B 型胎儿超声中的一种特殊的显示方式。20 世纪 80 年代出现的彩色血液显像技术（color flow imaging，CFI），则是在实时 B 型胎儿超声图像中，通过彩色表示心脏或血管中的血液流动，利用多次脉冲回波相关处理技术来获得血液运动信息。

1982 年，第一台二维彩色多普勒显像仪由日本 Aloka 公司研制成功，建立在多普勒效应基础之上的，显示血流及心脏等运动信息的 D 型（doppler mode）胎儿超声诊断仪开始出现。继而研制出了将 B 型和 D 型胎儿超声诊断技术相结合的双功型（duplex mode）胎儿超声诊断仪，它的同一探头既可以显示出 B 型图，又可在图像中任一处取样显示其多普勒频谱。一般所谓的彩超的彩色多普勒血流成像系统是一种能同时显示 B 型图像和多普勒血流数据（血流方向、流速、流速分散）的双重胎儿超声扫描系统。胎儿超声频移诊断法，即 D 型胎儿超声诊断法，统称为多普勒胎儿超声，此法应用了多普勒效应原理。所谓的频移是指当胎儿超声发射探头和反射体之间有相对运动时，回声的频率有所改变。多普勒胎儿超声多适用于对运动流体做检测，所以多普勒胎儿超声对心脏及大血管的血流具有良好的检测效果。目前常用的胎儿超声多普勒有脉冲式多普勒（pulse waveform doppler，PWD）、连续式多普勒（continual waveform doppler，CWD）和彩色多普勒显像（color doppler flow imaging，DFI）。

（二）医学超声技术发展现状

随着科学技术的迅猛发展，通过把胎儿超声技术与计算机技术紧密结合，使之具备探头高频化、线路数字化。在 20 世纪 90 年代，经颅多普勒（trans cranial doppler，TCD）诊断仪常应用于低频多普勒胎儿超声，通过颞部、枕部、眶部及颈部等透声窗，可以显示颅内脑动脉的血流动力学状况。而新型的彩色三维 TCD 则通过采用独特的颅脑血管扫描技术，同步对颅内血管的 X、Y、Z 三维空间坐标参数进行检测并反馈至计算机，重建颅内血管的三维图像，不但可以在颅内血管多普勒信号模拟三维图上选择样点，还能显示脑血管血液的流速和流向。该技术多用于脑血管疾病的诊断、功能评论、危重病人的监护和预防保健等。随后发展的具有三维空间胎儿超声技术的诊断仪不但可以显示三个截面：纵截面、横截面和水平截面，而且还可对空间的所有平面的结果进行扫描、存储和分析。随着全自动三维胎儿超声扫描和三维图像存储技术的应用，更加完善了人体受检脏器的解剖学分析。

然而，胎儿超声检查并不是万能的，对于含气体和受骨骼遮挡的器官检查并不理想，对于目标过小的检查也受到仪器分辨率的限制。胎儿超声检查受检查孕周、胎儿体位及羊水的影响，并不能排除所有胎儿的畸形。有些胎儿超声检查则要求孕妇空腹，而必须要空腹检查的器官主要是胆囊。正常胆囊在夜间空腹状态下可以储存肝脏分泌的胆汁，而此时的胆囊则呈充盈状态、壁薄光滑张力大、胆囊内无回声。餐后（尤其食用奶制品、脂肪类食物）胆囊则会收缩，使胆汁排出参与一系列消化，如果餐后胆囊出现收缩，那么将很难确定是否为病理状态的胎儿超声象征，而结石息肉等可能显示不出或难以辨别。

（三）医学超声技术成像的特点

目胎儿超声医学成像诊断仪的种类繁多，它们的突出特点是：①对人体无损伤，这也是它与 X 射线诊断最主要的区别，因此产科与婴幼儿的检查特别适合应用此技术；②能方便地进行动态连续实时观察，中档以上的胎儿超声诊断仪一般多留有影像输出接口，使得影像容易采用多种形式（录像、打印、感光成像、计算机存储等）储存、传输与交流；③由于它可以采用胎儿超声脉冲回声方法进行检查，因此特别适用于胸部脏器、眼科和妇产科的诊断，而对骨骼或含气体的脏器如肺部等，则能较好地成像，这与常规 X 射线诊断特点刚好互相弥补；④通过对信息量的对比，胎儿超声诊断仪所采用的是计算机数字影像处理，目前较 X 射线所用的胶片记录影像信息量和清晰度稍低。

二、胎儿超声诊断及其原理

1. 胎儿超声诊断　通过将胎儿超声检测技术应用于人体，可以了解生理或组织结构的数据和形态，以及发现疾病，从而作出一系列提示的一种诊断方法。胎儿超声诊断具有无创、无痛、方便、直观等优点，尤其是 B 超，应用颇为广泛，影响甚是大，它与 X 射线、CT 及磁共振成像并称为四大医学影像技术。

2. 医学胎儿超声诊断原理　医学胎儿超声波检查的工作原理与声纳的原理具有一定的相似性，即把胎儿超声波发射到人体内时，如果它在体内遇到界面时会发生反射及折射现象，并且可以在人体组织中被吸收从而衰减。由于人体中各种组织的结构与形态是不相同的，所以其反射与折射及吸收胎儿超声波的程度也不大相同。医生们正是通过仪器所反映出的波型、曲线或影像的特征来辨别它们。另外，再结合解剖学知识、正常与病理的改变，便可对所检查的器官是否有病进行诊断。

三、胎儿超声检查的分类及时机

1. 胎儿超声检查的分类

（1）早孕期胎儿超声检查（孕 13^{+6} 周以内）

1）早孕期普通胎儿超声检查。

2）孕 11～13^{+6} 周 NT 胎儿超声检查。

（2）中晚孕期胎儿超声检查

1）一般胎儿超声检查（Ⅰ级胎儿超声检查）。

2）常规胎儿超声检查（Ⅱ级胎儿超声检查）。

3）系统胎儿超声检查（Ⅲ级胎儿超声检查）。

4）针对性胎儿超声检查（Ⅳ级胎儿超声检查）。

（3）有限胎儿超声检查。

2. 胎儿超声检查的时机　胎儿超声检查指南推荐胎儿超声检查的 3 个重要时间段为 11～

13^{+6}孕周、20～24 孕周及 28～34 孕周。

四、各类胎儿超声检查的适应证、检查内容与要求、存留图像及注意事项

（一）早孕期胎儿超声检查

1. 早孕期普通胎儿超声检查 可以选择经腹部或经阴道胎儿超声检查。

适应证：证实宫内妊娠、临床可疑异位妊娠、评估孕周、诊断多胎妊娠、了解胚胎或胎儿情况（存活或死亡）、早孕期出血查找原因、早孕期下腹痛查找原因、评估母体盆腔包块、子宫畸形、临床怀疑葡萄胎、辅助绒毛活检。

检查内容：①妊娠囊：观察妊娠囊的位置、数目、大小、形态。②卵黄囊：观察卵黄囊的大小与形态。③测量头臀长度、观察胎心搏动。④子宫及双附件：观察子宫形态及肌层回声、子宫与妊娠囊的关系、双侧附件有无包块。

建议存留包括妊娠囊在内的子宫纵切面、横切面，测量胚胎长度或头臀长度等胎儿超声图像。

注意事项：①头臀长度应在胚胎最大长轴切面测量或在胎儿正中矢状切面测量，此时胎儿为自然伸展姿势，无过伸或过屈。②胎儿超声并不能诊断所有异位妊娠，目前国内文献报道异位妊娠的经腹胎儿超声检出率为 40.9%～76.0%，经阴道胎儿超声检出率为 75.6%～95.8%。

2. 11～13^{+6}孕周 NT 胎儿超声检查 适应证：适合所有孕妇，特别是有以下适应证的孕妇：孕妇年龄＜18 岁或≥35 岁、夫妇一方是染色体平衡易位携带者、孕妇染色体异常、孕妇患有贫血、糖尿病、高血压、严重营养障碍等疾病、孕妇吸烟、酗酒、孕早期有 X 线照射史或病毒感染史、有异常胎儿妊娠史、有遗传病家族史及试管婴儿等。

检查内容：①胎儿数目及绒毛膜数。②胎心搏动。③胎儿生物学测量：头臀长。④测量 NT。⑤胎儿附属物：胎盘：观察胎盘位置、测量胎盘厚度；羊水量：测量羊水最大深度。⑥孕妇子宫：宫颈内口进行观察，如孕妇提供子宫肌瘤病史，方可需评估子宫肌瘤的位置及大小。

测量 NT 注意事项：①建议在头臀长度为 45～84mm 时测量 NT，相当于 11～13^{+6}孕周；②标准测量平面是胎儿正中矢状切面，此切面亦是测量头臀长度的标准切面；③应尽可能放大图像至只显示胎儿头颈部及上胸部，使测量游标的轻微移动只能改变测量结果 0.1 mm；④应清楚显示并确认胎儿背部皮肤及 NT 前后平行的两条高回声带，测量时应在 NT 最宽处测量，且垂直于 NT 无回声带，测量游标的内缘应置于无回声的 NT 外缘测量；⑤应测量 3 次，并记录测量所得的最大数值；⑥有颈部脑脊膜膨出时，应注意辨认，避免误测；⑦有脐带绕颈时，则需测量脐带绕颈处上下 NT 厚度，并取其平均值；⑧应明确区分皮肤和羊膜，避免将羊膜误认为皮肤而误测 NT。

（二）中、晚孕期胎儿超声检查

1. 一般胎儿超声检查（Ⅰ级） 适应证：适合所有孕妇，主要适合于有以下适应证的孕妇：估测孕周、评估胎儿大小、确定胎方位、怀疑异位妊娠、胎动消失、怀疑羊水量异常、胎头倒转术前、胎膜早破、胎盘位置及胎盘成熟度评估。

检查内容：①胎儿的数目；②胎儿的方位；③观察并测量胎儿的心率；④胎儿生物学测量：双顶径、头围、股骨长度、腹围等；⑤胎儿附属物：胎盘：观察胎盘的位置、测量其厚度、评估胎盘的成熟度；羊水量：测量羊水的最大深度。

建议存留以下胎儿超声图像：上腹部横切面（腹围测量切面）、丘脑水平横切面、股骨长轴切面、测量胎心率图（多普勒或M型）。

注意事项：①一般胎儿超声检查（Ⅰ级）主要对胎儿生长参数进行检查，不对胎儿解剖结构进行检查，不对胎儿畸形进行筛查；②如果检查医师发现胎儿异常，则胎儿超声报告需做出具体说明，并转诊或建议系统胎儿超声检查（Ⅲ级）。

2. 常规胎儿超声检查（Ⅱ级）　按卫生部《产前诊断技术管理办法》规定，初步筛查包括无脑儿、严重脑膨出、严重开放性脊柱裂、严重胸腹壁缺损伴内脏外翻、单腔心、致死性软骨发育不良六大类畸形。

适应证：适合所有孕妇，除一般胎儿超声检查（Ⅰ级）适应证以外，还可以适用于有以下适应证的孕妇：阴道出血、孕妇下腹痛等。

检查内容：①胎儿的数目；②胎儿的方位；③观察并测量胎儿的心率；④胎儿生物学测量：双顶径、头围、股骨长度、腹围；⑤胎儿的解剖结构检查：胎儿头颅：观察颅骨强回声环，观察颅内重要结构，包括大脑半球、脑中线、侧脑室、颅后窝池；胎儿心脏：显示并观察四腔心切面，怀疑伴有心脏畸形的胎儿应建议进行系统胎儿超声检查（Ⅲ级）或胎儿超声心动图检查（Ⅳ级）；胎儿脊柱：可以通过脊柱矢状切面观察脊柱，必要时还可加做脊柱冠状切面及横切面扫查；胎儿腹部：观察腹壁、肝、胃、双肾、膀胱、脐带腹壁入口；胎儿四肢：显示一侧股骨并测量其长度；⑥胎儿附属物：胎盘：观察胎盘的位置、测量其厚度、评估胎盘的成熟度；羊水量：测量羊水的最大深度；⑦孕妇子宫：主要对宫颈内口进行观察，如孕妇提供子宫肌瘤病史，在许可情况下，可评估子宫肌瘤位置及大小。

建议存留以下胎儿超声图像：丘脑水平横切面、小脑水平横切面、四腔心切面、上腹部横切面（腹围测量切面）、脐带腹壁入口腹部横切面、膀胱水平横切面、双肾横切面、脊柱矢状切面、股骨长轴切面、孕妇宫颈管矢状切面及测量胎心率图（多普勒或M型）。

注意事项：常规胎儿超声检查（Ⅱ级）至少应检查以上胎儿的解剖结构。但有时胎儿超声检查因胎位、羊水过少及母体因素等影响，并不能很好地显示这些结构，那么胎儿超声报告需作出说明。

3. 系统胎儿超声检查（Ⅲ级）　适应证：适合所有孕妇，尤其适合有以下适应证的孕妇：一般胎儿超声检查（Ⅰ级）或常规胎儿超声检查（Ⅱ级）发现或疑诊为胎儿畸形及有胎儿畸形高危因素者。

检查内容：①胎儿的数目；②胎儿的方位；③观察并测量胎儿的心率；④胎儿生物学测量：双顶径、头围、小脑横径、股骨长度、腹围；⑤胎儿的解剖结构检查：A. 胎儿头颅：观察颅骨强回声环，观察颅内大脑半球、脑中线、侧脑室、丘脑、小脑半球、小脑蚓部、颅后窝池等重要结构；B. 胎儿颜面部：观察上唇皮肤的连续性；C. 胎儿颈部：观察胎儿颈部有无包块及皮肤水肿；D. 胎儿胸部：观察胎儿双肺及心脏的位置；E. 胎儿心脏：显示并观察胎儿心脏的四腔心切面、左心室流出道切面、右心室流出道切面，怀疑胎儿心脏大血管畸形者，建议进行针对性胎儿超声检查（胎儿超声心动图检查）；F. 胎儿腹部检查：观察腹壁、肝、胃、双肾、膀胱及脐带腹壁入口；G. 胎儿脊柱：通过脊柱矢状切面观察脊柱，必要时可加做脊柱冠状切面及横切面扫查；H. 胎儿四肢：观察双侧肱骨、双侧尺骨、桡骨、双侧股骨、双侧胫骨、腓骨等；⑥胎儿附属物检查：胎盘及脐带：观察胎盘的位置、测量其厚度、评估胎盘成熟度及脐带血管数目等；羊水量：用羊水最大深度或羊水指数评估羊水量；⑦孕妇子宫：主要对宫颈内口进行观察，如孕妇提供子宫肌瘤病史，在条件许可情况下，可评估子宫肌瘤位置及大小。

建议存留以下胎儿超声图像：丘脑水平横切面、侧脑室水平横切面、小脑水平横切面、鼻唇冠状切面、双眼球水平横切面、上腹部横切面（腹围测量切面）、四腔心切面、脐带腹壁入口腹部横切面、左心室流出道切面、右心室流出道切面、脐动脉水平膀胱横切面、双肾横切面、脊柱矢状切面、肱骨长轴切面（左、右）、孕妇宫颈管矢状切面、尺桡骨长轴切面（左、右）、股骨长轴切面（左、右）、胫腓骨长轴切面（左、右）、测量胎心率图（多普勒或M型）。

注意事项：

（1）尽管系统胎儿超声检查（Ⅲ级）对胎儿解剖结构进行了系统的筛查，使得胎儿主要解剖结构通过上述各切面得以观察与显示，但期望所有胎儿畸形都能通过系统胎儿超声检查检出是不可能的实现的。目前国内外文献报道部分胎儿畸形胎儿超声检出率如下：无脑儿胎儿的超声检出率为87%以上；严重脑膨出胎儿的超声检出率为77%以上；开放性脊柱裂胎儿的超声检出率为61%～95%；严重胸腹壁缺损伴内脏外翻胎儿的超声检出率为60%～86%；胎儿唇腭裂胎儿超声的总检出率为26.6%～92.5%；单纯腭裂胎儿的超声检出率为0～1.4%；膈疝胎儿的超声检出率为60.0%左右；房间隔缺损胎儿的超声检出率为0～5.0%；室间隔缺损胎儿的超声检出率为0～66.0%；左心发育不良综合征胎儿的超声检出率为28.0%～95.0%；法洛四联征胎儿的超声检出率为14.0%～65.0%；右心室双出口胎儿的超声检出率约为70.0%；单一动脉干胎儿的超声检出率约为67.0%；消化道畸形胎儿的超声诊断率为9.2%～57.1%；胎儿肢体畸形胎儿的超声检出率为22.9%～87.2%。

（2）系统胎儿超声检查（Ⅲ级）受一些潜在因素影响，如孕妇腹壁脂肪厚度可导致超声减弱，图像质量差；胎儿某些体位可影响一些部位的观察（如正枕前位难以显示胎儿颜面部、心脏观察困难，且胎儿面贴近宫壁难以显示颜面部等）；当羊水过多时胎儿活动频繁，难以获取标准切面；而羊水过少时则缺乏良好的羊水衬托，胎儿结构显示难度加大等。因此，当一次胎儿超声检查难以完成所有要求检查的内容时，应告知孕妇并在检查报告上给予提示，建议复查或转诊。

（3）系统胎儿超声检查（Ⅲ级）建议在20～24孕周时进行。

4. 针对性胎儿超声检查（Ⅳ级） 针对胎儿和孕妇特殊问题进行特定目的的检查，例如胎儿超声心动图检查、胎儿肢体检查、胎儿神经系统检查、胎儿颜面部等部位的检查。

一般胎儿超声检查（Ⅰ级）、常规胎儿超声检查（Ⅱ级）、系统胎儿超声检查（Ⅲ级）发现或疑诊胎儿异常、有胎儿异常的高危因素、母体血生化检验异常等均可对胎儿进行胎儿超声检查（Ⅳ级）。

（三）有限胎儿超声检查

有限胎儿超声检查是指为解决某一具体问题而进行的胎儿超声检查。如孕妇出现阴道出血，以及针对胎心搏动或临产时胎方位的确定。一般情况下只适用于急症或床旁胎儿超声检查。

五、胎儿超声诊断技术操作步骤

（1）首先打开“胎儿超声软件”。

（2）单击“新病例”，输入病人姓名、年龄、性别等信息后，点“返回”，进入采集界面。

（3）按动脚踩，采集有价值的图像。

（4）单击“报告”，点“模板”，选择词库，单击“导入描述”“导入诊断”“导入建议”，到“报告单”；或直接选择拖拽到相应的区域。

（5）点击“打印”，打印总报告。

（6）做下一个病例，点击“新病例”，点“保存”，如需保存，保存上一病例。

六、胎儿超声诊断技术的优缺点

1. 胎儿超声诊断技术的优点

（1）胎儿超声的扫查不但可以连贯地、动态地观察脏器的运动和功能，而且还可以追踪病变、显示立体变化，并且不受其成像分层的限制。目前胆道系统疾病首选的检查方法被公认为胎儿超声检查；

（2）胎儿超声对实质性器官（肝、胰、脾、肾等）以外的脏器进行检查，还可以结合多普勒技术血液流量、方向进行监测，从而可以辨别出脏器的受损性质与程度。例如医生通过心脏彩超可直观地观察到心脏内的各种结构及是否有异常。

（3）胎儿超声设备无创伤、易于移动，因此对于行动不便的患者可在床边进行诊断。

（4）价格低廉。胎儿超声检查的费用一般为 140～150 元/次，是 CT 检查的 1/3，核磁共振的 1/5。

（5）胎儿超声对人体没有辐射，因此对于特殊患者可以优先采用。

2. 胎儿超声诊断技术的缺点　由几种仪器对各种脏器的检查由于成像原理的不同，也存在一些缺点。

（1）与 CT 相比，胎儿超声在清晰度、分辨率等方面明显较弱。

（2）胎儿超声对肠道等空腔器官病变的检查易漏诊。

（3）气体对胎儿超声影响很大，患者容易受到肠气干扰等多方面因素从而影响检查结果。

（4）由于胎儿超声检查需要改变体位屏气等，因此对于骨折和不能配合的病人不适用此方法进行检查。

（5）医师的临床技能水平对检查结果存在影响。

七、胎儿安全性

一般认为胎儿超声检查具有安全、无害等特点，目前尚无研究证实诊断性胎儿超声检查对胚胎、胎儿可以产生不良的影响。胎儿超声检查应遵循“最小剂量”原则，即完成该检查尽可能使用最小胎儿超声能量。

第三节　核磁共振成像技术

核磁共振成像是一种相对较新的医学成像技术，国际上于 1982 年正式用于临床。它采用射频磁场和静磁场使人体组织成像，在成像过程中，既不用电子离辐射、也不用造影剂就可获得高对比度的清晰图像。它能够通过人体分子内部反映出人体器官失常和早期病变。它在很多方面优于 X-CT。尽管 X-CT 解决了影响人体重叠的问题，但由于其提供的图像仍是组织对 X 射线吸收的空间分布图像，因而无法提供人体器官的生理状态信息。当周围正常组织与病变组织的吸收系数相同时，就不能提供有价值的信息。当病变发展到改变了器官形态、位置以及自身增大到给人以异常感觉时才能够被发现。磁共振成像装置除了具备 X 线 CT 所具备的获得无重叠的质子密度体层图像的解剖类型特点之外，还可以通过借助核磁共振原理精确地测出原子核弛豫时间 T_1 和 T_2，从而将人体组织中有关化学结构的信息反映出来。这些信息通过计算机所重建的图像为成分图像（化学结构像），它具备将同样密度的不同组织和同一组织的不同化学结构通过影像显示表征出来的能力。这就有利于区分脑中的灰质与白质，对组织坏死、恶性疾患和退化性疾病的早期诊断效果具有极大的优越性，其软组织的对比度也更为精确。

20 世纪 40 年代，物质的核磁共振现象被美国哈佛大学的 Edward Purcell 和斯坦福大学的 Felix Block 所领导的两个科研小组发现。1952 年，他们二人被授予诺贝尔物理奖。核磁共振现象的发现形成一门新的边缘学科——核磁共振波谱学。它可以使人们在不破坏样品的前体下，通过核磁共振谱线的区别来确定各种分子结构。从而为临床医学提供了有利条件。1967 年，Jasper Jackson 通过第一次从活体动物身上测得信号从而使 NMR 方法有可能用于人体测量。1971 年，美国纽约州立大学的 R Damadian 教授利用核磁共振谱仪对鼠的正常组织与癌变组织样品的核磁共振特性进行了研究，结果发现正常组织与癌变组织中水质子的 T_1 值有明显的不同。在 X-CT 发明的同年，第一个以水为样本的二维图像被美国纽约州立大学石溪分校的 Paul C Lauterbur 做了出来，该研究显示了核磁共振 CT 的可能性，即自旋密度成像法。这些实验都使用了使磁场强度沿空间坐标轴作线性变化的限定非均匀磁场，从而识别了从不同空间位置发出的核磁共振信号。1978 年，核磁共振的图像质量已达到 X 线 CT 的初期水平，并且在医院进行了人体试验，并最终命名为磁共振成像（MRI）。

一、核磁共振成像技术定义

核磁共振成像（nuclear magnetic resonance imaging，NMRI），又称自旋成像（spin imaging），也称磁共振成像（magnetic resonance imaging，MRI），是利用核磁共振（nuclear magnetic resonnance，NMR）的原理，依据所释放的能量在物质内部不同结构环境中不同的衰减，通过对外加梯度磁场所发射出的电磁波进行检测，即可获得构成这一物体原子核的位置和种类，由此可以绘制出物体内部的结构图像。

二、核磁共振成像技术原理

由于原子核带电荷，且核能够自旋，具有有角动量，因此它们的自旋就产生磁矩。当原子核置于静磁场中，本来是随机取向的双极磁体受磁场力的作用，它将与磁场作同一取向。以质子（即氢同位素）为例，它本身具备两种基本状态，即对应于低能状态的取向“平行”和对应于高能状态的“反向平行”。进一步对其进行精确分析，结果显示，自旋并不完全与磁场趋向一致，而是倾斜一个角度 θ。由此，双极磁体开始环绕磁场进动。进动的频率取决于磁场强度，还与原子核的类型有关。它们之间的关系满足拉莫尔关系：$\omega\theta=\gamma B\theta$，即进动角频率 $\omega\theta$ 是磁场强度 $B\theta$ 与磁旋比 γ 的积。γ 为每个核素的一个基本物理常数。氢的主要同位素——质子，在人体中丰度大，由于它的磁矩便于检测，因此最适于从它得到核磁共振图像。

从宏观来看，相位在做进动的磁矩集合中是随机的，它们的合成取向就形成了宏观磁化，用磁矩 M 表示。就是这个宏观磁矩在接收线圈中产生的核磁共振信号。在大量氢核中，约有一半处于低等状态。研究证明，两种基本能量状态核子之间存在由磁场和温度决定的动态平衡。当从较低能量状态向较高能量状态跃迁的核子数与从较高能量状态到较低能量状态的核子数相等时，就达到了所谓的“热平衡”。如果向磁矩施加符合拉莫尔频率的射频能量，而这个能量等于较高和较低两种基本能量状态间磁场能量的差值，就可以使磁矩从能量较低的“平行”状态跳到能量较高“反向平行”状态，从而发生共振。

由向磁矩施加拉莫频率的能量能使磁矩发生共振，那么使用一个振幅为 B1，而且与作进动的自旋同步（共振）的射频场，当射频磁场 B1 的作用方向与主磁场 B0 垂直，可使磁化向量 M 偏离静止位置做螺旋运动，或称章动，即经射频场的力迫使宏观磁化向量环绕它作进动。如果宏观磁化向量能被各持续时间旋转 90º，那么它就可以落在与静磁场垂直的平面内，从而产生横向磁化向量 Mxy。如果在这横向平面内放置一个接收线圈，该线圈就能切割磁力线产生感生电压。当射频磁场 B1 撤销后，宏观磁化向量在受静磁场作用下，就能够环绕它进动，我们称之为“自由进动”。因进动的频率是拉莫尔频率，所感生的电压也具有相同频率。由于横向磁化向量是不恒定的，它以特征时间常数衰减至零为此，它感生的电压幅度也随时间衰减，表现为阻尼振荡，这种信号就称为自由感应衰减信号（FID，free induction decay）。信号的初始幅度与横向磁化成正比，并且横向磁化与特定体元的组织中受激励的核子数目成正比，于是，在磁共振图像中可辨别出氢原子密度的差异。

因为拉莫尔频率与磁场强度成比例关系，如果磁场沿 X 轴成梯度改变，那么得到的共振频率也与体元在 X 轴的位置有关。如果要得到同时投影在两个坐标轴 X-Y 上的信号，那么可以先加上梯度磁场 GX，收集和变换得到信号，然后再用磁场 GY 代替 GX，重复这一过程。在实际情况中，由于信号是从大量空间位置点收集得到的，因而信号由许多频率复合组成。利用数学分析方法不但可以求出各个共振频率，即相应的空间位置，还可以求出相应的信号振幅，而信号振幅与特定空间位置的自旋密度成比例关系。所有的核磁共振成像方法都是以这个原理为基础。

三、适应证及禁忌证

（一）适应证

1. 颅脑 MRI 检查 包括先天性颅脑发育异常、脑积水、脑萎缩、脑卒中及脑缺氧、脑梗死和脑出血、脑血管疾病、颅内肿瘤和囊肿、颅脑外伤、颅内感染和其他炎性病变、脑白质病。

2. 眼及眶区 MRI 检查 眼眶前病变、肌圆锥外病变、肌圆锥内病变、眼外肌病变、视神经及其鞘病变及眼球病变。

3. 鼻咽部 MRI 检查 鼻咽部恶性病变、鼻咽部良性病变、喉部良性与恶性肿瘤。

4. 垂体薄层 MRI 检查 内分泌失调，激素水平明显增加、垂体腺瘤。

5. 肝脏、胆系、胰腺、脾脏 MRI 检查 肝脏、胆系、胰腺、脾脏的原发性或转移性肿瘤，肝海绵状血管瘤，肝寄生虫病，弥漫性肝病，肝、胆、胰、脾先天性发育异常，胆道梗阻（明确梗阻的部位与性质），肝脓肿，肝局限性结节增生和肝炎性假瘤，手术、放疗、化疗及其他治疗效果的随访和观察，胰腺炎及其并发症。

6. 胃肠道、盆腔、肾脏 MRI 检查 食管病变，胃病变，小肠病变，结肠病变，膀胱、输尿管、前列腺、精囊腺、子宫、卵巢及其附件的病变，骨盆及盆腔脏器损伤，肾区肿块，肾脏感染性病变，肾结核，肾周脓肿，肾脏外伤，肾脏弥漫性实质性病变，肾移植术前供体肾血管评估，植肾和肾手术后检查及肾脏先天性畸形等。

7. 腹膜腔及腹膜后间隙 MRI 检查 腹膜腔和腹膜后间隙内原发肿瘤，淋巴结病变，腹膜腔和腹膜后间隙内出血、脓肿、炎性病变，腹膜后纤维化，鉴别游离性或局限性腹水，鉴别腹主动脉和下腔静脉病变。

8. 脊柱 MRI 检查 椎管内肿瘤、脊膜膨出和脊髓脊膜膨出，脊髓创伤，硬膜外脓肿和硬膜下脓肿，椎管内血管畸形，脊髓空洞症，脊髓萎缩，椎间盘突出及椎管狭窄等。

9. 骨关节和肌肉 MRI 检查 骨关节创伤，骨关节肿瘤与肿瘤样病变，骨髓病变，类风湿关节炎，强直性脊柱炎，股骨头缺血坏死，全身肌肉软组织损伤或病变及肌肉软组织肿瘤。

（二）禁忌证

1. 绝对禁忌证

（1）带有心脏起搏器、神经刺激器者、人工金属心脏瓣膜等患者。

（2）妊娠 3 个月内的早期妊娠者。

（3）有眼内金属异物、内耳植入、金属假体者、金属假肢、金属关节、体内铁磁性异物者。

（4）带有动脉瘤夹者（非顺磁性如钛合金除外）。

（5）重度高热患者。

2. 相对禁忌证

（1）体内有金属异物（金属植入物、义齿、避孕环）、胰岛素泵等患者如必须进行 MR 检查，应慎重或取出后再进行检查。

（2）危重且需要使用生命支持系统者。

（3）癫痫患者（应在充分控制症状的前提下进行磁共振检查）。

（4）不合作患者，如小儿，应在给予适量镇静剂后进行。

（5）幽闭恐怖症患者，如必须进行 MRI 检查，应在给予适量镇静剂后进行。

（6）孕妇和婴儿应征得医生、患者及家属同意后再进行检查。

四、操作与流程

（一）核磁共振成像技术系统结构

核磁共振成像技术主要包括三大基本构件，即磁体部分、磁共振波谱仪部分及数据处理和图像重建部分。

1. 磁体部分 磁体部分主要包括主磁体（产生强大的静磁场）、补偿线圈（校正线圈）、射频线圈和梯度线圈组成。

主磁体的作用主要是提供强大的静磁场，而且需要相对较大的空间范围（能容纳病人），保持高度均匀的磁场强度。磁体的性能标准衡量主要有四条：磁场强度、时间稳定性、均匀性和孔道尺寸。可以通过增加静磁场的强度来提高检测灵敏度，即扫描时间缩短和空间分辨率提高，但也会使射频场的穿透深度减少。当磁场强度达到 0.35T 时，可以得到较好的空间分辨率。目前临床上所用的的磁场强度为 1.5T。

磁体分为三类：普通电磁体、永磁体和超导磁体。普通电磁体的磁场主要是通过利用较强的直流电流通过线圈产生的。而维持一个主磁体磁场的耗电量约为 100kW。磁场一般需要通电数小时后才能达到稳定状态。线圈中电流过大将会产生大量热能，这时则需通过热交换器以及冷却水散热。永磁材料在外部激励电源一次充磁后，去掉激励电源仍长期保持其磁性，从而使磁场强度保持稳定。因此，它具有磁体维护简便、维持费用最低等优点。其缺点是重量较大，因而很难达到 1T 场强，目前场强限制在 0.5T 以下。超导磁体是目前应用相对较多的。在超导状态下时电流流过导体时没有电阻损耗，从而不会使导体温度升高。同样直径的导线在超导状态下可以通过更大电流从而不被损坏。使用超导材料制成的线圈通以强大电流后可产生强大的磁场，而且外加电流如果切断后，超导线圈中的电流仍保持不变，因而超导磁场极为稳定。为了维持超导状态，需要将超导线圈放在杜瓦罐中浸入液氦（液氦的温度为 4.7K）。为了减少液氦的蒸发消耗，在其外面的圆筒中还需要设液氮（77.4K）缓冲层。在使用过程中要适时补充液氦及液氮。近年来由于真空保温技术的快速发展，可省掉液氮的二级冷却，单纯使用液氦保持超导条件。

补偿线圈的主要作用是补偿主磁场线圈，使其产生的静磁场逼近理想的均匀磁场。由于精确度要求高而且校准工作十分繁琐，一般以计算机辅助进行，需要进行多次测量、多次计算和修正才能达到所需要求。通常情况下采取各种形状的线圈并根据具体情况，通以不同电流从而弥补基础场的不均匀。

所谓的射频线圈是指用于向人体辐射出指定频率和一定功率的射频电磁波，从而激励原子核的共振。这种线圈效应和主磁场相互垂直，并且可以在人体形成较均匀的射频场，使它尽量接近人体，最终使发射和接收过程具有较高的效率。有些射频线圈包括发射线圈和接受线圈两部分，也有的射频线圈收、发兼用。此外，还有头部接收线圈、肢体线圈、颈线圈、脊椎线圈、眼窝线圈及胸线圈等多种专用的表面线圈，来提高转换效率和图像质量。

梯度线圈一般需要特定的梯度电源。它与专用的梯度线圈严格匹配，并且电源稳定度要求达到万分之一。梯度电源和补偿电源一般都采用水冷却方式。另外，主磁场的逸散磁场对周围影响也很大，主要对各种磁盘、图像显示器、影像增强器和戴起搏器的病人等具有一定影响。外界磁性物体对主磁体均匀度也具有一定的影响。

2. 磁共振波谱仪部分 磁共振波谱仪主要包括射频发射部分和一套磁共振信号的接收系统。发射部分类似于一部无线电发射机，它是一种波形和频谱精密可调的单边带发射装置，其峰值发射功率有数百瓦至十五千瓦可以调节。接收系统一般用于接收人体反射出来的自由感应衰减信号。由于这种信号极其微弱，因此接收系统的总增益要求很高，而且噪音必须很低。一般波谱仪的接收系统都采用超外差式，其主要增益可取中频放大器。由于中频放大器工作与发射系统不在同一频段上，因此，可避免发射直接干扰。在预放大器与中放器之间都会有一个接收门，实际上也就是一个射频开关，它主要作用是在发射系统工作瞬间关闭时，防止强大的射频发射信号进入接收系统。经中频放大后的 FID 信号一般幅值都大于 0.5 伏，可以进行检波。检波后，信号还要进行放大和滤波处理。

3. 数据处理和图像重建部分 磁共振信号首先可以通过变换器变为数字量，然后并存入暂存器。图像处理机按所需方法处理原始数据后，获得磁共振的不同参数图像，并存入图像存储器中。这种图像可以根据其需要进行一系列的后置处理。后置处理内容主要分为通用的图像处理和磁共振专用的图像处理两大类。这种处理方式至少应采用 32 位阵列处理机。经重建后的图像可以依次送入高分辨率的显示装置中，还可以存入磁盘和通过多幅照相机制成硬拷贝。

控制台一般包括两个诊断控制台，即主诊断控制台和辅助诊断控制台，通过这两个控制台可以提高病人的流通量。显示器通常包括两个部分，一个是字符显示器，此显示器上可以显示菜单式操作软件。而另一个则是高分辨率大屏幕图像显示器。

整个系统由主计算机来控制。当系统工作时，主计算机同时可以控制两个单片机系统工作。

（二）核磁共振成像技术操作过程

1. 操作步骤

（1）首先打开电源开关，启动计算机。

（2）记录液氦液面、压力，扫描水模并记录 Tx 值、RX 值，记录并保存频率。

（3）机器启动完成后，设计新病人的扫描序列和参数。

（4）为病人摆放体位、定位。

（5）按常规扫描序列进行扫描。

（6）扫描结束后自动把图像 PACS 及图像后处理工作站。

（7）每天完成工作后关闭计算机。

2. 结果分析 根据病人患病的特点，临床专业工作人员选择需要进行核磁检查的部位及诊断目的进行检查，临床医师根据结果做出进一步判断，为疾病的进一步确诊做一充分的证据。

五、优 缺 点

1. MRI 优点

（1）无电离辐射危害

1）波长较长，无电离辐射损伤。

2）尽管 RF 的峰值功率达数千瓦，但平均功率仅为数瓦。

（2）多参数成像。

（3）软组织成像出色：MRI 的软组织对比分辨率最高，优于 CT，对于软组织病变的检查有特别优势。

（4）MRI 设备具有任意方向断层能力。

（5）无需使用对比剂，可直接显示心脏和血管结构：传统的心血管造影需要使用对比剂（造影剂）才能显示心血管的图像，而 MRI 可以直接显示心脏和血管结构，无需使用对比剂。它的最大优点是无创伤，也无需考虑造影药物的副作用，是一种全新的血管造影技术，称之为磁共振血管成像（MRA）。

（6）可进行功能、组织化学和生物化学方面的研究

2. MRI 缺点

（1）成像速度慢。与 CT 相比，MRI 的速度较慢，但是随着技术的发展，新的成像方法不断出现，现在的 MRI 成像速度已经大大提高。

（2）对于少含或不含氢质子的组织结构显示不佳，如钙化灶、骨骼等，原因是这部分组织的 MR 信号较弱。

（3）禁忌证相对较多，主要是带有金属异物的患者不能进行 MRI 检查，如：义齿、心脏起搏器、假关节等。

（4）图像容易受到多种伪影影响，尽管 MRI 可以消除骨伪影，但其他形式的伪影仍然影响着图像的质量。

（5）设备价格昂贵。

3. MRI 对胎儿出生缺陷诊断的优点 随着 MRI 技术的发展，以及其多切面成像、无放射性损伤、广阔的视野及良好的软组织对比分辨率等优点的显现，MRI 技术日益成为超声诊断的重要补充。

（1）MRI 的射频波长为数米，能量仅为 10～7ev，对胎儿较安全。

（2）MRI 能提示胎儿先天性结构畸形的更多细节，MRI 在诊断胎儿胸部畸形，尤其是对不典型病变，或者合并多种复杂的畸形可以弥补超声诊断的不足。

（3）产前 MRI 检查可以提供立体、匀质影像，同时清楚显示血供，可以更好地预测胎儿出生后的结果。

（4）有助于产前对胎儿的全面评估以及娩出后治疗计划的制定。因此，相对于 B 超来说，

产前的 MRI 检查更加有效。

六、注 意 事 项

（1）磁共振设备周围（5 米内），具有强大磁场，严禁病人和陪伴家属将所有铁磁性的物品及电子产品靠近或带入检查室。这些物品包括：所有通讯类物品；各种磁性存储介质类物品；手表、强心卡及其配贴；计算器、掌上电脑等各种电子用品；打火机、钥匙、刀具、金属硬币、针、钉、钢笔、螺丝等铁磁性制品；眼镜、发夹、发卡、金属饰品、假眼、不明材质的物品；易爆品、易燃品、腐蚀性或化学物品、膏药、药膏、潮湿渗漏液体的用品等。轮椅、病床等不准进入磁体间。

（2）体内安装、携带以下物品及装置的患者（包括陪伴家属），被视为磁共振检查的禁忌，不能进入磁体间，否则将会有生命危险。包括：除颤器、心脏起搏器、人工心脏瓣膜、心脏支架、动脉瘤术后金属夹、植入体内的任何电子装置、植入体内的药物灌注装置、神经刺激器、骨骼生长刺激器、其他任何类型的生物刺激器、滤器、下血管内栓塞钢圈、腔静脉滤器、金属缝合线、心电记录监护器、体内有子弹，碎弹片或铁砂粒等，骨折手术后固定钢板、钢钉、螺丝、人工假肢或关节、阴茎假体、人工耳蜗、助听器、中耳移植物、义眼、眼内金属异物、活动义齿，牙托及头面部有植入物等。

（3）怀孕期以及有幽闭恐惧症患者，需生命支持及抢救的危重患者无法行磁共振检查。有各种手术史（特别是器官移植、心肾手术史）患者及家属需要在检查前特别声明，以策安全。

（4）对具有固定义齿、节育器、文眼线、文身、留存在体内的钛合金物体（如脊柱钛合金固定装置）等患者应在检查前通知医生，根据具体情况决定能否进行磁共振检查。

（5）做髋、腹、腰、胸、颈等部位磁共振检查的病人，应先除去有铁扣、铁钩和拉链的衣裤、化纤织物、内衣、皮带等物品及装饰物品，以身穿纯棉质地的衣裤进行检查为宜；接受腹部检查的患者在检查的前三天应该禁止服用含有金属离子类的药物，检查前 12 小时空腹，禁食、水摄入。

（6）磁共振检查属无损性检查，对人体无辐射伤害。但检查时机器噪音较大，这是正常现象，患者和家属应该做好心理准备，不要慌乱，保持绝对静止不动。

（7）儿童、神志不清等不合作的患者，需用镇静剂并需要有身体健康的家属陪同。危重病人请临床医生陪同，躁动、不配合的病人需要到临床科室处理后再做检查。

七、核磁共振成像技术在胎儿出生缺陷疾病诊断中的应用

（一）MRI 诊断胎儿皮层发育异常

有研究报道，超声提示诊断并经 MRI 证实的胎儿大脑皮层发育异常影像学表现为：小头畸形，MRI 示大脑沟回发育相对于孕周明显平滑、数目减少，产前超声示胎儿头围，双顶径明显小于相应孕周；灰质异位产前超声示侧脑室边缘锯齿样改变，MRI 示患侧脑室室管膜下多个结节状灰质信号；半侧巨脑畸形产前超声示大脑双侧半球不对称，脑中线偏移，经阴道超声检查示双侧脑沟回发育不对称，MRI 示患侧大脑半球呈略低 T2 信号，表面见多个细小脑回结构。超声漏诊经 MRI 诊断为胎儿大脑皮层发育异常影像学表现：脑裂畸形，产前超声仅见颅内囊性回声，MRI 示左侧顶叶可见一裂隙，贯穿脑实质。结节性硬化，产前超声示侧脑室及第三脑室扩大，MRI 示左侧侧脑室室管膜下数个点状短 T2 信号，左侧大脑半球体积较对侧较大，脑

回及脑沟减少，脑实质内可见弥漫性分布的短 T2 低信号；颞叶发育不良，产前超声示颅内囊性回声，MRI 示颞叶缺失。

（二）MRI 诊断胎儿神经系统异常

随着科学技术水平的迅猛发展，人们的生活水平提高，优生优育意识的增强，临床对胎儿产前影像学有了更高的要求。有研究对海南医学院附属医院 2011 年 1 月到 2012 年 5 月经 B 超检查提示胎儿神经系统异常的 30 例患者进行回顾性分析，以探讨 MRI 在胎儿神经系统异常的价值。胎儿超声诊断与 MRI 诊断结果显示：在 30 例产前胎儿超声提示胎儿神经系统异常的患者中，分别有单纯后颅窝增宽 7 例，Dandy Walker 畸形 4 例，脊柱裂 2 例，右侧脑室增宽 1 例，左侧脑室增宽 3 例，小脑下蚓部异常 3 例，后颅窝合并双侧脑室增宽 5 例，后颅窝合并第三脑室增宽 2 例，脑实质囊性病变 3 例。30 例异常患者均在 48h 内经核磁共振检查，发现 15 例异常，其中 4 例孕妇引产终止妊娠，所患疾病分别为典型 Dandy Walker 畸形 2 例，胼胝体缺 2 例。超声提示 3 例脑实质囊性病变中，经最后诊断分别为蛛网膜囊肿、脉络丛囊肿各 1 例。小脑发育异常 3 例中，经磁共振及随访证实为胼胝体缺如伴小脑发育不良 2 例。

1983 年，Smith 等首次报道了胎儿核磁共振成像技术，随着这项技术的发展，它已经逐渐成为继超声之后最有效的辅助检查方法，在临床诊断应用中的优势也日益明显。例如不受扫面厚度、羊水、胎儿体位、骨骼的影响，无离子辐射，能够较好显示妊娠中期、晚期胎儿颅脑形态及结构，可以精确显示病灶定位，直接显示脑实质，对病灶定性，而且能够充分显示病灶与周围组织的关系，及其受影响的程度。上一段提到的研究中，MRI 正确诊断 2 例胼胝体缺如，主要是因为胎儿 MRI 矢状面可直接显示胼胝体全貌，能准确诊断胼胝体发育不全，对于侧脑室形态改变不明显的部分型胼胝体发育不全和其合并的其他畸形诊断准确性明显高于超声诊断。最终诊断 Dandy Walker 畸形引产 2 例，均由 MRI 确诊为典型 Dandy Walker 畸形，超声诊断 4 例中，2 例为典型，2 例为可疑变异型。MRI 的优势体现在可以显示颅后窝结构，可多切面显示小脑及其蚓部大小、枕大池宽度，且发现有无伴随其他发育异常，从而鉴别典型、变异型及单纯小脑延髓池扩张。漏诊 1 例脉络丛囊肿，主要是由于 MRI 对血流、脉络丛的显示较差及受到脑脊液信号的影响。误诊 4 例，分别为后颅窝增宽、后颅窝合并第三脑室增宽、后颅窝合并双侧脑室增宽、蛛网膜囊肿各 1 例，MRI 未显示其他部位形态和结构异常，可能为中孕期一过性变化，随着孕周的增长及产后颅脑发育的成熟和完善，逐渐消失，也有可能是病变局限并吸收消失。

目前，核磁共振成像技术在胎儿神经系统异常诊断中的临床应用较胎儿超声更具优越性，可提供更加准确的脑实质信息，以减少误诊所致的不必要的引产。磁共振联合血清甲胎蛋白诊断胎儿神经系统异常，较磁共振单独诊断，并不能提高诊断的准确性。因此，随着经济的发展，MRI 的普及，其在胎儿产前影像诊断中的应用前景将更加广泛。

（三）核磁共振诊断胎儿畸形

随着经济和科技的进步，环境污染和食品安全问题也越发突出，随之带来的影响多种多样，其中胎儿畸形的发生率也逐年增加。畸形胎儿的出生给家庭乃至社会带来了较大的负担，因此，如何准确诊断畸形的胎儿，指导临床医师及时终止患儿妊娠，降低畸形胎儿的出生率及病死率是广大产科医师目前的研究重点。传统的二维超声在胎儿畸形诊断中的应用已较为普遍，但是其二位切面图像对于复杂的形态以及微小的变化方面难以确认，因此更多的学者趋向于研究胎儿畸形诊断的方法，而 MRI 技术的发展为诊断畸形胎儿带来了福音。近年来，关于 MRI 诊断胎儿神经系统发育正常与否的研究越来越多，有研究回顾分析了 2012 年 9 月至 2014 年 3 月进行产前 B 超检查异常的孕妇 120 例，使用核磁共振对胎儿畸形进行诊断，随访至产后或者引产证实病例，分析此种诊断方法畸形胎儿的敏感性、检出率、特异性以及阳性预测值，以了解核磁共振在胎儿畸形诊断中的重要意义。其结果显示：120 例胎儿中，最终确认的畸形患儿 106 例，核磁共振的检出率为 84.91%（90/106），特异性为 89.60%，敏感性为 100%，阳性预测值为 88.20%，阴性预测值为 100%。核磁共振组在检出率、特异性以及阳性预测值等方面都比较理想。

第四节　胎儿染色体产前诊断技术

产前诊断又称为宫内诊断，是在胎儿出生前应用各种先进的科学技术手段，如影像学、细胞遗传学以及分子生物学等技术，了解胎儿在子宫内的生长发育情况，诊断胎儿是否有遗传缺陷及先天畸形。产前诊断是实行优生政策的重要措施之一，为能否继续妊娠提供科学依据。我国当前采取的产前诊断方法主要有两种：一种是无创性产前诊断技术，主要包括超声影像诊断技术、核磁技术等；另一种是有创性产前诊断技术，主要包括：传统的细胞学诊断技术以及新兴的快速分子诊断技术。传统的细胞学诊断技术主要是脐血或羊水的细胞染色体核型分析，为产前诊断的金标准，能够检测出所有染色体数目及染色体较大结构的异常，但是这种诊断方法需要专业技术人员，并且耗费时力，对实验条件的要求也很高，容易污染，进而出现培养失败的现象。因此，快速的产前诊断方法对减少孕妇焦虑和避免二次穿刺是非常有必要的，目前常用的快速分子诊断方法主要包括荧光原位杂交、荧光定量 PCR（QF-PCR）、多重连接探针扩增技术、SNP 基因芯片、BOBs 技术等，这几种分子诊断方法各有利弊。本节就这几种技术在胎儿染色体异常产前诊断中的应用进展情况加以概述。

一、染色体核型分析

产前诊断即采用侵入性取材技术，在早、中孕期采取胎儿羊水、绒毛及胎儿脐静脉血的方式获得胎儿细胞，进行胎儿染色体核型分析从而达到产前诊断的目的。技术方法主要包括早期绒毛活检、胎儿脐静脉穿刺、中期羊水穿刺及胎儿镜等。这些侵入性取材技术，有一些已经较广泛地在临床应用：如孕中期羊水穿刺和绒毛活检，另一些仅在较大的产前诊断中心应用：如脐静脉穿刺和胎儿镜等。这些技术的推广应用对于扩大我国产前诊断工作的覆盖面、提高产前诊断率有着十分重要的意义。

染色体结构和数目异常是严重的出生缺陷之一，染色体病患儿通常智力低下，生长发育迟缓，缺乏特异性临床学表现。中期妊娠产前诊断染色体核型分析是有效阻止染色体病患儿出生重要的有效手段之一。标准的 G 显带核型分析可以检测染色体数目异常和较大片段的染色体缺失、易位、倒位、重复、插入等。临床上无论是常染色体数目异常还是性染色体数目异常均以三体最为常见，但较大的常染色体增加造成的基因组严重失衡多见于早期流产的胚胎，只有较小三体病例能存活到出生。在新生儿出生缺陷相关的染色体异常中，13、18、21 及 X、Y 染色体非整倍体数目异常占 80%～95%，导致相应的染色体综合征如 13-三体综合征（Patau 综合征）、21-三体综合征（唐氏综合征）、47,XXY 综合征（Klinefelter 综合征）等，13、18、21 号常染色体非整倍体异常在活产新生儿中的发病率达 1/160，18-三体综合征发病率为 1/6000，13-三体综合征的发病率为 1/10000，21-三体综合征的发病率为 1/800；性染色体非整倍体异常如 47,

XXX、47, XXY 和 47, XYY 的发病率约为 1/1000。染色体三体综合征表现为智力障碍、多脏器结构畸形、生育能力降低等，这些临床表现严重影响生存质量。通过胎儿染色体核型分析对染色体数目异常和较大片段的染色体结构异常进行产前诊断，是降低遗传出生缺陷的有效手段，对孕妇再次生育时再发风险的评估和遗传咨询也有重大意义。

染色体病是细胞内遗传物质染色体数目或结构异常而引起的疾病，任何染色体的异常，即使是某一条染色体的微细缺失或增加，都可能导致多个基因的改变，从而引起生长发育落后，智力低下，多发畸形等疾病。目前已经确定的染色体病有 100 多种，其中常见的有 60 多种。在自然流产胎儿中有 20%～50%是由染色体异常引起的；在活产婴中染色体异常的发生率是 1/120～1/150。随着研究的深入，微小片段的缺失或重复引起的疾病也越来越引起人们的关注，通常临床上将这一类基因缺陷统称为微缺失/微重复综合征，该综合征是由基因组上染色体微小片段的缺失或重复引起的一系列具有复杂多样临床症状的疾病，患有这类疾病的儿童常表现出发育迟缓、语言障碍、异常面容等多种症状。目前已知的较为常见的微缺失/微重复综合征有 23 种，包括 Prader-Willi 综合征、Williams 综合征、22q11.2 微缺失综合征等。由于遗传物质不可改变的特性，不论是染色体数目异常还是结构异常引起的染色体病，至今都还没有十分有效的治疗方法，给家庭甚至社会带来了巨大的精神压力和沉重的经济负担。因此，通过一些技术手段对该类疾病进行产前筛查或诊断，在知情同意下终止妊娠，是避免或减少该类患儿出生的重要措施。

（一）羊膜腔穿刺术

羊膜腔穿刺术是最常用的介入性产前诊断技术。它是指用注射器经腹部从羊膜腔抽取羊水的操作过程。

1. 羊膜腔穿刺术的原理 羊水中含有胎儿的脱落细胞，羊水穿刺主要检查羊水中胎儿脱落细胞的成分、核型、生化含量，可以协助诊断某些胎儿异常。例如，通过对羊水细胞培养核型分析，可以诊断胎儿有无染色体异常。通过对羊水或羊水细胞中酶的检测，可诊断某些先天性酶缺陷疾病。羊水中含有甲胎蛋白，开放性神经管畸形的胎儿由于脑脊液渗漏入羊水中，AFP 含量异常地升高，可据此做出诊断。自 20 世纪 70 年代后，至今羊水检查在产前诊断中仍然占有重要地位。在孕 15～16 周时羊水含量约为 180～200ml，此时羊水穿刺量在 20ml 左右；子宫已超出盆腔，可以经腹部进行穿刺，且羊水中活细胞比例高，培养成功率高，被认为是羊膜腔穿刺的最佳时期。羊膜腔穿刺主要用于孕中期的产前诊断，方法简便、用途甚广，时间以孕 16～20 周为宜，对孕妇及胎儿的基本安全，造成流产及感染很少见。羊水细胞染色体胎儿性别判定：用于 X 连锁隐性遗传病，如甲型血友病，后代女性 1/2 正常，1/2 为携带者；男性则有 1/2 正常，1/2 患病。选择女性胚胎较为安全。羊水中甲胎蛋白的测定用于诊断开放性神经管畸形，其水平高于正常水平的 10 倍即可进行诊断。羊水生化检测代谢性遗传病，目前已有超过 75 种遗传性代谢病可以进行产前诊断。此外，还可进行羊膜腔胎儿造影、胎儿溶血症预测、羊水酶活性测定等。

2. 羊膜腔穿刺术适应证 所有要求行羊水穿刺的孕妇均需经有资质的医师进行产前咨询，并在术前签署知情同意书。

（1）生育过先天畸形儿者。

（2）有原因不明习惯性流产史、死胎史及新生儿死亡史的夫妇。

（3）先天性智力低下者及其血缘亲属。

（4）有遗传病家族史的夫妇。

（5）有致畸因素接触史的孕妇。

（6）其他需要进行产前咨询者。

3. 羊膜腔穿刺术禁忌证

（1）先兆流产。

（2）体温（腋温）高于 37.2℃。

（3）有出血倾向，凝血功能检查有异常。

（4）有盆腔或宫腔感染征象。

（5）非医学需要的单纯性别鉴定。

4. 羊膜腔穿刺术的方法

（1）孕妇排空膀胱，取仰卧位，常规消毒铺巾。

（2）超声检查了解胎儿情况，胎盘位置，羊水深度，以便选择穿刺部位。

（3）用 20、21 号腰穿针，左手固定穿刺部位皮肤，右手将针垂直方向刺入宫腔，此时可有两次落空感，拔出针芯，见有淡黄色清亮羊水溢出，接空针抽取 2ml，换空针，抽取 20ml 羊水，然后插入针芯，拔出穿刺针。术后超声观察胎心及胎盘情况。

（4）穿刺后局部敷以无菌敷料。

（5）抽出羊水注入无菌试管，立即送往实验室接种。

（6）如无异常情况，穿刺后观察孕妇 1 小时左右，告知注意事项。

（7）如果两次穿刺未获羊水则为手术失败，一周后重新行羊膜腔穿刺术。

5. 羊膜腔穿刺术注意事项

（1）超声定位胎盘位置，穿刺时尽量避开胎盘附着部位。

（2）胎盘在前壁者，由胎盘边缘部分进针。胎盘在后位者，防止穿刺过深。腹部有手术切口者瘢痕处应予避开，因该处可能有肠管与腹壁粘连以免损伤。

（3）若第一次穿刺无羊水，放回针芯将针稍进深些或回退一些，再无羊水抽出时当更换部位。若抽出为血液，可改变部位再穿。如仍为血液则表示穿刺失败。

（4）取羊水量不高于 20ml，速度不宜过快。

（5）开始抽出羊水 2ml，只能送 AFP 测定，不能送细胞培养，因其中可能已混入母体组织。

（6）注意抽吸穿刺次数，不宜多于 3 次，以免引起流产及损伤。

（7）如羊水中有血混入，应在羊水标本中加入肝素，防止血凝。

（8）羊水采集瓶或培养瓶，需标明标本编号、孕妇姓名及取样日期等。

（9）如为双胎妊娠，应从第一个胎囊抽取羊水后，注入洋靛红 2～3ml（无菌用水稀释 1∶10 倍）然后拔针，进行第二个胎囊穿刺时抽取清亮羊水则证实不在同一个胎囊里。

（10）对 Rh 阴性孕妇，应给予抗 DRh 免疫球蛋白 300μg。

（11）术后向孕妇交代可能发生的并发症，嘱咐孕妇若有腹痛、阴道出血、阴道流液等不适随诊。

（12）保持敷料干燥 3 天，禁止性生活 2 周。

（13）免体力活动 2 周，预约 2 周后随诊。

6. 羊膜腔穿刺术的优缺点　羊膜腔穿刺是一种较为安全的产前诊断技术，与之相关的流产率仅为 0.5%～1%，其他少见的并发症包括：感染、针尖损伤胎儿、羊水漏出以及操作或培养失败，需要重复操作。

（二）绒毛活检术

绒毛活检术是妊娠早期介入性产前诊断中安全、有效的技术，绒毛组织不仅可以应用于染色体分析，也可应用于地贫基因检测中。

1. 绒毛活检术的原理 绒毛细胞是由受精卵发育分化的滋养层细胞及绒毛间质中的胚外中胚层细胞组成，绒毛细胞与胎儿组织同源，具有相同的遗传特性。通过绒毛检测，可以客观的反映胎儿情况。绒毛活检多在妊娠 9～11 周进行，绒毛活检中用于产前诊断的绒毛组织为三级绒毛，包括间充质、细胞滋养层细胞、合体滋养层细胞的外层。绒毛组织位于胚囊之外且具有和胚胎同样的遗传特性，获取的绒毛组织可根据产前诊断的需要进行染色体分析或基因及酶代谢的诊断。

2. 绒毛活检适应证

（1）生育过染色体异常胎儿、不明原因的畸形儿、不明原因的死胎、多次流产史的孕妇夫妇之一染色体结构异常。

（2）适用于高龄孕妇。

（3）超声发现胎儿 NT 增厚或明显的结构异常。

（4）连锁疾病的胎儿性别鉴定。

（5）早孕期血清筛查异常。

3. 绒毛活检禁忌证

（1）先兆流产。

（2）体温（腋温）高于 37.2℃。

（3）有出血倾向，凝血功能检查有异常。

（4）有盆腔或宫腔感染征象。

（5）单纯性别鉴定。

4. 绒毛活检方法 早孕期绒毛活检可采取经腹部绒毛穿刺、经阴道穹隆绒毛穿刺和经宫颈绒毛穿刺三种途径。经宫颈绒毛穿刺由于受到孕期发展的限制、所获取绒毛数量少、母体污染严重、流产率高现已基本淘汰。经腹绒毛穿刺因没有上述缺点而得到广泛的应用。

（1）孕妇排空膀胱，取仰卧位，术前 B 超常规观察胚胎发育情况，测量头臀长度以核对孕周，定位胎盘绒毛部位。

（2）腹部常规消毒，换取消毒穿刺探头，选择穿刺点及角度，采用双针技术穿刺活检。双针活检系统由 1 根长 15cm、外径 1.2mm 的 18 号引导套针，以及 1 根长 2cm、外径 0.8mm 的 22 号活检针组成。

（3）在超声引导下，先将引导套针经腹壁及子宫穿刺入胎盘绒毛边缘部分，拔出针芯，然后将活检针经引导套针送入胎盘绒毛组织，连接含 2～4ml 生理盐水的 20ml 注射器，以 10～15ml 的负压上下移动活检针吸取绒毛组织。拔针后立即观察胎盘部位有无出血及胎心情况。如果一次活检的绒毛量不够，可再次将活检针送入引导套针内进行抽吸，直到获取所需（一般为 10mg）的绒毛标本。

（4）绒毛组织培养及核型分析。

5. 绒毛染色体接种与培养 包括以下几个步骤。

（1）消化：取质量上乘的绒毛组织 10～20mg（不带血丝，颜色为透亮的白色或乳白色的绒毛枝），放入 15ml 离心管中（如为胎盘组织或胎停育标本则应剪碎后放入离心管中）；10 滴（0.5%胰酶 1ml）；37℃水浴 6 分钟，（每隔 3 分钟摇一次）。

（2）离心：2000r/min 离心 10 分钟。

（3）分装：弃上清，加培养液 8ml，吹打均匀，分装于 2 个培养瓶中。

（4）置于 37℃培养箱中，拧松瓶盖，培养 24 小时。

（5）在倒置显微镜下看到有克隆形成即可换液，继续培养过夜后便可收获。细胞收获和显带程序见羊水细胞收获与显带部分。

6. 绒毛活检术注意事项　绒毛穿刺术中常见的问题主要是局限性胎盘嵌合体现象，即滋养层细胞核型与胎儿真实核型不一致，可发生于 1%～2%的绒毛穿刺中，分为两种类型，一种为胎儿核型正常而绒毛核型异常，该型又可分成三个不同的类型：Ⅰ型指异常核型局限，在细胞滋养层细胞中（STC），Ⅱ型指异常核型仅局限于胚外中胚层间质细胞中（LTC），Ⅲ型指异常核型在细胞滋养层细胞中（STC）和胚外中胚层间质细胞中（LTC）均存在。另一种为反 CPM 型，即绒毛核型正常而胎儿核型异常，这种类型非常罕见。由于 STC 中所培养的绒毛细胞主要为细胞滋养层细胞，将来发育为胎盘，所获得的核型更能反映胎盘的核型，而 LTC 中所培养的细胞主要为胚外中胚层间质细胞，将来发育为胎儿部分，所获得的核型更能反映胎儿的核型，因此，对绒毛同时进行 STC 和 LTC 培养，才能对 CPM 做出更加准确的判断，从而做出更加准确的产前诊断。除此之外，还有母体细胞污染的可能，但由于母体分裂速度不同，所以可以在培养时加以鉴别；还有隐匿性双胎，在早孕期双胎之一流产，可能获得两种不同的核型结果。绒毛活检术手术时应注意：①术前必须超声评价胎儿情况；②取绒毛量一般不超过 20mg；③经腹途径引导套针穿刺次数不得多于两次，经宫颈途径导管抽吸次数不得多于两次，以免引起流产等并发症；④绒毛采集瓶或培养瓶，需标明标本编号、孕妇姓名及取样日期等。

绒毛活检术术后注意事项包括：①向孕妇交代可能发生的并发症；②保持敷料干燥 3 天；③嘱孕妇若有腹痛、阴道出血、阴道流液等不适随诊；④禁止性生活 2 周；⑤免体力活动 2 周；⑥预约 2 周后随诊。

7. 绒毛活检术的优缺点　绒毛穿刺术后流产发生率及活检所致胎儿肢体发育障碍是人们目前最为关注的问题，与中孕期羊水穿刺相比，绒毛穿刺所致的流产危险性增加最多不超过 1%，而绒毛穿刺导致胎儿短肢缺陷仍存在争议，WHO 认为，早孕期绒毛穿刺是一项安全可靠的产前诊断技术，推荐 B 超引导下取材，器械应以小号吸管为宜。时间为早孕 6～9 周，此时绒毛正处于生长旺盛时期，易于吸取及分析。因吸取量很小，流产率很低而且比较安全。

（三）经皮脐血管穿刺术

胎儿脐带血穿刺是近年发展起来的一项新技术，需要有高度熟练的人员在 B 超直视下操作。一般在 18～24 周进行容易成功。采取血样用于胎儿血液系统疾病诊断，如地中海贫血及血友病等；同时可用于胎儿脆性 X 综合征诊断；也可用于估价胎儿的酸碱平衡；此外，还可用于血气分析及预测胎儿血小板和胎儿代谢、内分泌等的研究，有条件的情况下可对重症 RH 血型不合进行经脐血管输血。超声引导下经皮胎儿脐静脉穿刺获取静脉血是诊断胎儿遗传性疾病，评价胎儿宫内状态及治疗胎儿疾病的重要手段。20 世纪 80 年代以后发展起来的超声引导下脐静脉穿刺技术能实现观测穿刺针进入胎儿循环获取标本的过程，是一项具有突破性的产前诊断技术。

1. 经皮脐血管穿刺术适用范围　经皮脐血管穿刺术主要用于有医学指征的孕 18 周以后的产前诊断、DNA 突变分析以诊断单基因病、生化测定诊断遗传性代谢病、染色体病的产前诊断以及某些宫内治疗。

2. 经皮脐血管穿刺术指征　①快速胎儿核型分析（主要是孕 22 周后）；②胎儿宫内感染的诊断；③胎儿血液系统疾病的产前诊断及风险估计；④胎儿宫内生长受限的监测与胎儿宫内状况的评估；⑤对胎儿溶血性贫血进行宫内输血治疗。

3. 经皮脐血管穿刺术禁忌证　①先兆晚期流产；②体温（腋温）高于 37.5℃；③有出血倾向，凝血功能检查有异常；④有急性盆腔或宫腔感染征象；⑤单纯性别鉴定。

4. 经皮脐血管穿刺术操作步骤　①孕妇排空膀胱，取仰卧位，常规消毒铺巾；②超声检查了解胎儿情况，测量双顶径以核对孕周，定位胎盘及脐带入胎盘处位置，以便选择穿刺部位；

③换取 B 超消毒穿刺探头，选择穿刺点及角度并固定；④在超声引导下，先将引导套针快速经腹壁及子宫穿刺入脐带；⑤拔出针芯，连接注射器，抽取需要量的脐血；⑥拔针后立即观察脐带穿刺点有无渗血，并记录胎心情况；⑦必要时在手术后再次通过 B 超复查胎儿情况及穿刺点有无血肿形成；⑧如果引导套针两次穿刺均未穿入脐带则为穿刺失败，应停止操作。再次脐血操作时间应在一周以后进行。

5. 经皮脐血管穿刺术手术注意事项 ①术前超声评价胎儿情况；②取血量一般为<8ml；③引导套针穿刺次数不得多于两次，以免引起流产等并发症；④脐血采集瓶或培养瓶，需标明标本编号、孕妇姓名及取样日期等；⑤观察胎儿变化，直至正常；⑥保持敷料干燥 3 天；⑦嘱孕妇若有腹痛、阴道出血、阴道流液等不适随诊；⑧禁止性生活 2 周；⑨免体力活动 2 周；⑩预约 2 周后随诊。疼痛、紧张等刺激有诱发孕妇出现心脑血管意外。

6. 经皮脐血管穿刺术并发症 ①感染；②出血、出血性休克；③胎盘出血、血肿、胎盘早剥；④胎儿受损；⑤胎死宫内；⑥自然流产/早产；⑦羊水渗漏；⑧胎膜早破；⑨脐带出血、血肿或血栓形成；⑩疼痛、紧张等刺激诱发孕妇出现心脑血管意外。

7. 经脐皮静脉穿刺的优缺点 脐皮静脉穿刺比较容易获取脐血，操作中还能随时观测胎心的变化，节省时间的同时降低了风险，并且脐血染色体培养的成功率高，比羊水细胞培养时间短，不易发生细胞生长不良及不受孕周限制。因此，该技术应用于产前诊断，是安全可靠的。但胎儿脐静脉穿刺相比早孕期绒毛活检及中孕期羊水穿刺相关并发症和流产率均较高，仅可以作为产前诊断的补救措施或某些特殊疾病的诊断手段，不应该成为产前诊断的常规手段。

有创性产前诊断技术的共同之处是对母体和胎儿的损伤，可能发生母体或胎儿刺伤、羊水减少、羊膜腔感染、羊水栓塞、流产、脐带胎盘出血、胎儿一过性胎心减慢经积极处理无效而死亡等；同时，也存在着操作技术失败以及实验室结果有误差等风险。因此，为尽量避免不良后果的发生，除了严格规范操作技术和规范实验过程外，对拟进行有创性产前诊断检查的孕妇，应严格掌握指征及禁忌证，对有泌尿生殖道感染、出血倾向、稽留流产或先兆流产、生殖道畸形、胎盘前置状态或前置胎盘等患者均不适宜进行有创性产前诊断检查。对发生不良后果者，应给予积极的治疗和处理。尽管创伤性产前诊断方法有可能对母体或胎儿产生不同程度的损害，目前，这些损害都可以通过操作技术的改进和经验的积累并在先进设备（如超声波仪）的配合下避免，可以使损害程度减轻到最低限度。

近 10 年来，我国的产前诊断技术得到了快速推广和应用。羊水或脐血细胞染色体核型分析能够发现染色体数目异常及较大染色体片段的结构异常，分析的准确性可达 99.4%～99.9%，至今仍是国内染色体产前诊断的金标准。随着科学技术的发展，疾病研究的深入，对产前诊断的要求也越来越高，核型分析观察的是中期细胞，必须要经过细胞培养，一般需要 5～10 天才能进行结果分析，培养过程中不可人为干预，一旦污染或培养失败，则无法分析结果。此外，在染色体微缺失检测方面，作为细胞遗传学诊断金标准的 G 显带技术检测不出小于 5～10Mb 片段的染色体微缺失等结构异常。微小片段的缺失或重复不易发现等缺点都限制着染色体核型分析技术的推广应用。因此，国内外一批学者致力于快速产前诊断技术的开发和应用研究，近十年来先后发展了荧光原位杂交技术、荧光定量聚合酶链反应、多重连接依赖探针扩增技术、微阵列比较基因组杂交技术等新兴技术。

二、荧光原位杂交技术

荧光原位杂交（fluorescence in situ hybridization，FISH）是一项重要的非放射性杂交技术，是染色体异常诊断的技术之一。其基本原理是利用同源互补的待检染色体与用生物素、地高辛标记过的核酸探针，经变性→退火→复性过程，形成待检 DNA 与核酸探针的杂交体，使探针与荧光素标记的特异性亲和素之间发生免疫化学反应，最后用荧光显微镜对待测 DNA 进行定性、定量或相对定位分析。荧光原位杂交可用于富集到的间期有核红细胞，用多色特异性探针以检测 13、18、21 号和 X/Y 染色体的数目，并且能在 24～48 小时内得出结果，一些大的研究室发现荧光原位杂交是一项好的检测手段。以荧光原位杂交为基础诊断间期细胞染色体异常有一定的局限性，如染色体结构重排、嵌合型的染色体和一些罕见的非整倍体都不能被发现，因此，荧光原位杂交实验诊断间期非整倍体异常应辅以传统的细胞遗传学技术，这种方法具有快速、安全、灵敏度高及特异性强等特点。临床上对高危妊娠进行明确诊断并确定治疗方案，对孕周通常都有严格的规定，因此建立一种快速有效的诊断技术，对延长实际处理可利用时机、提升医疗干预成功率具有十分重要的意义。

FISH 是原位杂交技术的一个分支，是在 20 世纪 80 年代结合细胞遗传学、分子遗传学和免疫学发展起来的一项新技术。它是将已知的核酸序列作为探针，用荧光素直接标记或以非放射性物质标记后与靶 DNA 进行杂交，再通过免疫细胞化学过程连接上荧光素标记物，最后在荧光显微镜下观察杂交信号从而对标本中待测的核酸进行定位、定性和定量分析。FISH 给细胞遗传学带来了一次革命，在细胞遗传学和分子遗传学之间架起了桥梁。与常规的细胞遗传学检查相比较，FISH 采用染色体涂染技术，即使在分裂象少，分散质量差的玻片上，被涂染的异常染色体仍然显而易见，故对普通显带法难以确诊的病例检出十分有效。FISH 杂交信号明亮易判读、灵敏度高、特异性强、风险小、误诊率低，与传统细胞遗传学核型分析的符合率高达 99.8%，是一种灵敏的、准确的分子细胞遗传学技术。FISH 是一种能够识别标记染色体的来源，检测染色体重组、微缺失以及非整倍体疾病的产前诊断技术。1988 年 FISH 首次用于染色体易位的临床检测。FISH 的最大优势在于它不局限于分裂期细胞，它不仅适用于中期染色体，也同样适用于间期核及细胞周期的所有阶段，还可以用于未培养的细胞。荧光标记探针可与中期或间期细胞中的染色体特异性结合并发出荧光，在荧光显微镜下表现为荧光斑点信号，通过斑点的数目就可以对染色体数目进行诊断。采用未培养羊水细胞进行 FISH 检测，免去了细胞培养和核型分析的复杂过程，直接对间期细胞进行检测，大大地缩短了检测周期，实现快速诊断，特别适用于产前诊断。1996 年开始相继出现商品化 FISH 诊断非整倍体试剂盒，现在已经有多家公司产品。FISH 与传统染色体核型分析方法相比，操作简单，耗时少，仅需 24 小时左右，且灵敏度、特异度高。此外，FISH 技术通过与染色体特异位点进行杂交还可以检测核型分析不能分辨的、小至 3Mb 的染色体微缺失和微重复等结构异常，弥补了染色体核型分析技术分辨率不高的缺点。

1. 荧光原位杂交技术在产前诊断中的应用

（1）绒毛样本染色体分析　绒毛细胞是胚胎外胚层细胞，其遗传信息与胎儿相同。由于绒毛膜取材获取的绒毛量相对较少，因此给诊断带来困难，而应用 FISH 分析绒毛可提供更多的遗传信息，也利于早期诊断。

（2）未培养羊水间期细胞染色体异常的检测　通常传统的羊水细胞遗传学诊断具有许多无法克服的局限性，如取材时间有限、培养耗时长、结果取决于中期分裂象的多少等。而 FISH 则可以克服未培养的羊水间期细胞检测的局限性，并可在羊膜腔穿刺后 24 小时内快速确定胎儿染色体有无异常。

（3）母血胎儿细胞遗传学诊断：无论用羊水细胞，还是取绒毛进行产前诊断都是一种侵入性诊断方法。由于母血循环中可能存在胎儿细胞，从母体外周血中分离胎儿有核红细胞进行产前诊断引起广泛关注。自从 FISH、PCR 技术问世以来，该领域的研究有了很大的进展。

2. 荧光原位杂交技术用于产前诊断的指征

（1）妊娠妇女血清学筛查（matemal serum screening，MSS）风险高危≥1∶250。

（2）妊娠妇女到预产期时高龄（advanced maternal age，AMA），年龄≥35 岁。

（3）双亲之一为易位携带者。

（4）超声检查胎儿异常者超声异常，包括胎儿明显的结构异常和预示有染色体异常的标志性改变，如颈背部水肿、颈部透明带（NT）宽度增加（妊娠 11～14 周）、肠道异常回声、脉络丛囊肿、肾盂扩张、心内异常回声点和先天性指侧弯等。

FISH 对于染色体异常的检出率对上述指征存有差异。1999 年德国报道 3150 例羊水穿刺标本中，FISH 检测最常见的指征是妊娠妇女高龄。对血清学筛查异常和超声检查异常，其中超声检查异常者出现染色体异常占 20. 3%。FISH 检测发现孕龄较早者染色体异常发生率较高，随妊娠进展染色体异常发生率逐渐下降，进一步分析显示，这种染色体异常随妊娠周的分布实际上会受到产前诊断指征的影响。例如，在妊娠 11～13 周时几乎所有的指征为超声检查异常，到妊娠 16～20 周时最常见的指征变为血清学筛查异常和高龄妊娠。

3. 荧光原位杂交技术的优缺点

（1）FISH 技术可在获取标本后 24～48 小时出结果，与传统的核型分析相比，所需时间（10～14 天）明显缩短。

（2）FISH 观察应用的是间期或中期细胞，因此对绒毛、羊水细胞培养生长不良或中期染色体分析有困难者更显优越性。

（3）FISH 可以检测到一些常规染色体核型分析不易检测到的微小缺失和重排。

（4）由于受到特异性探针的制约，仅能提供有限的染色体信息。

（5）用 1 种探针往往只能检测 1 种异常。

（6）由于断裂点的不可预见性，很难制备适宜的探针，故对一些复杂易位不易做出正确诊断。

4. 荧光原位杂交技术的注意事项 在 FISH 中最重要的因素是温度、湿度、光照和各种试剂的 pH。温度和湿度直接影响着探针和目标 DNA 的杂交效率；光照影响了荧光染料的强度；各种试剂 pH 是否符合要求直接关系到 FISH 的稳定性。同一个探针和样本在夏季成功，但是在冬季得不到理想的效果，可能就是 FISH 操作环境的温度发生了变化导致的。在我国，冬季普遍比夏季寒冷，低温环境使 FISH 得不到良好的杂交效率。此外，探针的保存不当也容易引起荧光素的淬灭而导致效果不佳。因此，保证 FISH 操作中的温度非常重要，要尽可能地保持操作环境温度在 20℃以上，对于在冬季进行的 FISH 操作尤为重要。此外，对于需要预热以达到要求温度的试剂，在使用前必须使用温度计对其进行测温，特别是在冬季，盖玻片本身温度就低，加之探针的量本就不多，因此，事先没有预热的盖玻片会使得杂交液的温度急剧下降，严重地影响探针和目标 DNA 的杂交效率。因此，对上述小部件的预热能够有效地提高 FISH 的杂交效果。

2003 年英国政府的遗传学“白皮书”宣称：产前诊断结果应当在 3 日内得出。如果将产前诊断方案改为仅选择 FISH 等快速产前诊断技术，只对有超声异常病例进行核型分析，将会使 70%的染色体异常病例在 3 日内发现，并且能够保证 95%有临床意义的染色体异常被成功检出。但是这种方案还需慎重考虑，例如有的胎儿在妊娠 20 周后才表现出超声异常从而需要核型分析，但是在妊娠 16 周之前可能超声改变并不明显。产前诊断的指征仅为 MSS 异常或 AMA，因此不需要进行核型分析，而这样就有可能引起纠纷。有报道显示，妊娠妇女接受 FISH 检测的理由大多是能够快速得到结果，而拒绝的最常见理由是费用昂贵。不过调查显示，实际上接受 FISH 的妊娠妇女最初的焦虑程度比拒绝 FISH 的妊娠妇女高。因此，对于那些高度焦虑的妊娠妇女可采用 FISH 快速检测，但对于仅是高龄的妊娠妇女来说，这似乎并不能减轻其焦虑情绪。此外，不利于 FISH 普及的一个重要问题就是有大约 4.2%病例无法得出结论，相比之下传统核型分析仅有 0.3%无结果。因此，一站式 FISH 进行产前诊断方案中一定要包括有利于羊水保存或有利于启动羊水培养的方法，这些方法的实施至少要等到可靠的 FISH 结果后方能结束。此外，临床医生与细胞遗传实验室间很好地交流沟通对解释 FISH 结果来说十分必要。例如，对有染色体异常胎儿特异超声表现者进行 FISH 检测，若实验室结果为正常的二倍体，临床医生不应当放松警惕，为排除非整倍体异常存在的可能，需要重新对 FISH 玻片阅片或是重复进行 1 次 FISH 检测。

尽管间期核 FISH 技术检测胎儿非整倍体异常的可靠性较高，但仍有 15%～30%的异常核型不能被检出。间期 FISH 技术不能用于染色体结构性异常的诊断，如倒位、易位、重复等。传统核型分析检测羊水标本或是绒毛标本的误诊率只有 0.03%～1.4%。FISH 用于快速产前诊断的假阳性和假阴性报道备受关注。早期研究使用的是自行研制探针，报道多见有较高的假阴性率，而假阳性报道很少。近年来，随着各国使用商品化的探针，FISH 检测假阴性和假阳性均显著降低。曾有报道 1 例 Vysis 探针检测为 21-三体，实际为 7 号染色体结构异常。另有 1 例使用 13 号染色体位点特异性探针（13q14），此探针跨度为 440 kb，在所杂交的区域中含有 180 kb 的 RBl 基因，RBl 基因可在视网膜母细胞瘤（retinoblastoma）中缺失。因此当胎儿 13 号染色体上有大片段的 RBl 基因缺失或是侧翼序列缺失，可导致 13 三体漏检，这种情况只有在中期细胞核中染色体浓缩状态时方能检测出信号。在 FISH 快速产前诊断中不能容忍假阳性，因为这可能错误地导致妊娠终止。出现假阳性的原因有非特异性杂交，或是未设计列入检测的染色体基因存有多形性能与其他染色体探针相结合。此外，曾有学者发现 Y 染色体 Ot 卫星 DNA 拷贝数量低者间期 FISH 可显示为 45, X，但经培养后中期细胞 FISH 可见到很小的 Y 染色体信号，因此对 FISH 实验结果为 45, X 者应使用不同的探针再次检测。

理想中的产前诊断方案是 FISH 或 PCR 联合核型分析，但实际中这种方案成本昂贵。如果产前诊断指征仅仅是唐氏综合征高危者，以往的资料已证明 FISH 检测 21-三体、18-三体和 13-三体具有很高的敏感度和特异度，因此快速产前诊断技术可以有效替代传统的核型分析。但是产前诊断绝非只是发现唐氏综合征。对于 FISH 漏检的有临床意义的染色体异常，约 70%者有超声异常改变，因此，如果对有超声异常发现者联合使用核型分析，将会发现 95%染色体异常的病例，仅漏掉 5%。因此有学者建议，对 FISH 结果异常但无超声改变时，应等待核型分析结果，在此之前避免妊娠妇女根据 FISH 结果做出不可逆转的决策。

三、DNA 芯片检测技术

目前，G 显带染色体核型分析技术仍然是细胞遗传学产前诊断的“金标准”，但这项技术具有细胞培养耗时长、分辨率低以及耗费人力的局限性。包括 FISH 技术在内的快速产前诊断技术的引入虽然具有快速及特异性高的优点，但还不能做到对染色体组进行全局分析。染色体微阵列分析（chromosomal microarray analysis，CMA）技术又被称为“分子核型分析”，能够在全基因组水平进行扫描，可以检测染色体不平衡的拷贝数变异（copy number variant，CNV），尤其是对于检测染色体组微小缺失、重复等不平衡性重排具有突出优势。DNA 芯片也叫基因芯片，是生物芯片技术中最基础的，也是发展最成熟、最先进入应用和实现商品化的领域。

1. DNA 芯片技术原理　DNA 芯片的测序是一种以杂交测序方法为基础，通过与一组已知序列的核酸探针杂交进行核酸序列测定的技术方法。它是指将大量的探针分子固定在固相支持物上，然后与标记的样品分子进行杂交反应，通过对杂交信号的监测分析获取样品分子的数量和序列信息。它是在基因探针的基础上研制出的，所谓基因探针只是一段人工合成的碱基序列，在探针上连接一些可检测的物质，根据碱基互补配对的原理，利用基因探针到基因混合物中识别特定基因。它将大量探针分子固定于支持物上，然后与标记的样品进行杂交，通过检测杂交信号的强度和分布来进行分析。基因芯片通过应用平面微细加工技术和超分子自组装技术，把大量分子检测单元集成在一个微小的固体基片表面，可同时对大量的核酸和蛋白质等生物分子实现快速、高效、低成本的检测和分析。

DNA 芯片又称 DNA 微阵列（DNA microarray），可以分为三种主要类型：

（1）固定在聚合物基片表面上的核酸探针或 cDNA 片段，通常用同位素标记的靶基因与其杂交，通过放射显影技术进行检测。这种方法的优点是所需检测设备与目前分子生物学所用的放射显影技术相一致，相对比较成熟。但芯片上探针密度不高，样品和试剂的需求量大，定量检测存在较多问题。

（2）用点样法固定在玻璃板上的 DNA 探针阵列，通过与荧光标记的靶基因杂交进行检测。这种方法点阵密度可有较大的提高，各个探针在表面上的结合量也比较一致，但在标准化和批量化生产方面仍有不易克服的困难。

（3）在玻璃等硬质表面上直接合成的寡核苷酸探针阵列，与荧光标记的靶基因杂交进行检测。这种方法将微电子光刻技术与 DNA 化学合成技术相结合，可以使基因芯片的探针密度大大提高，减少试剂的用量，实现标准化和批量化大规模生产，具有十分重要的发展潜力。

基因芯片的差异取决于所用探针的组成形式。靶序列的设计应尽量涵盖已明确以及表型异常有关的染色体，同时应尽量排除和临床关系不确定的染色体。探针可以是 30～50 bp 的寡核苷酸片段，也可以采用被称为细菌人造染色体的 150～750 bp 大的 DNA 片段。BAC 微阵列所需周期短，其探针可用 FISH 检测方法验证。而寡核苷酸微阵列对染色体异常的检测灵敏度高，目前较多地被应用于产前诊断测试。一些微阵列目前开始尝试用单个核苷酸多态性构成探针，以取代单个正常 DNA 序列。

2. DNA 芯片技术的步骤 DNA 芯片技术主要包括四个主要步骤：芯片制备、样品制备、杂交反应和信号检测以及结果分析。

（1）芯片制备：制备芯片主要以玻璃片或硅片为载体，采用原位合成和微矩阵的方法将寡核苷酸片段或 cDNA 作为探针按顺序排列在载体上。

（2）样品制备：生物样品往往是复杂的生物分子混合体，除少数特殊样品外，一般不能直接与芯片反应，有时样品的量很小。所以，必须将样品进行提取、扩增，获取其中的蛋白质 DNA 或 RNA，然后用荧光标记，从而提高检测的灵敏度，确保使用者的安全。

（3）杂交反应：杂交反应是荧光标记的样品与芯片上的探针进行反应产生一系列信息的过程。选择合适的反应条件能使生物分子间反应处于最佳状况中，减少生物分子之间的错配。

（4）信号检测和结果分析：杂交反应后的芯片上各个反应点的荧光位置、荧光强弱经过芯片扫描仪和相关软件可以分析图像，将荧光转换成数据，即可获得相关的生物信息。基因芯片技术发展的最终目标是将从样品制备、杂交反应到信号检测的整个分析过程集成化以获得微型全分析系统（micrototalanalyticalsystem）或称缩微芯片实验室（laboratoryonachip）。使用缩微芯片实验室，就可以在一个封闭的系统内以很短的时间完成从原始样品到获取分析结果的全套操作。

3. DNA 芯片技术在产前诊断中的应用 基因芯片技术在产前诊断中的应用目前还在探索阶段，还没有具体的操作规范指南。但在一些特定的临床工作中，它的优势逐渐显现。

（1）基因芯片技术评估超声诊断：应用基因芯片技术，可以检测胎儿家族遗传病史、产妇是否高龄以及超声可诊断的结构异常。这些结构异常主要位于中枢神经系统、心脏、骨骼、肾脏和泌尿生殖系统，而基因芯片技术与传统的细胞遗传学和 FISH 检测方法相比效果更优。对于临床上至关重要的胎儿染色体 CNVs，基因芯片技术诊断阳性率为 5%～6%，而核型分析的诊断阳性率为 1%～1.5%。对于胎儿结构异常的诊断，基因芯片诊断的阳性率较核型分析高 1%～3%。

（2）基因芯片技术确定标记染色体：基因芯片技术可用于勾画标记染色体，表现型和一个标记染色体相关，是由标记染色体的起源和它的基因内容决定。常规细胞遗传学方法并不能完全确定染色体的起源和基因内容。FISH 可帮助鉴定它们的起源，但是需要基因起源的相关背景知识。微阵列分析则可以同时确定这两个指标。

（3）基因芯片技术评估死胎，约 5%结构正常的死胎存在异常核型，而 35%～40%的死胎存在结构异常。这些病例常需要被评估，因为它们的核型分析常不理想，而组织培养的成功率也只有 50%。

4. 基因芯片技术的优缺点 基因芯片最大的优势是具有较高的分辨率，因此检测临床上的一些重要结构异常具有较高的敏感性，这在产前诊断中已经得到印证。它的另一个优点是周期短，即从样本收集到得出结果的时间明显短。目前，核型分析因为细胞需先培养及密切观察而需要 1～2 周才能得出结果。对于基因芯片来说，细胞培养这个过程不是必需的，因为从绒毛和羊水中即可分离到足够的 DNA。而对于死胎检测，细胞培养是不可能实现的。除此之外，由于基因芯片技术是高度自动化的，也大大缩短了检测时间。虽然基因芯片在检测小片段丢失或扩增上具有较高的敏感性，但它并不能完全确定缺失或扩增的准确大小和位置。基因芯片一直被认为不能检测低水平的镶嵌现象，虽然最近有研究报道，它可以检测到 10%甚至更多的镶嵌现象，但是这相比于核型分析检测到 30%～40%的镶嵌现象而言，是它的劣势。基因芯片的另一个缺点是，一些异常结果的发现不能确定其是否具有临床价值。虽然经过不断的经验积累，很多检测结果是良性的、病理性的，已经被认知，但在产前诊断中，由于其表达的不稳定性和不完全的外显率，很多检测结果还是不能被很好地解释。

尽管基因芯片技术已经取得了长远的发展，而且在多个领域中得到了广泛的应用，美国 Affymetrix 公司研制出了可检测 1000 种人类 SNPs 的基因芯片，但许多技术问题仍有待发展和完善，如芯片检测的重复性、灵敏度、特异性、定量等。此外，芯片标准化也是一个有待解决的问题，包括产品质量的标准化、数据处理及试验操作的标准化等，相信随着技术的不断提高，基因芯片在产前诊断中也将发挥重要的作用。目前，理想的产前检测微阵列仍在探索中，因为产后微阵列分析只是对异常婴儿进行评估，而产前诊断需避免似是而非的结论出现，因为这些结论将直接关系到是否需要终止妊娠。

四、孕妇外周血浆胎儿 DNA 无创基因检测技术

（一）DNA 无创基因检测技术定义

无创产前基因检测技术是指通过采集孕妇外周血（5ml），提取游离 DNA，采用新一代高通量测序技术，结合生物信息学分析，得出胎儿患染色体非整倍体（21-三体又称唐氏综合征，18-三体，13-三体）病的风险。该方法的最佳检测时间为孕早、中期，同时具有无创取样、灵敏度高、准确性高、无流产风险等特点。1997 年，有研究者发现在肿瘤患者外周血中，存在肿瘤来源的核酸片段，这一发现使很多研究者得到启发。其中，香港中文大学的 Lo 等在此基础上，以孕妇外周血血浆 DNA 为模板扩增到了 Y 染色体上的特异性 DYS 14 序列，首次证实了孕妇血浆中含有胎儿游离 DNA。孕妇血浆中的胎儿游离 DNA 这一新型胎儿材料相比母体血浆

中的胎儿细胞，含量更为丰富，且其含量随着孕周的增加而增加，平均半衰期约为 16.3 分钟，故在分娩后很快就会被清除。

（二）DNA 无创基因检测技术原理

DNA 无创基因检测技术是一种基于单分子簇（Cluster）的边合成边测序技术，同时也基于专有的可逆终止化学反应的原理。测序时将基因组 DNA 的随机片段附着在光学透明的玻璃表面，即流动槽中（Flow cell），这些 DNA 片段经过延伸和桥式扩增后，在流动槽上形成数以亿计的单分子簇，每个单分子簇具有数千份相同的模板。然后利用带荧光基团的四种特殊脱氧核糖核苷酸，通过可逆性终止的边合成边测序（SBS）技术对待测的模板 DNA 进行测序。

（三）DNA 无创基因检测技术适应证与禁忌证

DNA 无创基因检测技术适应人群包括所有希望排除胎儿染色体非整倍性疾病的孕妇，在孕早、中期通过血清学筛查高危的孕妇，其中夫妇一方为染色体病患者，或曾妊娠、生育过染色体病患儿的孕妇，或有不明原因的自然流产史、畸胎史、死胎或死产史的孕妇，或有异常胎儿超声波检查结果者（NT、鼻梁高度）以及夫妇一方有接触致畸物质史。

1. DNA 无创基因检测技术适应证 包括①针对染色体非整倍性疾病的产前检测；②作为核型分析结果的参考；③可作为核型分析细胞培养失败的补救检测途径；④向不接受及错过有创产前诊断的孕妇提供检测新途径。

2. DNA 无创基因检测技术的禁忌证 包括①夫妇一方有明确的染色体异常（不包括染色体正常变异）；②孕妇有染色体异常胎儿分娩史；③存在各种单基因病的高风险人群；④孕妇 1 年内接受过异体输血、移植手术、细胞治疗或接受过免疫治疗等，可对无创胎儿 DNA 检查结果造成干扰；⑤胎儿影像学检查怀疑胎儿有微缺失微重复综合征或其他染色体异常可能的，例如：多个影像学筛查软指标阳性；⑥双绒毛膜性双胎妊娠的孕妇；⑦合并恶性肿瘤的孕妇。

（四）DNA 无创基因检测

技术操作与流程 DNA 无创基因检测技术的操作步骤见图 9-1。

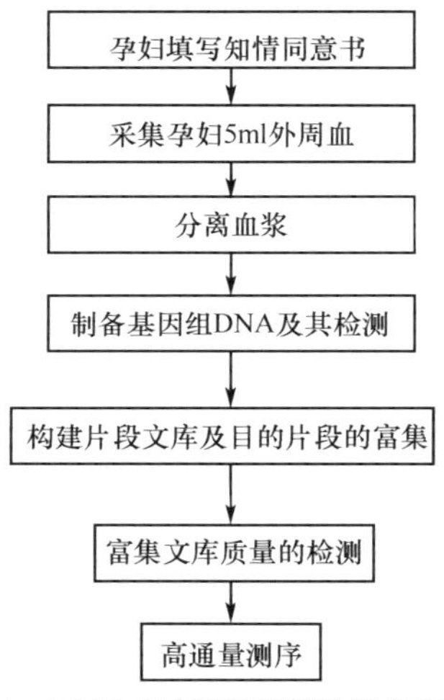

图 9-1 DNA 无创基因检测技术流程图

试剂有 DNA 提取试剂盒、抗凝剂、干冰、采血针、采血管、无菌棉签、止血带、复合碘伏、离心机、标本识别条、高通量测序仪、计算机等。

取材方法及标准如下：

（1）真空采血方法：①采集者戴帽子、口罩，核实采样对象，选择合适的血管；②采血对象取坐位或卧位，手臂伸直平放于台面，暴露穿刺部位，在穿刺部位上方 4～7cm 处扎紧止血带；③嘱采血对象握紧拳头；④以穿刺点为圆心，用复合碘伏棉签由内向外涂抹穿刺部位，在洁净后不要触摸穿刺部位；⑤使针与皮肤呈 15°～30°，刺入皮肤，待回血后，将采血针尾端插入真空胶管塞内，将血液注入加抗凝剂的采血管中，放松止血带，用无菌棉签压住进针处拔针。

（2）血浆 DNA 提取方法：①取 1ml 全血加 400μl 灭菌蒸馏水，轻缓颠倒混匀 5 分钟；②10000r/min 离心 10 分钟，至底部出现沉淀时，倒掉液体；③加入 1ml 水，弹起沉淀，颠倒混匀 5 分钟；④10000r/min 离心 10 分钟，倒掉液体，然后根据情况确定是否需要再洗一次；⑤依次加入 500μl STE25μl，10%SDS，10μl 10μg/ml 蛋白酶 K，弹起颠倒混匀；⑥50℃水浴过夜，可开摇床。因蛋白酶 K 的最适温度为 55℃，考虑到过夜时间较长，故需降低温度；⑦从水浴锅中取出，待降至室温；⑧加入 500μl Tris 饱和液，颠倒混匀 10 分钟；⑨12000r/min 离心 10 分钟。注意从离心机取出时切勿摇动离心管。仔细将上清移入另一离心管中，注意不要吸到中间蛋白层；⑩上清液中加 500μl Tris 饱和液，颠倒混匀 10 分钟。12000r/min 离心 10 分钟，取上清；⑪上清液中加 500μl 比例为 25∶24∶1 的酚/氯仿/异戊醇，颠倒混匀 10 分钟。12000r/min 离心 10 分钟，取上清；⑫上清液中加 500μl 氯仿/异戊醇 24∶1，颠倒混匀 10 分钟。12000r/min 离心 10 分钟，取上清；⑬加 1ml 冰冻无水乙醇，轻轻颠倒，可见白色絮状沉淀，用枪头挑入另一离心管。若只见白色浑浊液体，无絮状沉淀，可加 20μl 醋酸铵，轻轻颠倒混匀；⑭待液体变清亮，8000r/min 离心 5 分钟，倒去液体；⑮加 1ml 70%冰冻乙醇洗涤沉淀，8000r/min 离心 5 分钟，倒去液体；⑯将离心管倒扣在滤纸上，晾干 1 小时以上；⑰加 100μl TE 弹起，置 4℃过夜溶解。

（五）DNA 无创基因检测技术优缺点

1. DNA 无创基因检测技术优点

（1）DNA 无创基因检测技术具有无创伤性，仅采集 5ml 孕妇外周血。

（2）DNA 无创基因检测技术安全，在一定程度上避免了胎儿宫内感染与流产的发生。

（3）DNA 无创基因检测技术在大于等于 12 孕周即可检查，在早期就可以对出生缺陷进行诊断。

（4）DNA 无创基因检测技术采用新一代测序方法，其具有高通量、高灵敏度、高准确性、低运行成本和自动化程度高等突出优势，极大地促进了胎儿游离 DNA 的实验室研究，促进了无创性产前基因诊断的发展。

（5）DNA 无创基因检测技术应用较为广泛，目前，母血浆中胎儿 DNA 应用于无创性产前诊断的研究主要集中在以下几个领域：非整倍体综合征的筛查、性别鉴定、Rh 血型鉴定、单基因遗传病的诊断以及妊娠相关性疾病的诊断。其中，国内在非整倍体综合征筛查中的应用最为广泛。

2. DNA 无创基因检测技术缺点

（1）DNA 无创基因检测技术不能用于检测双胞胎及以上多胎。

（2）DNA 无创基因检测技术不适合检测染色体微缺失、微重复以及结构异常（嵌合体型、异位型）。

（3）若孕妇前期接受过异体输血、移植手术、干细胞治疗等，而引入外源 DNA，在进行

DNA 无创基因检测技术则会影响检测结果。

（4）相对而言，第二代测序技术费用仍较高，同时工作量也较大，故不适用于已知序列的单基因病的突变检测。有研究报道，该技术仍需要 PCR 扩增环节，相对于第三代测序技术来说，通量还不够高，时间还不够快，读长还比较短，所需模板用量还比较多，故无法在单细胞、单分子水平上进行检测。

（六）DNA 无创基因检测技术注意事项

1. 检查前无需空腹 做无创 DNA 检查时是不需要空腹的，孕妇只要保证正常饮食即可。

2. 注意检查时间 无创 DNA 产前检测在孕 12 周便可进行，孕 12～24 周是进行无创 DNA 产前检测的最佳时间，而且在这一时间段检测精准率极高。

3. 无创 DNA 检查不等同于唐氏筛查 唐氏筛查仅是无创 DNA 检查的其中一项，也就是说无创 DNA 检查的范围较唐氏筛查广泛，其中包括爱德华氏综合征、唐氏综合征、帕陶氏综合征等染色体疾病检查。因此孕妇们在做无创 DNA 检查时，要坚持完所有检查项目，全方位保证胎儿健康。

4. 无创 DNA 产前检测禁忌证 对于有胎盘前置、胎盘低置、病毒携带者、RH 血型阴性、羊水过少、流产史、先兆流产或珍贵儿等不适宜进行该项检测。

第五节　血清生化标志物检测

产前诊断出生缺陷，是优生优育的重要内容之一，现在越来越引起国家以及产科医生的关注。出生缺陷没有较好的治疗和预防方法，会给社会、经济、精神造成很大的负担。因此，只有进行早期诊断并终止妊娠，才能达到优生优育的目的。为降低该类患儿的出生，早期及定期对孕妇血清生化指标如游离人绒毛膜促性腺激素（F-β-hCG）、孕期孕妇血清甲胎蛋白（AFP）、游离雌三醇（uE3）、抑制素 A、妊娠相关血浆蛋白（PAPP-A）及孕期孕妇血清 Hcy 的含量检测来判断胎儿的情况。

一、血清生化标志物定义

血清生化标志物是指以体内的某些生化性状作为遗传标记，主要指血型、血清蛋白和同工酶。当机体发生病变时，某些疾病特定的生化标记物会发生改变，如在胎儿出生缺陷时，在孕妇早期或者孕中期会检测到孕妇血清中某些相关生化指标（F-β-hCG、AFP、uE3、Hcy）的改变，以此来判断胎儿是否发育正常，这也为早期发现胎儿异常提供了理论依据。

二、血清生化标志物检测原理

（一）血清 Hcy 检测的原理

采用循环液相法，是基于小分子捕获技术 SMT 的 S-腺苷同型半胱氨酸水解酶（SAHH），Hcy 被转化为游离型以后，其与共价底物产生化学反应，然后循环放大，该过程同时产生腺苷，然后立即水解成次黄嘌呤氨和氨，在谷氨酸脱氢酶的作用下，氨可以使 NADH 转化为 NAD^+，样本中的 Hcy 浓度与 NADH 的变化成正比。

（二）血清 F-β-hCG、AFP、uE3、PAPP-A 检测的原理

利用全自动化学发光免疫分析仪检测血清中的 AFP、uE3、F-β-hCG、PAPP-A，其原理是通过医学检验仪器检测患者血清从而对人体进行免疫分析。将定量的患者血清和辣根过氧化物（HRP）加入到固相包被有抗体的白色不透明微孔板中，血清中的待测分子与辣根过氧化物酶的结合物和固相载体上的抗体特异性结合。分离洗涤未反应的游离成分，然后加入鲁米诺 Luminol 发光底液，利用化学反应释放的自由能激发中间体，从基态回到激发态，能量以光子的形式释放。此时，将微孔板放置在分析仪内，通过仪器内部的三维传动系统，依次由光子计数器读出各孔的光子数。样品中的待测分子浓度根据标准品建立的数学模型进行定量分析。最后，打印数据报告，从而辅助临床诊断。

三、血清生化标志物检测适应证

适应证

1. 血清 Hcy 适应证　①慢性肾功能衰竭（CRF）的防治；②糖尿病及并发症的防治；③肺血栓栓塞症防治；④预测骨折风险，防治骨折；⑤肿瘤防治；⑥诊断与监测肝损伤；⑦心脑血管疾病患者及有心脏病家族史者；⑧老人痴呆早期诊断与监控；⑨Hcy 相关疾病患者，育龄妇女和 40 岁以上者，肥胖患者，孕妇。

2. 血清 F-β-hCG、AFP、uE3、PAPP-A 检测的适应证　①孕早中期检查胎儿神经管畸形（NTD）及其他一些胎儿染色体异常疾病；②孕早中期筛查唐氏综合征（DS）；③血 F-β-hCG 用于怀孕妇女的诊断，以及卵巢肿瘤、子宫内膜癌、畸胎瘤、胎儿生长迟缓（IUGR）、早产、妊高征、先兆子痫等疾病；④孕妇其产前出血（前置胎盘、胎盘早剥），胎盘粘连，早产，胎儿生长迟缓等。

四、血清生化标志物检测操作与流程

（一）仪器设备

全自动化学发光免疫分析仪：主要由试剂区、样品区、反应测试管加样区、反应废液区构成。

（二）操作流程

（1）仪器处于 ready 状态，检查化学发光免疫分析仪上剩余试剂量，放足当日所需试剂。倾空固体废弃物、废液桶。检查反应杯、洗液、底物数量。注意：洗液应提前 8 小时配好。先拨动主开关，后按副开关（若上次实验完未关机，只需初始化即可）。初始化完后，加载反应杯。注意：开机后至少需要 1 小时的带电工作稳定时间，对系统各部件温度进行预热。

（2）准备试剂（磁珠在扫描前应摇匀并轻晃试剂盒）。打开试剂仓门，操作界面弹出试剂仓界面，试剂盒的条码面对准仪器前端中间的高射扫描仪器进行感应，后将试剂盒插入试剂仓，关闭试剂仓门，软件自动关闭试剂仓界面。

（3）加载标本。没有条码的试管需要手动编相应的样本号和所需做的测试项目。

（4）测试。测试前，先进行液路灌注并做 2 次本底测试，点击主界面上方系统测试对加样臂、清洗站、测量室分别灌注 5 次、3 次、3 次。

（5）每天检测室内质控，分析。登记每日质控数据，并存入质控软件。

（6）分析检测数据，审核结果，对于异常结果，及时查看历史结果。对于异常结果，还要进行复查，必要时请示高年资医师。异常结果复查，先查标本血样、编号是否有错，室内质控是否有效，试剂是否错配或过期，仪器检测系统（线路、漏夜等）是否故障。暂停报告审核，第一时间请示组长、工程师。如果影响发报告时间，及时通知门诊化验室和病人。

（7）登记仪器运行状况。已完成检测的实验标本装载、登记、核对数量。

（8）检测完成后，使仪器处于“ready”。做探针清洗的日保养。

（9）对仪器进行必要的维护。如仪器是否漏夜、故障报错代码、注意异常噪音、线路老化或松动、探针上有结晶或分离，排除问题或请示工程师。

（10）整理实验物品。

（三）试剂

1. Hcy 检测试剂

试剂 1：NADH，SAM，a-酮戊二酸，三（2 羧乙基）磷氯化氢。

试剂 2：Hcy 甲基转移酶，谷氨酸脱氢酶。

试剂 3：S-腺苷甲硫氨酸水解酶，腺苷脱氨酶。

2. 血清 F-β-hCG、AFP、uE3、PAPP-A 检测试剂 购买的专用血清 F-β-hCG、AFP、uE3、PAPP-A 检测试剂。

（四）标本的采集

1. 标本类型 静脉血或动脉血的血清或血浆标本均可作为检测标本（抗凝剂可用肝素钠、枸橼酸钠或 EDTA，抗凝剂的质量应符合化学试剂药品的要求——化学纯或分析纯，使用的比例以厂家推荐为准）；其他体液如胸水、羊水、腹水等可以作为检测标本，但加热灭活的血清和血库的库存血不宜作为检测标本。

2. 标本留取 以空腹为宜，空腹 8 小时以上，晨起抽取静脉血，取新鲜血清；收到标本后最好立即离心留取血清或血浆（凝固血应待其充分凝固后收集血清），不能有残留的红细胞、纤维蛋白丝，明显溶血的标本不宜采纳，进行抗凝或血栓溶解治疗的病人采血后应适当延长凝固时间再进行离心分离血清，羊水中如果混有胎儿红细胞很可能会导致较高的 tHcy 结果，因此抽取羊水时应尽量避免混入胎儿红细胞。

3. 收集标本 在 30 分钟内处理并检测（在室温放置 1 个小时后，Hcy 浓度将升高 10%，5 小时后将升高 50%）。

4. 标本保存 留取的标本最好在 3 小时内检测，不能立即检测的应放置于 2～8℃保存，最长达 24 小时（可以含有凝块但要密闭以防蒸发），或者–20℃最长达 12 个月（不能反复冻融也不能含有凝块和红细胞）。

5. 标本容器 盛放标本的容器必须为洁净的玻璃试管、一次性真空采血管、一次性的不同规格的塑料离心管。

6. 标本外送 如涉及需要外送的标本，必须用规定的容器（0.5ml 塑料离心管）存放并密封，并根据邮寄规则和要求进行包装，运送时还要放入冰袋（2～8℃）或干冰（–10℃），由专人运送至指定地点给指定接收人。

7. 拒收标本 凡与 1～5 所述内容不符的标本，检验人员应向临床或就诊者说明拒收标本的原因，并提出解决的方案或建议。

五、血清生化标志物检测的优缺点

1. 优点

（1）价格便宜，检测迅速。

（2）标本来源容易，操作简单。

（3）早期联合检测血清 β-hCG、AFP 和 PAPP-A，有利于早期发现 DS，其检测结果可作为 DS 筛查的重要依据。

（4）无创，对孕妇的诊断及其有必要，结果容易分析。

（5）对防治妊娠并发症与优生优育（预防流产、早产、新生儿体重减低、胎儿神经管畸形等）具有十分重要的意义。

2. 缺点

（1）标本的稳定性差，受多种因素影响，如年龄、性别、采血体位、饮食习惯、标本的运送及保存、运动和遗传因素。

（2）F-β-hCG、AFP、uE3、PAPP-A 的某一个值的变化没有特异性，需要联合检测确诊胎儿相关疾病。

（3）AFP、Hcy 在诊断胎儿出生缺陷疾病时特异性差，需要根据临床特征及其他指标联合确诊。

六、血清生化标志物检测注意事项

1. Hcy 检测的注意事项

（1）Hcy 在多种疾病（肝病、心脑血管疾病）中均会发生不同程度的改变，因此在诊断胎儿相关出生缺陷疾病时需要结合临床和孕妇特征来判断。

（2）Hcy 受多种因素影响，其结果可靠性较差；在采集标本时要对标本的要求要严格控制，如标本的采集方式、采集时间、抗凝以及运送等方面。

（3）要注意在不同人群及不同病理情况下 Hcy 的正常参考值范围。

2. F-β-hCG、AFP、uE3、PAPP-A 检测的注意事项

（1）如果 β-hCG 每两天增加的量大于 66%，可以诊断为宫内妊娠。

（2）如果增加的量小于 66%，则宫外孕或宫内孕发育不良的可能性很大。对于宫外孕，由于输卵管肌层菲薄，血供不良，β-hCG 分泌量很低，每天升值较少，48 小时内上升不到 50%（但有一部分人最初的 hCG 上升正常）。

（3）如果用 β-hCG 难以确认，还可用血孕酮来做辅助性诊断。

（4）妇女受孕后，从第 9～11 天起即可测出血中 β-hCG 升高，以后每两天 β-hCG 的量可升高 2 倍（就算有先兆流产，β-hCG 的增加比率不会变）。

（5）如果连续两次增加速度缓慢，表明宫外孕或者胚胎不正常发育迟缓。比如今天是 10，后天是 15，再 2 天才 17，这样的 β-hCG 值肯定不正常，保胎的成功率极低。如果 β-hCG 值持续而明显的下降，就算 B 超测到胎心也最好做清宫手术，表明胎儿其实已经脑死亡。

（6）F-β-hCG、AFP、uE3、PAPP-A 某一个指标的改变有可能提示其他疾病的发生，如 AFP 的升高可提示有肝癌发生的风险。

（7）F-β-hCG、AFP、uE3PAPP-A 的联合检测方可确诊唐氏综合征。

七、孕妇血清生化指标在胎儿出生缺陷疾病诊断中的应用

（一）妊娠中期孕妇血清三联生化标记物在出生缺陷筛查中的应用

为了研究妊娠中期孕妇血清三联生化标记物在出生缺陷筛查中的应用价值，有研究对某医院 2014 年 12 月至 2015 年 12 月收治的妊娠中期（15～20^{+6}周）孕妇 5922 例，对所有孕妇进行游离人绒毛膜促性腺激素（Free-β-hCG）、甲胎蛋白（AFP）、游离雌三醇（uE3）等血清生化指标检测，利用产前筛查软件评估其出生缺陷及危险性，结果显示：血清学筛查孕妇中，高风险共 473 例，其中 21-三体综合征高风险 416 例，18-三体综合征高风险 5 例，NTDs 高风险 52 例；不同年龄区间高风险的分布比较差异无统计学意义；21-三体高风险、18-三体高风险及 NTDs 高风险检出数集中分布于孕周 16～19 周，检出数分别为 416 例、5 例、52 例，三组检出数比较差异无统计学意义；筛查高风险组妊娠结局异常率 38%（16/473），明显高于筛查低风险组的 0.99%（54/5449），差异具有统计学意义；年龄在 20～34 岁孕妇出生缺陷异常率为 2.03%（118/5812），低于 35～41 岁孕妇异常率的 4.55%（5/110），差异具有统计学意义。确认妊娠中期孕妇血清三联生化标记物作为 21-三体综合征、18-三体综合征及 NTDs 等重要出生缺陷筛查指标，能有效降低胎儿出生缺陷的发生率，对提高人口素质具有积极作用。

在目前，我国产前筛查主要根据三联生化标志物进行，即 Free-β-hCG、AFP、uE3。hcG 是胎盘滋养层分泌的糖蛋白，其由 α、β 亚基组成，孕妇怀孕前 8 周 β-hCG 增长后下降，约 20 周时维持稳定状态，到 16 周时下降为峰值的 1/5，直至分娩。但 21-三体综合征患儿孕妇其胎盘功能下降，导致其妊娠中期血清筛查 β-hCG 水平较高。1974 年开始将 AFP 血清标记物用于产前筛查，研究发现，妊娠中期孕妇血清 AFP 升高与胎儿神经管缺陷具有相关性，且过低的 AFP 与唐氏综合征也有关。有学者研究显示，孕妇患有唐氏综合征患儿妊娠中期血清 AFP 浓度下降 25%左右，但胎儿染色体异常所致 AFP 下降的原因尚不清楚。这可能与胎儿发育不成熟，分泌、合成 AFP 能力下降有关。uE3 是胎盘来源的类固醇激素，妊娠期间，雌三醇水平随孕周上升，易受肝肠循环影响，而 uE3 仅占总雌三醇的 9%，能够更好反映胎盘功能。受 21-三体综合征的影响，uE3 水平明显降低，其变化机制不明，可能与患儿脏器的不成熟有关。

（二）孕母血浆同型半胱氨酸水平在胎儿出生缺陷疾病诊断中的应用

2006 年美国发布的“全球出生缺陷报告”估计全球每年新增加出生缺陷人数超过 800 万，约占总出生人口的 6%，推算我国的发生率为 511/万，与我国研究推算的出生缺陷发生率 4%～6%基本一致。血清标志物检测联合超声检查对出生缺陷儿的检出率较其他单独血清筛查方案大大提高，是目前较为理想的筛查方案。寻找更多的血清学标志物联合超声检查等，提高产前筛查及产前诊断出生缺陷的敏感性和特异性尤为重要。研究发现同型半胱氨酸异常代谢和高同型半胱氨酸血症与流产、妊娠并发症、妊娠高血压病、胎儿生长受限或胎儿停止发育密切相关。Hcy 可能是一种新的相对独立的致畸因子或胚胎细胞毒性物质。现通过测定妊娠期孕妇的 Hcy 水平，探讨孕母血浆 Hcy 水平与胎儿出生缺陷的关系及其在产前诊断出生缺陷中的应用价值。

1. 血清 Hcy 水平与妊娠 妊娠期由于雌二醇增高、血容量增加等生理反应或母体和胎儿对甲硫氨酸的需求量增多，Hcy 水平一般较低。妊娠 3 个月时 Hcy 水平是非妊娠妇女的 60%，产后 2～4 天恢复至孕前水平，孕期血浆 Hcy 水平下降可能与防止血栓形成相关。Hcy 在羊水中也能检测到，羊水 Hcy 主要由母亲 Hcy 代谢和胎儿排泄组成。Khong 等对妊娠 28 周澳大利亚妇女调查，结果 Hcy 水平超过 10.9μmol/L，考虑为 HHcy。健康对照组孕妇孕周（28.25 ±7.20）周，

其血浆 Hcy 正常参考值范围[6.87±（1.96×1.43）]μmol/L，认为孕晚期血浆 Hcy 水平大于 9.67μmol/L，可考虑为 HHcy，可通过妊娠期饮食指导降低血浆 Hcy 水平。

2. 血清 Hcy 与出生缺陷　Hcy 对神经胚形成期和器官形成期的胚胎均有显著的致畸性，并呈剂量-反应关系。Hcy 能抑制胚胎细胞合成 DNA 和 RNA，激发早期胚胎细胞凋亡过度，超过耐受值的 Hcy 水平可能通过此机制诱发本应增殖的心脏细胞发生凋亡，进而发生畸形，重者可引发早期胚胎死亡。

3. 血清 Hcy 先天性心脏病（CHD）　在 1998 年的国际 Hcy 大会上，Wong 等报道 CHD 患儿的母亲常伴有 HHcy。我国对 4 省市 20 个县市近千名育龄妇女和出生缺陷儿童核心家庭的流行病学调查发现，CHD 儿童或其双亲血浆 Hcy 水平均高于健康人，国外报道母亲 HHcy 可增加 CHD 发生的风险。国内学者发现的 Hcy 诱导新基因 Hcy 通过调节心肌细胞的增殖和凋亡影响心脏发育，诱导鸡胚细胞凋亡、胚胎发育畸形。Hcy 能降低心肌细胞活力，诱发细胞膜膜磷脂双态稳定的逆转，诱导心肌细胞凋亡及坏死。有研究对产前诊断胎儿为 CHD 的孕妇（20 例）进行研究，其血浆 Hcy 水平为（12.22±4.60）μmol/L，与健康对照组比较，差异具有统计学意义，证实高 Hcy 水平对胎儿发生 CHD 有重要影响。Hcy 代谢可以从侧面预测发生 CHD 的风险，有助于改善孕妇的营养干预，从而减少 CHD 发生的风险，并为实验研究提供线索。

4. 血清 Hcy 与神经管缺陷（NTDs）　研究发现，在怀有 NTDs 患儿的孕妇血中有 Hcy 水平上升的现象，而有资料证明怀孕期间母体 Hcy 轻度升高或蛋氨酸轻度降低，将会到干扰神经管的闭合，是诱发 NTDs 的重要原因。Czeizel 等研究证实围孕期补充包括叶酸在内的多种维生素能显著降低 NTDs 的风险，其有效率达 92%，预防 CHD 等其他先天畸形的有效率也达 47%。收集经产前诊断胎儿为 NTDs 的孕妇 4 例，其血浆 Hcy 水平为（22.78 ±7.42）μmol/L，与健康对照组比较有统计学差异，证实 HHcy 与 NTDs 发病密切相关。Ratan 等通过病例对照研究评价患有 NTDs 的新生儿及其父母叶酸、维生素 B_{12} 和 Hcy 水平，得出父亲血清 Hcy 水平的上升是 NTDs 及其他先天性异常发生的独立危险因素，需要进一步的研究评估其是否可以作为产前筛查先天性畸形胎儿的一种血清学标志物。目前研究的热点是 Hcy 代谢相关因素与 NTDs 的关系。与 Hcy 代谢相关的酶或因子的基因突变可引致 Hcy 水平增高，理论上可增加 NTDs 发生的危险性。缺乏对 Hcy 代谢相关的酶或因子基因型的检测以观察不同基因型对血浆 Hcy 水平及神经管畸形的影响。

5. 血清 Hcy 与唇腭裂畸形　唇腭裂的发生有着较强的遗传因素。人群干预实验显示妇女孕前后补充叶酸可降低后代唇腭裂发生的风险，HHcy 是发生唇腭裂的危险因素，叶酸缺乏或 Hcy 代谢障碍可能是其病因之一，而 MTHFR 基因是 Hcy 代谢的关键酶，VanRooij 等研究发现母亲为 MTHFR677TT 和 MTH-FR1298CC 基因型，且孕期未用叶酸或服用叶酸的剂量较低，其后代有腭裂（CL/P）的风险会增高 7 倍。Wong 等发现与对照组相比，分娩唇腭裂患儿的母亲均患有 HHcy。6 例妊娠有唇腭裂胎儿孕妇血浆 Hcy 水平为（11.24 ±3.42）μmol/L，明显高于健康对照组，提示 HHcy 可能是唇腭裂发生的危险因素。Hcy 是人体代谢产生的正常中间产物，当其在体内蓄积时，可能诱发多种疾病。NTDs、CHD 和唇腭裂畸形的病因复杂均是环境与遗传因素相互作用的结果。而 HHcy 作为环境营养因素以及基因和疾病的中介和桥梁，为研究环境与疾病、环境与基因、基因与疾病提供了一个模式。

第六节　其他产前诊断技术

出生缺陷是导致早期流产、死胎、围产儿死亡、婴幼儿死亡和先天残疾的主要原因，不但严重危害儿童生存和生活质量，影响家庭幸福和谐，而且造成巨大社会经济负担。我国是出生缺陷高发国家，估计目前我国出生缺陷发生率在 5.6%左右，每年新增出生缺陷数约 90 万例，其中出生时临床明显可见的出生缺陷约有 25 万例。出生缺陷已成为影响我国人口素质和群体健康水平的公共卫生问题。产前诊断是出生缺陷综合防治体系中的重要内容。超声检查、血清学指标筛查及染色体核型分析是传统产前诊断的主要技术手段。近年来，分子诊断方法大量引入产前诊断领域；产前分子诊断逐渐成为产前诊断工作的重要内容和技术方法。

（一）荧光定量 PCR（QF-PCR）技术

荧光定量是将荧光能量传递技术应用于 PCR 中，对模板进行定量检测。扩增反应中 DNA 复制 1 次，PCR 产物释放 1 个荧光信号。QF-PCR 仪可检测到荧光信号。根据两者的比例关系确定出起始模板的 DNA 含量。QF-PCR 中检测染色体数目异常最适合的遗传标记是短串联重复序列（STR），其数量多、稳定、具有高度多态性。QF-PCR 技术针对的是人类染色体上具有多态性的短串联重复序列进行扩增，由于 STR 位点在群体中的杂合程度不同，国外常规采用多重 QF-PCR,即 1 个反应管中最多可以加入 12 对荧光引物,这样能保证检测的准确和高效。国内也较早地成功开展了 QF-PCR 对羊水和绒毛标本的产前诊断，但在孕早期进行检测受到荧光素标记种类和基因分析仪的影响。由于临床中要求每例样本最少检测 10 多个标记位点，需要进行多次 QF-PCR 扩增和检测，不利于降低成本和提高效率。

目前 QF-PCR 是欧洲应用最为广泛的快速非整倍体检测技术，在采样后数小时内即可得出结论。各中心可自行设计 QF-PCR 方案，也有多种商品化试剂盒可供选择，结果分析简便易行。其原理是扩增经选择的短串联重复序列（short tandem repeats，STRs），自然人群中不同染色体上此多态位点的序列因碱基重复数不同致扩增片段长度各异，带有荧光标记的引物扩增这些 STRs 位点，再经毛细管电泳即可对其判断分析。胎儿的性别鉴定通过扩增非多态的 Amelogenin 基因（AMXY），此位点可在 X、Y 染色体上扩增出长度不一的特异性片段，也可检测性染色体数目异常（如 47, XXY；47, XYY；48, XXXY）。但极少属情况下 AMXY 会发生缺失或重复。大量产前 QF-PCR 检测与细胞遗传学的对照分析被用来评价此技术的优势和局限。

随着分子生物学定量技术的发展，QF-PCR 等定量检测技术开始涉足产前诊断。Haissam 等同时扩增 21 号染色体长臂 2 区 2 带 1 亚带至 2 亚带间唐氏综合征关键区 1（DSCR）和 13 号染色体长臂 1 区 4 带 3 亚带管家基因（RB1），扩增产物用 AB1 377 DNA 测序仪的 Genescan 软件分析，结果唐氏综合征妊娠羊水 DSCRl / RBl 比值在 1.40～1.60 之间，而正常组羊水 DSCRI / RBl 比值在 0.90～1.10 之间，仅 1%的标本因胎儿 DNA 浓度太低，未能得到明确的诊断结果，显示出很好的应用前景。现正逐渐用于生命科学研究的实时荧光定量 PCR 技术（real time PCR reaction）能更简便、准确地量化 PCR 产物。此法在检测母外周血胎儿游离 DNA Y 染色体特异基因、宫内感染病原微生物方面已取得较好的效果，值得在产前快速诊断方面尝试。较之 FISH 技术，QF-PCR 具有明显优势，如：操作简便、手工时间少、适合大批量样本检测等。目前，QF-PCR 主要应用于 13-三体、18-三体、21-三体及性染色体数目异常等的快速产前诊断。

QF-PCR 方法产前诊断优点：操作简便，自动化，24～48 小时可以得出结果，适用于大规模产前诊断；准确率、敏感性高，几无假阴性和假阳性；可对多种样本进行分析；能检测异常细胞超过 15%的嵌合现象，可对母血污染的标本做出正确诊断等。QF-PCR 还能够检测三倍体异常（triploidy），也能够检测出 10%的母体细胞污染（matemal cell contamination，MCC）和 20%的嵌合体。随着临床逐步推广应用无创检测方法，接受侵入性产前诊断的孕妇数量肯定会显著下降。但是，对染色体异体高风险的孕妇群体而言，在做出终止妊娠的决定之前还必须用侵入性产前诊断的方法进行确认。在这种情况下，OF-PCR 因其简便、快速和敏感的特点而成为首选方法。然而 QF-PCR 和 FISH 技术虽然可以快速检测染色体异常，但它们均需要事先了解染色体可能存在的异常，1 次只能对 1 个或几个已知染色体异常的位点进行检测，无法进行全基因组范围筛查和检测未知的染色体异常。尽管 RAD 技术在国外已经非常成熟，对该技术的临床应用评价也非常充分，对该技术的临床应用方案也有明确的指南。根据各国实际情况的不同，欧洲广泛应用 QF-PCR 技术，而在美国、澳大利亚推荐应用 FISH 技术较多。在我国尽管有些大的产前诊断中心已经逐步开始在临床应用该类技术，但在我国产前诊断临床应用领域并不普及，主要有 3 个问题未解决，一是诊断的特异性和敏感性，二是价格问题，三是选择哪种技术，如何应用于临床。我国对 RAD 技术的研究缺乏大样本临床资料，且相关这方面评价研究报道也非常少。因此需要针对这 3 个问题，评价 RAD 技术在国内产前诊断的临床应用效果，降低检测价格，评估 FISH 和 QF-PCR 这两种技术的区别，哪种技术更适合国内实验室发展，评估是否能够用 RAD 技术取代传统核型分析技术，还有待进一步研究。

（二）多重连接探针扩增技术（MLPA）

多重链接探针扩增技术（multiplex ligation-dependent probe amplification，MLPA）于 2002 年由 Schouten 等首先报道。此方法用于探测基因剂量异常变化，利用杂交、连接和 PCR 扩增反应，可以在单一反应中检测 45 个核苷酸序列的拷贝数变化，2～3 天出结果。MLPA 是将被扩大且定量化的探针加入到样本中。每个 MLPA 探针包括两部分荧光标记的寡核苷酸：其一是人造的。另一来源于 M13 噬菌体。这些寡核苷酸与邻近的靶序列杂交，由连接酶连接并且通过 PCR 反应使探针扩增。所有探针具有相同的终末序列，只需单一的引物对就可扩增 45 个不同的核苷酸序列。每个探针产生的扩增产物长度都是唯一的。范围在 130～480bp 之间。根据其长度及荧光强度通过毛细管电泳分离及量化扩增产物。每一 PCR 产物的相对量与靶序列的拷贝数成比例。等位基因拷贝数与正常对照组比较得出结果：两者等位基因都存在所得比值为 1；仅一方存在等位基因比值为 0.5；一方等位基因被复制比值为 1.5。MLPA 具有以下优点：信息量大，因其是多重的。一个反应能提供 45 个靶点的信息；相对比较经济；可重复性高，易于操作，能同时检测多个样品；灵敏度高。能区分仅有一个核苷酸差异的序列，能检测低拷贝数差异。但 MLPA 亦具有以下不足：不能探测染色体结构异常，不能诊断母细胞污染样本和三倍性。

多重连接依赖探针扩增技术可以在单管检测中对 40～45 个目的核酸片段进行相对定量，具有快速、通量较高、操作简便等特点，自问世以来已在分子诊断领域得到了广泛应用。有研究系统比较了产前诊断中 MLPA 和核型分析的检测性能。MLPA 可以正确检测核型分析所发现的 13-三体、18-三体、21-三体以及各种性染色体异常，如：X 单体、XXY 及 XYY 等。此外，MLPA 还可以通过一个或两个探针信号的改变提示部分非平衡染色体结构异常。不过，MLPA 与传统核型分析仍存在结果不一致的情况，不一致率为 0.6%～2.4%。出现检测结果不一致的情况通常涉及染色体结构重排或出现异常的染色体区域没有相应 MLPA 探针覆盖。MLPA 不能检测 69, XXX 三倍体，针对 69, XXY 的检测则结果重复性较差。MLPA 除应用于异倍体检测外，还可以进行着丝粒、亚端粒及其他重现性的微缺失区域拷贝数变化的检测。在已发表的研究结果中，MLPA 检测阳性率相对较低，在所有未经选择的样本中阳性率为 0.5%；而在具有超声异常发现的样本中阳性率为 3%～4%。此外，MLPA 还可以用于单基因疾病的产前分子诊断。

（三）光谱核型分析

光谱核型分析是一种波谱影像分析方法，它运用了傅立叶变换及光谱干涉仪将图像中每一像素做光谱分析后再重新显示，增强了对多种荧光分析的辨别。24 种全染色体涂染探针先用 5 种不同的荧光素组合进行不同的标记，然后将探针混合物与中期染色体进行原位杂交，通过荧光显微镜获得荧光图像并进行光谱成像。其结果分显色图像和分色图像两部分，前者可于图像获取后即刻评估所有探针的杂交质量；后者用特定的 SKY 软件，参照每一条染色体特有的光谱信息特征进行分析。SKY 技术可同时观察和分析人类 24 条染色体或小鼠 21 条染色体，同一张图像呈现不同颜色。SKY 能够发现经典遗传学技术和单独用 FISH 技术所不能发现的细微的染色体异常，清楚地鉴别染色体的重排，特别是易位、插入及可以产生标记染色体的许多复杂的染色体结构改变，对于各种标记染色体的来源也一目了然，补充了传统显带和 FISH 技术，使细胞遗传学的诊断更加精确和稳定。SKY 是应用一种在多个光谱上有重叠的全染色体涂染探针，使发射光谱的所有信息用于分析。首先荧光显微镜获得染色体标本的荧光图像并进行光谱成像。然后，光线通过光谱干涉仪聚焦在数字摄像头上，获得每一个像素的干涉图像，接着形成一个三维的数据库并得到每个像素的光程差与强度的对应曲线，然后通过傅立叶转换及 SKYview 软件分类，通过一种光谱分类计算法将一特定的分类色分配到所有的人类染色体上，根据 D 栅染色分辨出一个中期分裂相中所有染色体，这样在计算机屏幕上可以看到每对染色体分别由光谱产生的颜色、灰值编码和计算机模拟色。不同的染色体显示出不同的颜色，便可通过染色体颜色的不同进行核型分析。

光谱核型分析是一种波谱影像分析方法，也被运用到染色体异常的诊断中。该法将 5 种荧光色素按不同的比例混合。标记 24 种染色体涂染探针后与待测 DNA 杂交，使 24 条染色体同时显示出不同的颜色。SKY 只用 1 组滤光片、只做 1 次杂交反应就可以观察到全部染色体的变化，不仅可以精确地鉴别标记染色体并确定其来源，还可以辨别染色体的插入和易位，甚至还能对光学显微镜下不能观察到的染色体异常做出准确判断。虽然 SKY 技术能够很好地诊断产前诊断中复杂的染色体核型，但也有其自身局限性，如不能检测同一条染色体中的倒位或易位，以及不能精确显示染色体断裂的区带等。

（四）比较基因组杂交技术

比较基因组杂交（comparative genomic hybridization，CGH）可以全面的分析整个基因组。它能快速检测异常与正常基因组 DNA 序列拷贝数的不同。CGH 具有明显的优势，因为它是全基因组范围的检测，并没有优先考虑问题染色体的畸变。因为 DNA 拷贝数变化是癌症发病的重要病因，CGH 大多应用于癌症研究，然而 CGH 的潜力不局限于此。在临床遗传学，CGH 也成为常规细胞遗传学诊断不平衡染色体重排的辅助手段，并且应用越来越多。CGH 所需的 DNA 通常来自于一个已知的正常个体和一个未知染色体核型或已知异常染色体核型但需要进一步确诊的个体。这 2 种 DNA 样本分别标记两种不同的荧光素，它们同时与一个来自正常核型个体的中期核染色体杂交，在染色体一定位置荧光强度的不同显示了基因组中片段的丢失或重复。CGH 与 FISH 相比的优势在于它不只找出未知染色体的来源，还能绘制出来源染色体的特定区带。FISH 或 SKY 也可以识别标记染色体，它们对染色体畸变得诊断极有价值，但安装和维护附带设备需要耗费大量的财力和物力。因此，CGH 最大优点是它只需要从患者和一个正常对照提取所需的 DNA，用于全基因组范围筛查的一次杂交，而不是用于杂交的一整组 24 条染色体涂染探针。此技术与传统的细胞遗传学有相同的局限性，主要是由于分析的基底是中期核细胞。因此，如同传统的细胞遗传学技术，CGH 检测的分辨率不高，分辨率是 5～10Mb。

产前诊断技术日益改进、不断发展，尤其是几种快速产前诊断技术给产前诊断领域带来了巨大的应用前景。但目前多种技术仍有其局限性，如分离胎儿细胞、胎儿游离等尚存在困难，快速产前诊断技术价格昂贵，简单快速且价格适中的产前诊断方法是我们努力的目标，相信随着分子生物学技术和细胞遗传技术的不断发展和创新，低成本、高精确度、省时省力的检测手段一定会出现。

第十章　胎儿出生缺陷治疗学

胎儿医学起源于“胎儿是病人”这一概念的出现，是一门新兴的、快速发展的学科，涉及基础医学及临床医学，比如将遗传学、分子生物学、产科学、儿科学、外科学等多个领域有机地结合在一起。胎儿医学关注的是所有可能影响胎儿的疾病，以及对这些疾病的诊断与治疗。

1. 胎儿医学与产前诊断　近年来，随着细胞分子产前诊断技术、医学影像学技术的迅速发展，在我国，产前诊断水平飞速发展，越来越多的胎儿疾病在孕期产前筛查中得到诊断。因此对于危及胎儿宫内安全或严重影响其生长发育的疾病，积极予以胎儿宫内干预，可以提高围产儿生存率，并进一步改善胎儿近、远期预后。

2. 胎儿宫内治疗原则　目前，胎儿治疗多数为侵入性操作，且存在一定的风险，因此任何需要进行胎儿治疗前都需要反复权衡手术带来利弊。但是绝大多数的胎儿疾病待胎儿出生后进一步治疗，仅在某些特殊情况下，以防止胎儿在宫内病情继续恶化甚至危害胎儿安全才需要进行胎儿干预，或为产后的治疗创造进一步的条件。20 多年前，国际胎儿医学及治疗协会提出了胎儿治疗的原则，包括：①对胎儿疾病必须进行精确地诊断，尽可能分期；②熟悉胎儿疾病的自然病程，评估预后；③目前确无有效的产后治疗方法；④动物模型已证实手术确实可行，在保障母胎安全的前提下，能改善不良结局；⑤必须在胎儿医学中心进行手术，经过伦理讨论，充分告知家属胎儿宫内干预的利弊及给母胎可能带来的风险。

3. 胎儿宫内治疗分类　根据治疗的手段，目前一般可分为胎儿药物治疗、胎儿基因治疗、胎儿手术治疗等。其中胎儿手术可以分为微创性胎儿手术（包括胎儿镜手术、引流术、宫内输血术等），开放性宫内手术。目前按照胎儿治疗作用的部位进行分类更为广泛应用。

（1）作用于胎儿附属物：（胎盘、胎膜及脐带）的治疗　如胎儿镜下使用激光电凝吻合双胎输血综合征的胎盘血管；对羊膜带综合征胎儿使用松解粘连术以避免引起胎儿肢端发育不良；对胎盘绒毛膜血管瘤的胎儿，进行脐静脉穿刺行宫内输血术等。

（2）作用于胎儿的治疗：例如胎儿镜下支气管堵塞术治疗先天性胎儿膈疝；使用药物复律胎儿的心律失常，避免胎儿出现水肿；膀胱—羊膜腔分流术治疗胎儿下尿路梗阻；胸腔占位性病变的切除治疗胎儿胸腔占位；手术修补胎儿开放性神经管缺陷等。

4. 目前胎儿常见疾病的宫内治疗措施

（1）胎儿药物治疗

1）经母体给药：某些药物可以通过胎盘屏障进入胎儿体内，孕妇服用后可达到预防和治疗部分胎儿疾病的目的。

血型不合：母儿血型不合或怀疑母儿血型不合者，如果母体血清抗体效价过高，可分别于于孕 24 周、28 周及 33 周左右各进行 1 次为期 7～10 天的综合治疗，包括吸氧，口服或静脉注射维生素及口服中药茵陈蒿汤加减，应用抗丙种球蛋白等。

宫内感染性疾病：对于弓形虫病孕妇应尽早使用乙酰螺旋霉素 4～5 天，能降低先天性弓形虫病的发生率。梅毒孕妇应于妊娠早期及晚期应用长效青霉素各 15 天以预防胎儿先天性梅毒。乙型病毒性肝炎携带者孕妇孕期注射乙肝免疫球蛋白阻断乙肝母胎垂直传播。

胎儿内分泌疾病及代谢性疾病：先天性肾上腺皮质增生是一种常染色体隐性遗传疾病，95%患者由于 21-羟化酶缺乏，皮质醇合成受阻，反馈性导致雄激素分泌过多，即可使女性胎儿在孕早期发生男性化畸形。有研究报道显示此类病人在妊娠早期如过给予口服或羊膜腔内注射地塞米松，85%患儿可以完全消除男性化症状，且有生育可能。母体摄入可引起甲状腺肿物质或其自身免疫性等所致胎儿甲状腺疾病或胎儿先天性甲状腺功能缺陷的发生率约 1∶4000～1∶40000。如患 Graves 病的母亲，胎儿易发生甲状腺毒症，死亡率可高达 25%。因此，孕早期应在医师的指导下口服抗甲状腺药物治疗。胎儿甲状腺功能减退时，母亲口服胎盘通过率较高的甲状腺素 T_3 衍生复合物治疗，可有效缓解甲减导致的胎儿甲状腺肿大。孕期应用大量维生素 B_{12} 可以预防维生素 B_{12} 缺乏所引起甲基丙二酸血症，它是一种遗传性代谢疾病，几乎所有新生儿出生后都发生严重脱水、酸中毒等。

胎儿神经管畸形：备孕及孕早期小剂量补充叶酸可以有效降低胎儿神经管畸形的发生率。

细小病毒 B_{19} 感染：妊娠期妇女接触细小病毒 B_{19} 可经过胎盘引起宫内感染，其中感染率高达 33%。孕 10～20 周感染，可使 10%的孕妇发生胎死宫内，而孕晚期感染多对胎儿造血系统造成影响，导致胎儿贫血、非免疫性水肿、心力衰竭等。动物实验证明 B_{19} 病毒有较强致畸作用。因此，应重视孕期 B_{19} 病毒感染的筛查，母体 B_{19} 抗体提示阳性，可行脐带血检查诊断胎儿是否有感染。有报道显示经母体静脉注射免疫球蛋白对 B_{19} 感染致贫血有良好疗效。

治疗胎儿心律失常 ：妊娠期胎儿心律失常是常见的现象，约占整个妊娠的 1%～2%，常见胎儿心律失常有异位早搏，窦性心动过速（＞180 次/分）、窦性心动过缓（＜100 次/分）及室上性心动过速、完全性房室传导阻滞、房扑、房颤等。胎儿心律失常一般不影响胎儿血液循环，当胎儿心动过速（心率＞200 次/分）和心动过缓（心率＜50 次/分）时，才导致胎儿心衰及胎死宫内等并发症，因此对于严重的胎儿心律失常常常需要积极进行宫内干预。目前治疗胎儿伴有心衰的室上性心动过速首选的一线药为地高辛，然而合并胎儿水肿时，可明显降低药物的胎盘通过率。Vergani 等研究表明对于 70%～80%的非水肿胎儿，母体平均应用地高辛 3 天即有效，对于水肿胎儿，则使用药物治疗时间相对延长，平均约需 12.5 天，然而需要注意的是给予地高辛负荷剂量治疗之前应对母体进行心电图检查，并且用药期间对母体进行心电监护，防止洋地黄中毒。胺碘酮可迅速持久地转复室上性心动过速，但容易引起胎儿甲状腺功能减退及胎儿宫内发育迟缓。另外，作为二线药物的奎尼丁、维拉帕米、氟卡尼及索它洛尔等因其副作用较大，临床一般应用较受限。

2）经羊膜腔给药：针对胎儿宫内治疗，与母体药物治疗相较，羊膜腔穿刺效果更佳。羊膜腔内注入药物后，胎儿可通过羊水的吞咽，经胃肠道或经胎儿皮肤吸收药物。①促胎肺成熟 对于医源性早产的胎儿一般经羊膜腔穿刺应用地塞米松 10mg，吸收迅速，并且不抑制母体免疫功能，同时还可检测/相应指标进一评估胎肺成熟度，指导临床治疗效果。②纠正胎儿酸中毒 胎儿宫内缺氧时常出现各种酸中毒，由于碳酸氢钠不易通过胎盘屏障，故母体给药较难纠正胎儿酸中毒，研究表明胎儿窘迫时羊膜腔注入碳酸氢钠 40～100mmol/L，可治疗胎儿酸中毒。③胎儿生长受限（FGR）胎儿生长受限常与胎盘功能障碍有关，胎盘功能障碍时，经胎盘向胎儿体内转运营养物质减少，经羊膜腔穿刺给予氨基酸等营养物质，能够减少 FGR 的发生。④宫内感染 胎膜早破时易并发宫内感染，经羊膜腔给予抗生素可及时提高羊水中抗生素浓度，使得胎膜早破的宫内感染率下降。⑤胎儿甲状腺机能减退 对于甲状腺功能减退者，孕 29 周时经羊膜腔注入 250～500μg 左旋甲状腺素钠，间隔 7～10 天 1 次，可纠正胎儿甲状腺机能减退。⑥羊膜腔灌注胎膜早破、羊水过少时易导致脐带受压出现胎儿窘迫及羊水污染，羊水重度污染时 1%～3%胎儿可发生胎粪吸入综合征，严重威胁胎儿安全。羊膜腔灌注，通过宫颈口将宫腔压力管置入羊膜腔内再注入生理盐水；经腹直接行羊膜腔穿刺灌注生理盐水，补充了羊水量并置换污染的羊水，改善了胎儿的生存环境。

（2）胎儿宫内基因治疗：宫内基因治疗是近年来的新进展，目前尚处于动物试验阶段。血友病、假性肌营养不良、镰状细胞贫血等基因缺陷性疾病等均属于适应证。理想的结果是可以获得转入基因的长期表达，进而纠正胚胎早期的基因缺陷，达到预防疾病或减轻疾病的目的。在动物模型中目前主要使用的载体有：腺病毒载体、非病毒载体、逆转录病毒载体。通过载体直接输入胎儿脐带、气道及羊膜腔等，从而感染胎儿细胞，使其获得正常基因。另外，也可将载体转录入靶细胞，多采用胎儿造血干细胞，然后将遗传修饰过的靶细胞自体移植回胎儿体内。宫内干细胞治疗及基因治疗为一些先天性疾病的治疗开拓了广阔的前景。

5. 胎儿外科手术治疗　1963 年，Liley 首次成功地对 1 例溶血胎儿进行宫内输血治疗。1982 年，在国际胎儿医学和外科学会上 Harrison 明确指出了胎儿手术的适应证，包括胎儿脑积水、先天性膈疝、胎儿肾盂积水。同年，Harrison 和同事将开放式胎儿手术应用于临床。随后，学者们经过大量的动物实验，加之影像学、外科学等诸多技术的进步，使得胎儿手术由实验研究一步步逐渐走上临床。胎儿外科手术主要分为胎儿宫内手术治疗和产时外科手术，前者主要包括开放性胎儿手术（surgery）、胎儿分流术（fetal shunting procedure）、胎儿镜手术（fetoscopic surgery）、胎儿心脏治疗（fetal cardiac intervention，FCI），后者主要包括子宫外产时处理（EXIT）、完全胎盘支持的产时胎儿手术（operation on placental support，OOPS）及断脐后产房外科手术（in house surgery，IHS）。

（1）胎儿宫内手术：对于考虑需要胎儿外科手术治疗时，必须全面、详细地了解病情以及动物模型实验证明胎儿外科干预治疗的可行性，还要明确胎儿异常诊断及疾病严重程度，术前是否对胎儿结构及器官功能进行了全面的排查，有无及时排除染色体异常、宫内感染或合并其他畸形等。

决定手术治疗者，加强医患沟通，充分告知利弊，孕妇及家属自主选择，做到符合生命伦理。临床医师要充分评估母婴耐受度，并结合医疗经济条件，术前充分评估胎儿重要器官功能。经过多学科医师会诊，包括影像科、遗传科、产科、麻醉科、新生儿科、手术室等，确保人员技术上的可行性及器械的先进性，共同制定诊疗计划，选择合适的手术时机进行手术治疗。

1）胎儿镜手术（fetoscopic surgery）：是指在不切开子宫的情况下使用腔镜技术对胎儿进行宫内手术。胎儿镜具有诊断和治疗双重作用，最早临床使用胎儿镜的主要目的是为了检查胎儿畸形。近年来，胎儿镜的临床应用已经从产前诊断过渡为宫内治疗，用于治疗复杂性单绒毛膜双胎疾病、羊膜带综合征、先天性膈疝、骶尾畸胎瘤及胎盘绒毛血管瘤等，可有效地缓解病情，延长孕周，提高胎儿生存率，同时具有对母体创伤小、流产率较低等优势，临床还可应用于唇裂修补、心脏缺损修补非致死性畸形的治疗。①双胎输血综合征（TTTS）：在单绒双胎中的发生率约 9%～15%，是单绒双胎常见的严重并发症，目前，TTTS 的病因尚不完全清楚，较为公认的说法为双胎存在胎盘表面血管交通支，并且血液交换不平衡是病理基础。未经治疗死亡率可高达 80%，而在存活胎儿中，10%～30%胎儿发生神经系统异常。目前，孕 18～26 周的Ⅱ～Ⅳ型 TTTS 首选胎儿镜下选择性激光凝集术（feto scopic selective laser photocoagulation，SLPC）阻断血管间吻合支，来减少胎儿死亡和长期的神经功能缺损的发生，但前壁胎盘患者不宜超过 24 周。②双胎贫血-红细胞增多症（TAPS）：单绒双羊中自发发生率为 3%～5%，多发生于孕 26 周后，可予以宫内输血，或行激光凝固胎盘血管吻合支，改善其中一胎贫血症状，并延长孕周；必要时行选择性减胎术。③选择性胎儿生长受限（sIUGR）：临床中不易与 TTTS 相鉴别，在单绒毛膜双胎中的发生率约为 11%～14%，但 sIUGR 的临床表现更多样化，在治疗上难于 TTTS。其合并神经系统损伤的概率远大于双绒毛膜双胎，临床上主要采用期待治疗、选择性减胎术等方法。选择性减胎术适用于Ⅱ、Ⅲ型，主要采用胎儿镜下脐带结扎、脐带激光凝固和双极电凝术，直接阻断胎儿间的血流，保全生长胎儿的正常发育，治疗后的胎儿生存率较高；胎盘血管激光凝固术：由于 sIUGR 通常不合并羊水过多，放置胎儿镜，只能看到一侧胎儿的胎盘份额，且羊膜隔漂浮于羊水中影响视野，因此操作技术难度较大。④双胎反向动脉灌注综合征（TRAP）：占单绒毛膜双胎的 1%，其治疗以胎儿镜下无水乙醇栓塞、脐带激光凝固、射频消融、脐带结扎和双极电凝术等为主，阻断畸胎儿的血供，其中前三种技术的临床应用相对较广泛。⑤发育不均的单绒毛膜双胎：当一胎即将胎死宫内时，可行胎儿镜下脐带结扎或凝结术，预防另一胎神经系统发育异常。⑥先天性膈疝（CDH）发病率占新生儿的 1/5000～1/2500，是由于单侧或双侧膈肌缺损，导致腹腔内脏器经膈肌缺损出疝入胸腔，从而引起一系列病理生理变化的先天性疾病，常伴心肺发育异常或其他畸形。目前主要采用胎儿镜下腔内气管阻塞术（fetal endoluminal tracheal occlusion，FETO）进行宫内治疗，主要在胎儿镜介导下对宫内胎儿进行气管球囊封闭。适应证为孕 26～28 周的单胎妊娠，排除胎儿合并染色体核型异常或其他畸形，肝脏疝入胸腔且 LHR（肺面积/头围比值）<1.0。另外，产时干预作为新兴理念，已被应用于胎儿先天膈疝的治疗，即对胎儿进行产时子宫外处理，并以体外膜肺氧合（ECMO）辅助，待呼吸控制平稳后进一步行外科手术治疗。⑦胎儿镜对宫内其他异常的治疗包括：羊膜束带松解术，避免羊膜束带粘连、缠绕胎儿肢体引起胎儿肢体发育异常，甚至缠绕脐带引起胎儿宫内死亡。胎儿镜下激光凝固肿瘤血管治疗骶尾部畸胎瘤胎儿，延缓疾病进展、改善症状。胎儿镜下修补开放性脊髓脊膜膨，保护神经功能，但目前尚处于研究阶段。对前、后尿道瓣膜引起的泌尿道梗阻胎儿，在胎儿膀胱内镜下进行激光消融或机械破坏后尿道瓣膜，解除梗阻，减轻对肾脏的损害。对喉闭锁的先天性高位气道阻塞综合征（CHAOS）水肿胎儿行胎儿镜气管减压术，使胎儿心脏、肺脏、膈肌功能得到改善。对胎盘绒毛血管瘤采用胎儿镜下激光凝固肿瘤的营养血管，减少血管瘤的大小及血流，以减轻症状和延长孕周。

（2）胎儿分流术（fetal shunting procedure）：宫内分流技术始于 20 世纪 80 年代，用于治疗脑积水和肾盂积水，随着胎儿镜、超声影像技术的发展，在治疗胎儿胸腔积液及泌尿系统梗阻等疾病上，存活率得到了较大提高，疗效已被多数人认可，其主要通过引流管从胎儿体内将液体引流至羊膜腔，改善液体积聚对胎儿器官的压迫，从而促进胎儿心、脑、肺等重要脏器的发育。但是对于脑室进行性扩张的胎儿，为防止脑实质进行性的受压萎缩，在孕 24～27 周超声引导下行脑室羊膜腔分流术，待胎儿成熟后适时终止妊娠，再行根治性手术，但多中心的资料研究显示，胎儿脑积水的宫内分流术对改善胎儿的预后效果并不理想，这也成为近年来阻碍发展羊膜腔分流术的主要原因。

1）泌尿系统梗阻：90%以上的尿道梗阻不需胎儿外科手术，对于肺尚未发育成熟但肾脏发育尚可的胎儿，可考虑在孕 18～26 周行分流术来减低尿路梗阻的压力，期待至出生后进一步行根治手术。膀胱羊膜腔分流有利于预防肾和肺功能发育不全，围生儿存活率可达到 57%～80%。

2）胎儿胸腔积液：胎儿胸腔积液可影响肺部和心脏发育，压迫心脏，增加心脏前后负荷，严重者可导致心衰。单纯胸腔积液不一定需要治疗，但若胸腔积液伴胎儿水肿或羊水过多，可考虑使用胸腔羊膜腔分流术。在绝大多数病例中，胸腔羊膜腔分流术能有效减压。继发胎儿水肿的原发胸腔积液，围产儿的存活率仅 21%～23%，若进行胸腔羊膜腔分流术围产儿的存活率可提高至 57%～75%。

3）宫内分流术的其他应用：用于治疗隔离肺伴发胸腔积液；对 TTTS 羊水过多的胎儿进行羊水减压，改善胎儿胎盘循环；最近也有学者将宫内治疗性分流术应用于胎儿心包畸胎瘤伴心包积液的治疗，并获得了良好的预后，严重的胎儿主动脉瓣和肺动脉瓣狭窄或闭锁可选择在超声引导下作球囊扩张术。

（3）胎儿心脏介入治疗（FCI）：先天性心脏病（CHD）是最常见的出生缺陷之一，发病率在活产新生儿为 0.1%～1.3%。近 20 年来，随着超声显像水平的提高，90%～95%的胎儿心血管发育异常可通过产前胎儿超声心动图检查获得诊断。目前部分严重心血管畸形、胎儿心律失常、心力衰竭的产前干预在临床应用中已获得成功。FCI 分为药物性 FCI（pharmacological FCI）、开放性 FCI（open FCI）和闭合性 FCI（closed FCI）。开放性 FCI 开始于 1986 年 Carpenter 等首次行经皮经胸腔安置胎儿心脏起搏器治疗胎儿心率失常，相对微创，此后，有学者相继研究了胎儿镜下起搏器植入，但未取得实质性进展。胎儿镜作为相对微创的开放性 FCI 方法在胎儿心脏介入干预中已有研究，在某些关于胎儿镜开放性 FCI 报道中，各别病例有相对理想的结局，但其风险需进一步评估。闭合性 FCI 采用超声引导下经皮、子宫穿刺方式进行的胎儿心脏介入手术，目前主要包括胎儿主动脉瓣球囊成形术、肺动脉瓣球囊成形术及球囊房隔造口术或卵圆孔扩张术。起初因为技术、器械及适应证把握等方面尚不成熟，成功率约 30%～50%，随着技术的改进、器械的进步及临床经验积累，闭合性 FCI 的成功率逐步高达 80%左右。值得注意的是，对于大多数胎儿，FCI 是一种姑息性治疗手段，出生后仍需继续治疗。

（4）开放性胎儿手术（fetal open surgery）：“开放”式胎儿外科手术是指切开子宫获得胎儿并进行手术，一般再排除染色体异常或其他畸形的胎儿，对某些危及胎儿生命或不可逆性损害器官功能先天异常，一般在 19～25 周进行开放式的外科干预手术，术后继续妊娠，以提高预后的胎儿期手术治疗方法。由于开放性胎儿手术难度较大，国内开展较少，目前国际上开展此项工作的有费城儿童医院（Children’ s Hospital of Philadelphia，CHOP）、美国加利福尼亚大学（University of California at San Francisco，UCSF）和 Vanderbilt 大学医学中心（Vanderbilt University Medical Center，VUMC）。对于存在致死性先天畸形的胎儿而言，开放性胎儿手术具有明显益处，然而，孕妇却必须承担胎儿手术和剖宫产手术的双重风险，同时可能有早产、胎膜早破、绒毛膜羊膜炎、子宫破裂、胎死宫内、分娩发动前行剖宫产终止妊娠、羊水渗漏等风险。研究表明，行该治疗的 65 例孕妇中 15 例（23%）出现间质性肺水肿。此外，应用开放性胎儿手术的主要用于肺囊腺瘤、骶尾部畸胎瘤、脊髓脊膜膨出等治疗。①先天性肺囊性腺瘤样畸形（congenital cystic adenomatoid malformation of the lung，CCAM）是由于终末呼吸支气管过度生长形成的良性肿物，其内缺乏正常肺泡组织导致多单叶或单侧肺受累，引起纵隔移位、胎儿水肿、肺部发育不良、新生儿呼吸困难等致死性病变。CCAM 约占先天性肺部疾病的 25%，其中也有 15%～20% 的 CCAM 患儿可随孕周的增加包块缩小或消失，不需要外科干预。根据病变大小及受累程度不同，采用不同的手术方式，如对于单个较大囊肿，可以采用胸腔羊膜腔分流术缩小病变范围。有人对费城儿童医院进行胸腔引流术的囊性 CCAM 患儿进行了回顾性研究，结果表明，对于羊水过多、肺功能进行性下降或合并水肿的患儿进行引流术后其生存率高达 74%。然而，该项技术也存具有一定的潜在隐患，如引流管脱落、堵塞、胎膜早破、早产等。②肺叶切除术 当肺部有实性病灶进行性增大并可引起胎儿并发症的囊肿存在时，如出现胎儿肺组织、心脏受压、纵隔移位或胎儿水肿时，一般在孕 32 周前可考虑予以开放式外科手术治疗，延缓病程、进一步促使胎肺充分发育；≥32 周以后，多考虑应用产时子宫外处理技术治疗。研究表明，CCAM 未合并胎儿水肿的预后较好，尽管未予产前外科干预，其存活率甚至可达 98%。CCAM 合并水肿胎儿术后存活率为 68%；而无水肿表现的 CCAM 胎儿存活率为 100%，由此可见胎儿水肿是 CCAM 患儿是否采用宫内治疗的标准之一。③骶尾部畸胎瘤（sacrococcygeal teratoma，SCT）是胎儿及新生儿最常见的肿瘤，发病率约约 1/35000～1/40000，具有潜在恶性，恶性畸胎瘤预后差，死亡率高。较少合并染色体异常及其他畸形，可能因为较多血液流向肿瘤，即所谓的“盗血”现象，进而增加胎盘厚度、胎儿贫血，大量血液分流致使胎儿继发性心力衰竭。对于这类胎儿，宫内干预为首选治疗方法，其指征为妊娠小于 28 周前，已出现巨大胎盘和胎儿水肿，且无母亲镜像综合征（maternal mirror syndrome，MMS），即孕妇出现与胎儿损伤相近的临床症状，如外周水肿等。目前的手术方式包括：开放性手术、经皮超声引导下射频消融（RFA）、胎儿镜下激光阻断肿瘤血供。④脊髓脊膜膨出（myelomeningocele，MMC）是中枢神经系统先天性畸形最常见的疾病，发生率 1/3000～1/2000。主要是由于神经管未闭或闭合不全导致椎管缺损，使得神经基板和（或）脑膜膨出突入脊管内，脊髓直接暴露在子宫环境中，损害脊髓，导致严重的终生残疾、脑积水、膀胱功能障碍、截瘫以及其他神经功能异常症状。目前已有胎儿镜下手术成功的报道，但总体成功率仍较低。美国国立卫生研究院（National Institutes of Health，NIH）收集了 2003～2010 年共 183 例病例，开展了一项多中心、前瞻性随机临床试验，结果表明：宫内开放性手术修复 MMC 在保护胎儿神经功能、降低脑积水及预防脊神经功能损害的同时，可以增加胎膜早破、早产、败血症以及子宫破裂等并发症的发生。2008 年，有学者报道了在胎儿镜下应用 gortex 补片修补 MMC 进而保护暴露脊髓，但较开放性手术的优越性还有待探究。

（5）产时外科手术（fetal EXIT procedure）：产时外科手术是介于胎儿手术与新生儿手术之间的一种手术方式，其中产时胎儿手术（operation on placental support，OOPS）是指保持胎儿胎盘循环的情况下，直接对出生缺陷进行手术治疗；子宫外产时处理（exuterointrapartum treatment，EXIT）即在保持胎儿胎盘循环的同时去除阻碍胎儿呼吸的诱因；产房外科手术（in house surgery，IHS）是指畸形患儿在一旦产房分娩后（包括剖宫产）立即在产房内进行早期外科干预。产时外科手术与胎儿宫内手术相比，避免了开放式胎儿手术所致的羊水渗漏、感染、胎膜早破、子宫破裂等严重并发症；同时与传统的新生儿手术相比，明显降低了外来感染机会；简化术前准备，胃肠道气体少，为腹壁缺损或消化系统梗阻疾病手术提供了有利条件；及早处理，去除病因，中断病情继续发展；保持胎盘循环，为开通气管插管或切开争取了时间；术中可保存脐血，为胎儿后续治疗备血，甚至储存以备日后干细胞移植，避免输血反应；另外胎儿切口瘢痕小，比较美观，相对减轻父母的精神痛苦。产时外科手术的基础是一个多学科协作的团队，包括产科、新生儿科、影像科、遗传科、麻醉科、手术室等等，不仅需要专业知识扎实、临床技能娴熟的医师，同时需要具备先进的器械设备。

目前产时外科手术（fetal EXIT procedure）的临床应用 ①颈部肿物（颈部畸胎瘤、淋巴管瘤等），由于胎儿巨大颈部肿物可以压迫气道，导致胎儿出生过程的呼吸窘迫甚至窒息。在维持胎盘循环的基础上，产时胎儿手术建立人工通道通气，待患儿生命体征平稳后再处理肿物。国内外关于此疾病的报道很多，应用 EXIT 明显改善胎儿预后。有学者报道 17 例巨大颈部畸胎瘤的胎儿在出生过程中行 EXIT，期间无一例死亡。于 2008 年中国医科大学附属盛京医院在剖宫产术中行 EXIT 后完成了 1 例颈部淋巴瘤胎儿的诊治，新生儿科行颈部肿物切除术，且患儿恢复良好。②先天性气道梗阻性疾病（congenital high airway obstruction syndrome，CHAOS）是一类罕见的胎儿先天性疾病，包括外源性压迫和内源性闭锁，引起气管阻塞及喉部的畸形或异常。其病理类型有喉闭锁、气管闭锁及狭窄、喉部囊肿等，影像学改变均为肺部和远端的气道扩大、膈肌外翻、胸腹腔积液等。CHAOS 的手术方法与颈部巨大包块的处理原则基本相同，旨在 EXIT 下去除梗阻气道的诱因。③对于膈疝，出生时可采用 EXIT 联合的产时胎盘支持的膈疝修补术，保障通气，出生后立即行产房外科或维持胎盘循环下根治手术。目前，国内尚无重症先天性膈疝患儿接受产时胎儿手术的成功案例报道，但是产时胎儿手术能提供一种新的治疗选择，避免新生儿窒息及出生时哭闹而导致的腹压增高而加重病情。肺隔离症是指正常肺叶中某肺叶或肺段中缺乏正常的肺组织及气管结构，生后可出现反复发作的肺部感染，与颈部肿块的手术相比，维持母儿胎盘循环状况下的肺部手术难度较小，根据不同孕周采用不同治疗措施，≤孕 32 周前采用激光、栓塞或射频等介入治疗，必要时可行开放性胎儿手术治疗；≥孕 32 周，考虑终止妊娠，同时行产时胎儿手术；如果孕期病变进展缓慢，大多数患儿可选择出生后择期手术。对于先天性肺囊性腺瘤样畸形伴水肿病例，有学者建议孕周≥32周应考虑终止妊娠，以减少胎死宫内的风险，可选择EXIT支持下行肺叶切除。④腹部异常　腹裂是一种少见致命性畸形，随着肠管外置时间的延长，感染机会随之加大，并且管腔积气及肠管水肿进行性加重，不仅增加复位难度，同时新生儿面临着水电解质失衡紊乱等风险，导致手术治疗的最佳时机。此外，腹裂患儿治疗的成功率高，一旦确诊，应尽快施行手术，具备产时胎儿手术的良好适应证。脐膨出同样也是一种腹壁缺损，为腹部中线（包括肌肉、筋膜和皮肤）缺损，胎膜包裹内容物突入脐带内，围产期死亡率高，治愈本病的唯一措施就是手术治疗。同样，产时胎儿手术减少了膨出物在外界空气中的暴露时间，减少感染、肠穿孔、坏死等并发症的发生，且胎儿胃肠道内容物较少，使手术难度降低，大多数新生儿预后良好。

6. 胎儿宫内治疗的展望　我国的胎儿医学仍然处于初级阶段，技术尚不成熟，尚需积累更多的经验，临床开展胎儿外科或产时外科手术，涉及母体及胎儿两方面的安全，因此，必须严格控制手术适应证，同时需掌握病例的筛选，谨遵尽可能地降低孕妇、胎儿手术风险的基本原则。目前随着微创技术的迅速发展和产前检查监测手段的不断提高，胎儿疾病医学伦理观念的进步与转变，先天畸形患儿增多以及患儿家属对生活质量的要求的不断提高，相信胎儿外科及产时、产房外科手术将有更大的发展空间，同时也需要各级医院、各个科室团结协作，收集更多的随机临床病例研究数据，相信将来胎儿外科治疗的有效实施必将为胎儿医学的发展带来广阔的前景。

第十一章　胎儿出生缺陷的预防

出生缺陷（birth defents）是指胎儿出生前就存在的结构、功能或代谢方面的异常，包括解剖结构畸形、功能不全、生长发育障碍、代谢异常。全世界每年至少有 330 万 5 岁以下儿童死于出生缺陷，出生缺陷是全球性重要人口健康问题。在中国，每年因神经管畸形造成的直接经济损失超过 2 亿元人民币，先天愚型的治疗费用超过 20 亿元人民币，先天性心脏病的治疗费用高达 120 亿元人民币。出生缺陷给家庭及社会经济造成了沉重的负担。我国将“控制出生缺陷，提高出生人口素质”列为基本国策之一。因此，有效干预出生缺陷，减少缺陷儿的出生，进一步提高出生人口素质，刻不容缓。

第一节　胎儿出生缺陷预防

预防出生缺陷，提高出生人口素质，已经成为我国新时期社会主义现代化建设的重要工作内容。探求出生缺陷发生的特点，寻找出生缺陷高发人群，为有效降低出生缺陷发生率提供理论支撑，是人口健康研究领域的一个重大课题。明确出生缺陷的影响因素及流行病学是有效干预出生缺陷的依据。世界卫生组织在 1999 年提出了出生缺陷的“三级预防”策略。随着医学研究的深入和医疗技术的进步，三级预防的具体内容也逐渐丰富。预防出生缺陷任务十分紧迫，出生缺陷时时刻刻都在发生，而广大群众对出生缺陷预防与优生优育保健知识十分缺乏，对生育危险的认识认知及预防能力比较差，社会上还没有形成一种积极有效的预防机制，一级预防还没有得到重视。因此，针对年龄、性别、职业、社会经济文化状况、教育程度、居住地等特点，在一级预防中对这些育龄人群进行指导和健康教育。大力提倡婚前检查，宣传优生优育知识，劝告 35 岁以上妇女规避生育风险，避免高龄妊娠。因为女性从 35 岁以上卵巢功能开始衰退，所以过晚或过早生育都会增加出生缺陷发生风险，因此男女双方最好选择在最佳的生育年龄生育。女性的最佳生育年龄是 24～29 岁，同样男性年龄过高，也会有发生出生缺陷的风险。由此看来，年龄是生育很重要的因素之一，加强婚前、孕前检查与保健，重点加强宣传教育，尤其是高龄夫妇，要避免生育可能发生的风险。重男轻女的观念从几千年的封建社会到今天，尤其在贫穷落后的农村已根深蒂固，宣传教育男女平等观念，杜绝性别选择人工流产，促进人口健康均衡发展。若夫妇一方或双方有从事接触有毒有害物质的工作，如印刷、装修，与农业耕作相关的如接触农药、化肥等，这些有毒有害物质都有可能诱发出生缺陷，尽管其作用机制目前尚不清楚，但越来越多的证据表明有毒化学物质在导致生殖功能异常中起着重要的作用，所以建议怀孕或备孕的夫妇们慎重考虑，暂停或调离与有毒有害物质频繁接触的工作，避免伤害。脱贫，加强经济建设，政府给人口出生缺陷家庭尤其是农村贫困人口家庭给予一定的医疗救助，从经济上改善出生缺陷家庭缺钱的困境，相应也加大对治疗出生缺陷医疗机构资金、技术、人力的投入。城市地区的工业污染是引起出生缺陷的重要原因，现在中国农村地区的污染不亚于城市，一些污染严重的工厂比如：造纸厂、印刷厂、电厂都建在市郊或农村周边，直接影响群众的身体健康，农村的农药污染也是出生缺陷存在的诱因之一。农村地区妇女由于居住环境及生活条件的限制，接受孕期保健知识的水平及自我保健的意识都低于城市妇女，所以应加强城市农村环境、文化建设，为预防出生缺陷提供有利的大环境。提高人口尤其是贫困落后农村地区的文化教育水平，在教学课本中渗透疾病预防的内容，加强农村贫困人口的健康教育，在社区中加大出生缺陷疾病预防的宣传。所以通过组织性系统性强的教育活动，鼓励人群主动积极自觉地接受有益于健康的生活方式和行为，健康教育可以在思想根源上摒除和减少引起缺陷的因素，对预防疾病、促进健康和生活质量的提高有重要作用。采用健康教育的方式可以促使教育水平低的人从生活中的点滴做起，以预防出生缺陷疾病。这也并不是说教育水平高的人就不会有出生缺陷问题，它是指教育水平高能更容易地接受运用预防出生缺陷的知识，从而减少危险因素。出生缺陷预防体系包括一级预防、二级预防、三级预防。

（一）一级预防

一级预防又叫做病因预防，是通过采取措施消除出生缺陷发生的病因，遏制有害健康的因素，并对人群进行旨在提高卫生知识水平的宣传教育，采取各种增进健康的措施。因此，第一级预防的工作内容可以概括为两个方面：一是保护空气、水体、土壤、植物等自然资源，通过制定一系列的制度和标准预防和消除环境污染，达到改善和建立生产和生活的安全环境；二是通过全社会倡导健康的生活方式、通过健康教育的宣传、自我保健活动的开展等方式使人们的卫生知识水平普遍提高，以达到增进机体健康的目的。因此，第一级预防可以看做是社会健康生活方式的一部分，需要政府、社区、非政府组织从社会舆论、政策制定、工作作风、公众参与等方面加以引导和提倡。

1993 年世界卫生组织（WHO）将致畸信息服务（induce teratogensis information services，ITIs）列为出生缺陷的一级预防措施之一，为医学咨询提供了科学依据。目前采用孕前——围孕期保健的危险因素评估、孕前咨询和健康促进、知情选择和干预行动的新模式。预防出生缺陷已得到我国政府和许多研究人员的认可，发挥一级预防措施的作用可有效地预防、减少出生缺陷和先天残疾儿童的发生，包括婚前检查、遗传咨询、选择最佳的生育年龄、孕期合理营养、预防感染、谨慎用药、戒烟戒酒、避免接触放射线和有毒有害物质等。

1. 孕前一围孕期保健的危险因素评估

（1）遗传因素：目前认为遗传因素占出生缺陷风险因素的 20%～30%，有家族遗传史的子代患出生缺陷的风险较高。遗传性疾病分为染色体疾病、单基因病和多基因病。染色体疾病如特纳综合征、21-三体综合征；单基因病如地中海贫血、苯丙酮尿症以及葡萄糖 6-磷酸脱氢酶缺乏症（C6PD）；多基因病除为多个基因的累加效应外，尚与环境因素密切相关。许多常见的先天性畸形、慢性疾病均为多基因病，如神经管发育不良、唇腭裂、先天性心脏病、高血压等。

（2）环境因素：出生缺陷除了遗传因素以外，环境因素的影响也非常重要，约占 10%。环境因素包括物理因素、化学因素与病原体因素。射线特别是增加照射剂量，可以引起胎儿发育畸形、死亡、白血病以及其他恶性肿瘤，越是在妊娠早期，这种危害就越严重；研究表明铅具有生殖毒性、胚胎毒性和致畸作用，且铅的毒性作用存在剂量-效应关系，妊娠期高水平铅暴露可造成不孕、流产、胎儿畸形，即使是低水平铅暴露仍可影响宫内胎儿的生长发育过程，造成畸形、早产和低出生体重等危害；目前已确定对人类胚胎有致畸作用的生物因子有风疹病毒、巨细胞病毒、单纯疱疹病毒、水痘病毒、梅毒螺旋体、解支原体、弓形虫等。出生缺陷大多数是遗传因素和环境因素相互作用的结果，这两种因素兼并及原因不明占 65%。

2. 婚前、孕前、围孕期保健与咨询　目前针对全民的优生优育教育包括提倡婚前检查、开展生殖健康、遗传优生咨询、普及优生科学知识。婚前保健是提高出生人口素质的基础保健工作，在婚检所发现的疾病集中为生殖道炎症、内科疾病、法定传染病及少量的严重遗传病和精神病。通过卫生咨询帮助服务对象转变不利于生殖健康的行为，患有感染性疾病以及性传播疾病者应积极治疗。对在发病期的精神病患者或在指定传染病的传染期，应劝告其暂缓结婚。通过孕前干预措施，使得计划妊娠夫妇了解自己的健康状态，及可能引起出生缺陷的因素，劝告其采取良好的生活方式，如：戒烟、避免饮酒和饮用浓咖啡，避免职业中接触对妊娠构成风险的有害物质，补充必要的蛋白质、维生素和微量元素，食用加碘盐等。对于计划妊娠的女性如年龄＞35 岁，告知其有孕育唐氏综合征出生缺陷患儿的风险，必要时可在孕早期行染色体检查。对于家族中以及本人或曾经孕育过出生缺陷患儿的女性提供预防信息，发现、治疗和预防感染，通过控制某些疾病（如糖尿病、癫痫）使女性达到最佳的健康状况，孕前筛查常见的退行性疾病等。特殊的干预措施包括补充叶酸，接种风疹疫苗等。1999 年在中国进行的一项研究表明，孕前服用叶酸 0.4mg 直至妊娠第 3 个月的孕妇，神经管发育不良的发生率在北方和南方分别为 1%和 0.6%；而没有服用叶酸者，两地的发生率分别为 4.8%和 1.0%。

在源远流长的历史长河中，中国预防疾病的认识、知识相对缺乏，人们得病了才到医院进行治疗，没有认识到主动积极预防疾病的重要性，以前的传统是这样，现在也是这样，人们缺乏健康检查的意识，健康教育与公共教育不到位，因此越来越多的人不重视孕前检查，对出生缺陷干预重要性认识不足，还没有充分认识到家庭所生缺陷子女会带来不同程度的灾难。因此，自我保健意识认识不足，积极参与预防出生缺陷和其后续的干预措施是不会有序高效地进行的。而来自经济和文化不发达农村地区的流动育龄人群一般受教育水平较低，孕产妇和儿童保健、优生优育知识、认知水平甚至更贫乏，女性中的许多人根本就没有在孕前和怀孕期间去医院产科检查的意识，孕产妇和儿童利用卫生保健的比例是非常低的，不利于实施干预，造成死胎、死产的概率增高，增加了难产的风险和缺陷儿的发生。尖端医疗科技成果缺乏应用不利于一级预防深入实施。21 世纪是生物技术快速发展的时期，特别是人类基因组计划将破解约 10 万个基因密码，对人体密码解锁并对所有的人类基因组绘制地图，其中约 5000～10000 疾病或遗传缺陷的疾病基因找到相应的基因位点，如地中海贫血、杜氏肌营养不良症、囊性纤维化、先天性耳聋、白化病、血友病、视网膜母细胞瘤等，当条件成熟时，对这些遗传疾病进行诊断，如中国残疾人群听力残疾 2780 万，在所有的残疾类型中排名第一，占百分比为 34%，而耳聋基因在正常听力人群携带率为 5%，因药物性导致耳聋基因携带率为 2%，如果能做到更多的聋儿出生人口筛选，是可以避免孩子耳聋的；先天性心脏病的发病率在新生儿中是 6%～8%，出生过先天性心脏疾病孩子的或患有先天性心脏疾病的夫妇当事人应对这种高风险疾病进行疾病筛查，避免生育先天性心脏疾病的儿童，然而，这些技术在出生缺陷一级预防筛查中的应用并不普遍，遗传诊断费用还是很贵的，做育龄人群的普遍筛查还不够现实，需要政府和卫生系统的支持才能更好地将尖端的医学科技成果应用到出生缺陷预防中来。

预防出生缺陷，涉及很多前沿的学科，涉及生殖遗传学、生物学、社会学、人口学等学科，因为涉及出生缺陷的知识比较前沿，很复杂，涉及学科多，难度大，即使是专业研究人士也较难完全全面掌握它，这不利于预防知识的传播与宣传。一级预防技术人员专业水平的高低影响我国计划生育工作是否高质量、高效率的进展，基层工作直接面对广大育龄群众，融宣传教育、知识普及、咨询指导、技术服务、群众工作为一体，集管理与服务为一身，这些技术人员是出生缺陷一级预防的具体实施者，但有调查表明基层计划生育工作者其中 68%的计划生育专干只具有高中和中专文化水平，有关出生缺陷干预知识知晓率还很低，优生咨询、高危人群指导、孕前实验室筛查工作基础还相对薄弱。

（二）二级预防

二级预防也就是指临床前预防，是预防出生缺陷患儿出生的第二道防线。又叫做“三早”预防，即早发现、早诊断、早治疗。它是发病期所进行的防止或延缓疾病发展的主要措施。一些遗传性出生缺陷的预防，也是属于第二级预防的范畴，除了通过遗传咨询，宣传不要近亲婚配外，还可以进行产前诊断，通过这样来预防遗传病患儿的产生。出生缺陷第二级预防目标是避免出生婴儿的损伤，将受到损伤的婴儿的临床症状降到最小。

二级预防是在已怀孕以后进行的，就是孕早期保健，合理营养、进行早孕期、中孕期的联合产前筛查，包括先天愚型等染色体异常的血清学筛查；B 超大畸形筛查等，针对高危产妇还有羊水穿刺、脐血穿刺进行染色体核型分析或 SKY 等检测。对于一些因环境因素或遗传环境因素相互作用引起的先天性心脏病、脑积水，脊柱裂通过 B 超大畸形筛查诊断率也很高，但影响因素很多，孕周是否合适，腹壁厚度，超声技术人员的经验等都会影响产前诊断。随着近年来产前诊断技术的日益进步，越来越多的出生缺陷可以被检测出来，但都需要准妈妈们加强孕早期保健，尽早去产检建卡，以便在最佳孕周、最合适的胎儿体位对胎儿进行全面评估。

二级预防最核心内容是产前筛查与产前诊断，其目的就是对妊娠女性做到三早产前筛查，即开展群体筛查，利用生物检测技术，筛查与出生缺陷发生有关的危险因素并进行相应的治疗。产前诊断对主要出生缺陷都具有较高的诊断率，对减少缺陷儿出生有明显作用。一是建立和完善产前诊断服务机构，提高高危孕产妇产前诊断服务能力建设；二是建立健全基层产前筛查网络，及时对需要的高危孕妇进行转诊；三是规范并提高产前超声检查技术，使孕妇能够在孕期接受规范的产前超声检查。此外，还应重点配备县级医疗保健机构的检查诊断设备，如三维 B 超及检查技术培训，让孕妇能接受一次高质量的产前超声检查，防止畸形胎儿的降生；四是对有指征的孕妇建议羊水及脐血检查。如目前广泛开展的唐氏综合征的筛查与诊断、妊娠期糖尿病的筛查、巨细胞病毒、风疹病毒、弓形体感染的检查等。产前诊断主要通过遗传学检测和影像学检查，对高风险胎儿进行明确诊断，通过对患胎的选择性流产达到胎儿选择的目的。实践证明，由于出生缺陷病因复杂，产前诊断非常重要，它能对一些严重致死畸形早期做出诊断，使患者适时终止妊娠，减少缺陷发生。而超声检查作为一种普及技术，无损伤，可反复操作，易被初孕妇接受，在出生缺陷的产前诊断中有重要的作用。提高产前诊断水平和超声检测水平，尽早发现畸形，及早终止妊娠，这对降低出生缺陷具有重要的意义。由于医疗技术的不断进步，产前诊断的方法得到很大发展，像植入前遗传学诊断、核磁共振等方法逐渐被引入到产前诊断中，目前成熟的产前诊断技术有：超声检查、羊膜腔穿刺、绒毛膜活检、脐静脉穿刺。在产前可以筛查和诊断的疾病也越来越多，目前可以实施的项目包括神经管缺陷、心脏畸形、唇腭裂、21-三体综合征、地中海贫血、先天性风疹综合征、ABO 新生儿等。

二级预防主要方法是在孕期内通过产前筛查及高风险人群羊水染色体检测、影像学诊断等技术手段，做到对出生缺陷早发现、早诊断和早采取措施。对 35 岁以上孕妇；夫妇之一有染色体异常（数目或结构异常）或生育过染色体病患儿的孕妇，特别是表型正常而有染色体异常的携带者；有脆性 X 综合征家系的孕妇；夫妇之一为某种单基因病患者，或曾生育过某一单基因病患儿的孕妇；夫妇之一有神经管畸形或生育过开放性神经管畸形儿的孕妇；有不明原因自然流产史、堕胎史、死产或新生儿死亡史的孕妇；羊水过多的孕妇；夫妇之一有致畸因素接触史；具有染色体断裂综合征家系的孕妇；具有遗传病家史又属于近亲婚配的孕妇。均应做产前诊断，防止缺陷儿出生。针对二级预防的诊疗策略到底有哪些呢？4～9 周从孕早期开始就建议准妈妈开始行动了，进行一个初步的 B 超评估：一是精确核定孕周，再则是排除宫外孕；若是双胎，这个孕周还可以帮助核实是双卵双胎还是单卵双胎。这非常重要，孕后期很多严重的并发症与单卵双胎有关。10～14 周准妈妈要到医院产检建卡了，这时候针对染色体异常有早期先天愚型的血清筛查和颈项透明层厚度的检测，颈项透明层厚度增加，染色体异常的风险要增加 10 倍。16～20 周针对染色体异常进行三联的血清学筛查。根据筛查结果，综合早期筛查和颈项透明层厚度对结果进行矫正来决定是否要羊水穿刺进行染色体核型分析。18～24 周要进行 B 超大畸形筛查，对胎儿的各个器官，心脏、脑部、四肢、面部进行全面检测。而 B 超畸形筛查时可发现唇腭裂、先天性心脏病、脊柱裂、脑膨出、骶尾部畸胎瘤等许多畸形。28 周足月针对未在生产医院进行产检且有高危因素的准妈妈专门开展了高危超声，以便在对异常随访孕妇进行复测的基础上，由产科专家、遗传专家、儿科专家、B 超及核磁共振专家等组成的多学科联合诊治共同为准妈妈们提供相对完整的诊疗建议。

超声在出生缺陷二级预防中的作用不可替代。目前已成为产前诊断的重要手段之一。超声检查可发现胎儿畸形和微小的形态结构改变。为了提高产前超声检查质量，减少缺陷儿的出生。超声检查内容①常规超声检查，确定胎儿方位，测量胎儿多项生物指标，包括头围、双顶径、腹围、股骨、羊水量最大深度及指数、胎盘位置等，同时对胎儿主要脏器包括心脏、脑、肝、肾、膀胱、腹壁等进行形态学观察，对胎儿严重致死性畸形进行粗略筛查。②系统超声检查，以筛查胎儿畸形为目的进行全面的、系统的超声检查。主要观察胎儿重要器官的形态结构，以便发现胎儿严重致死或严重致残性畸形。检查内容包括胎儿头部、四肢、颜面部、脊柱、胸、腹部、脐带、胎盘等，即对胎儿全身各系统进行细致的检查。观察与测量的标准切面：侧脑室横切面、第三脑室及丘脑的横切面、小脑横切面，面部冠状切面，面部矢状切面、双眼及眼眶横切面，脊柱各段纵横切面，股骨、肱骨测量切面、股骨及胫腓骨横切面或纵切面，双上肢肱骨及尺桡骨横切面或纵切面，双足、双手切面。心脏四腔心切面，左、右室流出道长轴切面，大动脉短轴切面，主动脉弓及动脉导管弓切面，心脏彩色多普勒六处血流测量，腹围测量横切面、双肾横切面、脐孔切面、膀胱两侧脐动脉起始段彩色血流切面，胎盘与宫颈内口关系的切面等。胎儿宫内发育是一个连续的过程，不同孕周超声能发现不同的胎儿畸形，中孕、晚孕期相结合连续检查，能较好地发现各时期胎儿畸形，晚孕期常规超声检查是对系统超声检查工作的延续与补充，以发现中孕期没出现的畸形，以降低漏诊率。在临床检查中，应重视胎儿的动态随诊工作，尤其是以测量值确定胎儿畸形诊断的，应定期观察和随访，如消化道畸形、肾积水、脑室扩张等的超声诊断。作为基层妇幼保健院，孕妇往往来做超声检查时已过了系统超声检查的最佳时期，这时检查者需按照系统超声检查的步骤进行检查，这样可提高胎儿畸形检出率，避免先天缺陷儿出生，对于提高人口素质具有重要意义。

（三）三级预防

第三级预防又叫临床预防，是对疾病患者采取及时有效的治疗措施，来防止疾病的恶化，预防并发症，防止病残，促进健康，延长寿命。第三级预防在出生缺陷和遗传性疾病的预防上，其目标是减轻或避免健康状况的进一步恶化、防止并发症、残疾，以减轻病人和家庭的负担等，一般采取的策略视病人的具体情况而定，三级预防主要是减少残疾率。

三级预防的干预措施主要是新生儿筛查和出生缺陷疾病的治疗。新生儿筛查和产前诊断一样，集中体现了医疗技术的发展，尤其是质谱术的应用，已经使新生儿筛查的疾病超过 30 种。在治疗方面，除了药物如苯丙酮尿症的饮食治疗；先天性甲状腺功能低下的激素补充；葡萄糖石一磷酸脱氢酶缺乏症（蚕豆病）的饮食药物指导等和外科手术治疗如胎儿尿道梗阻经皮下导管胎儿镜膀胱造口术进行分流、对骶尾部畸胎瘤进行开宫肿瘤切除术、胎儿镜血管闭锁手术、导水管闭锁进行脑室羊膜腔吻合术等外，还提倡向残疾儿童提供神经发育方面的治疗，及对濒死患儿进行姑息治疗等。总之，出生缺陷是严重影响人口素质的一个重要因素，给人类社会带来沉重的负担，因此应协调相关部门，各司其职，各尽其责，配合联动，保障新生儿出生缺陷各项干预措施落到实处。

第二节　新危险因素防控

出生缺陷发生的原因比较复杂，但主要的原因可以归结为遗传因素和环境因素。遗传因素包括染色体异常和基因异常。常见的先天愚型就是染色体数目异常，还有染色体结构异常，比如染色体某个区段缺失引起的猫叫综合征，患儿的哭声好像猫在叫一样。基因异常国内较常见的比如南方发病率较高的地中海贫血，就是单个珠蛋白基因的突变所致。环境因素包括药物、生物、化学和物理等很多因素，比如弓形虫感染能引起胎儿多发畸形；塑化剂会影响后代精子数量，男胎儿生殖器官短小；过量辐射引起染色体畸变、断裂等导致胎儿畸形；链霉素等氨基糖甙类抗生素药物孕期应用会引起新生儿耳聋。最常见的如脊柱裂等神经管畸形和室间隔缺损等先天性心脏病是基因环境相互作用引起的。

截至目前，约有 50%的出生缺陷不是由某一单因素造成的，多种致病因素可以导致出生缺陷的发生，其病因具有复杂性。

（1）遗传因素：有家庭遗传史或有染色体异常、单基因突变等，主要通过父亲或母亲传递异常基因所致。常见的由单基因遗传所致的出生缺陷有血友病、软骨发育不全、囊性纤维化等；唐氏综合征是最常见的由于染色体异常导致的出生缺陷之一。据统计，每 120～150 个新生儿中就有一个染色体异常儿。新生儿的发病率中，唐氏综合征最高，为 1.2‰～1.7‰，由多基因遗传引起的先天性心脏病占 90%，染色体病占 5%，只有 3%是由单基因突变所致。

（2）环境因素：出生缺陷的发生存在季节差异，中国南北方的生活环境和习惯大不相同，部分出生缺陷的发生存在地域差异。中国人无脑畸形的性别分布特征的研究中发现，南方男性围产儿的无脑畸形发生率为 5.35/万，女性为 7.31/万，男女差异显著，北方男性发生率为 12.62/万，女性 33.72 万，北方的无脑畸形儿发生率显著高于南方。外界的环境因素对胎儿的发育有重要的影响；在诸多行为学因素上，吸烟或是被动吸烟、饮酒和过量饮用含咖啡因的饮料等均有可能会对胎儿的生长和发育产生潜在不良影响；生物学因素以病毒、细菌、寄生虫等致病微生物的感染多见。尤以病毒感染最为常见。也有研究显示，人类巨细胞病毒先天性感染与婴幼儿期神经系统障碍、先天性发育缺陷、智力发育迟缓和听力障碍等疾病有紧密关系。

（3）遗传因素和环境因素共同作用：由遗传和环境因素交互作用导致的出生缺陷，常见包括唇腭裂、神经管畸形和先天性心脏病。神经管畸形为多基因遗传病，受遗传因素及环境因素共同作用影响。目前研究发现，神经管畸形的发生与若干酶基因变异有关，孕期发热、接触农药、叶酸摄入不足等是促使神经管畸形发生的环境危险因素。孕期不良情绪，如紧张、焦虑、抑郁等均可对胎儿发育有消极作用甚至引起胎儿畸形；先天性心脏病的发生与早期母亲受精神刺激有密切相关性，在各种危险因素中作用最强。

在出生缺陷高发和产前诊断技术取得瞩目进步下，孕前风险评估发展起来。孕前风险评估是指怀孕前对育龄夫妇的生育年龄、遗传疾病、致畸接触、疾病与用药、不良行为习惯及生活方式，营养健康状况等方面的风险评估，其风险评估的作用是让育龄夫妇了解自己的身体和周围环境中可能导致不良出生结局的危险因素，从而为他们提供更多健康咨询和积极简单有效的干预措施。孕前风险评估有以下儿方面内容，对这些危险因素有效地评估，可以减少不良妊娠结局的发生。

（1）家庭遗传病历史：有遗传病和缺陷家族史的孩子出生缺陷发生的风险会明显增加。评估他们后代可能出现的复发风险可以通过询问检查家族遗传病史及进行相应的实验室检测来实现，如地中海贫血是染色体隐性遗传病，若父母双方都携带地中海贫血的致病基因他们孩子的复发危险是 25%。

（2）以往的生育历史：若有流产、死胎等不良妊娠史，育龄妇女应如实告诉医生，月经状况应做到心中有数。这些数据可以帮助医院安排进一步地检查，如习惯性流产，需要进行遗传咨询，调查环境接触史和生殖道检查；月经不调，尤其是过多的出血和闭经可能是下丘脑-垂体功能异常的原因。

（3）疾病用药历史：很多实验发现，有很多药物有可能导致胎儿的畸形。如孕妇癫痫，不管是否治疗，他们的后代都会有比正常人更高比例的畸形发生率，况且服用抵抗癫痫药物的致畸作用大约是未服用过的正常育龄妇女的 2～3 倍，比正常妇女发病率更高，对于深度血栓性静脉炎病人，香豆素衍生物是头选的抗凝血治疗。它的分子量小，通过胎盘屏障较轻松，因此孕妇在孕早期服用这样的药物会导致胎儿指头畸形，鼻骨、骺骨发育不全，低出生体重和智力低下，所以对孕妇用药的风险评估是极其必要的，孕妇在孕期如需用药，一定要慎重，能靠自己的抵抗力抵抗就扛过去，如果不能，要在医生的嘱咐指导下谨慎用药。

（4）传染病：有些病原体可导致宫内胎儿或产时感染，尤其是脑、眼、耳朵异常导致的缺陷，终身影响患者的生命。在第一孕期即孕早期感染风疹病毒胎儿异常率为 50%，怀孕中期为 35%，而感染风疹病毒的直接后果是导致自然流产；在美国每年至少有 3000 名出生缺陷婴儿都是由母亲感染弓形虫引起的；在我国约 1.2 亿人是乙肝表面抗原阳性携带者，乙肝表面抗原或乙肝核心抗体阳性的孕妇，若没接种，在分娩过程中，他们后代肝炎感染的有 70%～90%，85%～90%会成为终身携带者。性病的风险评估、单纯疱疹病毒、阴道滴虫、梅毒、艾滋病和其他性传播疾病也是风险评估的重要内容之一，若一直没有得到有效治疗，不良妊娠结局的出现概率会增加。

（5）年龄：随着经济的发展与社会的进步，女性参与社会和就业的人越来越多，伴随而来的是婚育年龄向后推迟。产妇年龄的提高，所生孩子患唐氏综合征和染色体异常的风险加大，特别是超过 35 岁以上孕妇生育缺陷孩子的风险会迅速增加。如 35 岁的孕妇出现孩子患染色体异常的几率是 1/200，而 45 岁的妇女怀孕后，所生的孩子染色体异常的几率 1/20，但是并不是说年龄低的女性所生孩子就没有患出生缺陷的危险，20 岁以下的低龄女性在某些先天缺陷的发病率还明显高于高龄女性。

（6）工作环境与生活环境风险：无论是工作或生活环境都有可能接触各种有毒有害化学物质，例如：怀孕妇女在家庭中被动吸烟，在甲醛含量高的环境里生活或工作，从事装修或在刚装修过的房子里生活，接触生产车间里的有毒物质，虽然造成生殖功能障碍的机制还尚清楚，但越来越多的证据表明，有毒化学品在造成生殖功能障碍中发挥重要作用。有研究表明，父亲吸烟，孩子出生缺陷的发生风险可能更高，吸烟会生育低体重的孩子，也可能是因为母亲是一个被动吸烟者的缘故。环境污染物的风险评估，询问工作和家庭环境中可能存在的致畸因素并进行调查，如果有必要可以由专门部门剂 量检测，估计致畸危险程度。

（7）不健康的生活方式和行为习惯：不健康的生活方式对胎儿有较大影响，比如吸烟、饮酒、喝咖啡等，使得孩子在子宫内发育速度慢，导致流产、出生缺陷和其他异常妊娠结局。孩子的酒精综合征是父母喝酒造成的，流产、早产、先天性心脏疾病和低体重是由吸烟引起的。咖啡因与出生缺陷的关系一直是近年来人们争论的话题，一个有科技前沿性的研究发现：如果孕妇每天喝少于 3 杯咖啡不会增加自然流产、胎儿宫内发育迟缓或小头畸形的发生。另一项病例对照研究显示，每天喝超过 163mg 的咖啡因，孕妇怀孕前 3 个月总自然流产的风险增加两倍；怀孕前 1 个月每天饮用超过 321mg 的咖啡因，自然流产的比例会增加两倍以上，所以需要更多的研究以确定是否将过量摄入咖啡因作为风险评估的一项内容。

（8）营养：不良的妊娠结局和营养也有着很大的关系，在怀孕前采取健康的饮食习惯，可以降低缺陷的发生几率，良好的饮食模式给育龄妇女提供了一个更健康的身体环境以等待健康宝宝出生，怀孕前 3 个月和已经怀孕了 3 个月的孕妇要补充叶酸，这个已经被很多人所认知，在医学上也得到了证实，补充叶酸可以预防神经管缺陷。在妇女准备怀孕前检查她们的膳食结构，微量元素、维生素的摄入吸收量，如果有必要全面了解妇女孕前的营养状况，可通过血液检测指标以评估各种营养素的水平，对育龄妇女的各种营养素不平衡所造成的不良出生结局进行风险估计。

（9）慢性疾病：如果孕妇有糖尿病、苯丙酮尿症、癫痫、甲状腺功能减退、肺结核等疾病可能会影响到妊娠结局。在慢性病研究较多的是孕妇患有糖尿病和苯丙酮尿症等导致的异常妊娠结局。糖尿病孕妇导致的不良妊娠结局大多是致死性或严重残疾、累及一个或多个器官畸形等。近年来，关于糖尿病致畸原因的研究发现，孕妇的高血糖症是引起胎儿畸形的重要原因。有研究表明，糖尿病孕妇她们的后代出生缺陷发病率约 6%～9%，而普通人群孩子的发病率只有 2%～3%。糖尿病产妇的孩子造成的出生缺陷包括中枢神经系统、心血管、肾脏和肢体畸形。苯丙酮尿症是一种代谢疾病，若随着疾病任其发展，疾病没有得到及时诊断的话，患苯丙酮尿症的孕妇会导致胎儿自发性流产、低出生体重、小头畸形、神经系统发育迟缓多种不良妊娠结局，有研究表明，孕妇患苯丙酮尿症高于 1200μmol/ L 的苯丙氨酸水平，孩子 90%以上的智商低于 75，73%以上患有小头畸形，17%患有先天性心脏病，50%为低出生体重。

根据风险评估结果将育龄夫妇分为一般健康人群或低风险人群和具有特定风险的人群。在孕前咨询和健康教育活动中，进行风险评估以确定遗传风险或环境致畸危险因素。将评估结果及检测得出的结论告知育龄夫妇，使育龄夫妇明白存在的风险因素及这些风险因素对后代可能造成的影响，并对育龄夫妇进行面对面健康生育咨询和健康教育，使这些健康建议在育龄夫妇中发挥作用，针对存在的风险因素，采取预防干预措施。育龄夫妇可以通过孕前咨询制定备孕计划与方案，在对自己的身体素质健康水平、有无遗传病、慢性病史、生活习惯方式是否良好、育龄夫妇的生育时机是否适当等方面进行综合详细的评估，在他们知情出生缺陷发生的原因比较复杂，但主要的两个原因可以归结为遗传因素和环境因素择的基础上进行干预，采取针对性预防措施，预防干预措施包括一般干预性措施以及专门针对特定风险因素的干预措施。一般预防干预包括健康教育和建立健康的生活方式，健康合理的饮食指导，针对每家每人不同的情况，开发个性化孕前保健计划、产前保健计划。无论是准备计划怀孕还是由于一些风险因素推迟怀孕的妇女都应该接受优生优育和避孕咨询和指导。

针对存在特定风险因素的人群采取的干预措施包括遗传咨询、产前诊断、微量营养素补充、预防接种、疾病治疗及药物合理调整、避免不良行为和接触危害因素，如：

（1）对于夫妻有一方患有遗传疾病或出生缺陷的、曾生育过出生缺陷儿童的夫妇、夫妇俩有遗传性疾病和出生缺陷家族史的、不明原因流产的、有死胎及新生儿死亡史的夫妇，应到医院相关遗传咨询门诊咨询，若有必要选择恰当的检测项目，包括估计遗传风险和发生相关出生缺陷心理及社会经济负担，提供多种可能的生殖选择及其他有针对性的医疗咨询。

（2）对于妇女年龄在 35 岁以上的备孕妇女，让她们充分意识到高龄孕妇妊娠可能生育异常胎儿的风险，若选择生育一定要在怀孕 3 个月内对染色体进行检查。

（3）专科门诊要对患糖尿病、癫痫、心脏病、生殖道感染和性传播疾病的妇女进行检查和治疗。如患糖尿病的妇女，建议采取避孕措施，通过药物和饮食控制血糖水平，指导患者制定糖尿病自我管理计划，根据不同的糖尿病并发症，转诊到其他专科门诊治疗。一旦患者的血液葡萄糖水平得到有效的控制并维持了一定时间，并发症也得到有效治疗，心理状态调整到最佳水平，患者也能充分注意到不利于孕育的危险因素，这时可以结束避孕，选择妊娠，所以建议备孕夫妇选择在身体和精神都调节好的时候再选择生育。

（4）患有疾病在持续使用药物治疗的育龄妇女，若选择妊娠，则治疗方案和药物的使用均应当进行合理调整，既要保证妇女的健康，而且也要最大限度地减少不良妊娠结果的风险。如苯妥英钠、卡马西平、丙戊酸钠、苯巴比妥这四种常见治疗癫痫的药物，存在一定的致畸作用，有研究表明复合药物治疗比单纯一种药物治疗发生的畸形概率要高。所以建议应采用一种药物治疗，当患者在药物的控制下两年以上没有出现癫痫发作，可考虑孕前在医生的指导下暂时停止服用此种药物。

（5）一方或双方从事接触有毒有害工作的夫妇，建议暂时停止或调离工作；对不良的生活习惯及行为如吸烟、酗酒、滥用药物、疲劳、精神焦虑和心理抑郁等进行干预和调整，如果有必要，使用药物和心理治疗。随着我国出生缺陷预防和治疗的开展，采用孕前围孕期保健模式战略已得到预防出生缺陷政府部门和研究人员的关注。

普遍提高群众出生缺陷预防意识，这需要全民都积极参与预防工作。对于出生缺陷的一级预防，加大力度宣传是第一位的事情，孕前筛查和健康咨询对总发病率的减少有很大促进作用，从社会福利或经济角度来看，一级预防是事半功倍的，这也是为什么越来越多国家将加大重视一级预防作为预防出生缺陷的重要对策。通过多种媒介，加大力度宣传。比如：通过电视、报纸、广播、海报栏书刊、大众的培训与讲座、公益广告等在育龄人群之间进行宣传教育，加大利用网络的优势，加强计划生育知识和出生缺陷知识的宣传，在社会上形成科学良好的大环境与思想理念，通过多种媒介的宣传，全民从思想上重视起来，行动上干预起来，从一点一滴的生活习惯做起。降低出生缺陷发生率，首先要提高育龄夫妇预防出生缺陷的意识和能力。群众的优生科学知识、生殖健康等人口学知识还比较匮乏，需要专业人员给予指导与提供咨询服务。要想诞生了一个健康的孩子，要从孕前就开始重视，可现在很多人还不知道关于这方面的事情，所以将科学知识覆盖到大众领域尤为重要。减少出生缺陷的发生率，从对预防知识的宣传普及开始，让每个人都自己主动参与，科学有计划地选择妊娠，规避影响出生缺陷的危险因素，使育龄大众都充分认识到预防出生缺陷的重要性，这样预防出生缺陷的宣传工作才有效果。其次，人口和计划生育部门具有独特的网络优势，多年的“宣传教育为主”的计划生育工作方针使各地积累了丰富的成功经验。人口和计划生育系统要充分利用遍布全国城乡的管理服务网络，结合计划生育技术服务工作，以群众喜闻乐见的形式，开展宣传倡导健康促进活动，向广大育龄群众广泛宣传出生缺陷预防知识，根据群众需求，有针对性地提供优孕优生指导和帮助，引导群众改变不良行为习惯，建立科学文明健康的生活方式，为预防出生缺陷打下良好的群众基础。通过计生部门遍布城乡服务网络的宣传，可以更宽更广地将科学知识宣传到广大育龄人群之中。

参 考 文 献

安慧芳，尚禹，李楠，等. 2010. 血浆同型半胱氨酸水平与妊娠相关性疾病关系的研究进展. 中国慢性病预防与控制，18（1）：104-106.

曹泽毅. 2007. 中华妇产科学. 第 2 版. 北京：人民卫生出版社.

曹泽毅. 2014. 中华妇产科学. 第 3 版. 北京：人民卫生出版社.

曾小玲. 2012. 出生缺陷的相关因素及预防现状分析. 现代诊断与治疗，23（6）：861-862.

常颖，陈叙. 2016. 自噬对人类胎盘发育及相关疾病的作用. 国际妇产科学杂志，43（1）：5-7.

陈敏，方小正. 2010. 血清胱抑素 C 在糖尿病肾病早期诊断中的价值. 山东医药，49（50）：43-44.

陈伟华，陈娟，等. 2010. 血清、羊水同型半胱氨酸检测在产前筛查中的应用. 生殖健康，10-1365-03.

陈永霞，张晓兰，李可今. 2016. 2009～2013 年宁夏神经管缺陷发病情况分析. 宁夏医科大学学报.

陈长志. 2005. 妊娠合并心脏病外科处理策略及微创心脏手术的优势，中国实用妇科与产科杂志，21（10），589-591.

程立子，王冬娥，叶贵诚，等. 2016. 同型半胱氨酸及 C677T 基因多态性与妊娠期糖尿病关系分析. 国际检验医学杂志，37（6）：736-737.

程良斌，赵友云，汪晖，等. 2004. 黛矾散对雌激素诱导的大鼠肝内胆汁淤积肝细胞膜流动性的影响. 临床肝胆病杂志，20（6）：359-360.

仇小强，钟秋安，曾小云，等. 2006. MTHFR 基因、CBS 基因、环境因素与先天性心脏病的病例对照研究. 中华流行病学杂志，27（3）：23.

代礼，朱军，周光营，等. 2002. 1996～2000 年全国神经管缺陷的动态监测. 中华预防医学杂志，36：402-405.

丁秀琴. 2011. 甘肃省 2001～2008 年围产儿出生缺陷监测结果分析. 中国优生与遗传杂志，19（1）：94-96

范思（综述），袁兆康（审校）. 2016. 增补叶酸预防神经管缺陷项目实施现状. 中国公共卫生.

丰有吉，沈铿. 2010. 妇产科学. 北京：人民卫生出版社.

冯宗辉. 2011. 423 例出生缺陷产前超声诊断效果分析. 中国优生与遗传杂志，19（1）：92-93.

高炜. 1999. 全国高同型半胱氨酸血症与疾病学术研讨会纪要. 中华医学杂志，79（6）：406-408.

郭生豫，袁秀琴，冯伟，等. 2010. 我国围产儿先天畸形危险因素的 Meta 分析. 南华大学学报医学版，38（1）：51-54.

郭晓霞，高原原，詹思延，等. 2000. 5-10 亚甲基四氢叶酸还原酶多态性与神经管畸形的病例对照研究. 疾病控制杂志，4：217219.

韩娜，时立新，朱严严，等. 2012. 不同孕期孕妇甲状腺功能相关指标分析. 中华内分泌代谢杂志，28（6）：480-482.

韩仲吉，马旭，等. 2010. 氧化应激和 DNA 甲基化在同型半胱氨酸诱导神经管畸形中的作用机制探讨. 北京协和医学院博士毕业论文.

郝玲，刘明珠，刘晓慧，等. 2000. 血浆同型半胱氨酸与叶酸、维生素 B_{12} 及还原酶的关系. 中华预防医学杂志，34（1）：22

郝如松，侯月，孙刚. 2003. 甲状腺激素调节脑发育的分子机制. 中华内分泌代谢杂志， 19：155-157.

何丽萍. 2005. 孕妇甲状腺功能异常对妊娠结局的影响. 中国综合临床，21（3）：273-275.

胡晓颖，张晓光. 2010. 高同型半胱氨酸血症与疾病的关系. 山东医药，50（1）：114-115.

黄翠波. 2012. 血清超敏 C-反应蛋白和同型半胱氨酸检测在妊娠期糖尿病中的意义. 国际检验 医学杂志，33（24）：3062-3063.

黄华，梁红梅，等. 2014. 孕妇血清同型半胱氨酸、叶酸、维生素 B_{12} 水平与妊娠高血压综合征关系探讨，国际检验医学杂志，35（21）：2869-2871

蒋小红，吕旭军. 2010. 同型半胱氨酸与 2 型糖尿病及 2 型糖尿病肾病的关系. 检验医学，25（3）：253-254.

蒋兴亮，刘素兰，易婷婷. 2014. 高同型半胱氨酸血症患者氧化应激指标的研究. 检验医学， 29（2）：125-129

金海燕，王自能，徐建平. 2000. 育龄期妇女输卵管胰岛素样生长因子和受体的测定. 中华妇产科杂志，35（11）：689 -690.

劳丹华，潘志坚，黄剑娴，等. 2011. 妊娠期糖尿病患者血清超敏 C 反应蛋白与胰岛细胞功能的相关性研究. 中国基层医药，18（610）：1345-1347.

乐杰. 2008. 妇产科学. 第 7 版. 北京：人民卫生出版社.

李贵瑜，王谢桐，邢宝相. 2015. 早期妊娠和复发性自然流产中自然杀伤细胞和 T 调节细胞作用进展. 中国药业，24（21）：

365-368
李宏艳. 2010. 先天出生缺陷相关因素研究结果分析. 宁夏医学杂志，32（8）：717-718.
李进红，丛培芹，刘晓丹，等. 2008. 妊娠糖尿病患者血清胱抑素 C 检测的临床意义. 医学检验与临床，19（1）：80-83.
李娟，张丽红，孟祥阁，等. 2001. 人胚泡液对小鼠胚胎生长发育影响的研究. 中华妇产科杂志，36（4）：215-217 .
李茂宇. 2013. 妊娠期糖尿病患者血清同型半胱氨酸水平测定及临床意义. 浙江大学：贺晶.
李尚为，谭建宗，黄仲英，等. 2002. IGF-1 和 IGF-1 受体在早孕期大鼠子宫中的表达及意. 生殖与避孕， 22（3）：144-147.
李岩. 2014. 妊娠糖尿病患者同型半胱氨酸和胱抑素 C 检测的临床意义分析. 现代医学，July；42（7）：784-786.
李艳华，张丽莉，郑红. 2009. 同型半胱氨酸在中年人冠心病中的应用价值. 中国民康医学，19（11）：937-939.
李勇，陈星，赵新荣，等. 1999. 同型半胱氨酸致细胞凋亡与畸胎发生的关系. 卫生研究，28（5）：275
李勇，李竹，陈星，等. 1998. 同型半眺氨酸诱发鸡胚神经管畸形及叶酸的保护作用. 卫生研究，27：372-376.
李勇，李竹，等. 1999. 同型半胱氨酸对鸡胚早期心血管发育的影响. 中华预防医学杂志，33（3）：137-139.
李竹，2010. 出生缺陷防治. 北京：科学出版社.
梁艳邹 雪梅. 2015. 氧化应激与妊娠期糖尿病的研究进展. 中国实用医药，10（11）：283-284.
林丽，郭建华，陈炜，等. 2013. 妊娠糖尿病孕晚期患者同型半胱氨酸、维生素 B_{12}、叶酸检测研究. 国际检验医学杂志，34（5）：615-618.
刘虹，李松，等. 2002. 血浆同型半胱氨酸、叶酸、5，10-亚甲基四氢叶酸还原酶基因多态性与先天性心脏病的相关性研究. 中华围产医学杂志，6（5）2.
刘健，欧阳清，石青峰. 2012. 血清胱抑素 C 联合尿微量白蛋白在妊娠期糖尿病早期肾损害诊断中的价值. 中国实验诊断学，16（6）：1131-1134.
刘俊，孟运莲，罗善云. 2002. 米非司酮对大鼠输卵管黏膜上皮生长的影响 . 武汉大学学报（医学版），23（2）：57.
刘力. 2006. 孕酮对妊娠高血压综合征（PIH）的影响. 中国妇幼保健， 21：1643-1644.
刘晓苏，关辉，王桂凤，等. 2000. 丰台区预防神经管畸形新技术的推广应用研究. 中国妇幼保健，15（7）：437
刘秀芳，张红玉，等. 2008. 2000～2006 年北京市宣武区出生缺陷监测结果分析. 中国实用儿科杂志，23（7）：529-530.
卢艳，王海琴，等. 2011. 高同型半胱氨酸血症孕鼠与其仔鼠发生先天性心脏病的关系. 中南大学学报（医学版），36（1），68-72.
鲁旭亮. 2013. 同型半胱氨酸、胱抑素 C 与 2 型糖尿病血管并发症的相关性研究. 解放军医药杂志，25（1）：23-25.
栾世钦，武玉玲，马金华，等. 1995. 叶酸、维生素 C 拮抗环磷酰胺致大鼠胚胎神经管畸形的研究. 山东医科大学学报，33（1）：12
马亦良，黄娟，白军. 2014. 胎盘细胞凋亡与早产流产关系研究. 延安大学学报（医学版）：白军.
梅盛平，张红. 2011. 出生缺陷相关因素的研究进展. 湖北职业技术学院学报，14（4）：97-109.
米文育，林延鹏. 2009. 血清同型半胱氨酸的研究进展. 医学综述，13（15）：1185-1187.
朴春花. 2009. 同型半胱氨酸测定的临床意义. 医学理论与实践，22（11）：1307-1311.
钱惠勤，任慕兰. 2009. 孕妇妊娠中晚期 C-反应蛋白与胰岛素抵抗及血脂的相关性研究. 东南大学学报：医学版，28（63）：516-518.
任爱国. 2006. 美国一基金会发布全球出生缺陷报告. 中国生育健康杂志，17（2）：63-64
沈立萍，仇小. 2004. 亚甲基四氢叶酸还原酶基因多态性、叶酸、同型半胱氨酸与神经管缺陷的关系. 中国流行病学杂志.
盛霞玲. 2010. 妊娠高血压综合征胎盘组织中细胞凋亡的研究. 医学新知杂志，20（4）：269-272.
宋宏良，刘爱恒，等. 2002. 高同型半胱氨酸血症家兔模型的建立和叶酸的预防治疗作用的实验研究. 西北药学杂志，17（3）：109.
邰贺，王丹，梁艳，等. 2013. 妊娠期高血压患者胎盘绒毛组织氧化应激状态的改变. 武警后勤学院学报（医学版），22（11）：976-978
陶冶. 2010. DNA 甲基化及其新进展. 国际妇产科学杂志，37（5）：340-343
王刚华，郑梅玲. 2006. 同型半胱氨酸代谢相关基因与神经管缺陷的研究进展. 国际遗传学杂志.
王红琴. 2012. 女性生殖系统生理说课稿的设计. 卫生职业教育， 02：70-71
王伟华，王凤菊，刘伟，等. 2007. MTRR 基因 A66G 多态性与高同型半胱氨酸血症的相关性研究. 山东医药，47（25）：54-55.
王艳萍，朱军，吴艳乔，等. 2005. 1988～1992 年中国神经管缺陷发生率的动态变化. 中华预防医学杂志，39（4）：296.

王志刚，吴建新. 2009. DNA 甲基转移酶分类、功能及其研究进展. 遗传，2009，31（9）：903-912

吴金华，陈坤. 2009. 出生缺陷的影响因素研究进展. 疾病监测，24（1）：72-75.

吴清明，周瑾，等. 2011. 出生缺陷产前筛查及产前诊断研究进展. 中国优生与遗传杂志，19（1）：129-131.

吴瑕，柳国胜，等. 2009. 孕母血浆同型半胱氨酸水平与胎儿出生缺陷的初步探讨. 暨南大学硕士学位论文.

夏海欧. 2001. 妇产科护理学. 北京：人民卫生出版社.

肖枝兰. 2016. 血清超敏-C 反应蛋白、白细胞介素-6 及同型半胱氨酸在妊娠期糖尿病诊断中的价值分析. 中国妇幼保健，4（31）8，1611-1612.

谢柳兴，尹春艳. 2013. 胎盘细胞凋亡和自噬与妊娠高血压疾病. 医学综述，19（3）：516-518

谢幸，苟文丽. 2013. 妇产科学. 第 8 版. 北京：人民卫生出版社.

徐传彬，黄华，杨小星，等. 2013. 联合监测血清同型半胱氨酸与胱抑素 C 对妊娠高血压综合征患者的临床价值. 国际检验医学杂志，34（6）：738-739.

徐倩，曹凯. 2010. 高同型半胱氨酸血症致动脉粥样硬化机制的研究进展. 承德医学院学报， 27（1）：81-84.

徐又先，濮德敏. 2012. 氧化应激在妊娠方面的研究进展. 中国优生与遗传杂志，20（12）：7-9.

薛辛东，杜立中. 2005. 儿科学. 第 2 版. 北京：人民卫生出版.

杨秀莲，马丽娟，温晓燕. 2010. 同型半胱氨酸检测在糖尿病肾病中的临床意. 宁夏医学杂志，32（1）：67-68.

虞慧婷，蔡任之，杨青，等. 2011. 2009 年上海市出生缺陷监测分析. 中国妇幼保健，26（1）：44-46.

詹思延，胡永华，李立明. 1997. 城乡孕妇同型半胱氨酸代谢与神经管畸形的相关性研究 . 中华预防医学杂志，31（4）：221

张巧云. 2012. 2 型糖尿病中同型半胱氨酸，$VitB_{12}$，叶酸检测的意义. 中国实验诊断学，16（3）：497-498.

张软轩. 2006. 同型半肤氨酸促炎症反应与动脉粥样硬化. 中国医药导报，3（27）：18-19.

张涛，李正直，等. 2013. 宁夏地区人口出生缺陷流行病学调查及相关性研究. 宁夏医科大学硕士学位论文.

张为远. 2012. 中华围产医学. 北京：人民卫生出版社.

张晓燕，牛秀敏. 2003. 同型半胱氨酸与妊娠. 中华妇产科杂志，38（5）：31.

赵海波，罗丽兰，刘义. 1999. 胰岛素样生长因子-1 对卵母细胞成熟度、受精力及卵裂力的影响. 中华妇产科杂志， 32（10）：586-588 .

赵丽君，魏丽江. 2016. 血清同型半胱氨酸在妊娠期糖尿病中的应用价值. 临床研究，（16）28，76-79.

赵玉良，陆邦超，张洪. 2014. 高同型半胱氨酸血症中医治疗进展[J]. 辽宁中医药大学学报，16（4）：250-252.

郑澄宇，杨冬幸. 2010. 青春期女性生殖系统的解剖与生理特点. 实用妇产科杂志.

郑珺，匡泱漾，高群英，等. 2011. 100139 例围产儿出生缺陷监测结果分析. 中国优生与遗传杂志，19（1）：104-105

郑明明，胡娅莉. 2003. 神经管缺陷及其病因学研究. 国外医学（妇幼保健分册），14：282-284.

郑启明. 2010. 人类性学与生殖健康. 第 2 版. 成都：四川科学技术出版社.

中国解剖学会体质调查委员会. 2002. 中国人解剖学数值. 北京：人民卫生出版.

周媛，王丽，任美. 2008. 同型半胱氨酸代谢相关酶基因多态性与先天神经管缺陷的关系. 中国妇幼保健.

朱慧萍，李竹，刀晶京，等. 2000. 父母 MTHFR 基因型对后代神经管畸形的影响. 遗传，22（5）：285

朱慧萍，李竹. 2000. 中国人 MTHFR 基因多态性与神经管畸形遗传易感性. 遗传，22：236-238.

朱慧萍. 1998. 5，10-亚甲基四氢叶酸还原酶与神经管畸形. 国外医学•卫生分册，25（5）：264.

庄微，蔡晓敏，张启高，等. 2014. 高同型半胱氨酸血症与心血管疾病相关性研究进展. 中华实用诊断与治疗杂志，28（5）：433-435.

庄依亮. 2009. 现代产科学. 第 2 版 . 北京：科学出版社.

Adunsky A, Weitzman A, Fleis sig Y, et al. 2000. The relation of plasma total homocysteine level to prevalence cardio vascular disease in older patients with ischaemic stroke. A ging C lin Ex p Res，12（1）：48-55.

Abbasi F，Facchini F，et al. 1999. Plasma homocysteine concen trations in healthy volunteer are not related to differences in insulin-mediated glucose disposal. Atherosclerosis. 146：175-178.

Adan kC, Green TJ, Skeaff CM, et al. 2003. Weekly high-dose folic Acid supplementation is effective in lowering serum homocysteine concentrations in Women Ann Nutr Metab，47（2）：55-59.

Afman LA，Lievers KJ，vander Put NM，et al. 2002. Single nucleotide polymorphisms in the transcobalamin gene：relationship with transcobalamin concentration and risk for neural tube defects. Eur J Genet，10：433-438.

Agarwal MM, Punnose J. 2004. Reeent advances in the treatment of gestational diabetes. Expert Opin Investing Drug, (13): 1105-1111.

Alatab S, Fakhrzadeh H, Sharifi F, et al. 2013. Correlation of serum homocysteine and previous history of gestational diabetes mellitus. J Diabetes Metab Disord, 12-34.

American Diabetes Association. 2006. Standards of medical care in diabetes 2006. Diabetes Care, 29 (Suppl1): S11-13.

Andersson A, Hultberg B, Brattstrom L, et al. 1992. Decreased serum homocysteine in pregnancy. Eur J Clin Chem Clin Biochem, 30: 377-379.

Atamer A, Bilici A, Yenice N, et al. 2008. The importance of paraoxonase 1 activity, nitric oxide and lipid peroxidation in hepatosteatosis. J Int Med Res, 36 (4): 771-776.

Banerjee S, Ghosh US, Banerjee D. 2004. Effeet of tight glyeaemie control on fetal complications in the diabetes pregnanances. J Assoe Physieians India, 52: 109-113.

Baron H, Kidron M, et al. 2000. Plasma total homocysteine levels in subjects w ith hyperinsulinemia. Journal of Internal Medicine. 247: 287-294

Beagle B, Yang TL, Hung J, et al. 2005. TheglycineN-methyltransferase (GNMT) 1289 C->T variant influences plasma total homoeysteine conecntrations in young women after restrieting folate intake. J Nutr, 135 (12): 2780-2785.

Bezerra JF, Oliveira GHM, Soares CD, et al. 2015. Genetic and nongenetic factors that increase the risk of non-syndromic cleft lip and /or palate development. Oral Dlseases, 21 (3): 393-399.

Binukumar BK, Bal A, Kandimalla RJ, et al. 2010. Nigrostriatal neuronal death following chronic dichlorvos exposure: crosstalk between mitochondrial impairments, synuclein aggregation, oxidative damage and behavioral changes. Mol Brain, 3: 35.

Blom HJ, Shaw GM, den Heijer M, et al. 2006. Neural tube defects and folate: case far from closed. Nat Rev Neurosci, 7 (9): 724-731.

Blom HJ. 2001. Diseases and drugs associates with hyperhomocysteinemia. New York: Cambridge University Press, 16: 331-340.

Boldt HB, Overgaard MT, Laursen LS, et al. 2001. Mutational analysis of the proteolytic domain of pregnancy-associated plasma protein-A (PAPP-A): classification as a metzincin. Biochem J, 358 (Pt2): 359-367.

Botto LD, Yang Q. 2000. 5, 10-Methylentertrahydrofolate reductase gene variants and congenital anomalies: a HuGE review. Am J Epidemiol, 151: 862-877.

Brandalize AP, Bandinelli E, dos Santos PA, et al. 2009. Evaluation of C677T and A1298C polymorphisms of the MTHFR gene asmaternal risk factors for Down syndrome and congenital heart defects. Am J Med Genet A, 149A (10): 2080.

Brandalize APC, Bandinelli E, Dos Santos PA, et al. 2010. Maternalgene polymorphisms involved in folate metabolism as risk factors for Down syndrome offspring in Southern Brazil[J]. Disease Markers, 29 (2): 95-101

Brankstone GN, Mitehelli BF, Ryan EA, et al. 2004. Resistance exercise decrease the need for insulin in over weight women, with gestational diabetes mellitus. Am J obstet Gyneeol, 190: 188-193.

Carpenter MW. 2004. Testing for gestational diabetes. //Reece EA, Coustan DR, Gabbe SG. Diabetes in women. 3rd. PhiladelPhia: LIPPineott Williams&Wlikins, 211-226.

Casey B M, Dashe J S, Wells C E, et al. 2005. Subclinical hypothyroidism and pregnancy outcomes. Obstet Gynecol, 105 (2): 239-245.

Centers for Disease Control and Prevention. 1992. Recommendations for the use of folic acid to reduce the number of cases of spina bifida and other neural tube defects. MMWR Recomm Rep, 41 (RR-14): 1-7.

Chen J, StampferMJ, Ma J, et al. 2001. Influence of a methionine synthase(D919G)polymorphism on plasma homocysteine and folate levels and relation to risk of myocardial infarction. Atherosslerosis, 154: 667-672.

Chillemi R, Simpore J, Perslchilli S, et al. 2005. Elevated levels of Plasma homocysteine in postmenopausal women in Burkina Faso. Clin Chem Lab Med, 43 (7): 765-771.

Christensen B, Arbour L, Tran P, et al. 1999. Genetic polymorphisms in methylenetetraphydrofolate reductase and methionine synthase, folate l evels in red blood cells and risk of neural tube defects. Am J Med Genet, 84: 151-157.

Chu SY, Callaghan WM, KimSyet al. 2007. Maternal obesity and risk of gestational diabetes mellitus. Diabetes Care, Aug: 30(8): 2070-2076.

Coughlan MT, Vervaart PP. 2004. Altered placental oxidative stress status in gestational diabetes mellitus. Placenta, 25 (1) : 78-84.

Czeizel Andrew E. 2011. Periconceptional folic acid-containing 5tivitamin supplementation for the prevention of neural tube defects and cardiovascular malformations . Annals of Nutrition and Metabolism, 59 (1) : 38-40.

De Marco P, Calevo MG, Moroni A, et al. 2002. Study of MTHFR and MS polymorphisms as risk factors for NTD in the Italian population. J Hum Genet, 47: 319-324.

De Marco P, Calevo MG, Moroni A, et al. 2003. Reducedfolate carrier polymorphism (A80G) and neural tube defects. Eur J Hum Genet, 11: 245-252.

DeMicco A, Cooper KR, Richardson JR, et al. 2010. Developmental neu rotoxicity of pyrethroid insecticides in zebrafish embryos. Toxi -col Sci, 113 (1) : 177-186.

DemPsey JC, Sorensen TK, Williams MA, et al. 2004. Prospective study of gestational diabetes mellitus risk in relation to maternal recreational physical activity before and during pregnancy. Am J Epidemiol, 159: 663-670.

Detrait ER, George TM, Etchevers HC, et al. 2005. Human neural tube defects: developmental biology, epidemiology, and genetics. Neurotoxicol Teratol, 27 (3) : 515-524.

Di Bree A, Versehuren WM kromhout D, et al. 2002. Homocysteine determinants and the evidence to what extent homoeysteine determines the risk of coronary heart disease. Phannaeol Rev, 54: 599-618.

DieKman MJ, vanderPut NM, Blom HJ, et al. 2001. Determinants of changes in plasma homocysteine in hyperthyroidism and hypothyroidism. Clin Endocrinol (Oxf) , 54 (2) : 197-204.

Fallest-strobl PC, Koch DD, Stein J H, et al. 1997. Homocysteine: a new risk factor for atherosclerosis[J]. Am Fam Physian, 56: 160.

Fathe K, Person MD, Finnell RH. 2015. The application of a chemical determination of N-homocysteinylation levels in developing mouse embryos: implication for folate responsivebirth defects. Journal of Nutritional Biochemistry, 26 (5) : 312-318.

Felkner M, Suarez L, Canfield MA, et al. 2009. Maternal serum homocysteine and risk for neural tube defects in a Texas-Mexico border population. Birth Defects Res A Clin Mol Teratol, 85: 574-581.

Figueiredo RF, Figueiredo N, Feguri A. 2015. The role of the folic acid to the prevention of orofacial cleft: an epidemiological study. Oral Diseases, 21 (2) : 240-247.

Finnell RH, Shaw GM, Lammer EJ, et al. 2002. Does prenatal screening for 5, 10-methylentetrahydrofolate reductase (MTHFR) mutation in high risk neural tube defects pregnancies make sense?Genet Test, 6: 47-52.

Fonseca VA, Fink LM, et al. 2003. Insulin sensitivity and plasma homocysteine concentrations in non - diabetic obese and normal w eight subjects. Atherosclerosis. 167 (1) : 105-109.

Fonseca VA, M udaliar S, et al. 1998. Plasma homocysteine concentrations are regulated by acute hyperinsulinemia in nondiabetic but not type 2 diabetic subjects. Metabolism . 47 (6) : 686-689.

Gabbe SG, Graves CR. 2003. Management of diabetes mellitus complieating pregnancy[J]. Obstet Gyneeol, 102: 857-868.

GD, SJ. 1998. Recent developments in endocrinology and paracrinology of blastocyst implantation in the primate. Hum Reprod, 4: 153-168 .

Giltay EJ, Hoogeveen EK, et al. 1998. Insulin resistance is associated with elevated plasma homocysteine levels in health, non –obese subjects. Atheroscerosis. 139: 197-198.

Glinoer D. 2007. The importance of iodine nutrition during pregnancy. Public Health Nutr, 10: 1542-1546.

Godsland IF, Rosankiewicz JR, et al. 2001. Plasma total homocysteine concentrations are unrelated to insulin sensitivityand components of the metabolic syndrome in healthy men. J Clin Endocrinol Metab. 86 (2) : 719-723.

Gos M, Sliwerska E, Szpecht-Potocka A, et al. 2004. Mutation incidence infolate metabolism genes and regulatory gene in Polish familieswith neural tube defects. J Appl Genet, 45: 363-368.

Grandone E, Corrao AM, Colaizzo D, et al. 2006. Homocysteine metabolism in familiesfrom southern Italy with neural tube defects: role of genetic and nutritional determinants Prenat Dia, 26 (1) : 1-5.

Gutierrez Revilla JI, Perez Hernandez F, Calvo Martin MT, et al. 2003. C677T and A1298C MTHFR polymorphisms in etiology of neural tube defects in Spanish population. Med Cl in, 120: 441-445.

Harmon DL, Shields DC, Woodside JV, et al. 1999. Methionine synthase D919G polymorphisms is a significant but modest determinant of circulating homocysteine concentration. Genet Epidemiology，17：298-309.

Heil SG, vander Put NM, Waas ET, et al. 2001. Is mutated serine hydroxy methyltranferase(SHMT)involved in the etiology of neural tube defects?Mol Genet Metab，73：164-172.

Huh，Chi HS，Shim EH，et al. 2006. Gene-nutrition interactions in coronary artery disease：correlation between the MTIlFR C677T polylnorphismand folate and Homocysteine status and Korean population Thromb Res，117（5）：501-506.

Hyer SL，Pratt B，Newbold K，et al. 2011. Outcome of pregnancy After Exposure to Radioiodine In Utero. Endocr Pract，17：1-10.

Jakubo w ski H. 2004. Molecular basis of homocystene to xicity in humans. Cell Mol Life Sci，61（4）：470-487 .

Jang HC，Min HK，Lee HK，et al. 1998. Short stature in Korean women：A contribution to the multifactorial Predis Position to estational diabetes mellitus. Diab-etologia，41（7）：778-783.

Jin B，Tao Q，Peng J，et al. 2008. Bilian Jin. DNA methyltransferase 3B（DNMT 3B）mutations in ICF syndrome lead to altered epigeneticmodifications and aberrant expression of genes regulating development，neurogenesis and immune function. Human Molecular Genetics，17（5）：690-709

Johanning GL，Wenstrom KD，Tamura T. 2002. Changes in frequencies of heterozygous thermolabile 5，10-methylentetrahydrofolate reductase gene in fetuse with neural tube defects. Med Genet，39：366-367.

Kark J D，Selhub J，et al. 1999. Plasma homocysteine and all-cause mortality in diabetes. Lancet. 353：1936-1937.

Klionsky DJ. 2005. Autophagy. Curr Biol，15（8）：R282-R283.

Kluijtmans LA，Young IS，BorehamCA，et al. 2003. Genetic and nutritional factors contributing to hyperhomocysteinemia in young adults. Blood，101：2483-2488.

Kraus JP，Janosik M，Kozieh V，et al. 1999. Cystathionine beta-synthase mutations in homoeystinuria. Hum Mutat，13：362-375.

Kuijtmans LAJ，Boersv GUJ，Stevens EMB，et al. 1996. Defective cystathionine β-synthase regulation by S-adenosylmethionine in a Partially Pyridoxine responsive homoeystinuria Patient. J Clin Invest，98（2）：285-289.

Leclere D，Wilson A，Dumas R，et al. 1998. Cloning and mapping of a cDNA for methionine synthase reductase，a flavoprotein defective in patients with homocystinuria. Proc Natl Acad Sci U S A，95：3059-3064.

Levine B，Yuan J. 2005. Autophagy in cell death：an innocent convict. J Clin Invest，115（10）：2679-2688.

Li Z, Ren A, Zhang L, et al. 2006. Extremely high prevalence of neural tube defects in a 4-county area in Shanxi Province, China. Birth Defects Res A Clin Mol Teratol，76（4）：237-240.

Liu CQ，Yuan Y，Wang ZX. 2001. Effects of leukaemia inhibitory factor on endometrial receptivity and its hormonal regulation in rabbits . Cell Biol Int，25（10）：1029-1032 .

Liu S，Willett W，Stampfer M，et al. 2000. A prospective study of dietary glycemic load，carbohydrate in take，and risk of coronary heart disease in US women. Am J Clin Nutr，71：1450-1461.

Mc Cully KS. 2004. Homocysteine，vitamins，and prevention of vascular disease. Mil Med. 169（4）：325-329.

Meigs JB，Jacques PF. 2001. Fasting plasma homocysteine levels in the insulin resistance syndrome：the Framingham offspring study . Diabetes Care. 24（8）：1403-1410.

Meirow D. 2000. Reproductionpost-chemotherapy in young cancerpatients. MolCell Endocrinol，169（1-2）：123.

MeMahon MJ，Ananth CV，Liston RM. 1998. Gestational diabetes mellitus risk faetors，ob stetric complieations and infant outcomes. J Repro Med，43：372-378.

Mennen LI，de Courcy GP，Guilland JC，et al. 2003. Relation between homocysteine Concentrations and the consumption of different types of alcoholic beverages：the French supplementation with antioxidant vitamins and minerals study. Am J Qin Nutr，78：334-338.

Mierzejewska E，Szamotulska K，Brzezinski Z，et al. 2004. Biochemical and genetic determinds of homocysteine metabolism in mothers affected by a neural tube defect pregnancy in proland. Epide Commu Health，58：41.

Mlner SE，Evrovski J，Cole DE. 1997. Clinical chemistry and moleeular biology of homocysteine metabolism：an update . Clin Biochem，30（3）：189-201.

Moa SJ，Lang D，McDowell IF，et al. 2004. Folate，honoocysteine，endothelial function and Cardiascular disease . J Nutr Biochem，15（2）：64-79.

Morin L，Platt R，WeisbergI，et al. 2003. Common variant in betaine homocysteine methyltransferase(BHMT)and risk for spina bifida. Am J Med Genet，119A：172-176.

Morreale de Eseobar, G. M. J. Obregon, Escobar del Rey. 2004. Role of thyoid Hormone during early brain development. Eur J Endocrinol, 151 Suppl 3: p. U25-37.

MRC Vitamin Study Research Group. 1991. Prevention of neural tube defects: results of the Medical Research Council Vitamin Study. Lancet, 338 (8760): 131-137.

Neal RE, Lin C, Isom R, et al. 2010. Opacification of lenses cultured in the presence of Pb. Mol Vis, 16: 2137-2145.

Ornoy A, Ergaz Z. 2010. Alcohol Abuse in Pregnant Women: Effects on the F -etus and Newborn, Mode of Action and Maternal Treatmen. International Journal of Environmental Research and Public Health, 7: 364-379.

Patterson S, Flatt PR, Brennan L, et al. 2006. Detrimental actions of metabolic syndrome risk factor, homocysteine, on pancreatic beta-cell glucose metabolism and insulin secretion J Endocrinol, 189: 301-310.

Pixa A, Pietzsch J, et al. 2000. Impaired glucose tolerance (IGT) is not associated with disturbed homocysteine metabolism . Amino Acids. 18 (3): 289-298.

Qin QP, Kokkala S, Lund J, et al. 2005. Moleculardistinctionofcirculating pregnancy-associated plasmaprotein, 51 (1): 75-83.

Qin Y, Shi GP. 2011. Cysteinyl cathepsins and mast cell proteases in the pathogenesis and therapeutics of cardiovascular diseases. Pharmacol Ther, 131 (3): 338-350.

Rader J. 2002. Folic acid fortification, folate status and Plasma homocysteine J Nutr, 132 (8): 2466-2470.

Rampersaud GC, Kauwell GPA, Hutson AD, et al. 2000. Genomic DNA methylation decreases in response to moderate folate depletion in elderly wowem. American Journal of Clinical Nutrition, 72 (4): 998-1003.

Refsum H. 2001. Folate, vitamin B_{12} and homocysteine in relation to birth defet and pregnancy outcome. Br J Nutr, 85: 109-113.

Relton CL, Wilding CS, Pearce MS, et al. 2004. Gene-gene interaction infolate related gene and risk of neural tube defects in a UK population. Med Genet, 41: 256-260.

Richter B, Stegmann K, Roper B, et al. 2001. Interaction of folate and homocysteine pathway genotypes evaluated in susceptibility to neural tube defects (NTD) in German population. J Hum Genet, 46: 105-109.

Rikiishi H. 2012. Novel Insights into the Interplay between Apoptosis and Autophagy. Int J Cell Biol, 2012: 317645.

Rodacki M, Lacativa PG et al. 2006. Can we simplify the 100-g oral glucose tolerance test in pregnancy. Diabetes Res Clin Pract. Mar: 71 (3): 247-50.

Romano M, Marcucci R, Buratti E, et al. 2002. Regulation of 3' splice site seletion in the 844ins68 polylnorphism of the eystathionine Beta-synthasegene. Boil Chem, 277 (46): 43821-43829.

Rosenousit TH, Ratashak SA, Selhub J. 1996. Homocysteine induces congenital defects of the heart and neural tube: effect of folic acid. Proe Natl Acad Sci, 93 (26): 15227-15232.

Rozen R. 1996. Molecular genetic aspects of hypethomocysteinemia and its relation to folic acid. Clin Invest Med, 19: 171-178.

Rudenko G, Hohenester E, Muller YA. 2001. LG/LNS domains: multiplefunctions-one business end?Trends Biochem. Sci, 26 (6): 363～368.

Seghieri G, Breschi MC, et al. 2003. Serum homocysteine levels are increased in women w ith gestational diabetes mellitus. Metabolism . 52 (6): 720-723.

Salih MA, Murshid WR, Seidahmed MZ. 2014. Epidemiology, prenatal management, and prevention of neural tube defects. Saudimedical Journal, 35: s15-s28.

Samokhin AO, Lythgo PA, Gauthier JY, et al. 2010. Pharmacolo-gical inhibition of cathepsin S decreases atherosclerotic lesions in Apoe-/-mice. J Cardiovasc Pharmacol, 56 (1): 98-105.

Sarkar S, Watman J, Seigel WM, et al. 2003. A prospective controlled study of neonatal morbidities ininfants born at 36 weeks or more gestation to women with diet-controlled gestational diabetes (GDM-classA). J Perinatol, 23: 223-228.

Schachter M, Raziel A, et al. 2003. Insulin resistance in patien ts with polycystic ovary syndrome is associated with elevated plasma homocysteine. Hum Reprod. 18 (4): 721-727.

Schroecksnadel K, Frick B, Wirieiiner B, et al. 2004. Moderate hypethomocy steinemia and immune activation. Curt Pharm Bioteehnol, 5 (1): 107-118.

Schwanunenthal Y, Tanne D. 2004. Homocysteine, B-vitamin supplement, and stroke prevention: from observational to interventional trials. lancet NeuroI, 3 (8): 493-495.

Sebastio G，SPerandeo MP，Panico M，et al. 1995. The molecular basis of homocystinuria due to eystathionine beta -synthase defieiency in Italian families，and report off our novel mutations. Hum Genet，56（6）：1324-1333.

Seliem MA，Bou-Holaigah IH，AISannaa N. 2007. Influence of consanguinity on the pattern of familial aggregation of congenital cardiovascular anomalies in an out patient population：studies from the eastern province of Saudi Arabia. Community Genet，10（1）：27-31.

Shaw GM，Lammer EJ，Zhu H，et al. 2002. Maternal periconceptional vitamin use genetic variation of infant reduced folate carrier（A80G）and risk of spinia bifiba. Am J Med Genet，108：1-6.

Shaw GM，Lu W，Zhu H，et al. 2009. 118 SNPs of folate-related genes and risks of spina bifi da and conotruncal heart defects. BMC Med Genet，10：49.

Sinunons D. 2007. Relationship between maternal glyeaemia and birth weight in glueose-tolerant women from different ethnie groups in New Zealand. Diabet Med，Mar：24（3）：240-244.

Sjoberg B，Anderstam B，Suliman M，et al. 2006. plasma reduced homocysteine and other aminothiol concentrations in Patients with CKD. Am J Kedney Dis，47（1）：60-71.

Soares DC，Gerloff DL，Syme NR，et al. 2005. Barlow，Large-scale modelling as a route to multiple surfacecomparisonsofthe CCPmodulefamily. Protein Eng Des Sel，18（8）：379-388.

SpeerMC，Nye J，McLone D，et al. 1999. Possiible interaction of genetypes at cystathionineβ synthase and methylenetetraphydrofolate reductase（MTHFR）in neuraltube defects collaborative group. Clin Genet，56：142-144.

Stage E，Ronneby H，Danun P. 2004. Life style ehangeaft ergestational diabetes. Diabetes Res Clin Pract，（63）1：67-72.

Tamas G，Kerenyi Z. 2001. Gestational diabetes：current aspects on pathogenesis and treatment. ExP Clin Endoerinol Diabetes. 109suPPI2；400-411.

Tyagi N，Ovechkin A V，Lominadze D，et al. 2006. Mitochondrial mechanism of micro vascular endothelial cells apoptosis in hyperhomocysteinemia. J Cell Biochem，98（5）：1150-1162.

UD，Pickell L，Liu Y，et al. 2005. Maternal methylenetetrallydrofolate reductase deficiency and low dietary folate lead to adverse reproductive outcomes and congenital heart defects in mice. Am J Clin Nutr，82（1）：188-195.

Umers Y，Prinz-Ungenoh lR，Moser R，et al. 2004. Supplementation with[6S]-5- methyltetrahydrofolate or folic acid equally reduces Plasma total homoeysteine concentrations in healthy Women. Am J Clin Nutr，79（3）：473-478.

Van RooijIA，Vemeij-KeersC，et al. 2003. Does the interaction between maternal folate intake and the methylene etetrahydro folate reductas epolymorphisms affect the risk of cleft lip with or without cleft palate？Am J Epidemiol，157（7）：583-591.

vander Put NM，Cabreels F，Stevens EM，et al. 1998. A second common mutation in the methylentetrahydrofolate reductase gene：an additional risk factor for neural tube defects?Am J Hum Genet，62：1044-1051.

Víctor Sá nchez-Margalet，et al. 2002. Elevated plasma total homocysteine levels in hyperinsulinemic obese subjects. J Nu tritional Biochemistry . 13：75-79.

Viskova H，Vesela K，Janosikova B，et al. 2007. Plasma cysteine concentrations in uncomplicated pregnancies. Fetal Diagn Ther，22（4）：254-258.

Vitvitsky V，prudova A，stablers，et al. 2007. Testosterone regulation of renal cystathionine beta-synthase：implications for sex-dependent differences in Plasma homocysteine levels. Am J Physiol Renal Physiol，293（2）：594-6（X）.

Wei Q，Zhao Y，Yang ZQ，et al. 2008. Dishevelled family proteins are expressed in non-small cell lung cancer and function differentially on tumor progression. Lung Cancer，62：181-192.

Williamson R. 2001. Prevention of birth defeets：folleaeld. Biol Res Nurs，3：33-38.

Wilson A，Platt R，Wu Q，et al. 1999. A common variant in methionine synthase reductase combined with low cobalamin(vitaminB_{12}) increases risk for spina bifida. Mol Genet Metab，67（4）：317-323

Wong WY，Eskes TK，Kuijpers-Jagtman AM，et al. 1999. Non -syndromic or facial clefts：Association with matemal hyperhomocysteinemia. Teratology，60（5）：253-257.

Zhang C，Sehulze MB，Solomon CG et al. 2006. A prospective study of dietary patterns，meat in take and the risk of gestational diabetes mellitus. Diabetologia. Nov：49（11）：2604-2613.

Zhang CL，Solomon CG，Liu S，et al. 2006. Dietary fiber in take，dietary Glyeemic load，and the risk for gestational diabetes mellitus.

Diabetes Care，29：2223-2229.

Zhang J，Wang P，Huang YB，et al. 2010. Plasma cathepsin L and its related pro /antiangiogenic factors play useful roles in predicting rich coronary collaterals in patients with coronary heart disease. J Int Med Res， 38（4）：1389-1403.

Zhao W，Mosley BS，Cleves MA，et al. 2006. Neural tube defects and maternal biomarkers of folate，homocysteine，and glutathione metabolism. Birth Defects Res A Clin Mol Teratol，76：230-236.

Zhu H，Li Z. 2000. MTHFRgene polymorphism and NTD Susceptibility in chinese. Hereditas，22：236-238.

Zhu H，Wicker NJ，Shaw GW，et al. 2003. Homocysteine remethylation enzyme polymorphism and increased risk for neural tube defects. Mol Genet Metab，78：216-221.

Zol lner G，Fickert，Zen z R，et al. 2001. Hepat obi liary t ransport er expression in percut aneou s liver biopsi es of patient s w ith cholest ati c liver dis eases . Hepat ology，33（3）：633-646.